Beate Krenek

Atem-Physiotherapie

Mit Beiträgen von: Andreas Mühlbacher MSc, Münster; Stefan Nessizius, Innsbruck; Hannes Sucher MSc, Wien; Jasmin Schmucker BSc MSc, Wien

Mit einem Geleitwort von: Cornelia Schlegl

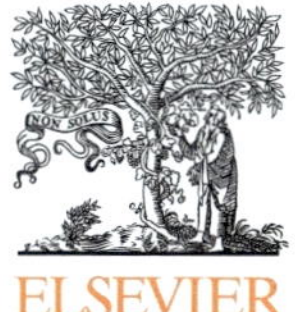

Elsevier GmbH, Bernhard-Wicki-Str. 5, 80636 München, Deutschland
Wir freuen uns über Ihr Feedback und Ihre Anregungen an kundendienst@elsevier.com

ISBN 978-3-437-45287-1
eISBN 978-3-437-05039-8

1. Auflage 2023

Wichtiger Hinweis für den Benutzer
Die medizinischen Wissenschaften unterliegen einem sehr schnellen Wissenszuwachs. Der stetige Wandel von Methoden, Wirkstoffen und Erkenntnissen ist allen an diesem Werk Beteiligten bewusst. Sowohl der Verlag als auch die Autorinnen und Autoren und alle, die an der Entstehung dieses Werkes beteiligt waren, haben große Sorgfalt darauf verwandt, dass die Angaben zu Methoden, Anweisungen, Produkten, Anwendungen oder Konzepten dem aktuellen Wissensstand zum Zeitpunkt der Fertigstellung des Werkes entsprechen.
Der Verlag kann jedoch keine Gewähr für Angaben zu Dosierung und Applikationsformen übernehmen. Es sollte stets eine unabhängige und sorgfältige Überprüfung von Diagnosen und Arzneimitteldosierungen sowie möglicher Kontraindikationen erfolgen.

Für die Vollständigkeit und Auswahl der aufgeführten Medikamente übernimmt der Verlag keine Gewähr.

Geschützte Warennamen (Warenzeichen) werden in der Regel besonders kenntlich gemacht (®). Aus dem Fehlen eines solchen Hinweises kann jedoch nicht automatisch geschlossen werden, dass es sich um einen freien Warennamen handelt.

Bibliografische Information der Deutschen Nationalbibliothek
Die Deutsche Nationalbibliothek verzeichnet diese Publikation in der Deutschen Nationalbibliografie; detaillierte bibliografische Daten sind im Internet über https://www.dnb.de abrufbar.

23 24 25 26 27 5 4 3 2 1

In ihren Veröffentlichungen verfolgt die Elsevier GmbH das Ziel, genderneutrale Formulierungen für Personengruppen zu verwenden. Um jedoch den Textfluss nicht zu stören sowie die gestalterische Freiheit nicht einzuschränken, wurden bisweilen Kompromisse eingegangen. Selbstverständlich sind **immer alle Geschlechter** gemeint.

Planung: Elisa Imbery, München
Projektmanagement: Marion Kraus, München
Redaktion: Christel Hämmerle, München
Bildredaktion und Rechteklärung: Katja Sieger-Schauer, München
Satz: STRAIVE, Puducherry/Indien
Druck und Bindung: Drukarnia Dimograf Sp. z o. o., Bielsko-Biała/Polen
Umschlaggestaltung: SpieszDesign, Neu-Ulm
Titelfotografie: © Thomas Lauridsen – stock.adobe.com

Aktuelle Informationen finden Sie im Internet unter www.elsevier.de

B. Krenek

Atem-Physiotherapie

Geleitwort

Obgleich mit langer Tradition in der Geschichte der Physiotherapie behaftet, kommt dem Fachbereich der Atemphysiotherapie in den vergangenen Jahren eine besondere Aufmerksamkeit zu. Dies ist nicht zuletzt bedingt durch die Behandlung der teils schwerwiegenden und belastenden Symptome von mit dem Covid-19-Virus infizierten Patienten.

Atem ist ein lebensnotwendiger Vorgang, eine eingeschränkt mögliche Atmung ist unweigerlich mit existenziellen Ängsten und Verschlechterung der Lebensqualität – zusätzlich zu funktionellen Einbußen – verbunden. So ist die Atemphysiotherapie weit mehr als die physiotherapeutische Anleitung zum möglichst physiologischen Einsatz der Atmung. Mit komplexen Interventionen und modernen Behandlungsmethoden werden dysfunktionelle Vorgänge, welche die Atmung einschränken oder erschweren, behandelt und optimiert. Darüberhinaus kann den Patienten ein Stück ihrer Lebensqualität zurückgegeben werden, einhergehend mit häufig wieder verbesserter Mobilität resultierend aus der Aktivierung des funktionellen Potentials.

Die Atemphysiotherapie kommt bei verschiedensten Erkrankungen in allen Altersgruppen erfolgreich zum Einsatz. Die Anwendung bedarf neben fachlich fundierter, therapeutischer Kenntnisse auch Wissen um aktuelle Evidenz und Leitlinien und kontinuierlich notwendige Weiterbildung. All diese Aspekt bedient dieses Buch.

Dr. Beate Krenek kommen in Österreich besondere Verdienste um die Etablierung des Fachbereichs der Atemphysiotherapie zu, sie gilt als Pionierin und ist in Österreich unbestritten maßgeblich an der kontinuierlichen Weiterentwicklung sowie der Akademisierung dieser Disziplin beteiligt. International finden ihre Arbeit wie auch ihre Publikationen laufend große Beachtung. Ebenso sind die weiteren Autoren dieses Werks anerkannte Experten in den jeweiligen spezifischen Anwendungsbereichen der Atemtherapie. Ich wünsche den interessierten Lesern viel spannende Erkenntnisse beim Lesen dieses Fachbuchs!

Wien, im September 2022

Constance Schlegl, Präsidentin des Österreichischen Berufsverbandes der PhysiotherapeutInnen

Vorwort

Das vorliegende Fachbuch ist die fachliche Überarbeitung des langjährigen Unterrichtsskriptums *Atemphysiotherapie*, das nach neuen wissenschaftlichen Erkenntnissen korrigiert und entsprechend, den sich in den letzten Jahren geänderten Bedingungen zu Bildrechten und Angaben zu Urheberschaft, bestmöglich neu gestaltet wurde. Zudem wurde es um die Bereiche Intensivmedizin und Pädiatrie ergänzt.

Dieses Buch dient als Grundlagenlehrbuch auf dem Gebiet Atemphysiotherapie. Es ist gleichermaßen sowohl als Unterstützung und Ergänzung für Unterrichtsinhalte gedacht, aber auch als Nachschlagewerk für die Praxis medizinischer Berufsgruppen, die im Sinne der interdisziplinären Zusammenarbeit Hand in Hand an der Verbesserung der Atemfunktion von Patienten arbeiten. Der Einsatz von diagnostischen und therapeutischen Maßnahmen ist durch das jeweilige Berufsgesetz geregelt.

Wie auch das *Fallbuch Physiotherapie: Innere Medizin mit Schwerpunkt Kardiologie/Pulmologie* ist dieses Buch eine Kooperation mit erfahrenen, fachkompetenten Kollegen. Durch die Fachexpertise von Jasmin Schmucker, Hannes Sucher, Andreas Mühlbacher und Stefan Nessizius wird nicht nur auf die Basis der Atemphysiotherapie beim spontan atmenden erwachsenen Patienten eingegangen, sondern auch auf die pädiatrischen und intensivmedizinischen Aspekte in der fachspezifischen Diagnostik und Therapie.

Die physiotherapeutische Betreuung von intensivpflichtigen Patienten benötigt ein breites Wissen über die physiologischen und pathophysiologischen Grundlagen und Auswirkungen von Lagerungen, Beatmung und Schwere des Krankheitsverlaufs. In diesem Kapitel soll ein Einblick über die Möglichkeiten der Diagnostik und atemtherapeutische Behandlungsansätze in der Intensivmedizin vorgestellt werden.

Auch die physiotherapeutische Versorgung von Säuglingen und Kindern ist oft sehr komplex und vielschichtig. In die Behandlung fließen viele Bausteine wie das Wissen um die motorische und geistige Entwicklung, die pädiatrische Neurologie, Orthopädie und Pulmologie und deren Pathologien mit ein. Auch sind die Angehörigenbetreuung und die Elternberatung ein wichtiger Bestandteil der Physiotherapie mit Kindern.

Dieser Buchteil soll einen ersten Einblick in die spannende atemphysiotherapeutische Behandlung von pädiatrischen Lungenerkrankungen geben. Er soll dazu dienen, pulmologische Krankheitsbilder besser zu verstehen und so Kollegen eine Hilfestellung bei der Auswahl der Therapie- und Hilfsmittel geben. Ein Verzeichnis weiterführender Literatur finden Sie am Ende der jeweiligen Buchabschnitte. Hier möchten wir noch auf die regelmäßig überarbeiteten Guidelines wie GINA und GOLD, ERS, ATS, ebenso auf pneumologische und intensivmedizinische Leitlinien aus Österreich, Deutschland, Schweiz u.Ä. und die auf die Daten der WHO hinweisen, aber auch auf die Zunahme von Fachbüchern und rezenten Studien im Bereich Pneumologie.

Vor Therapiebeginn erfolgen abgesehen von der ärztlichen Abklärung und Zuweisung, eine physiotherapeutische bzw. berufsspezifische Befundung der Patienten inklusive Risikoanalyse und Risikostratifizierung, basierend auf den für die individuelle Fragestellung geeigneten Assessments.

In diesem Sinn wünschen wir Ihnen viel Freude beim Lesen des vorliegenden Buches und Erfolg bei der Behandlung Ihrer Patienten.

Wien, im September 2022
Dr. Beate Krenek MSc., MEd
Jasmin Schmucker BSc, MSc
Hannes Sucher MSc

Adressen

Hon. Prof. Dr.in Beate Krenek MSc, MEd
Leitende Physiotherapeutin
Krankenhaus Hietzing, Institut für Physikalische Medizin und Rehabilitation
Wolkersbergenstraße 1
1130 Wien
Österreich
E-Mail: beate.krenek@gesundheitsverbund.at

Andreas Mühlbacher MSc
Leitender Physiotherapeut
Reha Zentrum Münster/Tirol
Gröben 700
6232 Münster
Österreich
E-Mail: Andreas.Muehlbacher@reha-muenster.at

Stefan Nessizius
Physiotherapeut
Institut für Physikalische Medizin und Rehabilitation
Bereich Innere Medizin/Intensivstation
LKH-Universitätskliniken Innsbruck
Anichstraße 35
6020 Innsbruck
Österreich
E-Mail: stefan.nessizius@tirol-kliniken.at

Hannes Sucher MSc
Physiotherapeut
Klinik Ottakring
Montleartstraße 37
1160 Wien
Österreich
E-Mail: hannes.sucher@gesundheitsverbund.at

Jasmin Schmucker BSc MSc
Physiotherapeutin
Klinik Ottakring
Montleartstraße 37
1160 Wien
Österreich
E-Mail: jasmin.schmucker@gesundheitsverbund.at

Abkürzungen

A	Arteria
a. p	anterior-posterior
AAD	Assistierte Autogene Drainage
ACBT	Active Cycle of Breathing Techniques
ADL	Activities of Daily Living (Aktivitäten des täglichen Lebens)
AMT	Atemmuskeltraining
ANS	Anaerobe Schwelle
APRV	Airway Pressure Release Ventilation
ARDS	Akutes Atemnotsyndrom
ASB	Assisted Spontaneous Breathing (unterstützte Spontanatmung)
AZV	Atemzugvolumen
AZV	Atemzug- oder Tidalvolumen
BMI	Body-Mass-Index
BPS	Behavoiral Pain Scale
CAM-ICU	Confusion Assessment Method Intensive Care Unit
CAT	COPD-Assessment-Test
CIM	Critical Illness Myopathie
CIP	Critical Illness Polyneuropathie
CK	Kreatinkinase
COPD	Chronische obstruktive Lungenerkrankung (Chronic Obstructive Pulmonary Disease)
CPAP	Continuous Positive Airway Pressure
CPAx-GE	Chelsea Physical Assessment Tool
CT	Computertomografie
DLCO	Diffusionskapazität
DSQ	DePaul Symptom Questionnaire
EDS	Expanded Disability Status Scale (0–10)
EzPAP	Easy positive airway pressure system
FET	Forced Expiration Technique
FEV 1	Forciertes exspiratorisches Volumen in 1 Sekunde
FiO 2	Fraction of Inspired Oxygen
FR	Funktionelle Reservekapazität
FVC	Forcierte Vitalkapazität
ggf.	Gegebenenfalls
GST	Grocery-Shelving-Task
HF	Herzfrequenz
HF	Herzfrequenz
HRM	Heart Rate Monitoring
ICD	Implantierbarer Kardioverter-Defi brillator
ICU	Intensive Care Unit
ICUAW	Intensive Care Unit Acquired Weakness
ICU-Delir	Intensive Care Unit Delir (intensiv-Delir)
IMT	Inspiratorisches Atemmuskeltraining
IRV	Inspiratorisches Reservevolumen
ITGV	Intrathorakales Gasvolumen
KHK	Koronare Herzerkrankung
LOT/LTOT	Langzeitsauerstofftherapie
ME/CFS	Myalgische Enzephalomyelitis/Chronisches Fatigue Syndrom
MEF	Maximal Expiratory Flow (maximaler exspiratorischer Fluss)
MEP	Maximaler Exspiratorischer Druck, Maximale Ausatemkraft
MET	Metabolisches Äquivalent (entspricht dem nötigen Energieaufwand für eine Minute ruhigen Sitzens = „Grundumsatz")
min	Minute(n)
MIP	Maximaler Inspiratorischer Druck, maximale Einatemkraft
MMAD	Mass Medium Aerodynamic Diameter
MPD	Modified Postural Drainage
(m)MRC	(Modified) Medical Research Council
MRCSS	Medical Research Council Sum Score
MS	Multiple Sklerose
NHFOT	Nasal-High-Flow-Sauerstofftherapie
NIF	Negative Inspiratory Force (negative inspiratorische Kraft)
NIV	Nichtinvasive Beatmung
NMES	Neuromuskuläre Elektrostimulation
NRS	Numeric Rating Scale
NSAR	Nichtsteroidale Antirheumatika
paO_2	Sauerstoffpartialdruck im Blut
PAP	Mittlerer pulmonalarterieller Druck
pAVK	Periphere arterielle Verschlusskrankheit
PCF	Peak-Cough-Flow (Hustenspitzenfluss)
pCO_2	Kohlenstoffdioxidpartialdruck im Blut
PDT	Perkutane Dilatationstracheotomie
PEEP	Positive Endexpiratory Pressure (positiver endexpiratorischer Druck) Positiver endexspiratorischer Druck
PEF	Peak-Expiratory-Flow
PEG	Perkutane endoskopische Gastrostomie
Pem a x	Maximale exspiratorische Atemmuskelkraft
PEP	Positive Expiratory Pressure (positiver exspiratorischer Druck)
PICS	Post-Intensive-Care-Syndrom
Pimax	Maximal Inspiratory Pressure (maximale inspiratorische Atemmuskelkraft)
PNF	Propriozeptive Neuromuskuläre Fazilitation
pO_2	Sauerstoff partialdruck im Blut
PSV	Pressure Support Ventilation
PT	Physiotherapie, Physiotherapeut
PTSD	Post-traumatic Stress Disorder
RASS	Richmond Agitation and Sedation Scale
RASS	Richmont Agitation and Sedation Scale

ROM	Range of Motion (Bewegungsausmaß)
ROX	Respiratory rate-OXygenation
RPB	Rating of Perceived Breathlessness
RPE	Rating of Perceived Exertion (subjektives Belastungsempfi nden)
RR	Blutdruck in mmHg nach Riva Rocci
RSBI	Rapid Shallow Breathing Index
RSB-Index	Rapid Shallow Breathing Index
RV	Residualvolumen
SpO_2	Pulsoximetrisch gemessene Sauerstoffsättigung
SaO_2	Arterielle Sauerstoffsättigung
SBI	Rapid Shallow Breathing Index
sec	Sekunde(n)
SMI	Soft Mist Inhaler
sR	Spezifische Resistance
SWT	Shuttle-Walking-Test
TEE	Thoracic Expansion Exercises
TIVAD	Totally Implanted Venous Access Device
TLC	Totale Lungenkapazität
TTE	Transthorakale Echokardiografie
V.	Vena
v.a.	vor allem
VAS	Visual Analogue Scale
VC	Vitalkapazität
VES	ventrikuläre Extrasystolen
VIDD	Ventilator induzierte diaphragmale Dysfunktion
VO_2max	Maximale Sauerstoffk apazität
VSV	Volumen Support Ventilation
VVAP	Ventilatorassoziierte Pneumonie
WHO	World Health Organization
WOB	Atemarbeit, Work of breathing

Fehler gefunden?

An unsere Inhalte haben wir sehr hohe Ansprüche. Trotz aller Sorgfalt kann es jedoch passieren, dass sich ein Fehler einschleicht oder fachlich-inhaltliche Aktualisierungen notwendig geworden sind.

Sobald ein relevanter Fehler entdeckt wird, stellen wir eine Korrektur zur Verfügung. Mit diesem QR-Code gelingt der schnelle Zugriff.

https://else4.de/978-3-437-45287-1

Wir sind dankbar für jeden Hinweis, der uns hilft, dieses Werk zu verbessern. Bitte richten Sie Ihre Anregungen, Lob und Kritik an folgende E-Mail-Adresse: kundendienst@elsevier.com

Abbildungsnachweis

Der Verweis auf die jeweilige Abbildungsquelle befindet sich bei allen Abbildungen im Werk am Ende des Legendentextes in eckigen Klammern. Alle nicht besonders gekennzeichneten Grafiken und Abbildungen © Elsevier GmbH, München.

E308	PHTLS Basic and Advanced Prehospital Trauma Life Support. 6. A.: Elsevier, Mosby, 2007
F545-006	Koczulla, A.R./et al.: S1-Leitlinie Post-COVID/Long-COVID. In: Pneumologie. Volume 75, Issue 11. Georg Thieme Verlag, 2021
F740-009	Nessizius, S.: Aufgaben der Physiotherapie in der Intensivmedizin. In: Medizinische Klinik - Intensivmedizin und Notfallmedizin. Springer Nature, August 2014.
G504	Arrivé L. et al.: Imagerie médicale pour le clinicien, Elsevier Masson 2012.
G808-006	Zimmerman, J. T./Rotta, A.T. et al.: Fuhrman & Zimmerman's Pediatric Critical Care, 6th Edition. Elsevier, 2021
H061-002	Pontes Nonato, C./ et al.: The Glittre Activities of Daily Living Test in women with scleroderma and its relation to hand function and physical capacity. In: Clinical Biomechanics. Vol. 73, Issue N/A, p71-77. Elsevier, March 2020.
H263-001	Altan, G./et al.: Deep learning with 3D-second order difference plot on respiratory sounds. In: BSPC. Vol. 45, Issue N/A, Pages 58-69. Elsevier, Aug. 2018.
K115	Andreas Walle, Hamburg
K116	G. Kaiser, München
L106	Henriette Rintelen, Velbert
L126	Dr. med. Katja Dalkowski, Erlangen
L157	Susanne Adler, Lübeck
L190	Gerda Raichle, Ulm
L231	Stefan Dangl, München
L264	Claudia Flüss, München
L271	Matthias Korff, München
P210	Dr. Beate Krenek, Wien
P1206	Hannes Sucher, MSc, Wien
P1207	Jasmin Schmucker, BSc, MSc, Wien
S700	Sobotta-Archiv: Sobotta. Atlas der Anatomie des Menschen, div. Aufl., Elsevier Urban & Fischer
S700-L240	Horst Ruß, München in Sobotta Präparieratlas, Elsevier Urban & Fischer
T733	Professor E. Wesley Ely Jr, Vanderbilt University School of Medicine
T763	Reiner Schrüfer, Universitätsklinikum Erlangen, Pflegedirektor
T1247	Reha Zentrum Münster Betriebs GmbH, (A) Münster
V474	HaB GmbH, Winsen an der Luhe
W789-006	World Health Organization (WHO), Genf (WHO/2019-nCoV/Post_COVID-19_condition/Clinical_case_definition/2021.1)
W1194-001	Kluge, S. et al: S3-Leitlinie - Empfehlungen zur stationären Therapie von Patienten mit COVID-19 - Living Guideline. Deutsche Gesellschaft für Internistische Intensivmedizin und Notfallmedizin (DGIIN), Deutsche Interdisziplinäre Vereinigung für Intensiv- und Notfallmedizin (DIVI), Deutsche Gesellschaft für Pneumologie und Beatmungsmedizin (DGP), Deutsche Gesellschaft für Infektiologie (DGI). AWMF-Register-Nr. 113/001, Stand: 28.02.2022
W1195	Altea Long COVID Network (www.altea-network.com), CH-Wallisellen

Inhaltsverzeichnis

1 Anatomie und Physiologie des Respirationstrakts ... 1
Beate Krenek
1.1 Thorax, Lungen und Atemwege ... 2
1.1.1 Gasleitendes System der oberen und unteren Atemwege ... 2
1.1.2 Bronchien und Bronchiolen ... 3
1.1.3 Gasaustauschendes System ... 4
1.2 Atemmuskulatur ... 6
1.2.1 Atempumpe ... 6
1.2.2 Diaphragma (Zwerchfell) ... 6
1.2.3 Atemhilfsmuskulatur ... 8
1.3 Atemmechanik und Atemarbeit ... 8
1.3.1 Atemmechanik ... 8
1.3.2 Atemarbeit (Work of breathing [WOB]) ... 9
1.4 Atemformen ... 9
1.4.1 Bauchatmung/abdominelle Atmung ... 10
1.4.2 Flankenatmung/ kostale Atembewegung ... 10
1.4.3 Brustatmung/sternale Atembewegung ... 10
1.4.4 Symbiose von Zwerchfell und Herz ... 10
1.5 Ventilation, Perfusion, Diffusion ... 11
1.5.1 Ventilation ... 11
1.5.2 Ventilations- und Perfusionsverhältnis ... 14
1.5.3 Diffusion ... 14
1.6 Atemregulation ... 15
1.7 Mukoziliäre Clearance ... 16
1.7.1 Physiologie des Reinigungsmechanismus ... 16
1.7.2 Störung des mukoziliären Reinigungsprozesses ... 17
1.7.3 Beeinflussung der Sekretkonsistenz ... 17

2 Pathologie des Respirationstraktes ... 19
Beate Krenek
2.1 Störungen des Gasaustauschs ... 20
2.1.1 Atelektase ... 21
2.1.2 Lungenembolie ... 22
2.2 Restriktive Lungenerkrankungen ... 23
2.2.1 Pneumonie ... 23
2.2.2 Interstitielle Lungenerkrankungen ... 27
2.2.3 Restriktive Funktionseinschränkungen infolge atemmechanischer Einschränkungen ... 28
2.2.4 Neurologische Erkrankungen mit respiratorischen Funktionsstörungen ... 30
2.2.5 Orthopädische Erkrankungen mit respiratorischen Funktionsstörungen: Skoliose/Kyphose ... 31
2.2.6 Thoraxtrauma ... 33
2.2.7 Pneumothorax ... 34
2.3 Obstruktive Lungenerkrankungen ... 35
2.3.1 Asthma bronchiale ... 35
2.3.2 Chronische Bronchitis ... 37
2.3.3 Lungenemphysem ... 38
2.3.4 Chronisch obstruktive Lungenerkrankung (COPD) ... 39
2.3.5 Zystische Fibrose (CF) ... 41
2.3.6 Begleit- und Folgeerscheinungen von obstruktiven Lungenerkrankungen ... 42

3 Der physiotherapeutische Prozess ... 47
Beate Krenek
3.1 Physiotherapie und Atemphysiotherapie ... 48
3.2 Problemidentifizierung ... 48
3.2.1 Anamnesegespräch ... 48
3.2.2 Erstellen einer physiotherapeutischen Diagnose ... 49
3.3 Planung- und Umsetzung ... 49
3.4 Dokumentation, Reflexion und Evaluation ... 50

4 Diagnostik und atemphysiotherapeutische Befunderhebung ... 51
Beate Krenek
4.1 Stellenwert der Befunderhebung ... 53
4.2 Anamnestische Patientenbefragung ... 53

4.2.1 Atemnot ... 53
4.2.2 Husten ... 53
4.2.3 Schmerzen ... 53
4.2.4 Bisherige Therapien ... 53
4.3 Patienteneinschätzung durch den Therapeuten ... 53
4.4 Sichtbefund (Inspektion) ... 54
4.4.1 Atemfrequenz ... 54
4.4.2 Atemwege ... 54
4.4.3 Atemhilfsmuskeleinsatz ... 54
4.4.4 Einziehungen ... 54
4.4.5 Periphere/zentrale Zyanose ... 54
4.4.6 Atemrhythmus ... 54
4.4.7 Thoraxsymmetrie und Thoraxform ... 55
4.4.8 Atemmuskelermüdung/-erschöpfung 55
4.5 Tastbefund (Palpation) und Klopfbefund (Perkussion) ... 55
4.5.1 Palpation des Thorax ... 55
4.5.2 Perkussion ... 56
4.5.3 Zwerchfellpalpation ... 56
4.6 Spezielle atemtherapeutische Befundung ... 56
4.6.1 Messung der Dyspnoe ... 56
4.6.2 Pulsoxymetrie ... 58
4.6.3 Auskultation ... 59
4.6.4 Messung des Maximal inspiratorischen (MIP) und Maximal exspiratorischen Drucks (MEP) ... 60
4.6.5 Messung des Peak-Cough-Flows (PCF) und des Peak-Flows (PEF) ... 61
4.7 Tests zur Feststellung der körperlichen Leistungsfähigkeit ... 62
4.7.1 Labortests ... 63
4.7.2 Gehtests ... 63
4.7.3 ADL-Tests ... 65
4.8 Interpretation der ärztlichen Befundung ... 67
4.8.1 Thoraxröntgen ... 67
4.8.2 Spirometrie ... 69
4.8.3 Bronchospasmolyse- und Provokationstest ... 71
4.8.4 Blutgasanalyse ... 71
4.8.5 Blutuntersuchung ... 73
4.9 Red Flags bei der Diagnostik ... 73

5 Ventilationsverbesserung, Inspirationsvertiefung, Atemlenkung ... 75
Beate Krenek
5.1 Betroffene Patienten ... 76
5.2 Lagerung als Pneumonie- und Atelektasenprophylaxe ... 76
5.2.1 Lungengesunder, spontan atmender Erwachsener ... 76
5.2.2 Lungengesunder, spontan atmender, höhergradig adipöser Erwachsener ... 76
5.2.3 Beatmeter Patient ... 77
5.2.4 Spontan atmender Säugling ... 77
5.2.5 Patient mit höhergradiger Skoliose ... 77
5.2.6 Spontan atmender Patient mit COPD IV ... 77
5.2.7 Patient mit neurologischer Erkrankung ... 77
5.3 Kontaktatmung ... 77
5.4 Thoraxmobilisation ... 77
5.5 Thoraxkompression, Recoil, Thoraxschnellen ... 78
5.6 Zwerchfellmanipulation ... 78
5.7 Reizgriffe ... 79
5.8 Incentive-Spirometer ... 79
5.8.1 Gerätehandhabung ... 80
5.8.2 Charakteristika ... 80
5.9 Y-Trainer ... 81
5.10 Körperliches Training ... 81
5.11 CPAP/BIPAP/EZPAP ... 81

6 Management akuter oder chronischer Atemnot (Atemnotmanagement) ... 83
Beate Krenek
6.1 Dyspnoe, Atemmuskelschwäche, Atemmuskelermüdung ... 84
6.2 Ätiologie ... 84
6.3 Klinik ... 84
6.4 Diagnostik ... 85
6.5 Therapie ... 85
6.5.1 Atemerleichternde Körperpositionen 85
6.5.2 Lippenbremse ... 85
6.5.3 Unterstützung der Ausatmung ... 86

6.5.4 Inhalation bzw. Sauerstoffgabe 86
6.5.5 Nichtinvasive Beatmung (NIV) 90
6.5.6 Bewegungsökonomie bei den Aktivitäten des täglichen Lebens (ADL) . . 91

7 Inhalationstherapie 93
Beate Krenek
7.1 Stellenwert der Inhalationstherapie 94
7.2 Physikalische Grundlagen der Inhalation 94
7.3 Geräte für die Inhalationstherapie . 95
7.3.1 Dosieraerosol mit Vorschaltkammer . 95
7.3.2 Pulverinhalatoren 96
7.3.3 Soft Mist Inhaler/Respimat 97
7.3.4 Elektrische Inhalationsgeräte 97
7.4 Auswahl eines Inhalationsdevices und Inhalationsschulung 98
7.4.1 Auswahl eines Inhalationsdevices . . . 98
7.4.2 Schulung von Inhalationsdevices . . . 98
7.5 Inhalative Medikamente 99

8 Sekretfördernde Physiotherapie 103
Beate Krenek
8.1 Sekretförderung 104
8.2 Atemphysiologische Grundlagen der Sekretmobilisation 104
8.2.1 Druckprinzip: Gas-Liquid-Pumping . . 105
8.2.2 Flowprinzip: Forcierte Exspiration . . . 105
8.3 Sekretlösende Techniken 107
8.4 Sekrettransportierende Techniken . . 107
8.4.1 Husten (tussive Clearance) 107
8.4.2 Huff-Manöver 108
8.4.3 Verlängerte Ausatmung mit Thoraxkompression 110
8.4.4 Forced Exspiration Technique (FET) . . 110
8.4.5 Autogene Drainage (AD) 110
8.4.6 Active Cycle of Breathing Technique (ACBT) 111
8.4.7 Positive Exspiratory Pressure (PEP) . . 112
8.4.8 Sport als Sekretförderung 116

9 Training und Entspannung in der Pulmologie 119
Beate Krenek
9.1 Körperliches Training 120
9.2 Allgemeines Ausdauertraining in der Pneumologie 120
9.3 Allgemeines Krafttraining in der Pulmologie 122
9.3.1 Atemtechnik 122
9.3.2 Durchführung des Krafttrainings 123
9.4 Training und Ernährung 123
9.5 Spezifisches Atemmuskeltraining . . 123
9.5.1 Indikationen und Kontraindikationen 124
9.5.2 Einstellung eines spezifischen Atemmuskeltrainings 125
9.6 Entspannungstherapie bei Patienten mit Atemnot 127
9.6.1 Ziele und Formen 128
9.6.2 Grundsätze 128

10 Atemtherapie in der Pädiatrie . . 131
Hannes Sucher
10.1 Anatomie und Physiologie des pädiatrischen Respirationstraktes . . 133
10.1.1 Pränatale Lungenentwicklung 133
10.1.2 Postnatale Lungenentwicklung 134
10.1.3 Extrathorakale Atemwege 134
10.1.4 Intrathorakale Atemwege 136
10.1.5 Atemwege und Thorax bei Kindern und Erwachsenen 137
10.2 Physiologie des pädiatrischen Respirationstraktes 138
10.2.1 Atemmechanik 138
10.2.2 Gasaustausch 139
10.3 Pathophysiologie des pädiatrischen Respirationstraktes 140
10.3.1 Obstruktive Ventilationsstörungen . . 140
10.3.2 Restriktive Ventilationsstörungen . . . 140
10.3.3 Atelektasen 140
10.4 Diagnostik und atemphysiotherapeutische Befunderhebung 141
10.4.1 Befundblock: Allgemeiner Sichtbefund 141
10.4.2 Befundblock: Anamnesegespräch . . . 141
10.4.3 Befundblock: Spezieller Sichtbefund – Atmung 142
10.4.4 Befundblock: Husten und weitere Atemgeräusche 142
10.4.5 Befundblock: Auskultation 143

10.4.6 Befundblock: Haltungsstatus 143
10.4.7 Befundblock: Nebendiagnosen mit respiratorischer Relevanz 144
10.4.8 Befundblock: Medikamenteninhalation 144
10.5 Besonderheiten der Inhalationstherapie bei Kindern 144
10.5.1 Reinigung der oberen Atemwege ... 145
10.5.2 Aerosolgröße 145
10.5.3 Maskensitz.................... 145
10.5.4 Mundstück.................... 145
10.5.5 Inhalationstechnik 146
10.5.6 Feuchtinhalation 147
10.5.7 Inhalation mit Trockenpulverinhalatoren 148
10.6 Atemphysiotherapeutische Maßnahmen in der Pädiatrie 149
10.6.1 Kontaktatmung 149
10.6.2 Lagerung 149
10.6.3 Perkussion/Vibration 150
10.6.4 Muskel- und Weichteiltechniken 150
10.6.5 Active Cycle of Breathing Technique (ACBT)............... 152
10.6.6 Assistierte autogene Drainage 152
10.6.7 PEP-Therapie 153
10.6.8 Oszillierendes PEP 155
10.6.9 Spielerische Atemtherapie 157
10.6.10 Husten....................... 157
10.6.11 Thoraxmobilität 158
10.7 Erkrankungen des pädiatrischen Respirationstraktes............. 158
10.7.1 Akute virale Bronchiolitis 158
10.7.2 Obstruktive Bronchitis 159
10.7.3 Pneumonie 160
10.7.4 Dyspnoe 161
10.7.5 Asthma bronchiale.............. 162
10.7.6 Zystische Fibrose 163
10.7.7 Coronavirus-SARS-CoV-2-Infektion.. 164

11 Atemphysiotherapie auf der Intensivstation 167
Jasmin Schmucker
11.1 Pathophysiologie des Respirationstraktes beim beatmeten Patienten 169
11.2 Grundbegriffe der Beatmung 169
11.2.1 PEEP 169
11.2.2 Druckunterstützung 170
11.2.3 FIO_2........................ 170
11.2.4 Inspiratorische Anstiegszeit........ 170
11.2.5 Endinspiration 170
11.2.6 Trigger....................... 170
11.2.7 Verhältnis zwischen Inspiration und Exspiration.................... 171
11.3 Atemphysiotherapeutische Befundung auf der Intensivstation . 171
11.3.1 Klinische Untersuchung 171
11.3.2 Monitoring.................... 171
11.3.3 Lungen- und Zwerchfellultraschall .. 172
11.3.4 Atemmuskelkraft messen 173
11.3.5 Lungenröntgen 175
11.3.6 Blutgasanalyse................. 175
11.4 Lagerung als physiotherapeutische Intervention 175
11.4.1 Rückenlage 175
11.4.2 Oberkörperhochlage............. 175
11.4.3 Seitenlage 175
11.4.4 Bauchlage 176
11.4.5 Inkomplette Bauchlage........... 176
11.4.6 Frühmobilisation 176
11.5 Nasal-High-Flow-Sauerstofftherapie..................... 176
11.5.1 Wirkung des NHFOT............. 177
11.5.2 Inspiratorische Sauerstofffraktion (FiO_2)...................... 177
11.5.3 Flow 177
11.5.4 Temperatur 177
11.6 Nichtinvasive Beatmung 178
11.6.1 Voraussetzungen 178
11.6.2 Vor- und Nachteile.............. 178
11.6.3 Indikationen................... 178
11.6.4 Kontraindikationen.............. 178
11.6.5 Erfolgs- und Abbruchkriterien...... 179
11.6.6 Interfaces – der Weg zur richtigen Maske 179
11.6.7 Physiotherapeutischer Einsatz...... 181
11.6.8 Beatmungseinstellungen bei nichtinvasiver Beatmung 181
11.7 Der künstliche Atemweg über Endotrachealtubus und Trachealkanüle 182
11.7.1 Endotrachealtubus 182

11.7.2 Tracheotomie 183
11.7.3 Inhalation über den künstlichen Atemweg 187
11.7.4 Einsatz von Atemtherapiegeräten über den künstlichen Atemweg 187
11.7.5 Absaugen/Sekretevakuierung über den künstlichen Luftweg 189
11.8 Grundlagen der invasiven Beatmung 192
11.8.1 Kontrollierte Beatmung 192
11.8.2 Assistierte/augmentierte Beatmung . 192
11.8.3 Spontanatmung 193
11.9 Atemphysiotherapie bei beatmeten Patienten 193
11.9.1 Active Cycle of Breathing Technique (ACBT) 194
11.9.2 Thoraxkompression 194
11.9.3 Atemmuskeltraining 195
11.9.4 Hyperinflation/Bagging 196
11.9.5 Mobilisation von beatmeten Patienten 196
11.10 Weaning von der Beatmungsmaschine 196
11.10.1 Vorgehen 197
11.10.2 Prädiktoren für ein erfolgreiches Weaning 197
11.11 Atemphysiotherapie beim Spontanatmenden 198
11.11.1 Inspirationsvertiefende Maßnahmen 198
11.11.2 Sekretfördernde Maßnahmen 198
11.11.3 EzPAP (Easy positive airway pressure system) 199
11.11.4 Mechanischer In- und Exsufflator (Cough Assist) 199
11.12 Ausgewählte Krankheitsbilder in der Intensivmedizin 200
11.12.1 Ventilatorinduzierte diaphragmale Dysfunktion 200
11.12.2 Ventilatorassoziierte Pneumonie (VAP) 200
11.12.3 Akutes Atemnotsyndrom (ARDS) 201
11.12.4 Coronavirus-SARS-CoV-2-Infektion . . 202
11.12.5 Long-COVID 203
11.12.6 Pneumothorax 203

12 20 Fragen zur Physiotherapie auf der COVID-Intensivstation . . 207
Stefan Nessizius
12.1 Was ist COVID-19? 209
12.2 Wieso kommen manche COVID-Patienten auf die Intensivstation? . . 209
12.3 Wie sieht die Behandlung mit Sauerstoff aus? 210
12.4 Warum hat die künstliche Beatmung negative Folgen? 210
12.5 Was bedeute Weaning? 211
12.6 Wozu werden Physiotherapeuten auf der Intensivstation gebraucht? 211
12.7 Was ist der Unterschied zwischen Frührehabilitation und Frühmobilisation? 212
12.8 Wie sicher ist die Frühmobilisation von Intensivpatienten? 212
12.9 Gibt es langfristige Folgen durch den Aufenthalt auf der COVID-Intensivstation? 214
12.10 Was ist eine ICUAW? 214
12.11 Wie entsteht ein Delir auf der Intensivstation (Intensiv-Delir)? . . . 215
12.12 Wozu werden Physiotherapeuten auf der COVID-Intensivstation benötigt? 216
12.13 Gibt es validierte Assessments für die „intensive“ Physiotherapie? 216
12.13.1 Frailty-Index 217
12.13.2 Richmont Agitation and Sedation Scale (RASS) 217
12.13.3 Intensive Care Delirium Screening Checklist (ICDSC) 217
12.13.4 Confusion Assessment Method Intensive Care Unit (CAM-ICU) 218
12.13.5 Numeric Rating Scale (NRS) 218
12.13.6 Behavoiral Pain Scale (BPS & BPS-NI) . . 218
12.13.7 Beurteilung der Belastungsfähigkeit 219
12.14 Wieso müssen COVID-Intensivpatienten gelagert werden? 220
12.15 Sollen sich Physiotherapeuten in das Weaning mit einbringen? 221

12.16 Wie kann die Atemphysiotherapie bei COVID-Intensivpatienten gestaltet werden? . . . 221
12.17 Bewegungstherapie bei COVID-Intensivpatienten – wie soll das gehen? . . . 222
12.18 Kann Frühmobilisation und Bewegungstherapie zur Delirprävention eingesetzt werden? . . . 223
12.19 Wie kann ein interprofessionelles Mobilisationskonzept aussehen . . . 223
12.20 Was haben wir aus COVID-19 gelernt? . . . 224

13 Rehabilitation von Post-COVID-19-Patienten . . . 227
Andreas Mühlbacher
13.1 Pathologie . . . 228
13.1.1 Definition und Prävalenz . . . 228
13.1.2 Klinik und Symptome . . . 229
13.1.3 Screening im multiprofessionellen Setting . . . 231
13.2 Physiotherapeutische Therapieziele und Maßnahmen . . . 233
13.2.1 Belastungsintoleranz . . . 234
13.2.2 Atemnot/Breathing Pattern Disorders . . . 238
13.2.3 Autonome Dysregulation . . . 238

Register . . . 241

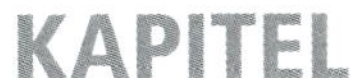

1

Beate Krenek

Anatomie und Physiologie des Respirationstrakts

1.1 **Thorax, Lungen und Atemwege** . . . 2
1.1.1 Gasleitendes System der oberen und unteren Atemwege . . . 2
1.1.2 Bronchien und Bronchiolen . . . 3
1.1.3 Gasaustauschendes System . . . 4

1.2 **Atemmuskulatur** . . . 6
1.2.1 Atempumpe . . . 6
1.2.2 Diaphragma (Zwerchfell) . . . 6
1.2.3 Atemhilfsmuskulatur . . . 8

1.3 **Atemmechanik und Atemarbeit** . . . 8
1.3.1 Atemmechanik . . . 8
1.3.2 Atemarbeit (Work of breathing [WOB]) . . . 9

1.4 **Atemformen** . . . 9
1.4.1 Bauchatmung/abdominelle Atmung . . . 10
1.4.2 Flankenatmung/ kostale Atembewegung . . . 10
1.4.3 Brustatmung/sternale Atembewegung . . . 10
1.4.4 Symbiose von Zwerchfell und Herz . . . 10

1.5 **Ventilation, Perfusion, Diffusion** . . . 11
1.5.1 Ventilation . . . 11
1.5.2 Ventilations- und Perfusionsverhältnis . . . 14
1.5.3 Diffusion . . . 14

1.6 **Atemregulation** . . . 15

1.7 **Mukoziliäre Clearance** . . . 16
1.7.1 Physiologie des Reinigungsmechanismus . . . 16
1.7.2 Störung des mukoziliären Reinigungsprozesses . . . 17
1.7.3 Beeinflussung der Sekretkonsistenz . . . 17

1

1.1 Thorax, Lungen und Atemwege

Das Atmungsorgan des Menschen, die Lunge, sitzt im Thorax und wird aus zwei Lungenflügeln gebildet. Durch die Lage des Herzens auf der linken Seite des Körpers, ist der linke Lungenflügel etwas kleiner, als der rechte.

Die Hauptaufgaben des **knöchernen Thorax** für die Atmung sind:

- Schutz der darunter liegenden Organe
- Gewährleistung einer gleichmäßigen Ventilation und Perfusion aller Lungenregionen
- Funktion als Anker vieler wesentlicher, für die Atmung erforderlicher Muskeln

Die **Lunge** besteht rechts aus drei Lungenlappen, aus dem Ober-, Mittel- und Unterlappen und links aus zwei Lungenlappen, aus dem Ober- und Unterlappen. Um Atemtherapie sinnvoll planen und durchführen zu können, ist die Kenntnis der Lungengrenzen von großer Bedeutung, etwa um Atemgeräusche im Rahmen der Auskultation einem bestimmten Areal zuordnen oder ein Lungenröntgen interpretieren zu können. Die Lungengrenzen können individuell geringfügig abweichen z.B. je nach Thoraxkonfiguration.

- **Lungengrenzen ventral** (➤ Abb. 1.1):
  - Rechter Oberlappen bis zum oberen Rand der 4. Rippe
  - Mittellappen von der vierten bis zur 6. Rippe
  - Rechter Unterlappen ein schmaler Zwickel am seitlichen Thorax
  - Linker Oberlappen bis zur 6. Rippe
  - Linker Unterlappen ein schmaler Zwickel am seitlichen Thorax
- **Lungengrenzen dorsal** (➤ Abb. 1.2):
  - Rechter Oberlappen bis zur 4. Rippe
  - Rechter Unterlappen von der 4. bis zur 10. Rippe

1.1.1 Gasleitendes System der oberen und unteren Atemwege

Die oberen und unteren Atemwege, die auch als gas- bzw. luftleitendes System bezeichnet werden können, sind ein System aus Röhren unterschiedlichen Durchmessers und leiten die Luft über Mund oder Nase zu den Alveolen. Dieses Röhrensystem – man unterscheidet das gasleitende und gasaustauschende System – verbindet die Außenwelt mit den Alveolen.

GUT ZU WISSEN

- Das gasleitende System besteht aus den oberen und dem Großteil der unteren Atemwege:
  - Obere Atemwege: Nase, Pharynx und Larynx
  - Untere Atemwege: Trachea, Bronchien
- Das gasaustauschende System besteht aus der Gesamtheit der Alveolen, die bei Erwachsenen eine Oberfläche von ca. 70–100 m^2 haben, abhängig von der Körpergröße.

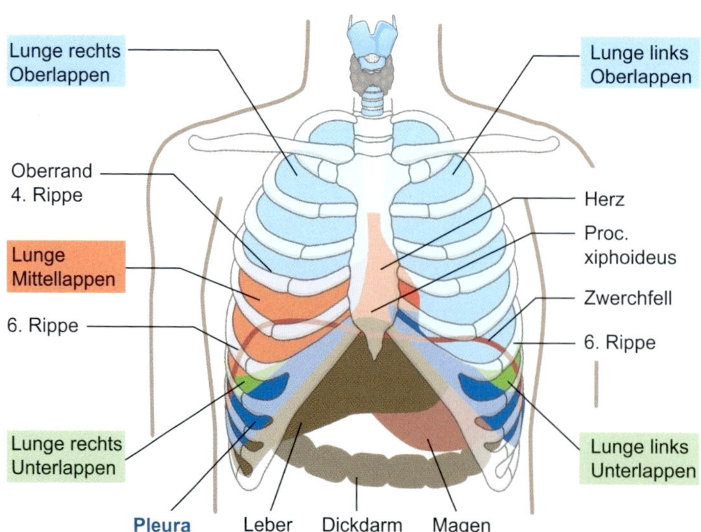

Abb. 1.1 Lunge von ventral. [P210/L157]

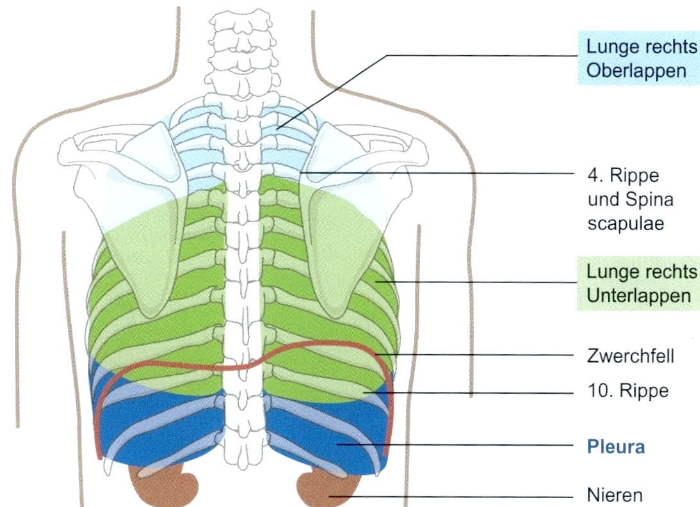

Abb. 1.2 Lunge von dorsal. [P210/L157]

Die oberen Atemwege (Nase, Pharynx und Larynx) und unteren Atemwegen (Trachea, Hauptbronchien, Segmentbronchien, Bronchiolen und Alveolen) leiten die Atemluft von Mund/Nase zu den Alveolen. Die Atemwege werden deshalb auch als luftleitendes System bezeichnet.

Die Atemwege haben folgende Funktionen:

- Transportfunktion zwischen Umgebungsluft und ca. 300 Mio. Alveolen
- Filtration eindringender Fremdkörper
- Geruchswahrnehmung
- Anfeuchtung der Einatemluft (Alveolen zu 100 % wasserdampfgesättigt = 47 mmHg)
- Anwärmen der Einatemluft auf Körpertemperatur

Obere Atemwege

Die oberen Atemwege umfassen die Nase, die Nasennebenhöhlen und den Rachen (Pharynx). Der Rachen ist das Verbindungstück zwischen Nasen- und Mundraum sowie die Kreuzung von Luft- und Speiseweg.

Untere Atemwege

Diese reichen vom Kehlkopf, über die Luftröhre und Bronchien bis zu den Alveolen.

- Der Kehlkopf (Larynx) verschließt beim Schluckakt die Atemwege und verhindert, dass Speisebrei oder getrunkene Flüssigkeit in die Atemwege kommt. Die engste Stelle des Atemtraktes außerhalb der Lunge ist beim Erwachsenen die Stimmritze.
- Die Trachea ist beim Erwachsenen ein Rohr von etwa 10 – 12 cm Länge, mit einem Durchmesser von zirka 11–12,5 mm. Bis auf einen Knorpelring ist sie durch Knorpelspangen gesichert, die dorsal durch die Pars membranacea miteinander verbunden sind. Diese liegt am Ösophagus an. Mithilfe der Knorpelspangen bleibt die Trachea auch während der Inspiration offen, bei der durch den Sog der Inspirationsmuskulatur Luft in die Lunge gesaugt wird.

1.1.2 Bronchien und Bronchiolen

Die Trachea teilt sich etwa am Übergang vom Manubrium zum Corpus sterni in den rechten und linken **Hauptbronchus.** Von da an verzweigen sich die Bronchien dichotom, d.h. aus einem großen Zweig ergeben sich zwei kleinere Tochterzweige. Von der Trachea bis zu den Alveolen der menschlichen Lunge werden 21–23 Verzweigungen geschätzt. Davon entfallen ca. 15 auf den rein konduktiven (luftleitenden) Teil, die restlichen auf die Bronchioli respiratorii (Endbronchiolen) und Ducti alveolares (Alveolargänge), dem gasaustauschenden Teil (➤ Abb. 1.3). Bei jeder Aufzweigung ist die Summe der Töchterbronchien größer als jener des Mutterbronchus. So vergrößert sich die

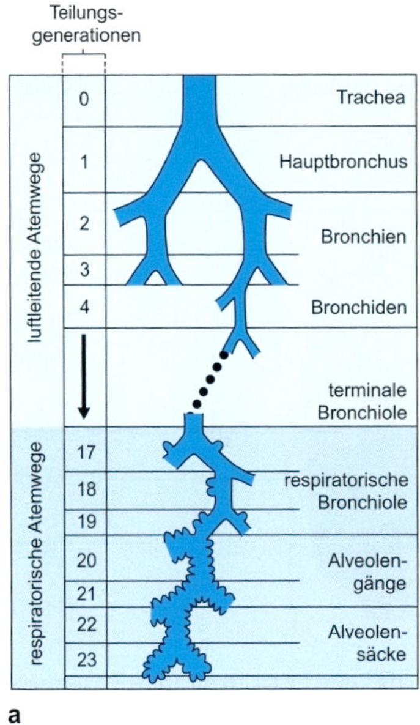

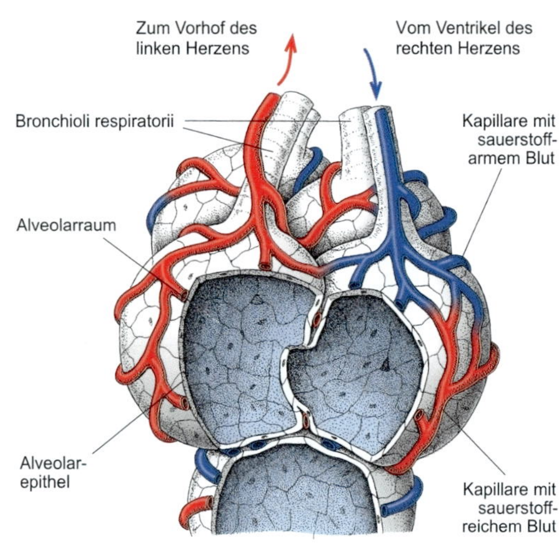

Abb. 1.3 Aufbau der Atemwege a) Gliederung der Atemwege in luftleitende und respiratorische Zone. Die Atemwegsgenerationen bezeichnen die Verzweigungshierarchien der Atemwege. Generation 1–16 bilden die luftleitenden Atemwege, wobei die Generationen 1–10 durch Knorpelspangen versteift sind. Die respiratorischen Segmente beginnen mit Generation 17 und reichen bis zu den Alveolen. [L231] b) Alveoläres Kapillarnetz. [L190]

Oberfläche z. B. von 100 cm^2 in der Generation 14 auf ca. 100 m^2 in der Generation 18. Gleichzeitig nimmt die Strömungsgeschwindigkeit von Generation zu Generation ab. (Oczenski 2017)

Jeder Bronchus ist von einem ihn nährenden Blutgefäß begleitet, das keine Funktion im Bereich des Gasaustausches hat. Bei Verletzungen eines solchen Blutgefäßes kann es bei Perforation der Bronchialwand zu einer Lungenblutung kommen.

Die Bronchien sind aus unterschiedlichen Schichten aufgebaut. Außen, um den Bronchus herum, befindet sich glatte Muskulatur. Je nach Spannungszustand, der willkürlich nicht beeinflussbar ist, ist der Bronchusdurchmesser weit oder eng. Innen sind die Bronchien mit Schleimhaut ausgekleidet. Je kleiner die Bronchien werden, desto einfacher und dünnwandiger wird ihr innerer Aufbau. Schon auf der Ebene der Lappenbronchien werden die großen Knorpelspangen durch kleine unregelmäßige Knorpelplättchen ersetzt. In den kleinsten Verzweigungen der Bronchien, den **Bronchiolen** mit einem Innendurchmesser von weniger als 1 mm, fehlen die Knorpeleinlagerungen völlig. Dafür sind die Bronchiolen reichlich mit glatten Muskelfaserzügen versehen.

1.1.3 Gasaustauschendes System

Die Zellen des Körpers benötigen Sauerstoff, um in ihren Mitochondrien aus Kohlenhydraten und Fetten Energie zu gewinnen. Bei den dabei ablaufenden Oxidationsreaktionen entsteht Kohlendioxid. Da bei der Energiegewinnung der Sauerstoff von den Zellen verbraucht wird, muss stetig neuer Sauerstoff zu den Zellen transportiert und gleichzeitig das entstandene Kohlendioxid abtransportiert werden.

Gasaustausch

Im Atmungssystem vollzieht sich der Austausch von zwei Gasen – von Sauerstoff und Kohlendioxid. Dieser Gasaustausch findet in den Millionen von Lungenbläschen (Alveolen) in der Lunge sowie in den sie umgebenden Kapillaren statt. Eingeatmeter Sauerstoff gelangt von den Alveolen in die Blutkapillaren und Kohlendioxid aus dem Blut in den Kapillaren in die Luft in den Alveolen.

Alveolen

Die Bronchiolen verzweigen sich noch einmal in mikroskopisch feine Ästchen (Bronchioli respiratorii). Diese gehen unmittelbar vom luftleitenden in das gasaustauschende System, in die Alveolargänge (Ducti alveolares) mit den Lungenbläschen (Alveolen), über. Die Lungenbläschen liegen dabei traubenförmig und dicht gepackt um die Alveolargänge und Bronchioli respiratorii.

In den Alveolen der Lunge sind Blut und Luft nur durch die sogenannte Blut-Luft-Schranke, die alveolokapilläre Membran, voneinander getrennt. Durch eine dünne Schicht aus Alveolarepithel, Interstitium und Kapillarendothel kann der Sauerstoff aus der Alveolarluft rasch ins Kapillarblut übertreten, während das Kohlendioxid den umgekehrten Weg nimmt. Danach wird Sauerstoff im Blut an Hämoglobin gebunden und transportiert.

Die Alveolen korrespondieren über Poren untereinander und sind mechanisch in einem zusammenhängenden Verbund zu sehen. Diese sogenannte Interdependenz verhindert, dass einzelne Alveolen kollabieren, da die anderen dabei unter Zug geraten würden.

GUT ZU WISSEN

Das sauerstoffarme Blut von der rechten Herzhälfte wird über die Pulmonalarterien zu den Alveolen geführt. Über die Pulmonalvenen fließt das mit Sauerstoff angereicherte Blut zur linken Herzhälfte.

Den Gasgesetzen folgend, vollzieht sich der Gasaustausch umso rascher, je größer das Konzentrationsgefälle zwischen dem Sauerstoff in der Alveole und jenem in der Blutkapillare ist. Analog, bei geringer Sauerstoffkonzentration der Luft in der Alveole z. B. durch Sekretverstopfung der Bronchien oder verminderter Gasaustauschoberfläche, diffundiert der Sauerstoff langsamer durch die alveolokapilläre Membran in das Blutgefäß.

GUT ZU WISSEN

Die wesentlichen Transportschritte sind:

- Ventilation: Transport der Atemluft von der Atmosphäre in die Alveole und zurück
- Alveoläre Diffusion: Gasaustausch zwischen Alveole und Lungenkapillare
- Transport der Atemgase mit dem Blutstrom
- Diffusion im Gewebe: Gasaustausch zwischen Gewebszellen und Kapillarblut

Voraussetzungen für den Gasaustausch sind also die Ventilation, Perfusion und Diffusion. Ventilation und Perfusion sind lageabhängig und nicht überall in der Lunge gleich. Es gibt Bereiche, die unter Ruhebedingungen weniger gut belüftet und durchblutet werden. Jene Bereiche, die unter Ruheatembedingungen wenig benötigt werden, werden erst zugeschaltet, wenn der Körper mehr Sauerstoff benötigt und die Atmung deshalb verstärkt wird.

Transport der Atemgase

Die Löslichkeit von **Sauerstoff** in Flüssigkeiten ist gering. Könnte er nur gelöst im Blut transportiert werden, würde die Sauerstoffmenge nicht ausreichen, um den Körper zu versorgen. Mit dem Hämoglobin verfügt das Blut aber über ein Transportprotein für die Atemgase, das den Sauerstoff bindet. Es befindet sich als roter Blutfarbstoff in den roten Blutkörperchen. Etwa 99 % des Blutsauerstoffs sind an Hämoglobin gebunden, nur rund 1 % wird gelöst transportiert.

Vom **Kohlendioxid** werden etwa 20 % an Hämoglobin gebunden transportiert. Trotzdem spielen die roten Blutkörperchen auch beim Kohlendioxidtransport eine wichtige Rolle. In ihnen wird der größte Teil des Kohlendioxids in Bikarbonat umgewandelt, das dann im Blutplasma gelöst transportiert wird. Erreicht das Blut die Lungenkapillaren, wird das Bikarbonat wieder von den Erythrozyten aufgenommen und in Kohlendioxid umgewandelt. Das Kohlendioxid verlässt das rote Blutkörperchen und diffundiert aus der Kapillare in die Alveole.

1

1.2 Atemmuskulatur

1.2.1 Atempumpe

Atempumpe: die zur Verschiebung von Luft nötigen anatomischen Strukturen. Sie befördert die Luft von und zu den Alveolen (Gasaustauschzonen) der Lunge.

Das Atmungsorgan besteht aus zwei Kompartimenten. Das eine Kompartiment ist die Lunge, das gasaustauschende Organ, in dem die exakt aufeinander abgestimmte Ventilation (Belüftung), Perfusion (Durchblutung) und die Diffusion (Übertritt der Atemgase) stattfinden. Das zweite, ebenso wichtige Kompartiment ist die Atempumpe, die Einheilt, welche die Luft zu- und abführt und die globale Versorgung der Lunge mit Frischluft gewährleistet.

Die **mechanischen Komponenten** der Atempumpe sind der Thorax, das Lungengewebe und die Atemmuskeln. Zudem werden das Atemzentrum und die peripheren Nervenbahnen zur Atempumpe gezählt. Die **Wirksamkeit** der Atempumpe ist von folgenden Faktoren abhängig:

- Die Atemmuskulatur muss kräftig genug sein, um Volumen in- und exspiratorisch zu verschieben.
- Die Thoraxwand muss sowohl stabil als auch flexibel sein, um Volumenveränderungen zuzulassen.
- Das Lungengewebe muss elastisch und dehnfähig sein.
- Die intra- und extrathorakalen Atemwege müssen frei durchgängig für die Atemluft sein.

Das Zwerchfell ist der Hauptmuskel für die Inspiration. Bei Bedarf wird es von den inspiratorisch wirksamen Atemhilfsmuskeln unterstützt. Die Ausatmung erfolgt in Ruhe passiv durch die Retraktionskraft des Lungengewebes und kann durch den Einsatz der exspiratorischen Atemhilfsmuskeln z.B. der Bauchmuskulatur, bei körperlicher Belastung oder pathologischen Zuständen der Atmung verstärkt werden.

1.2.2 Diaphragma (Zwerchfell)

Zwerchfell (Diaphragma): gewölbte doppelt gekuppelte Muskelplatte (➤ Abb. 1.4), die Brust- und Bauchhöhle voneinander trennt (➤ Abb. 1.5). Es ist der wichtigste Atemmuskel des Menschen.

Bei vertiefter physiologischer Einatmung übernimmt es etwa zwei Drittel der Volumenverschiebung. Bei der Exspiration arbeitet das Zwerchfell exzentrisch.

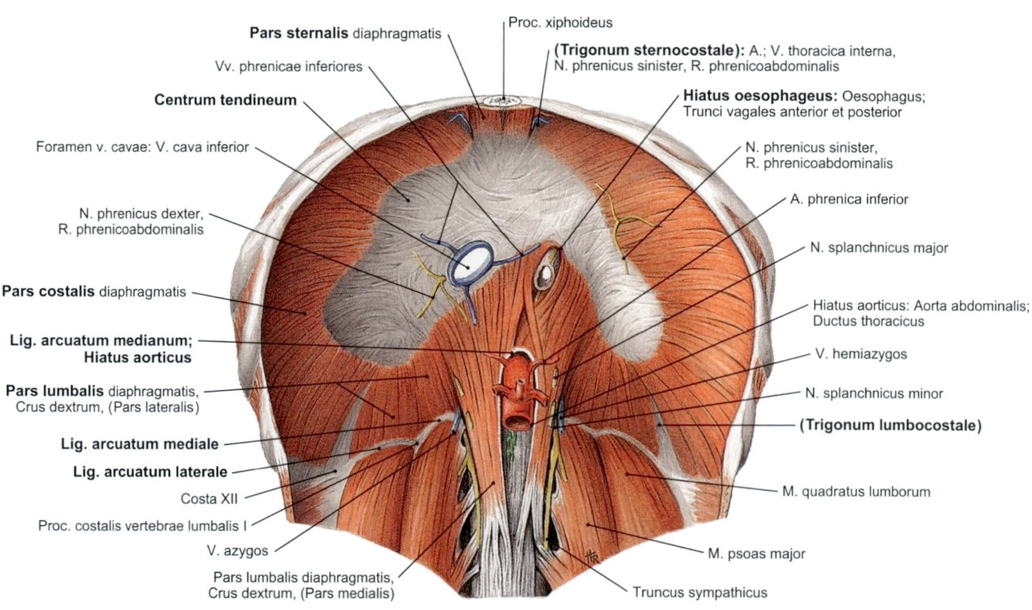

Abb. 1.4 Zwerchfell, Diaphragma; Ansicht von kaudal. [S700-L240]

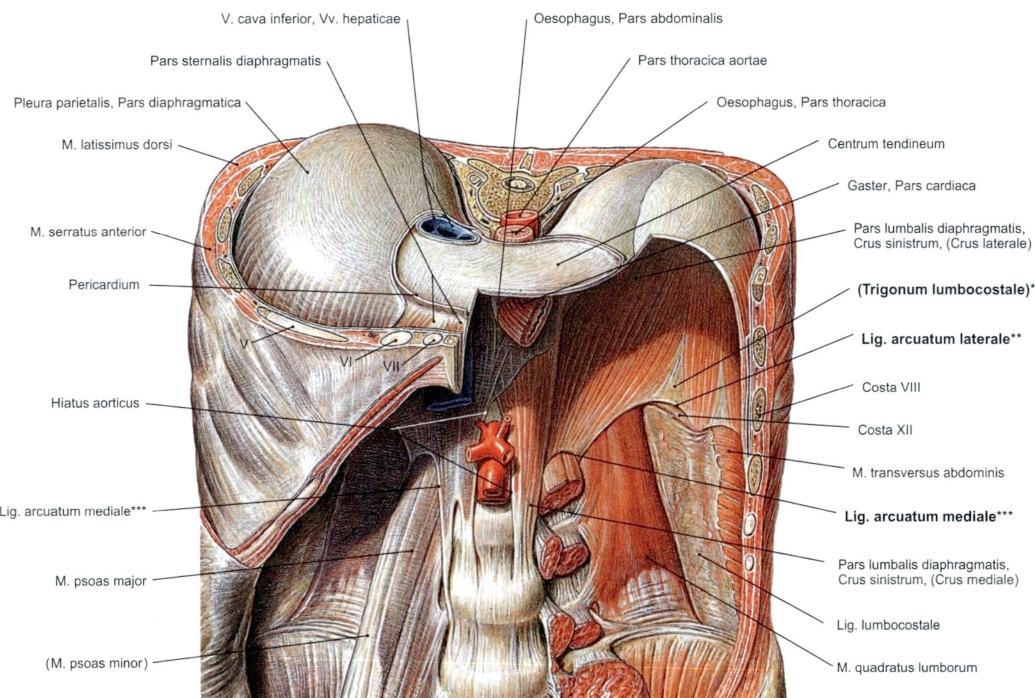

Abb. 1.5 Zwerchfell, Diaphragma, mit Durchtrittspforten und hinteren Bauchwandmuskeln; Ansicht von ventral. Das Zwerchfell ist in Form einer Doppelkuppel zwischen Brust- und Bauchhöhle ausgespannt. [S700]

Das Zwerchfell ist, seine Faserstruktur betreffend, ein quergestreifter Muskel. Seine etwa 5000 Sarkomere, vom Sehnenzentrum bis Ansatz, sind ca. 1,5 cm lang. Es erfolgt eine Sarkomeradaption bei Veränderung der Muskelfaserlänge. Der Hauptatemmuskel ist sowohl trainier- als auch erschöpfbar (Jones, Killian 1992).

Er besteht aus ungefähr 50 % **Typ-I-Fasern** (slow twitch), die wenig ermüdbar sind, und 50 % **Typ-II-Fasern** (fast twitch), die eine rasche Druckentwicklung ermöglichen, aber rasch ermüdbar sind.

- Die Fast-Twitch-Fasern werden wegen ihrer Fähigkeit der schnellen Kraftentwicklung für kurze Phasen maximaler Atmungsaktivität eingesetzt.
- Die Slow-Twitch-Fasern sichern die Ausdauer. Innerviert wird das Zwerchfell vom Nervus phrenicus C3 – C5.

Das Zwerchfell besteht aus drei Teilen, aus

- dem Sehnenzentrum, welches nicht dehnfähig ist und als Ursprung für die Muskelfasern dient,
- dem anterolateralen/ kostalen Anteil, der am Xyphoid, am anterior lateralen Rippenbogenrand und den Rippen 10–12 ansetzt und aus
- dem posterioren kruralen Anteil, dessen Großteil der Fasern zu einer starken Sehne gebündelt werden, die zum ersten Lendenwirbelkörper ziehen. Sie kreuzen am Hiatus ösophagealis und bilden einen Teil des unteren ösophagealen Sphinkters.

GUT ZU WISSEN

Faktencheck – Zwerchfell eines erwachsenen Menschen

- Gewicht: ca. 280 g
- Durchschnittliche Muskeldicke: ca. 0,35 cm
- Sehnenzentrum: ca. 15 cm^2
- Muskeloberfläche: ca. 75 cm^2
- Anterior–posteriorer Durchmesser: ca. 25 cm
- Seitlicher Durchmesser: ca. 40 cm
- Hauptaufgabe inspiratorische Volumenverschiebung, aber auch ein bedeutender Rumpfstabilisator (Core-muscle)

Der Sauerstoffverbrauch eines lungengesunden Menschen für den Vorgang der Atmung beträgt in Ruhe nur einen geringen Prozentsatz jenes Sauerstoffs, der pro Atemzug angeliefert wird. Bei akut oder chronisch lungenkranken Menschen kann der Verbrauch in Ruhe und bei Belastung durchaus um ein Vielfaches ansteigen (Jones, Killian 1992). Deswegen muss man sich in jedem Fall vergewissern, ob Patienten für die Durchführung von Assessments bzw. Therapiemaßnahmen gegebenenfalls zusätzlichen Sauerstoff benötigen.

1.2.3 Atemhilfsmuskulatur

GUT ZU WISSEN

Muskelgruppen der Atemmuskulatur

Die gesamte Muskulatur zwischen Unterkiefer und Beckenboden ist in irgendeiner Form an der Atmung beteiligt, weswegen alle Muskeln des genannten Bereichs therapierelevant für die Atemtherapie sind.

Die Atemhilfsmuskulatur unterstützt bei gesteigerter Atmung die **Inspirationsarbeit.**

- Die Mm. scaleni stabilisieren den oberen Thorax, damit dieser bei der Inspiration nicht nach unten gezogen wird.
- Die Mm. intercostales stabilisieren den Thorax, damit die großen Muskeln, wie z. B. das Zwerchfell, die nötigen Druckdifferenzen für die Atmung erzeugen können.
- Die Pharynxmuskulatur stabilisiert den oberen Atemweg, um einen inspiratorischen Kollaps zu vermeiden.
- Während der Armaktivität stabilisieren die Mm. intercostales und die anderen Atemhilfsmuskeln den Rumpf, das bedeutet, dass die Unterstützung für das Zwerchfell inspiratorisch reduziert ist.
- Mm. pectoralis major und minor sowie Mm. sternocleidomastoidei unterstützen das Zwerchfell v. a. bei abgestützten Armen.

Die Kontraktion der **Bauchmuskulatur** ermöglicht ein rascheres Entleeren der Atemwege von Luft sowie eine Flussbeschleunigung z. B. für den Sekretabtransport oder bei körperlicher Anstrengung.

- Die Kontraktion der Bauchmuskeln, v. a. des M. transversus abdominus, verlängert passiv die Ausgangslänge der Muskelfasern des Zwerchfells. Abruptes Loslassen der Muskelspannung ermöglicht einen passiven Beginn der Inspiration, was eine Entlastung der Inspirationsmuskulatur darstellt.
- Der Beckenboden muss den durch die Atmung ausgelösten Druckschwankungen im Abdomen Gegenhalt bieten und verhindert bei forcierten Ausatemmanövern den Druckverlust nach kaudal. Zudem ist der Beckenboden, wie auch das Zwerchfell, ein wichtiger Rumpfstabilisator.

1.3 Atemmechanik und Atemarbeit

1.3.1 Atemmechanik

Atemmechanik: mechanische Prozesse, die bei der Ein- und Ausatmung ablaufen. Die Atemmechanik beschreibt die Beziehung zwischen Druck, Volumen und Flow, die Strömungsgeschwindigkeit des Atemgases, während eines Atemzyklus (Ein- und Ausatmung).

- **Inspiration:** Bei der Inspiration führt der Einsatz der Atemmuskulatur zu einer Vergrößerung des intrathorakalen Volumens, wodurch in der Lunge ein Unterdruck entsteht und Luft in die Lunge gesogen wird. Der Ablauf der inspiratorischen Atembewegung ist wie folgt:
  - Durch die Kontraktion der Zwerchfellfasern senkt sich das Centrum tendineum nach kaudal ab und der untere Rippenbogen wird nach kranial-lateral gehoben.
  - In der Lunge entsteht gegenüber dem atmosphärischen Druck ein Unterdruck.
  - Luft strömt ein, bis ein Druckausgleich erreicht ist.
- **Exspiration:** Da die Ausatmung in Ruhe im Normalfall passiv ist, wird kaum Muskelarbeit in Anspruch genommen. Durch die elastischen Fasern des Lungenparenchyms zieht sich die Lunge bei Erschlaffung der Atemmuskulatur passiv zusammen und schiebt so die Ausatem-

luft aus der Lunge. Bei aktiver Ausatmung, z. B. während körperlicher Belastung, ermöglicht eine im Verhältnis zur Einatmung längere Ausatmung die Optimierung der Energiereserven der Inspirationsmuskulatur. Eine durchschnittlich doppelt so lange Ausatemzeit gibt der Inspirationsmuskulatur mehr Zeit zur Erholung (siehe auch „Lippenbremse" ➤ 6.5.2).

1.3.2 Atemarbeit (Work of breathing [WOB])

Während des Atemvorganges sind Widerstände von Atemwegen, Lungenparenchym und Thorax zu überwinden. Der Einatemwiderstand ist bedingt durch weit gestellte Atemwege physiologisch geringer als der Ausatemwiderstand. Der Ausatemwiderstand ist bedingt durch enggestellte Atemwege höher und wird u.a. durch den Larynx reguliert.

Das Zwerchfell muss bei jeder Einatmung genügend Druck aufbringen, um Volumen zu verschieben, wozu ein schwaches oder erschöpftes Zwerchfell nicht in der Lage ist. Je nach Ursache, muss es dann entweder trainiert oder entlastet werden.

Je rascher die Atmung eines Menschen ist, umso höher sind die Widerstände in den Atemwegen, die für die Volumenverschiebung überwunden werden müssen. Je tiefer die Atmung ist, umso höher sind die elastischen Widerstände des Thorax und des Lungenparenchyms.

GUT ZU WISSEN

Anatomische Widerstände bei der Einatmung

- Etwa 50 % des inspiratorischen Widerstands stellt die Einatmung über die Nase dar,
- 25 % im Larynx,
- 20 % in der Trachea bis zur 8. Generation der Bronchien,
- 5 % in den peripheren Atemwegen.

Atmet ein Patient durch den Mund, fällt also die Hälfte des inspiratorischen Widerstands weg (Jones, Killian 1992). Das muss etwa bei der Auswahl der geeigneten Sauerstoffapplikation dyspnoischer Patienten berücksichtigt werden, was bedeutet, dass die Applikation an den Atemweg angepasst werden soll und nicht umgekehrt.

Zur Überwindung der Widerstände bedarf es einer ausreichend kräftigen Atemmuskulatur. Der Zustand der Atemmuskulatur (➤ 2.2) ist, wie bei quergestreifter Muskulatur üblich, abhängig von:

- Alter
- Geschlecht
- Kraft – Längenverhältnis
- Kraft – Frequenzverhältnis
- Trainingszustand der Muskulatur

Die Aufgaben der Skelettmuskulatur sind die Entwicklung von Kraft, Längenunterschieden und Geschwindigkeit für Bewegung und Halteleistung der Muskulatur. Wohingegen die Aufgaben der Atemmuskulatur die Entwicklung von Druck, Volumenverschiebung und Atemfluss sind: Je höher der Fluss, umso schneller war die Kontraktionsgeschwindigkeit der Atemmuskulatur.

1.4 Atemformen

Ziel der Einatmung ist die Vergrößerung des Thoraxvolumens, die in drei Richtungen erfolgen kann. Die „richtige Atmung" wird üblicherweise vom Atemzentrum an die individuellen Bedürfnisse eines Menschen angepasst und umfasst u.a. die Adaptation von Atemtiefe, Atemfrequenz und Atemform.

Atemmechanisch werden demnach drei Atemformen, je nach Bewegungsrichtung, unterschieden:

- Bauchatmung oder abdominelle Atmung
- Flankenatmung oder kostale Atmung („Kübelhenkelbewegung")
- Brustatmung oder sternale Atmung („Pumpschwengel-Bewegung")

Ein lungengesunder Mensch verwendet sowohl in Ruhe als auch bei körperlicher Belastung in unterschiedlichem Ausmaß alle drei Atemformen, wobei die Bauchatmung meist am stärksten ausgeprägt ist.

Die Thoraxbewegung während der Inspiration erfolgt

- nach kaudal durch das Absenken des Centrum tendineums,
- nach lateral durch das Anheben des unteren Rippenbogens,
- nach kranial durch Anheben des Sternums.

1.4.1 Bauchatmung/abdominelle Atmung

Bauchatmung: Atmungstypus, der durch das Absenken der Kuppeln des Zwerchfells nach kaudal bestimmt wird.

Das Zwerchfell senkt sich zirka um die Handbreite des Trägers ab. Das entspricht bei Erwachsenen einer Länge von etwa 6–10 cm. Das Ausmaß dieser Zwerchfellbewegung ist in einem Inspirations-Exspirationsröntgen oder in der Durchleuchtung gut ersichtlich und seit Langem in der Diagnostik etabliert (Hitzenberger 1927).

Das Sehnenzentrum zieht als Punktum mobile nach kaudal, verdrängt dabei die Baucheingeweide und vergrößert so den Thoraxraum. Durch den Sog, der dabei entsteht, strömt Luft in die Lunge.

- Für die Ruheatmung verkürzt sich das Diaphragma um zirka 8 % seiner Länge (Jones, Killian 1992).
- Der mit Abstand größte Prozentanteil der Volumenverschiebung während eines Vitalkapazitätsmanövers geschieht durch Abflachung der Zwerchfellkuppeln.
- Die größte Volumenverschiebung des Zwerchfells findet zwischen Residualvolumen (RV) und funktioneller Residualkapazität (FRC ➤ 4.8.2) statt.

Von der funktionellen Residualkapazität zur totalen Lungenkapazität (TLC) steigt der Einsatz der Atemhilfsmuskulatur.

Es gibt u.a. folgende **Ursachen** für eine **eingeschränkte Bauchatmung**:

- Zwerchfellschwäche/Lähmung
- Abgeflachtes Zwerchfell z. B. durch Überblähung der Lunge
- Instabiler knöcherner Thorax
- Kompressionswiderstand des Abdomens (Adipositas permagna, Aszites, fortgeschrittene Schwangerschaft)

1.4.2 Flankenatmung/ kostale Atembewegung

Flankenatmung: Atmungsform, die ebenfalls weitgehend durch die Kontraktion des Zwerchfells bestimmt wird. Sie ermöglicht es der Lunge, sich auch nach dorsolateral auszudehnen.

- Das Sehnenzentrum des Diaphragmas wird durch Anspannen der Bauchmuskulatur zum Punktum fixum. Dabei werden die Baucheingeweide von unten gegen das Sehnenzentrum gedrückt.
- Jene Muskelfasern, die vom fixierten Sehnenzentrum zu den unteren Rippen ziehen, heben den Rippenbogen nach außen und oben.

Es gibt u.a. folgende **Ursachen** für eine **eingeschränkte Flankenatmung:**

- Zwerchfellschwäche/Lähmung
- Abgeflachtes Zwerchfell durch Überblähung der Lunge
- Instabiler knöcherner Thorax
- Schwache/gelähmte Bauchmuskulatur

1.4.3 Brustatmung/sternale Atembewegung

Brustatmung: Atmungstyp, der durch den Einsatz der inspiratorischen Hilfsmuskulatur bestimmt wird.

Die inspiratorische Hilfsmuskulatur zieht den oberen Thorax nach kranial und eröffnet dabei die sogenannte inspiratorische Reserve.

Es gibt u.a. folgende **Ursachen** für eine eingeschränkte Brustatmung:

- Schwäche/Lähmung der inspiratorischen Hilfsmuskulatur
- Instabiler knöcherner Thorax

1.4.4 Symbiose von Zwerchfell und Herz

Anatomisch sind das Sehnenzentrum des Diaphragmas und das Perikard miteinander verwachsen und bilden sozusagen eine anatomische Einheit. Physiologisch wird durch die Pumpbewegung des Zwerchfells auch jene des Herzens durch dessen Lageveränderung während des Atemzyklus beeinflusst. Zusätzlich unterstützen die beiden Organe einander, wenn eines nicht die volle Funktionsleistung erbringen kann.

- Schaffen es Lunge oder Zwerchfell nicht, ausreichend Sauerstoff für die Versorgung der Gewebe anzuliefern, versucht das Herz diesen Zustand zu kompensieren, indem es seine **Schlagfrequenz erhöht.**

- Schafft es das Herz etwa durch verminderte Auswurfleistung nicht, ausreichend Sauerstoff über den systemischen Kreislauf zu den peripheren Geweben zu transportieren, versucht das Zwerchfell durch **Erhöhung** der **Atemfrequenz** dieses Manko zu auszugleichen. Deswegen ist es vor verbaler Beeinflussung der Atemfrequenz wichtig abzuklären, ob man durch Veränderung des Atemmusters nicht eventuell die Last auf das Herz erhöht.

PRAXISTIPP

Die „richtige" Atmung

Die Atmung wird vom Atemzentrum im Hirnstamm als automatisierter Vorgang auf Basis der erforderlichen Bedürfnisse und momentanen Möglichkeiten des Menschen gesteuert, was den minimalen Einsatz mit maximalem Output bedeutet. Es werden u.a. Atemfrequenz, Atemform und Atemtiefe ununterbrochen an die aktuellen Bedürfnisse eines Menschen angepasst, auch als kompensatorische Unterstützung anderer Organe wie z. B. des Herzens oder des Stoffwechsels. Demzufolge „weiß" das Atemzentrum sehr genau, was für den Moment die „richtige" Atmung für einen Menschen ist und steuert diese entsprechend. Bis zu einem gewissen Grad kann die Atmung auch willkürlich beeinflusst werden, was sich eine Vielzahl von Atemtechniken zu Nutze macht.
Erscheint die Atmung eines Menschen nicht physiologisch, so muss herausgefunden werden, ob ein pathologisches Atemmuster vorliegt, und wenn ja, welcher pathologischer Vorgang dem Atemmuster zugrunde liegt. Diese Pathologie sollte durch Einsetzen entsprechender therapeutischer Maßnahmen behandelt werden, was häufig zur Folge hat, dass sich das Atemmuster automatisch physiologisiert. Keinesfalls sollte unbedacht durch verbale Beeinflussung der Atmung ohne Behandlung des Grundproblems die Atmung verändert werden.
Die zentrale Frage ist, „warum atmet der Mensch im Moment so?". Dieses „Warum" wird in der Folge bei Bedarf entsprechend der zur Verfügung stehenden Möglichkeiten behandelt.

1.5 Ventilation, Perfusion, Diffusion

Zu den Hauptaufgaben der Lunge zählen Ventilation, Perfusion, Diffusion und die Steuerung des Säuren-Basen-Haushaltes. Als **Ventilation** wird die Belüftung der Lunge bezeichnet, als **Perfusion** die Durchblutung der Lunge, und die **Diffusion** beschreibt den Gasaustausch selbst. Diese drei Komponenten ermöglichen die Aufnahme von O_2-reicher und die Abgabe von CO_2-haltiger Luft.
Voraussetzungen für den Gasaustausch sind die

- Belüftung der Lunge (Ventilation),
- die Durchblutung der Lunge (Perfusion) und die
- Diffusion der Atemgase an der alveolokapillären Membran.

Ventilation und Perfusion sind nicht überall in der Lunge gleich homogen verteilt. Es gibt Bereiche, wie z. B. die Lungenspitzen, die unter Ruhebedingungen weniger gut belüftet und durchblutet werden. Diese Bereiche werden erst zugeschaltet, wenn der Körper mehr Sauerstoff benötigt und die Atmung deshalb verstärkt wird.

Der **Säure-Basen-Haushalt** ist ein physiologischer Regelmechanismus, um den pH-Wert des Blutes möglichst konstant zwischen 7,35 und 7,45 zu halten. Werte unter 7,35 werden als Azidose (Übersäuerung) und Werte über 7,45 als Alkalose bezeichnet. Der Säure-Basen-Haushalt wird über Stoffwechsel und Lunge (Abatmen von CO_2) reguliert.

1.5.1 Ventilation

Ventilation: Belüftung der Lunge mit einem bestimmten Atemvolumen, einer bestimmten Atemfrequenz und einem bestimmten Atemrhythmus. Klinische Bedeutung haben restriktive und obstruktive Ventilationsstörungen. Ventilationsgrößen werden mithilfe der Lungenfunktionsprüfung bestimmt.

Unter Ventilation versteht man das Belüften der Lunge, also das Ein- und Ausströmen der Luft, die Bewegung der Luft durch das gasleitende zum gasaustauschenden System und umgekehrt.

Die treibende Kraft der Ventilation sind die unterschiedlichen **Druckgradienten** zwischen **Alveole** und **Atmosphäre.** Die Kontraktion des Zwerchfells führt zur Abflachung seiner Kuppeln und damit zu einer Vergrößerung des Brustraums und einer Druckverminderung in den Alveolen unter dem atmosphärischen Druck.

Beeinflusst wird die Ventilation von mehreren Einflussfaktoren, u.a. von der **Schwerkraft.** Deshalb ist durch die Eigenschwere der Lunge, hauptsächlich bedingt durch das in ihrem Kapillarnetz enthaltene Blutvolumen, in den oben liegenden Lungenabschnitten der negative Pleuradruck größer als in den unten liegenden Lungenabschnitten. So sind die oben liegenden Alveolen gedehnter und enthalten mehr Luft als die unten liegenden Lungenbläschen. Diese können daher während der Inspiration ein größeres Volumen aufnehmen, als die bereits besser gefüllten oberen Alveolen. Zudem sind die Faktoren **Strömungswiderstand** (Resistance, R) und **Lungenelastizität** (Compliance, C) beeinflussende Größen. Umso höher der Atemwegswiderstand in einzelnen Lungenabschnitten ist, umso langsamer und inhomogener werden diese Abschnitte belüftet (Gosselink 2000). Einen unmittelbaren Praxisbezug hat dieser Umstand z.B. bei der Auswahl der geeigneten Technik für die Sekretförderung. Ist die Compliance verringert z.B. bei Adipositas permagna oder Thoraxdeformitäten, ist das eingeatmete Lungenvolumen reduziert. Auch hier haben Ursache und Ausmaß Einfluss auf die Auswahl der adäquaten atemphysiotherapeutischen Behandlungstechnik.

PRAXISTIPP

Einfluss der Lagerung auf die Zwerchfellmechanik

Durch Lagerung kann die dynamische Ventilation definierter Lungenareale beeinflusst werden. Dazu nutzt man u.a. die Vorspannung des Diaphragmas und die Compliance (Dehnbarkeit) der Lunge. Liegt ein spontan atmender lungengesunder Mensch auf der Seite, so wird durch Verlagerung der Baucheingeweide die unten liegende Zwerchfellkuppel weiter nach kranial verschoben als die oben liegende (➤ Abb. 1.6). Durch Verstärkung der Kuppelung und besserer Vorspannung kann das Diaphragma bei Inspiration eine größere Menge an Volumen verschieben, als die oben liegende Zwerchfellkuppel. Die Ventilation ist also in diesem Fall im unten liegenden Lungenareal besser als im oben liegenden (Nunn 1993). Damit eine optimierte Vorspannung des Zwerchfells therapeutisch genutzt werden kann, sind u.a. eine ausreichende Zwerchfellkraft und stabile Atemwege Voraussetzung. Möchte man das statische Lungenvolumen erhöhen, so liegt das betreffende Lungenaral oben, um die größere Ausdehnung der oben liegenden Alveolen auszunutzen.

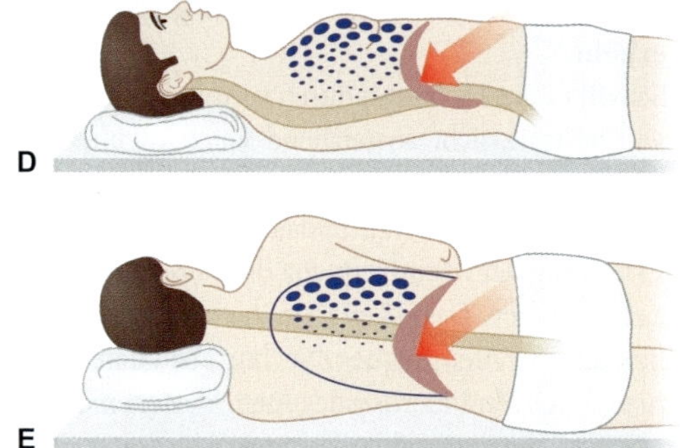

Abb. 1.6 Zwerchfellposition im Liegen. Die Kreise zeigen den Durchmesser der Atemwege. a) Rückenlage: Die kaudalen Abschnitte sind besser belüftet, da das Zwerchfell in diesem Bereich besser vorgespannt ist. b) Seitenlage: Die unten liegende Lunge ist aufgrund der Vorspannung durch das Zwerchfell nun besser belüftet. [L231]

Je größer die Compliance, umso besser ist die Belüftung im entsprechenden Lungenareal.

- Alveolen im **oberen Lungenareal** sind gedehnt und damit nicht mehr gut dehnfähig, bedingt durch den Zug der Blutfülle in den Lungenkapillaren mit der Schwerkraft nach unten.
- Im **unten liegenden Lungenareal** sind die Alveolen hingegen nicht gedehnt und haben dadurch eine hohe Compliance (Dehnbarkeit) und damit eine hohe Ventilationskapazität (Oczenski 2017).

Die ventilatorische Umverteilung der Luft erfolgt unmittelbar nach Lagewechsel, die Umverteilung des Blutes in der Lunge dauert etwa 20 Minuten.

Unter Ruhebedingungen macht die Volumenänderung des Diaphragmas etwa zwei Drittel eines Atemzugs aus, zirka ein Drittel besorgt die inspiratorische Atemhilfsmuskulatur (➤ Abb. 1.7). Dabei überwindet die Inspirationsmuskulatur

- elastische Widerstände von Lunge und Thorax (Retraktionskräfte),
- Strömungswiderstände innerhalb der Atemwege,
- Reibungswiderstände durch Bewegung des Lungengewebes und des Thorax, d.h., die
  - elastische Retraktionskraft mit der Tendenz, die Lunge auf Faustgröße zusammenzuziehen, die
  - inspiratorische Expansionskraft des Thorax und den
  - endexspiratorischen Ruhezustand der Lunge im intakten Thorax.

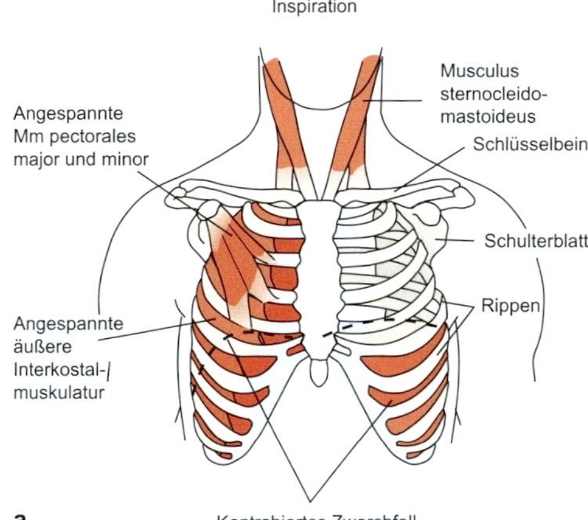

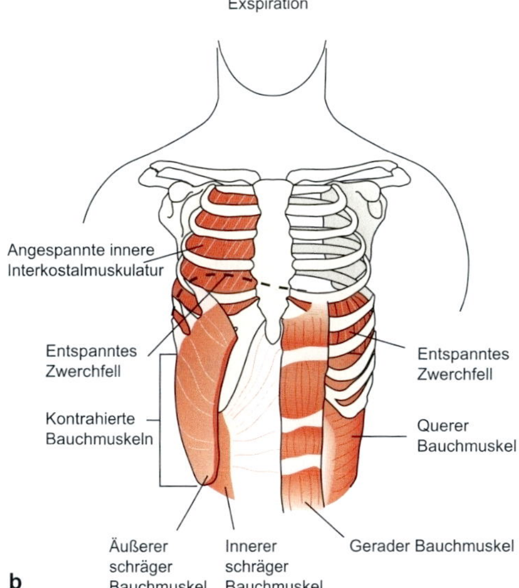

Abb. 1.7 a) Während der Inspiration kontrahiert das Zwerchfell und senkt sich ab. Die inspiratorischen Atemhilfsmuskeln sowie die äußeren Zwischenrippenmuskeln, die Mm pectorales major und minor und der Musculus sternocleidomastoideus heben die Rippen und das Sternum an, sodass sich der Durchmesser und das Volumen der Brusthöhle vergrößern. [E308]
b) Bei der Ausatmung bewirkt die Elastizität des Thorax das Zurückkehren des Zwerchfells und der Rippen in ihre ursprüngliche Position, sodass das Volumen des Brustraumes wieder abnimmt. Unter Belastung kontrahiert die exspiratorische Atemhilfsmuskulatur, bestehend aus den inneren Interkostalmuskeln und der Bauchmuskulatur. Dadurch wird eine schnellere Verringerung des Volumens erreicht. [E308]

Der **elastische Retraktionsdruck** der Lunge beschreibt die Tendenz, sich bei Dehnung zusammenzuziehen und besteht aus drei wichtigen Komponenten:

- Elastizität des Lungengewebes
- Oberflächenspannung in den Alveolen zwischen Luft und Flüssigkeitsfilm (Surfactant)
- Interdependenz der Alveolen (= die wechselseitige Abhängigkeit der Alveolen untereinander)

Die Retraktionskraft der Lunge ist bei der Atmung v.a. für die Ausatmung bedeutend. Durch die elastischen Retraktionskräfte der Lunge verläuft die Ruheausatmung nahezu passiv.

PRAXISTIPP

Atemfazilitation

- Fazilitation der Exspiration über maximale Inspiration
- Fazilitation der Inspiration über maximale Exspiration
- Je tiefer die Inspiration erfolgt ist, umso größer ist die exspiratorische Rückstellkraft und vice versa

Atemruhelage

Atemruhelage: Kräftegleichgewicht am Ende einer Ruheausatmung. Die Exspirationstendenz der Lunge hält sich mit der Inspirationstendenz des knöchernen Thorax die Waage, d.h.

- zum einen die elastischen Kräfte der Lunge (s.u.), welche den Thorax nach innen ziehen,
- zum anderen jene der Thoraxwand, die diesem Zug entgegenwirken.

Das Luftvolumen, das sich während der Ruheausatmung in der Lunge befindet, nennt man **funktionelle Residualkapazität** (FRC ➤ 4.8.2). Der Bereich des energiesparendsten Atmens liegt im Bereich der Atemmittellage eines Menschen. Das muss bei therapeutischer Einflussnahme auf das Atemmuster eines Patienten berücksichtigt werden.

Die Zugkräfte der Lunge führen dazu, dass im Pleuraspalt zwischen Pleura pulmonalis und Pleura parietalis, ein gegenüber dem Atmosphärendruck geringfügiger Unterdruck entsteht (intrapleuraler Druck). Diese Kräfte ziehen auch an den die Lunge umgebenden intrathorakalen Geweben, sodass im gesamten intrathorakalen Raum ein Unterdruck entsteht (intrathorakaler Druck). Der Pleuraspalt hat reine Gleitfunktion, um die Bewegung der Lunge bei der Ein- und Ausatmung zu ermöglichen.

Die Atemruhelage ist gleichzeitig der **Ausgangspunkt** für einen normalen **Atemzyklus,** bei dem zuerst aktiv, d.h. unter Verwendung von Muskelkraft (Kontraktion der Inspirationsmuskulatur), Lunge und Thorax gedehnt werden (Inspiration). Anschließend bewegen sich Lunge und Thorax wieder passiv ihrem Kräftegleichgewicht entgegen (Ruheexspiration). Die Dehnung der Lunge während der Inspiration verstärkt deren elastischen Zug und somit den negativen intrathorakalen Druck.

System Thorax-Lunge

Die elastischen Eigenschaften des Systems Thorax-Lunge ändern sich im Laufe eines Menschenlebens. Der weiche Thorax des **Säuglings** kann der hochelastischen Lunge wenig entgegensetzen. Bedingt durch seine Elastizität erschwert er es den großen Muskelgruppen, wie etwa dem Zwerchfell, einen stabilen Anker zu finden, um die für die Ventilation nötigen Drucke aufzubauen. Die Inspiration erfordert für das junge Kind daher sehr viel Kraft. Kompensatorisch atmet der Säugling nicht langsam und tief, sondern rasch und oberflächlich.

Hingegen hat der **geriatrische Mensch** oft einen starren Thorax und bedingt durch den Verlust elastischer Fasern des Lungengewebes häufig auch eine zunehmend schlaffere Lunge. Durch diese Rigidität des Thorax und die herabgesetzte Retraktionskraft der Lunge, ist die Ausatmung für den geriatrischen Menschen beschwerlicher als beim jungen Erwachsenen, da sich das System in Inspirationsstellung befindet. Auch der geriatrische Mensch kompensiert die geänderten Gegebenheiten in der Regel mit einer leichten Erhöhung seiner Atemfrequenz, was ebenso energieschonend ist, wie beim Säugling und der Physiologie das Alterns entspricht.

Die unten liegenden, sogenannten **abhängigen Lungenareale** sind am besten durchblutet (➤ Abb. 1.8). Etwa 15–20 Minuten benötigt ein Lagewechsel zur Umverteilung des Blutes. Durch den Zug auf das Lungengewebe, der durch die Blutfülle in den Lungengefäßen entsteht, sind die oben liegenden Lungenareale am weitesten gedehnt und enthalten in der Regel auch das meiste Residualvolumen.

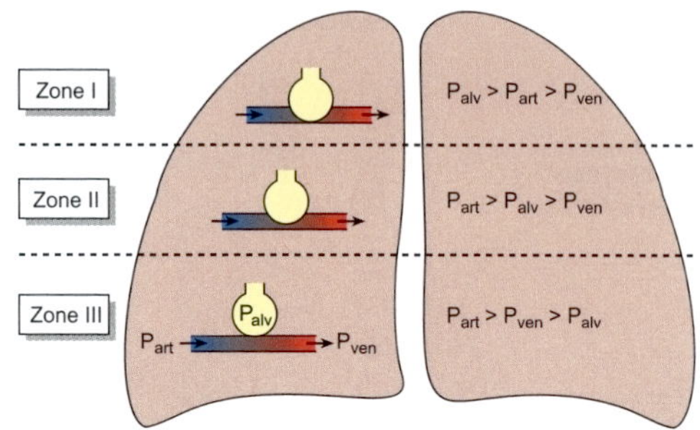

Abb. 1.8 Schwerkraftabhängige Verteilung der Lungendurchblutung: Zonenmodell nach West. In Zone I sind die Drücke in den Lungengefäßen niedriger als der Druck im Alveolarraum. In der Zone II übersteigt der Druck in der A. pulmonalis v.a. während der Systole den Druck im Alveolarraum. In Zone III sind die Drücke in den Lungengefäßen immer höher als der Druck im Alveolarraum. Diese Zone wird daher am stärksten durchblutet; Palv = Druck im Alveolarraum, Part = Druck in der A. pulmonalis, Pven = Druck in der V. pulmonalis.[L106]

Bei **aufrechter Körperposition** sind die Lungenspitzen am schwächsten, die Lungenbasis am stärksten durchblutet. Grund ist der hydrostatische Druckunterschied und der Umstand, dass sich die Lungengefäße druckpassiv verhalten.

1.5.2 Ventilations- und Perfusionsverhältnis

Zwischen Ventilation und Perfusion besteht beim gesunden Menschen zwar ein ausgewogenes Verhältnis, sie sind allerdings nicht homogen über die Lunge verteilt. Sowohl die Ventilation als auch die Perfusion sind bei spontan atmenden erwachsenen Menschen in der Regel in den unten liegenden Lungenarealen ausgeprägter als in den oben liegenden (➤ Abb. 1.9).

1.5.3 Diffusion

Diffusion: Bewegung von Gasmolekülen vom Ort hoher Konzentration zum Ort niedriger Konzentration infolge der Brown-Molekularbewegung. Die Menge der pro Zeiteinheit diffundierten Moleküle ist abhängig vom Konzentrationsgradienten, der Distanz zwischen den Messpunkten sowie von der Größe und Beschaffenheit (Permeabilität) der Austauschfläche, an der Diffusion

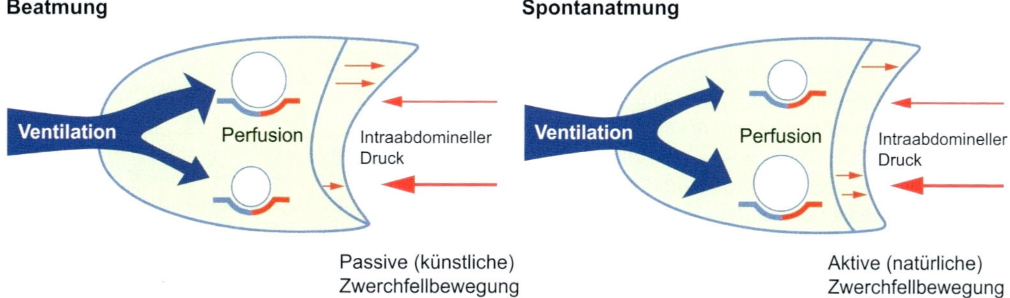

Abb. 1.9 Änderung des Ventilations-/Perfusionsverhältnissens durch Lagerung bei spontan atmenden Erwachsenen und beatmeten Patienten. [P210/L157]

stattfindet (1. Fick-Diffusionsgesetz) – im Fall der Lunge die alveolokapilläre Membran.

Ungefähr 300 Millionen Alveolen ergeben eine durchschnittliche Diffusionsoberfläche von 100 m^2 beim lungengesunden Erwachsenen. Etwa 6000 Liter Luft strömen pro Tag in die Lunge des Menschen, von denen 400–800 l/d extrahiert und 350–700 l/d CO^2 abgegeben werden (Oczenski 2017). An der alveolokapillären Membran kommt es zum Austausch von Sauerstoff und CO_2.

Diesen Prozess der Sauerstoffaufnahme und der Kohlendioxidabgabe in der Lunge nennt man Gasaustausch. Der Gasaustausch erfolgt über Diffusion (➤ Abb. 1.10). In der Luft der Lungenbläschen herrscht ein höherer Sauerstoff-Partialdruck und ein niedrigerer Kohlendioxid-Partialdruck als im Blut. Dieses Druckgefälle sorgt dafür, dass in den Lungenbläschen

- aus der Alveole Sauerstoff in das Blut und
- aus dem Blut CO_2 in die Alveole diffundiert.

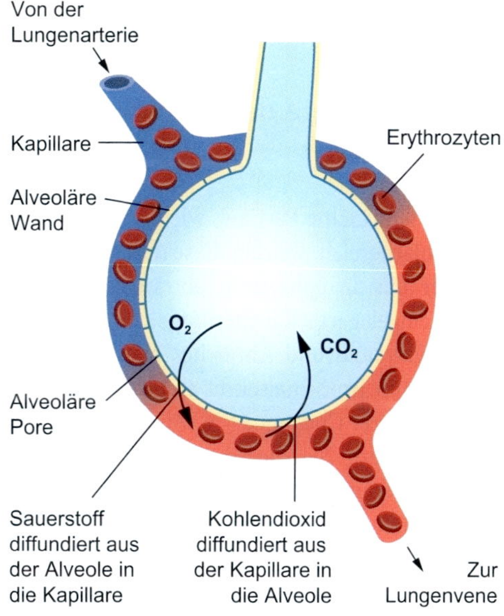

Abb. 1.10 Die Diffusion der Atemgase an der alveolokapillären Membran. [P210/L157]

1.6 Atemregulation

Der Bedarf an Sauerstoff und die Produktion von CO_2 sind vorrangig abhängig vom Aktivitätszustand und Stoffwechsel. Die Atemfrequenz und Atemtiefe werden ständig an die wechselnden Bedürfnisse des Organismus angepasst. Das Regulationssystem besteht aus dem

- **Atemzentrum** im Hirnstamm, aus den
- zentralen und peripheren **Chemorezeptoren** für CO_2, pH, O_2 und aus der
- **Atemmuskulatur** (Effektoren).

Zusätzlich leiten afferente Fasern Informationen aus der Peripherie an das Atemzentrum und tragen so ebenso zur Modifizierung u.a. der Atemform,- tiefe, -frequenz bei (z. B. bei Schmerzen). Dabei werden pulmonale und extrapulmonale Rezeptoren unterschieden.

1

1.7 Mukoziliäre Clearance

Mukoziliäre Clearance: wichtigster Selbstreinigungs- und Infektabwehrmechanismus der Atemwege, bei dem inhalierte Partikel durch Schleimsekretion und wellenförmig koordinierten Zilienschlag des bronchialen Flimmerepithels abtransportiert werden.

Die Aufgabe des Bronchialsekrets ist es primär, alle Partikel, die mit der Einatemluft in das Bronchialsystem gelangen, zu binden und abzutransportieren. Das Bronchialsekret besteht zu 97 % aus Wasser und zu 3 % aus Proteinen, Salzen, Lipiden, Muzin.

1.7.1 Physiologie des Reinigungsmechanismus

Gelangen sehr kleine Partikel, wie z.B. Feinstaub in den Alveolarbereich, werden diese dort phagozytiert und über das Lymphsystem abtransportiert oder vor Ort eingelagert (Raucherlunge). Staubpartikel, Keime, Pilzsporen und Ähnliches bis etwa 2,5 µm lagern sich im Bronchialsekret ab und werden mittels mukoziliärer Clearance (➤ Abb. 1.11a) aus der Lunge befördert. Bei diesem physiologisch ablaufenden Reinigungsmechanismus wirken mehrere Komponenten der Mukosa des Bronchialsystems zusammen.

- In die Bronchialwand sind schleimproduzierende Drüsen, sogenannte **Becherzellen,** eingelagert, die Muzine produzieren.
- Das **Flimmerepithel,** dessen Zilien etwa 6 µm lang sind, kleidet oberen und unteren Respirationstrakt aus. Es bildet einen dichten Bürstensaum von etwa 10 Zilien/µm^2 Bronchialschleimhaut. Diese Zilien sind von dünnflüssigem Sekret, der periziliären Flüssigkeit umgeben.

Um die reibungslose Funktion der Zilien zu gewährleisten, wird der oben beschriebene zweiphasige Aufbau des Schleimes in der Lunge benötigt, die wasserreiche, dünnflüssige Solphase und die muzinreiche, zähe Gelphase. Die 5–7 µm langen Flimmerhärchen, ca. 200/Kinozelle, haken in der zähen Schicht ein und schieben sie Richtung Kehlkopf. Danach schlagen sie in der Solschicht zurück zu ihrer

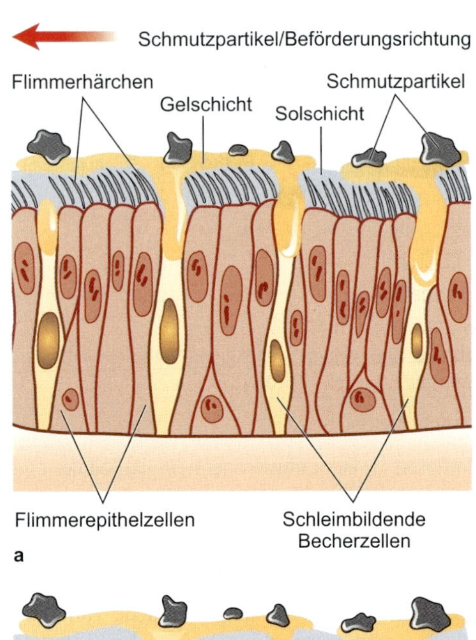

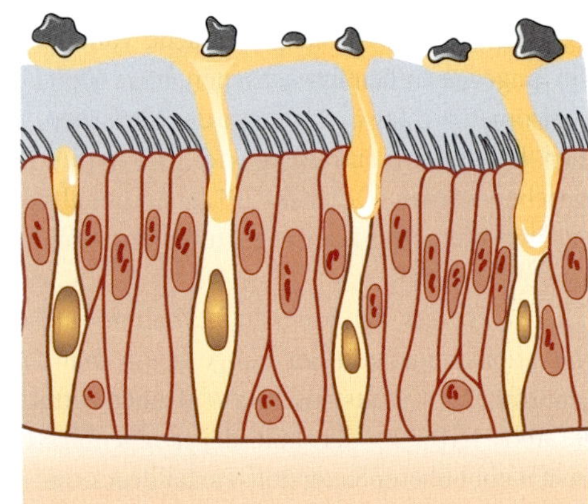

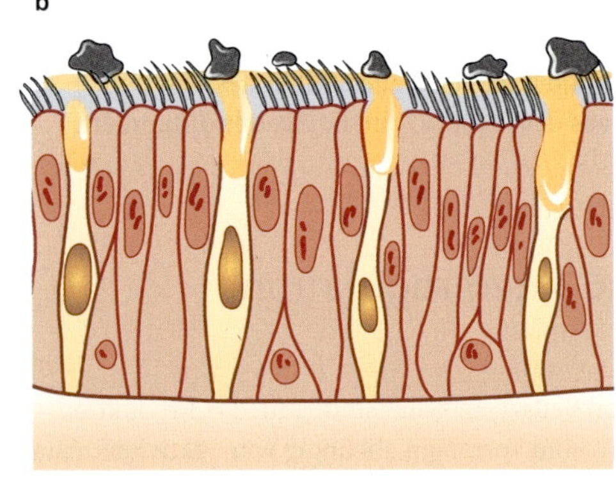

Abb. 1.11 Die mukoziliäre Clearance des Bronchialsystems. a) Physiologischer Abtransport von Bronchialsekret. b) Hypersekretion der Bronchialschleimhaut. c) Exsikkose der Bronchialschleimhaut. [L126]

Ausgangsposition. Die Schlagfrequenz beträgt zwischen 5–25 Schlägen pro Sekunde. Der Abtransport des Sekrets aus den peripheren Atemwegen erfolgt mit ca. 1 mm/min, jener aus den großen Atemwegen etwa 2 cm/min (Oczenski 2017). Zusammen mit dem Speichel wird das abtransportierte Bronchialsekret in aller Regel geschluckt.

Täglich werden etwa 10–20 ml Schleim gebildet, die innerhalb von 24 Stunden aus der Lunge befördert werden und damit auch Keime und Schadstoffe. Dies verhindert, dass sich die Pathogene in der feuchten, warmen Umgebung des Bronchialsekrets vermehren und Infektionen hervorrufen können.

PRAXISTIPP

Lagerung zum Sekretabtransport

Da der Mensch eine aufrecht lebende Lebensform ist, erfolgt der Abtransport des Bronchialsekrets durch die Zilien selbstredend auch gegen die Schwerkraft aus den sehr verästelten, sich häufig aufzweigenden Atemwegen. Atemtherapeutische Behandlungen, die durch Lagerung das Bronchialsekret zum „Abrinnen" mittels Schwerkraft bringen sollen, müssen deswegen kritisch hinterfragt werden.

Anders zu bewerten ist es, wenn durch therapeutische Lagerungen eine ventilatorische Umverteilung erfolgt mit dem Ziel, durch Sekret eingeengte Atemwege zu hinterlüften. So kann in weiterer Folge durch die Luft hinter dem Sekret dieses abtransportiert werden. Diese Vorgehensweise wird in zahlreichen therapeutischen Techniken zur Sekretförderung eingesetzt (➤ 8.1).

1.7.2 Störung des mukoziliären Reinigungsprozesses

Der mukoziliäre Reinigungsprozess kann aus folgenden Gründen gestört sein:

- Das **Bronchialsekret** ist zu **zäh,** z. B. genetisch bedingt wie bei Zystischer Fibrose, durch hohe Keimlast oder Exsikkose durch zu wenig Flüssigkeitszufuhr (➤ Abb. 1.11c) verursacht. Liegt eine Exsikkose vor, sollte unbedingt die Ursache herausgefunden werden.
- Das **Bronchialsekret** ist zu **flüssig.** Die unkritische Gabe von Mukolytika führt zu einer viskomechanischen Entkopplung durch überproportionale Zunahme der Solschicht. Die Zilien schlagen in der zu tiefen periziliären Flüssigkeit, sodass der Abtransport nicht mehr möglich ist (Oczenski 2017).
- Als Folge des **Umbaus** der **Mukosa,** bei dem es zu einem Missverhältnis von Sekretabtransport und Produktion kommt z. B. bei Vorliegen einer chronischen Bronchitis oder COPD
- **Bildung** von **zu viel Sekret** (➤ Abb. 1.11b), z. B. im Rahmen eines akuten respiratorischen Infekts oder bei unsachgemäßer endobronchialer Absaugung
- **„Lähmung"** der **Flimmerhärchen** durch unzureichende Anfeuchtung des Epithels, toxische Gase, Zigarettenrauch, Anästhetika

Nach dem Rauchen einer Zigarette sind die Flimmerhärchen für eine erhebliche Zeit gelähmt. Raucher husten oftmals deswegen vermehrt am Morgen den meisten Schleim aus, da die Flimmerhärchen über Nacht den Schleim in Richtung Kehlkopf transportieren konnten.

Die optimale Funktion der Zilien setzt eine Temperatur von ca. 37 °Celsius und eine Luftfeuchtigkeit von 100 % voraus. Bei unzureichender Wärme und/ oder Feuchtigkeit stellen die Flimmerhärchen nach und nach ihre Tätigkeit ein.

GUT ZU WISSEN

Husten ist ein lebensnotwendiger Reflex, bei dem primär körperfremde Stoffe aus der Lunge, z. B. Aspirat, evakuiert werden. Man nennt diesen Vorgang tussive Clearance. Husten Menschen, um Schleim aus der Lunge zu befördern, ist häufig das Gleichgewicht der mukoziliären Clearance gestört.

„Wasser" in der Lunge, wie z. B. beim Lungenödem, wird nicht in den schleimproduzierenden Drüsen gebildet und ist somit auch kein Bronchialsekret, das mit Hilfe von sekretfördernden Techniken aus der Lunge abtransportiert werden kann.

1.7.3 Beeinflussung der Sekretkonsistenz

Zum ungestörten Abtransport des Bronchialsekrets aus der Lunge ist eine **korrekte Zusammensetzung** und **Konsistenz** entscheidend. Bei Zuweisung eines Patienten zur Sekretförderung, ist deswegen zunächst eine genaue Anamnese vorzunehmen, in der u. a. Menge, Konsistenz, Farbe, Trinkverhalten, Kontinenz und Hustenkraft erhoben werden. Ist die Konsistenz des Sekrets pathologisch, so muss vor Therapiebeginn ggf. in Abstimmung mit dem behandelnden Arzt versucht werden, die Konsistenz zu physiologisieren, um eine erfolgreiche Atemphysiotherapie zu ermöglichen.

Ist das **Sekret** zu **zäh,** weil Patienten zu wenig Flüssigkeit zu sich nehmen, wird zunächst versucht, die Flüssigkeitsaufnahme zu verbessern. Gründe für eine zu geringe Flüssigkeitsaufnahme können sein:

- Atemnot
- Schluckstörung
- Inkontinenz
- Immobilität
- Schwierigkeiten in der Fortbewegung, z. B. Schmerzen beim Gang zur Toilette
- Vergessen zu trinken wegen reduziertem Durstgefühl
- Ärztlich verordnete Flüssigkeitsrestriktion bzw. Diuretika

Wenn es keine Möglichkeit gibt, zähes Sekret durch das Trinken von mehr Flüssigkeit zu verflüssigen, lässt sich mit regelmäßigen Kochsalzinhalationen mit einem elektrischen Vernebler eine Verflüssigung des Schleims erreichen. Auch Mukolytika sind üblicherweise in Gebrauch, die aber nur eingeschränkt wirken, wenn der Körper exsikkiert ist.

Die Folgen von zu **flüssigem Sekret** bedingt durch unkontrollierte Einnahme von Mukolytika, hat ebenso einen negativen Effekt auf den Sekretabtransport, wie oben beschrieben.

Zwingend notwendig ist es, vor Beginn einer Sekretförderung die Lungen des Patienten zu auskultieren. Durch Interpretation der Atemgeräusche bekommt man einen sehr guten Eindruck über das momentane Problem des Patienten (➤ 4.6.3).

LITERATUR

Block B. POL – Leitsymptome Respiratorisches System. Stuttgart: Thieme, 2006.

Bourke SJ. Respiratory Medicine. 7th ed. Malon: Blackwell Publishing, 2010.

Gosselink R. Atemsystem. In: van den Berg F. (Hrsg.). Angewandte Physiologie, Band 2. Organsysteme verstehen und beeinflussen. Stuttgart: Thieme; 2000.

Gosselink R. Kardiopulmonale Rehabilitation. In: van den Berg F. (Hrsg.). Angewandte Physiologie, Band 3. Therapie, Training, Tests. Stuttgart: Thieme; 2001.

Hausen T. Atemwegserkrankungen: Asthma, Chronische Bronchitis, Emphysem. Berlin: Ullstein Mosby; 1993.

Hien P. Praktische Pneumologie. 2.A. Berlin: Springer; 2011.

Hitzenberger K. Das Zwechfell. Wien: Julius Springer; 1927.

Jones NL, Killian KJ. Breathlessness: The Campbell Symposium. Hamilton, Ontario, Kanada: Boehringer Ingelheim; 1992.

Lehnert H, Werdan K. Innere Medizin. 4. A. Stuttgart: Thieme; 2006.

Netter FH. Farbatlanten der Medizin. Band 4: Atmungsorgane., Stuttgart: Thieme; 1982.

Nunn JF. Nunn's applied respiratory physiology. Oxford, Boston: Butterworth-Heineman; 1993.

Oczenski W. Atmen-Atemhilfen, Atemphysiologie und Beatmungstechnik. 10. A. Stuttgart: Thieme, 2017.

Zalpour C (Hrsg.). Anatomie/Physiologie. München: Urban & Fischer 2002.

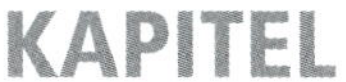

2

Beate Krenek

Pathologie des Respirationstraktes

2.1	**Störungen des Gasaustauschs**	20
2.1.1	Atelektase	21
2.1.2	Lungenembolie	22
2.2	**Restriktive Lungenerkrankungen**	23
2.2.1	Pneumonie	23
2.2.2	Interstitielle Lungenerkrankungen	27
2.2.3	Restriktive Funktionseinschränkungen infolge atemmechanischer Einschränkungen	28
2.2.4	Neurologische Erkrankungen mit respiratorischen Funktionsstörungen	30
2.2.5	Orthopädische Erkrankungen mit respiratorischen Funktionsstörungen: Skoliose/Kyphose	31
2.2.6	Thoraxtrauma	33
2.2.7	Pneumothorax	34
2.3	**Obstruktive Lungenerkrankungen**	35
2.3.1	Asthma bronchiale	35
2.3.2	Chronische Bronchitis	37
2.3.3	Lungenemphysem	38
2.3.4	Chronisch obstruktive Lungenerkrankung (COPD)	39
2.3.5	Zystische Fibrose (CF)	41
2.3.6	Begleit- und Folgeerscheinungen von obstruktiven Lungenerkrankungen	42

2

GUT ZU WISSEN

Die bei den einzelnen Erkrankungen angeführten diagnostischen und therapeutischen Maßnahmen kommen sehr häufig zum Einsatz. Sie folgen dem (physio-)therapeutischen Prozess (➤ Kap. 3), sind aber in Auswahl und Durchführung auf die individuelle Krankheitsproblematik und den zur Verfügung stehenden Möglichkeiten der Patienten anzupassen. Bei Unklarheiten ist jedenfalls der zuweisende Arzt zu kontaktieren.

2.1 Störungen des Gasaustauschs

Störungen des Gasaustausches können im Bereich der Ventilation, Perfusion und Diffusion liegen (➤ Abb. 2.1). Funktionsstörungen sind die alveoläre Hypoventilation, die ventilatorische Verteilungsstörung, die Diffusionsstörung und der anatomische Rechts-Links-Shunt (➤ Abb. 2.2).

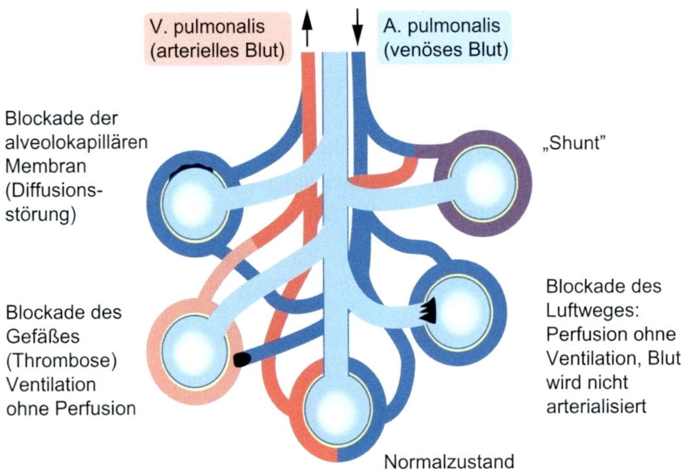

Abb. 2.1 Störungen des Gasaustausches. [P210/L157]

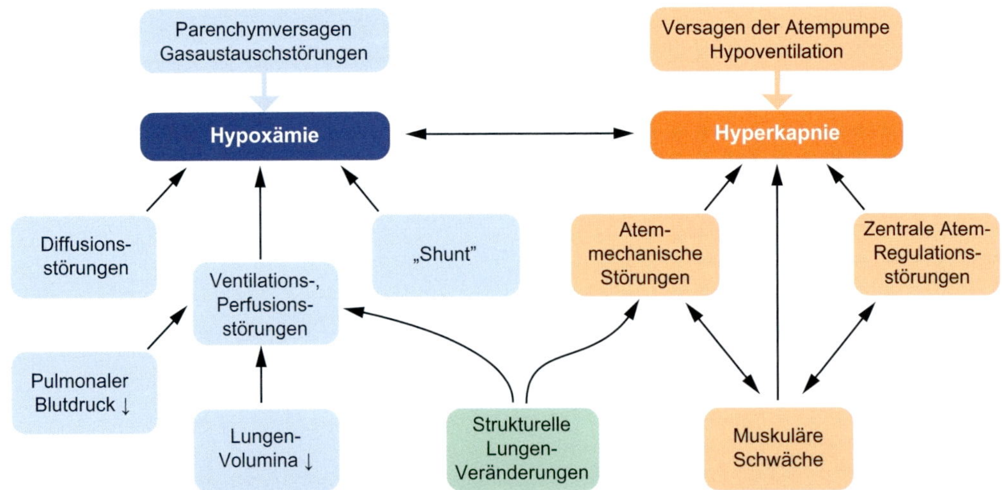

Abb. 2.2 Komponenten des respiratorischen Versagens. [P210/L157]

Die Sauerstoffversorgung der Gewebe hängt ab von
- der Menge an Sauerstoff, die über die Lunge aufgenommen werden kann,
- der Effizienz des Gasaustausches,
- dem Blutfluss zu den Geweben,
- der Sauerstofftransportkapazität des Blutes.

Unterschieden werden die im Folgenden genannten Störungen:
- **Ventilationsstörungen:** Ursachen der ungleichmäßigen Belüftung können z. B. Sekretanhäufung, Schleimhautschwellung, instabile Atemwege, Bronchospasmus aber auch mangelnde Kraft der Inspirationsmuskulatur, Entfaltungsschwierigkeiten der Lunge wie bei Adipositas permagna, Zwerchfellparesen oder ausgeprägte Thoraxdeformitäten sein. Im Lungenabschnitt mit verminderter Ventilation kommt es zu einer Reduktion der Durchblutung über reflektorische Vasokonstriktion (Euler-Liljestrand-Reflex). So wird das optimale Ventilations-/Perfusionsverhältnis (V/Q) aufrechterhalten.
- **Perfusionsstörungen:** Die Durchblutung der Lunge kann durch die Einengung bzw. den Verschluss (Pulmonalembolie) von Kapillaren beeinträchtigt sein. Dies wirkt sich in einer negativen Veränderung des Gasaustausches aus.
- **Diffusionsstörungen:** Die Diffusion der Atemgase kann durch Verdicken der alveolokapillären Membran (z. B. durch Einlagerung von Narbengewebe = interstitielle Lungenfibrose) oder Flüssigkeit (z. B. Lungenödem) behindert sein. Gekennzeichnet ist sie durch den Abfall der Sauerstoffsättigung insbesondere während körperlicher Belastung.
- **Rechts-Links-Shunt:** Dies ist eine Störung des Blutkreislaufs, bei der sauerstoffarmes Blut aus dem venösen Schenkel in den arteriellen Schenkel gelangt, ohne davor oxygeniert zu werden. Man spricht von einer Kurzschlussverbindung zwischen pulmonalarteriellem und pulmonalvenösem Abschnitt des Kreislaufsystems.

2.1.1 Atelektase

Atelektase: Verschluss von Bronchien und daraus resultierende fehlende Belüftung des distal davon befindlichen Lungenareals, je nach Größe des betroffenen Areals. Nach dem radiologischen Bild unterscheidet man Total-, Lobär- und Segment- und Plattenatelektasen.
Als **Dystelektasen** bezeichnet man den teilweisen Verschluss von Bronchien mit Minderbelüftung der Lungenareale distal davon.

Formen

- Bei einer **Kompressionsatelektase** wird Lungengewebe von außen komprimiert. Es kommen folgende Ursachen infrage: Pleuraerguss, Tumor oder Thoraxdeformitäten z. B. eine ausgeprägte Skoliose.
- Bei einer **Obturations**- oder **Obstruktionsatelektase** kommt es zu einem Bronchusverschluss durch Sekretanschoppung oder nach Fremdkörperaspiration.
- **Resorptionsatelektasen** entstehen durch hohe Sauerstoffgaben über längere Zeit und daraus resultierender Reduktion des Platzhalters Stickstoff im Atemtrakt.

Klinik/Symptome

Je nach Größe ist die Atelektase asymptomatisch, aber es kann sich auch eine Dyspnoe mit respiratorischer Insuffizienz (Zyanose) entwickeln. Atelektasen begünstigen das Entstehen einer pulmonalen Infektion.

Diagnostik

Zur Lokalisation und Beurteilung des Ausmaßes der Funktionseinschränkung stehen u. a. folgende diagnostischen Möglichkeiten zur Verfügung:
- Inspektion (➤ 4.4): Beurteilung des Ausmaßes der Zeichen erhöhter Atemarbeit, Zyanose als Zeichen für Hypoxie
- Palpation (➤ 4.5): asymmetrische Lungenexpansion
- Auskultation (➤ 4.6.3): lokal fehlendes Atemgeräusch
- Thoraxröntgen (➤ 4.8.1): Zeichen von Minderbelüftung
- Pulsoxymetrie (➤ 4.6.2): Auswirkung des nicht belüfteten Areals auf die Sauerstoffsättigung und kompensatorisch auf die Herzfrequenz

2

2

Ärztliche Therapie

Folgende Maßnahmen zur Ursachenbehebung kommen infrage:

- Obstruktionsatelektase: Beseitigung des mechanischen Atemwegshindernisses, z. B. endoskopisch
- Kompressionsatelektase: Beseitigung des auslösenden Faktors (z. B. Punktion eines Pleuraergusses) bzw. bestmögliche Reduktion

Physiotherapie

Je nach Ursache werden folgende Maßnahmen ausgeführt:

- Sekretförderung bei Obstruktion durch Sekret
- Ventilationsverbesserung durch ventilatorische Umverteilung, Atemvertiefung, z. B. bei Kompressionsatelektasen, Thoraxmanipulation

2.1.2 Lungenembolie

Lungenembolie (Pulmonalembolie): mechanische Verlegung von den Pulmonalarterien durch Thromben aus der peripher venösen Strombahn oder dem rechten Herzen.

Je nach Größe des Embolus ist das Gefäß partiell oder komplett verschlossen und die Perfusion in der nachgelagerten pulmonalarteriellen Strombahn reduziert. Dadurch ist der Gasaustausch in unterschiedlichem Ausmaß beeinträchtigt.

95 % der Fälle sind Folge einer Thrombose im Bereich der tiefen Beinvenen, selten sind Thromben aus den oberen Extremitäten oder dem rechten Herzen verantwortlich. Somit ist die Lungenembolie meist mit einer Phlebothrombose vergesellschaftet.

Klinik/Symptome

Die Symptome der Phlebothrombose entwickeln sich in Abhängigkeit von der Größe des betroffenen Areals: Bei < 50 % der Patienten kommt es zur Schwellung, Verfärbung und zu Schmerzen des betroffenen Beins. Die Symptome der Embolie sind abhängig vom Schweregrad der Verlegung der Lungenstrombahn und von der Phase der Erkrankung und häufig wenig charakteristisch:

- **Akute Dyspnoe:**
  - Akute kleine/submassive Embolie: evtl. fehlende Symptome, häufig deutliche Dyspnoe
  - Akute massive/fulminante Embolie: massive Dyspnoe, Schwindel durch Blutdruckabfall, Todesangst, evtl. Synkopen, Koma bei weitgehendem Kreislaufzusammenbruch
- Tachypnoe
- Thoraxschmerz
- Angst, vegetative Symptome
- Schock möglich
- Kaltschweißigkeit
- Blässe

Diagnostik

- **Angiographie:** Die Gefäßdarstellung mit Röntgenkontrastmittel über einen Katheter in der A. pulmonalis stellt mit hoher Sensitivität und Spezifität nach wie vor den Goldstandard zur Diagnostik dar.
- Perfusionsszintigraphie
- **BGA:** arterielle Hypoxämie und Hypokapnie mit respiratorischer Alkalose in der Blutgasanalyse (➤ 4.8.4), bei Dekompensation ggf. Hyperkapnie, Azidose und Laktatbildung als Zeichen des Schocks. Ein „spezifischer" Laborparameter existiert nicht. Negativer prädiktiver Wert für eine Beinvenenthrombose oder Lungenembolie bei Bestimmung der D-Dimer-Konzentration (freigesetzt aus Gerinnseln). Ein positiver Test ist jedoch auch bei Entzündungen, Malignomen, in der Schwangerschaft und bei 70 % der hospitalisierten Patienten vorhanden.

Ärztliche Therapie

Die speziellen Therapiemaßnahmen richten sich nach dem Schweregrad der Embolie und möglicher Kontraindikationen gegen eine Heparin- oder Fibrinolysetherapie.

- Antikoagulation mit **Heparin**
- Thrombolyse
- O_2-Gabe
- Bei Bedarf Schockbehandlung

Physiotherapie

- Bei akuter Lungenembolie Therapieabbruch und sofortige Verständigung des Arztes bzw. der Rettung!
- Lagerung in atemerleichternder Position bis zum Eintreffen ärztlicher Hilfe

2.2 Restriktive Lungenerkrankungen

Bei restriktiven Lungenerkrankungen ist die Lunge in ihrer Ausdehnungsfähigkeit eingeschränkt. Hierfür gibt es intrapulmonale Ursachen, z. B. eine Lungenfibrose, aber auch extrapulmonale, wie z. B. orthopädische, neurologische oder atemmechanische Faktoren, wie z. B. eine Thoraxdeformität. Die Pumpinsuffizienz der Atemmuskulatur kann unter anderem bedingt sein durch:

- Instabile (z. B. Serienrippenfraktur) oder verzogene Aufhängung (z. B. Thoraxdeformitäten) der Muskulatur am knöchernen Thorax
- Atelektasen/Dystelektasen
- Zwerchfellschwäche oder -lähmung
- Flüssigkeit im Bereich der Lunge oder Pleura (Ödem, Erguss)
- Adipositas
- Strukturveränderungen / Narbengewebe in der Lunge

Um gegen die durch die Restriktion bedingten erhöhten Widerstände Volumen zu verschieben, müssen die Patienten erhöhte Atemarbeit leisten. Die Ventilation, v. a. bei körperlicher Belastung, ist mit zum Teil erheblichem Kraftaufwand der Atempumpe und hohen Atemdrücken deutlich erschwert.

GUT ZU WISSEN

Lungenfunktionsparameter bei restriktiver Funktionseinschränkung

Eine Lungenrestriktion lässt sich in der Lungenfunktion (LuFu) an folgenden Parametern erkennen:

- FEV1/VC $\geq$ 70 %
- VC erniedrigt
- TLC erniedrigt
- FEV1 normal oder herabgesetzt

Wenn eine restriktive Lungenerkrankung als Haupt- oder Nebendiagnose vorliegt, ist im physiotherapeutischen Erstbefund zu erheben, ob der Patient die für die vorgesehene Physiotherapie notwendige Inspirationskapazität aufbringt. Falls das nicht der Fall ist (z. B. ausgeprägte Tachypnoe, Hypoxämie, Dyspnoe), ist die Konsultation eines Arztes vor Therapiebeginn erforderlich.

Der Fokus der Physiotherapie liegt auf der Verbesserung der Inspiration im Sinne einer Steigerung der Vitalkapazität und des inspiratorischen Reservevolumens.

2.2.1 Pneumonie

Pneumonie: mikrobiell verursachte entzündliche Erkrankung des Lungenparenchyms. Diese kann durch verschiedene pathogene Keime wie Mykoplasmen, Chlamydien, Viren, Pilze und Parasiten verursacht werden.

Ätiologie und Pathogenese

Die Erreger gelangen meist über den Atemtrakt in die Lungen. Die Alveolen sind mit Entzündungszellen gefüllt. Es entwickelt sich ein entzündliches Ödem, die Alveolarsepten sind durch zelluläre Infiltrate verdickt und der Gasaustausch ist durch eine Diffusionsstörung zum Teil massiv eingeschränkt (➤ Abb. 2.3a).

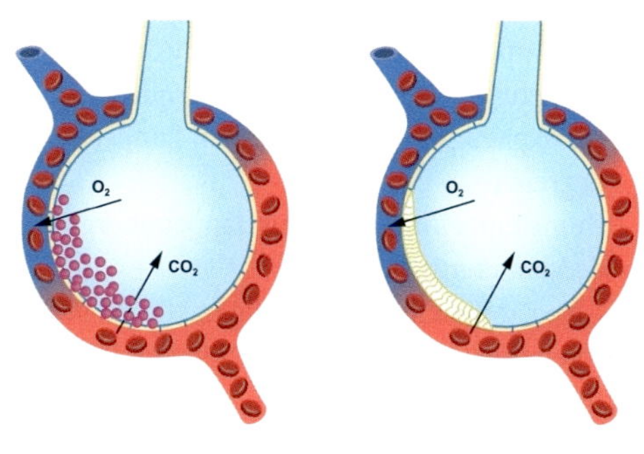

Abb. 2.3a Pneumonie. Pathophysiologische Veränderungen. [P210/L157]

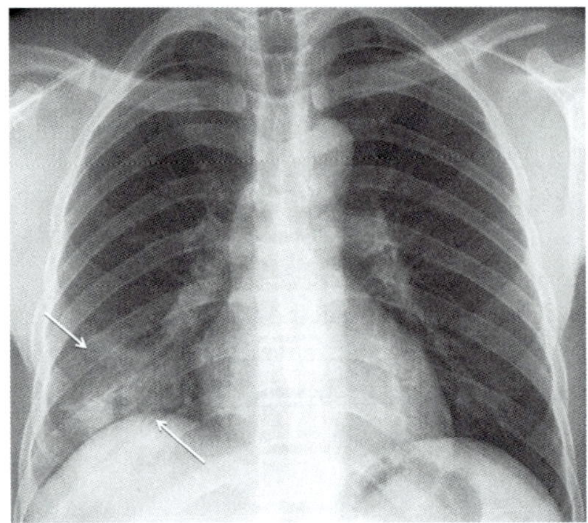

Abb. 2.3b Röntgen bei Pneumonie. [G504]

Einteilung

Die Pneumonie steht für eine Gruppe von speziellen Infektionen, die sich alle in Epidemiologie, Pathogenese, klinischem Bild und klinischem Verlauf unterscheiden (Petkov 2005).

Pneumonien werden nach verschiedenen Kriterien eingeteilt.

- Nach Vorerkrankungen
- Nach klinischem Bild, z. B. atypische und typische Pneumonie (s. u.)
- Nach dem Ort, an dem die Infektion erworben wurde:
  - Community Acquired: im häuslichen Umfeld erworben
  - Hospital Acquired: im Krankenhaus erworben, so genannte nosokomiale Pneumonie
  - Ventilatorassoziierte Pneumonie: während einer maschinellen Beatmung erworben
- Nach Befund von bildgebenden Verfahren:
  - Lobärpneumonie: nur auf einen Lungenlappen begrenzt
  - Bronchopneumonie: diffus, lappenübergreifende Veränderungen
  - Alveoläre Pneumonie: häufig bakteriell bedingt
  - Interstitielle Pneumonie: häufig viral bedingt (öfters weniger Sekret)
- Aspirationspneumonie z. B. bei neurologischen oder HNO-Patienten mit Schluckstörung
- Pilzpneumonie v. a. bei Patienten mit Schwäche des Immunsystems
- Ventilator-Associated Pneumonia = VAP

Klinik/Symptome

Nach dem klinischen Verlauf unterscheidet man typische und atypische Pneumonien (➤ Tab. 2.1). Die typische Pneumonie wird am häufigsten durch Pneumokokken verursacht. Sie führt meistens zur Lobärpneumonie. Hier sind die Lungenbläschen (Alveolen) eines Lungenlappens entzündet. Die betroffenen Patienten haben plötzlich hohes Fieber mit Schüttelfrost und sind schwer krank. Sie husten stark, mitunter besteht eitriger Auswurf, sie leiden an Dyspnoe und an einer reduzierten Sauerstoffsättigung mit Zyanose aufgrund der Diffusionsstörung. Die atypische Pneumonie geht häufig mit deutlich milderen Beschwerden einher. Sie beginnt oft schleichend, die Patienten haben kaum Fieber und trockenen Reizhusten.

Zwischen den in der obigen Tabelle aufgeführten Symptomen bewegen sich nahezu alle Pneumonieformen. Von großer praktischer Bedeutung sind folgende Symptome: neu aufgetretene Verwirrtheit (Konfusion), Atemfrequenz >30/min, systolischer Blutdruck <90 mmHg, >65 Jahre. Insbesondere ältere Patienten entwickeln häufig selbst bei der klassischen Lobärpneumonie durch Pneumokokken weder hohes Fieber noch Leukozytose, vielmehr frühzeitig Somnolenz, Exsikkose und Tachykardie.

Der Verlauf einer klassischen Pneumonie kann in folgenden Phasen verlaufen:

- **Phase 1** – „Konsolidierungsphase“ oder „Anschoppungsphase“ (meist 0.–4.Tag):
  - Hyperämie
  - Alveoläre Infiltration mit Bakterien, roten und weißen Blutkörperchen
  - Alveoläres Ödem mit Exsudat
- **Phase 2** – „rote Hepatisation“ (meist 2.–4.Tag):
  - Hyperämie
  - Größere Mengen an Erythrozyten und Fibrin in den Alveolen, die Einwanderung von Granulozyten verstärkt sich
  - Lunge hat eine leberähnliche Konsistenz
- **Phase 3** – „graue/gelbe Hepatisation“ (meist 4.–8.Tag):
  - Makrophagen und Granulozyten bilden Fibrinfäden aus
- **Phase 4** – Lyse“ (meist 8. Tag bis 6 Wochen):
  - Erythrozyten sind meist aufgelöst Phase 4

Tab. 2.1 Charakteristika der typischen und atypischen Pneumonien. *Die Unterscheidung in typisch vs. atypisch kann sich auf verschiedene Kriterien beziehen, die keineswegs immer parallel erfüllt sein müssen.

Merkmale	Typische Pneumonie	Atypische Pneumonie
Beginn	Akut	Langsam
Schüttelfrost	Häufig	Selten
Fieber	Hoch	Mäßig
Allgemeinbefinden	Schwer beeinträchtigt	Mäßig beeinträchtigt
Husten	Stark	Selten
Kopf- und Gliederschmerzen	Möglich	Typisch
Sputum	Viel/eitrig	Mukulent/wenig
Tachypnoe (> 30/min)	Häufig	Selten
Tachykardie (> 120/min)	Häufig	Selten
Klingende (ohrnahe) Rasselgeräusche	Häufig	Ungewöhnlich
Lobäres/segmentales Infiltrat im Röntgenbild (➤ Abb. 2.3b)	Häufig	Untypisch
Diffuse interstitielle Verschattung	Untypisch	Häufig
Überraschend deutlicher Röntgenbefund bei moderatem klinischem Untersuchungsbefund	Selten	Häufig
Pleuraerguss	Häufig	Ungewöhnlich
Leukozytose/Linksverschiebung	Ausgeprägt	Ungewöhnlich/moderat
Erreger	Meist Pneumokokken	Mykoplasmen, Chlamydien, Legionellen, Viren Rickettsien, Pneumocystis jirovecii

- Makrophagen und Granulozyten zerfallen
- Bei unkomplizierten Verläufen folgt eine Lyse der eingewanderten Zellen mit folgender Expektoration und die konsolidierten Areale werden wieder belüftet

Die Pneumonie kann bis zu sechs Wochen andauern und dauert oft länger bei Patienten in höherem Alter, bei Rauchern, schlechtem Ernährungszustand und Multimorbidität. In Phase 1–3 zeigen sich als Symptome Schwäche, Gliederschmerzen, eventuell hohes Fieber und quälender, trockener Husten. Am Übergang zu Phase 4 wird der Husten produktiver, oft mit putridem, zähem Auswurf.

Die Behandlung der Pneumonie erfolgt durch ärztliche Verordnung von Antibiotika.

2

Komplikationen

Bei schwerem Verlauf kann eine Ateminsuffizienz mit zunehmender Dyspnoe auftreten (niedriger pO_2 und evtl. Anstieg pCO_2), die Patienten müssen ggf. beatmet werden. Eine Begleitpleuritis kann mit einem Pleuraerguss oder einem Pleuraempyem (Eiteransammlung im Pleuraspalt) einhergehen.

Weitere Komplikationen können bei Streuung der Erreger entstehen. Dazu zählen:

- Sekretretention in der Postakutphase eventuell Atelektasen
- Perikarditis
- Endokarditis
- Empyem
- Septische Arthritis
- Meningitis, Hirnabszess

Diagnostik

Die Auswahl der diagnostischen Maßnahmen zielt auf die Erfassung des Ausmaßes und des Status der Entzündung ab, wie auch auf die damit für den Patienten verbundene Beeinträchtigung z. B. der Sauerstoffsättigung durch die Diffusionsstörung.

- Auskultation (➤ 4.6.3): vermindertes Atemgeräusch, Rasselgeräusche, Bronchialatmen; bei einer atypischen Pneumonie oft nur geringer Auskultationsbefund
- Inspektion (➤ 4.4): Zyanose, verwendeter Atemweg, Einsatz der Atemhilfsmuskulatur
- Dyspnoeskala (➤ 4.6.1)
- Röntgen (➤ 4.8.1): Verschattung des betroffenen Lungenbezirks (➤ Abb. 2.3b)
- Labor:
  - CRP, BSG, bei typischer Pneumonie Leukozytose mit Verringerung der eosinophilen Granulozyten und der Lymphozyten, ansonsten normale oder erniedrigte Leukozytenzahl

  - Erregernachweis aus Sputum, bronchoskopisch gewonnenem Material (evtl. durch Bronchiallavage) und aus dem Blut
- Körpertemperatur
- Sauerstoffsättigung

Ärztliche Therapie

Die Gabe von Antibiotika ist ein wesentlicher Bestandteil der Behandlung. Weitere Maßnahmen beschränken sich v. a. darauf, die Beschwerden zu lindern und Folgeerkrankungen vorzubeugen. Hierzu zählt Schonung, bei Fieber auch Bettruhe, die dann gegebenenfalls Maßnahmen erfordert (Blutverdünnung, Thrombosestrümpfe), um der Bildung von Blutgerinnseln (Thromben) vorzubeugen.

- Antibiotika
- Sauerstoffgabe
- Ggf. Anordnung zu Bettruhe

Indikationen zur Atemphysiotherapie

Maßnahmen der Atemphysiotherapie sind bei folgenden Indikationen angezeigt:

- **Aspirationspneumonie**
- **Probleme** der **Elimination** des **pneumonischen Exsudats:** unter der Vorbedingung, dass der Patient ohne fiebersenkende Mittel fieberfrei und das CRP gesunken ist (Postakutphase).
- **Obstruktive Lungenerkrankung** mit erhöhter Sekretproduktion. In diesem Fall muss auch bei bestehender akuter Pneumonie das zentral liegende Bronchialsekret entfernt werden. Dabei wird die Grunderkrankung des Patienten behandelt, z. B. COPD, nicht die Pneumonie selbst. Ziel ist es, durch Eliminierung des zentralen Sekrets die Dyspnoe zu reduzieren, den Gasaustausch zu verbessern und den pathogenen Keimen den Nährboden zu entziehen.

Physiotherapeutische Therapieziele

- Homogenisieren der Ventilation/Verbesserung des Gasaustauschs
- Reduktion der Dyspnoe

Physiotherapeutische Maßnahmen

In **Phase 1 und 2** sind **atemphysiotherapeutische Maßnahmen kontraindiziert**, da durch jeden mechanischen Reiz auf das Lungengewebe die Entzündung protrahiert werden kann. Einzig Maßnahmen aus dem Atemnotmanagement können im Bedarfsfall eingesetzt werden.

Physiotherapeutische Maßnahmen werden in der Spätphase (CRP gesunken, Patient ist ohne fiebersenkende Medikamente fieberfrei) durchgeführt, bei Bedarf können bereits Maßnahmen zur Evakuierung des pneumonischen Exsudats vorgenommen werden. Dazu werden meist besonders schonende **sekretfördernde Maßnahmen** zur Elimination des pneumonischen Exsudats gewählt wie z. B. Active Cycle of Breathing Technique oder Autogene Drainage

Bei **Dyspnoe** sind Maßnahmen des **Atemnotmanagements** angezeigt sowie eine Homogenisierung der Belüftung durch ventilationsverbessernde Maßnahmen. Bei persistierender Atelektase bzw. Dystelektase können Lagerung und ventilationsverbessernde Maßnahmen durchgeführt werden.

Pneumonieprophylaxe

Pneumonieprophylaxe ist eines der vorrangigsten Ziele der Atemphysiotherapie im klinischen Setting, aber auch bei bettlägerigen Patienten, die in ihrem häuslichen Umfeld behandelt werden. Dazu zählen alle Maßnahmen, die geeignet sind, die **Ventilation** zu **verbessern** und zu homogenisieren, aber auch jene, die Sekret bei Hypersekretion eliminieren.

Die Pneumonieprophylaxe ist angezeigt bei folgenden **Indikationen:**

- Bettlägerige Patienten
- Immobile Patienten mit viel und schwer abtransportierbarem Bronchialsekret
- Postoperative Patienten v. a. in Verbindung mit Immobilisation
- Patienten mit reduziertem Immunsystem, z. B. onkologische Patienten
- Beatmete Patienten

Diagnostik

- Auskultation (➤ 4.6.3) zur Beurteilung der Belüftungsverhältnisse in der Lunge

- Inspektion: (➤ 4.4) wie etwa die Beurteilung von Atemform, Atemtiefe- und frequenz, Atemweg
- Palpation (➤ 4.5): z. B. Ausmaß der Zwerchfell- und Thoraxbewegung im Seitenvergleich
- Ggf. Dyspnoeskala (➤ 4.6.1)
- Spirometrie (bedside ➤ 4.8.2)
- Ggf. MIP/MEP/PCF (➤ 4.6.4)
- Pulsoxymetrie (➤ 4.6.2)
- Röntgen (➤ 4.8.1)

Physiotherapeutische Therapieziele
- Vermeiden einer Pneumonie
- Erhöhung des Lungenvolumens nach z. B. operativen Eingriffen (Intubation und postoperative Schmerzen)
- Erhöhung des Lungenvolumens bei Patienten mit eingeschränkter Mobilität und daraus resultierender flacher Atmung
- Evakuierung von Bronchialsekret bei Patienten mit chronischen Sekretproblemen
- Evakuierung von Bronchialsekret bei beatmeten Patienten und Verbesserung der Ventilation, v. a. in den abhängigen Lungenarealen
- Erhöhung des Lungenvolumens bei Patienten mit Kompressionsatelektasen (z. B. bei Thoraxdeformitäten, bettlägerigen Patienten mit Adipositas permagna) im betroffenen Lungenareal

Physiotherapeutische Maßnahmen
- Inspirationsvertiefende/ventilationsverbessernde Maßnahmen wie Lagerung mit oder ohne Thoraxkompression, Reizgriffe, Training z. B. mit Theraband oder Herz-Kreislauf-Training auch bei bettlägerigen, mitarbeitsfähigen Patienten möglich, Atemübungen, Mobilisation, maschinelle Unterstützung durch CPAP, BIPAP, EZPAP
- Sekretförderung
- Inhalationstherapie

GUT ZU WISSEN

Aspirationspneumonie

Meist wird aufgrund von klinischen Zeichen eine Verdachtsdiagnose gestellt. Diese sind gurgelnde Stimme, häufiges Husten v. a. unmittelbar nach Nahrungsaufnahme, vermehrtes Sekret, abgeschwächter Hustenstoß und nicht erklärbares Fieber. Des Weiteren findet sich meist ein CRP-Anstieg im Labor.

Um tatsächlich eine Aspirationspneumonie festzustellen, ist eine Bronchoskopie bzw. ein Lungenröntgen notwendig. Eine Aspirationspneumonie tritt häufig bei Patienten mit neurologisch bedingten Schluckstörungen auf. Deswegen sollte bei Verdacht auf eine Aspirationspneumonie auch nach Möglichkeit eine logopädische Begutachtung des Patienten erfolgen.

Im Akutfall z. B. bei Verschlucken von Nahrung sind Maßnahmen der Hustenunterstützung indiziert (➤ 8.1).

2.2.2 Interstitielle Lungenerkrankungen

Interstitielle Lungenerkrankungen: Erkrankungen, bei denen die Alveolen und das umgebende Gewebe durch Entzündungsprozesse betroffen sind.

Bei interstitiellen Lungenerkrankungen kommt es u. a. zu einer Vermehrung des Bindegewebes bzw. zum Umbau im Narbengewebe und zur reversiblen oder irreversiblen Reduktion des für den Gasaustausch zur Verfügung stehenden Lungenparenchyms. Dadurch verringern sich sowohl die Compliance der Lunge während der Atmung als auch die Durchlässigkeit der Alveolarwände für O_2 und CO_2. Die Diffusionskapazität v. a. für Sauerstoff wird dadurch eingeschränkt.

Ursachen

- **Infektionen,** z. B. mit Pneumocystis carinii als Auslöser für eine Pneumocystis-carinii-Pneumonie, v. a. bei immungeschwächten Personen
- Einatmung verschiedener **Schadstoffe:**
  - Anorganische Stäube, die eine **Pneumokoniose** (Staublungenerkrankung) hervorrufen, u. a. Quarzstaub → Silikose, Asbeststaub → Asbestose, Berylliumstaub → Berylliose
  - Organische Stäube, die eine **exogen-allergische Alveolitis** hervorrufen, u. a. schimmeliges Heu → Farmerlunge, Klimaanlagen → „Befeuchterlunge“, Vogelexkremente, Federnstaub → Vogelhalterlunge
- **Medikamente**
- Immunoallergisch

- Ionisierende Strahlen, z. B. Bestrahlungstherapie
- **Idiopathisch:** Bei 50 % aller Lungenfibrosen bleibt die Ursache unbekannt; man spricht von idiopathischer Lungenfibrose oder idiopathischer interstitieller Pneumonie

Folgen

- Zerstörung von Endothel- und Epithelzellen
- Alveolitis mit starker Exsudation
- Bildung von hyalinen Membranen
- Bildung eines interstitiellen Ödems und Infiltration mit Entzündungszellen
- Ersetzen des Lungenparenchyms durch einen Narbenblock

Klinik/Symptome

Die Patienten haben ein allgemeines Krankheitsgefühl und trockenen Reizhusten. Anfangs tritt Atemnot nur bei Belastung auf, später wegen Hypoxämie auch in Ruhe, da zu wenig O_2 aus den Alveolen ins Blut und die Gewebe gelangt. Bei fortgeschrittener Erkrankung findet man eine Tachypnoe auch in Ruhe sowie eine pulmoarterielle Hypertonie.

Diagnostik

Die Diagnostik zielt auf die Quantifizierung der Sauerstoffuntersättigung, Dyspnoe und körperliche Belastbarkeit ab, wofür unten angeführte Maßnahmen zum Einsatz kommen.

- Sauerstoffsättigung und Herzfrequenz in Ruhe und bei Leistungstests angepasst an die Lebensumstände der Patienten
- Inspektion (➤ 4.4): Zeichen erhöhter Atemarbeit, Zyanose, Einsatz der Atemhilfsmuskulatur, Atemmuster, Atemweg
- Palpation des Zwerchfells (➤ 4.5): Bewegungsausmaß/Tonus
- Dyspnoeskala (➤ 4.6.1)
- Spirometrie (➤ 4.8.2) mit besonderer Beachtung der Inspirationsvolumina
- MIP/MEP/PCF: Kraft der inspirations-/exspiratorischen Muskulatur, um gegen Widerstände Volumen zu verschieben (➤ 4.6.4)
- Röntgen (➤ 4.8.1)
- Biopsie

Ärztliche Therapie

Wichtig sind die Behandlung der Grundkrankheit, z. B. durch eine antiinfektiöse Therapie, das Absetzen auslösender Medikamente, das Meiden von Gefahrenstoffen (am Arbeitsplatz, z. B. durch Atemschutzmaßnahmen, zu denen der Arbeitgeber gesetzlich verpflichtet ist), aber auch durch Berufswechsel bzw. Umschulung. Schwere Formen oder idiopathische Lungenfibrosen werden mit Kortikosteroiden und Immunsuppressiva sowie antioxidativ mit N-Acetylcystein behandelt. Bei einer Sauerstoffunterversorgung wird O_2 verabreicht (O_2-Dauertherapie). Eine Lungen- oder Herz-Lungen-Transplantation kann erwogen werden.

Physiotherapeutische Therapieziele

- Reduktion der Dyspnoe
- Verbesserung der Diffusion

Physiotherapeutische Maßnahmen

Die physiotherapeutischen Maßnahmen zielen auf die Reduktion der Dyspnoe, das Verbessern der körperlichen Leistungsfähigkeit ab und beinhalten u. a.:

- Körperliches Training: allgemeines Ausdauertraining zur Verbesserung der Sauerstoffaufnahmekapazität ggf. unter Zugabe von Sauerstoff, inspiratorisches Atemmuskeltraining, allgemeines Krafttraining der Atemhilfsmuskulatur
- Atemnotmanagement inkl. Sauerstoffmanagement
- Ventilationsverbesserung
- Nichtinvasive Beatmung

2.2.3 Restriktive Funktionseinschränkungen infolge atemmechanischer Einschränkungen

Adipositas permagna

Adipositas: eine über das Normalmaß hinausgehende Vermehrung des Körperfetts. Die Klassifikation erfolgt anhand des Body-Mass-Index (BMI), der in kg/m_2 angegeben wird. Dabei werden drei verschiedene Grade unterschieden:

- Adipositas Grad I: BMI 30–34,9 kg/m^2
- Adipositas Grad II: BMI 35–39,9 kg/m^2
- Adipositas Grad III: BMI $\geq 40\ kg/m^2$

Bei einer Adipositas permagna (Grad III) wird das Atemsystem aufgrund der ungünstigen biomechanischen Voraussetzungen stark beeinträchtigt. Durch die Erhöhung des intraabdominalen Volumens und damit einhergehend des Drucks werden die **Unterlappen** komprimiert und es kommt dadurch zur Verringerung des Lungenvolumens in diesem Bereich, insbesondere beim Sitzen und in Rückenlage (➤ Abb. 2.4). Dies bewirkt eine **Reduktion** der **funktionellen Residualkapazität** und der Vitalkapazität und eine Steigerung der notwendigen Atemarbeit. Das Zwerchfell benötigt ausreichend Kraft und Ausdauer, um die Baucheingeweide und das intraabdominale Fettgewebe zu verdrängen. Ist dies nicht der Fall, kommt es zur **Veränderung** des **Atemmusters.** Der Patient neigt zu einer flachen, überwiegend sternalen Atmung.

Deswegen steigt beim adipösen Patienten das Risiko für Atelektasen v. a. basal und bei einer im Krankenhaus erworbenen (nosokomiale) Pneumonie an (Hartl 2010). Dieses Problem verstärkt und verschlimmert sich in Rückenlage.

Bei ausgeprägter Kompression der Unterlappen besteht überdies das Risiko eines eingeschränkten Abtransports des physiologisch gebildeten Bronchialsekrets mit dem Risiko gehäufter **bronchialer Infekte.**

Klinik/Symptome

In der Regel gibt es Unterschiede im Ausmaß der Beeinträchtigung der Patienten je nachdem, ob das Abdomen von seiner Beschaffenheit weich oder hart ist. Erfahrungsgemäß haben Patienten mit prallen, harten Bäuchen oftmals erheblich größere respiratorische Probleme als jene mit weichen Bäuchen. Es bestehen folgende Symptome:

- Atemnot bei Belastung eventuell auch in Ruhe
- Vermehrte bronchiale Infekte trotz Lungengesundheit

Diagnostik

Die Diagnostik zielt vorrangig auf die Quantifizierung und Qualifizierung der Atemnot und der eingeschränkten körperlichen Leistungsfähigkeit in Abhängigkeit von den Lebensumständen der Patienten ab. Folgende Verfahren können dazu herangezogen werden:

- Auskultation (➤ 4.6.3): Beurteilung der Belüftung v. a. der Lungenbasen
- Inspektion (➤ 4.4): Beurteilen der Atemmechanik, Atemhilfsmuskeleinsatz
- Spirometrie (➤ 4.8.2): Beurteilen der Vitalkapazität und inspiratorischen Reserve
- Messung des MIP/MEP/PCF als Maß für die Atemmuskelkraft (➤ 4.6.4)
- Dyspnoeskala (➤ 4.6.1)
- Röntgen (➤ 4.8.1): Zwerchfellstand, Belüftung de Lungenbasen
- Leistungstest: angepasst an die Lebensumstände (z. B. Gehtest, Stepptest)
- Pulsoxymetrie (➤ 4.6.2)
- Palpation des Zwerchfells (➤ 4.5): Bewegungsausmaß/Tonus

Physiotherapeutische Therapieziele

- Reduktion der Dyspnoe
- Verbesserung der körperlichen Leistungsfähigkeit
- Verringerung der Infektanfälligkeit durch Belüftung der Lungenbasen

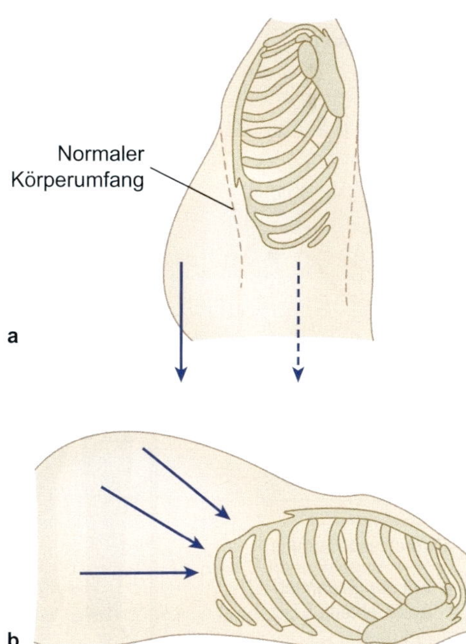

Abb. 2.4 Zwerchfellstand bei Adipositas permagna. [L231]

Physiotherapeutische Maßnahmen

- Allgemeines Ausdauertraining und Krafttraining zur Verbesserung der körperlichen Leistungsfähigkeit im Alltag
- Spezifisches Atemmuskeltraining, um gegen vermehrten Atemwiderstand einatmen zu können
- Unterstützung der Gewichtsreduktion durch angepasstes Training
- Inspirationsvertiefende Maßnahmen/ventilatorische Umverteilung v. a. der Lungenbasen

2.2.4 Neurologische Erkrankungen mit respiratorischen Funktionsstörungen

Bei Patienten mit neurologischen Erkrankungen sind v. a. jene respiratorisch relevant, bei denen die Atemmuskulatur betroffen ist bzw. jene Patienten, die eine Schluckstörung aufweisen. Zu den betroffenen Patientengruppen zählen Patienten mit neuromuskulären Erkrankungen, aber auch Patienten mit Zwerchfellparese, nach Schlaganfall (➤ Abb. 2.5), insbesondere, wenn eine Rumpfbeteiligung vorliegt, Patienten mit Multipler Sklerose, Querschnittslähmungen mit Beteiligung der Bauchmuskulatur und Morbus Parkinson.

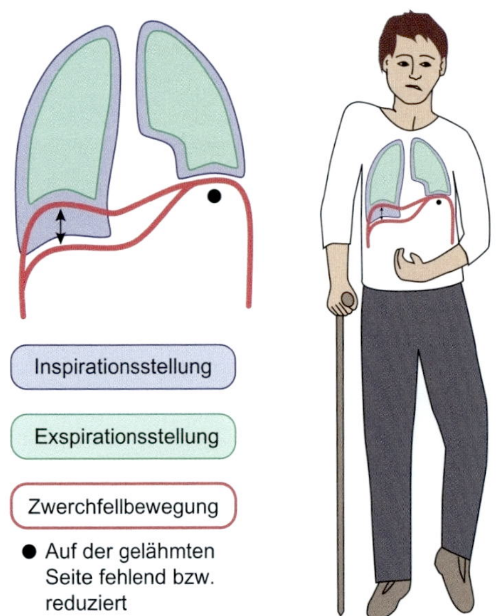

Abb. 2.5 Hemiplegie mit Rumpfbeteiligung und Beteiligung des Zwerchfells. [P210/L157]

Klinik/Symptome

- Belastungsdyspnoe mit Tachypnoe
- Ruhedyspnoe, Tachykardie, Tachypnoe
- Hustenschwäche
- Aspirationen/rezidivierende Aspirationspneumonien
- Gehäufte respiratorische Infekte
- Reduzierte Rumpfstabilität und Rumpfsymmetrie bei Mitbeteiligung des Zwerchfells durch die neurologische Störung

Diagnostik

Die Diagnostik zielt in erster Linie auf die Erhebung der Atemmuskel- und Hustenkraft ab. Folgende Maßnahmen werden häufig zur Beurteilung der respiratorischen Voraussetzung neurologischer Patienten eingesetzt:

- Messung des MIP/MEP/PCF zur Bestimmung der Atemmuskelkraft und Hustenkraft (➤ 4.6.4)
- Auskultation (➤ 4.6.3): Beurteilung der Ventilation auf der betroffenen Seite bei einseitiger Zwerchfellschwäche/Lähmung bzw. beidseits wenn beide Seiten betroffen sind v. a. der Lungenbasen
- Inspektion (➤ 4.4): Atemmuster,-Form,-Atemweg, Hilfsmuskeleinsatz, Atemfrequenz
- Palpation (➤ 4.5): Symmetrie der Atembewegung, Tonus des Zwerchfells
- Ggf. Leistungstest, wenn möglich
- Spirometrie (➤ 4.8.2)
- Dyspnoeskala (➤ 4.6.1)
- Röntgen (➤ 4.8.1): Zwerchfellstand (Symmetrie), Belüftung
- Sauerstoffsättigung

Physiotherapeutische Therapieziele

- Reduktion der Dyspnoe
- Verbesserung der körperlichen Leistungsfähigkeit
- Verringerung der Infektanfälligkeit durch Verbesserung der Ventilation/des Sekretabtransports
- Verringerung der Pneumoniegefahr durch Verbesserung der Ventilation und Husteneffektivität
- Verbesserung der Rumpfstabilität

Physiotherapeutische Maßnahmen

- Allgemeines Ausdauer-/Krafttraining zur Verbesserung der körperlichen Belastbarkeit im Alltag
- Spezifisches Atemmuskeltraining zur Verbesserung der Ventilation, Rumpfstabilität und Rumpfsymmetrie
- Inspirationsvertiefende Maßnahmen/Verbesserung der Ventilation zur Reduktion der Pneumoniegefahr
- Sekretförderung/Hustentraining

2.2.5 Orthopädische Erkrankungen mit respiratorischen Funktionsstörungen: Skoliose/Kyphose

Skoliose: Seitabweichung der Wirbelsäule von der Längsachse mit Rotation der Wirbelkörper um die Längsachse in Kombination mit einer Torsion der Wirbelkörper gegeneinander.
Kyphose: verstärkt nach dorsal gerichtete Verkrümmung der Wirbelsäule.

Bei einer Skoliose kommt es auch zu strukturellen Verformungen der Wirbelkörper. Die Scoliosis Research Society definiert eine Skoliose als Seitverbiegung der Wirbelsäule von mehr als 10°Cobb-Winkel.

Einteilung der Skoliose nach King

Die Einteilung der Skoliose nach King erfolgt in 5 Skoliosetypen auf der Basis des Ermittelns des
- Skoliosewinkels am Röntgenbild nach der Cobb-Achsenabweichung der Wirbelsäule in der Frontalebene (s. u.) und des
- Flexibilitätsindexes durch die Funktionsaufnahmen.

Mithilfe unterschiedlicher Parameter wird der Schweregrad der Skoliose beurteilt. (King et al. 1983)

Der **Cobb-Winkel** beschreibt die Achsenabweichung der Wirbelsäule in der Frontalebene. Es werden die beiden Wirbel, die sich vor und nach einer Kurve befinden, im abweichenden Winkel zum physiologischen Lot dargestellt. Durch Kompression eines Lungenareals kommt es zu einer Minderbelüftung in diesem Bereich mit reduziertem Gasaustausch. Durch die verzogene Aufhängung der Atemmuskulatur (➤ Abb. 2.6) kann diese ihre Kontraktionskraft nur eingeschränkt aufbringen. Auch das führt zu einer Einschränkung der Ventilation.

Bei ausgeprägter BWS-Kyphose wird zwar nicht zwingend ein Lungenareal komprimiert, aber durch die Vertiefung des Thorax das Zwerchfell in die Länge gezogen und dadurch abgeflacht. Zusätzlich ist der knöcherne Thorax meist in der Beweglichkeit eingeschränkt (➤ Abb. 2.7, ➤ Abb. 2.8).

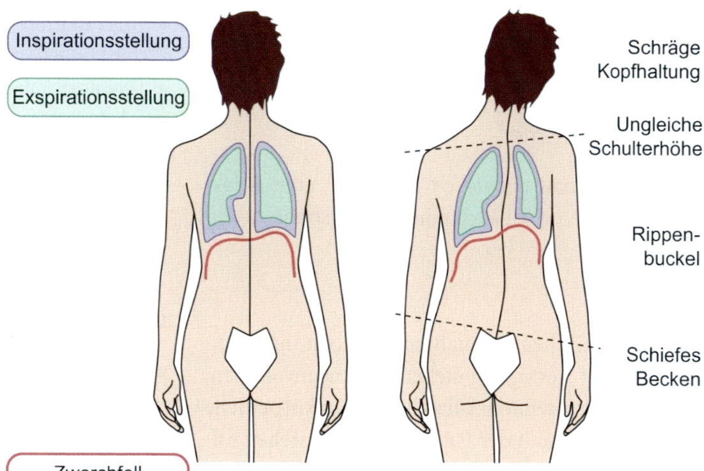

Abb. 2.6 Durch die Skoliose bedingte Veränderungen im Thorax. [P210/L157]

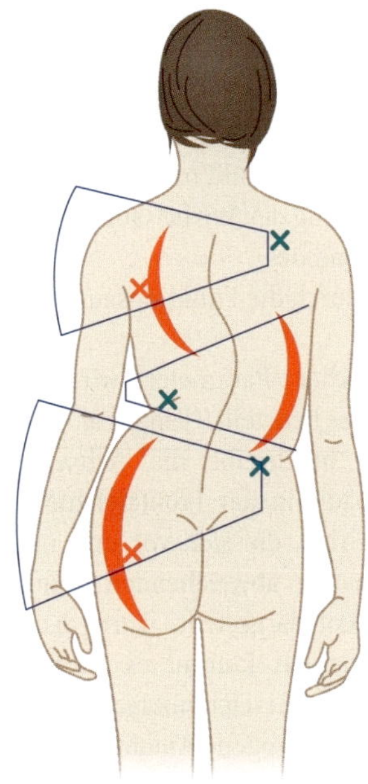

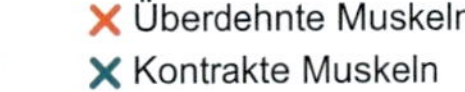

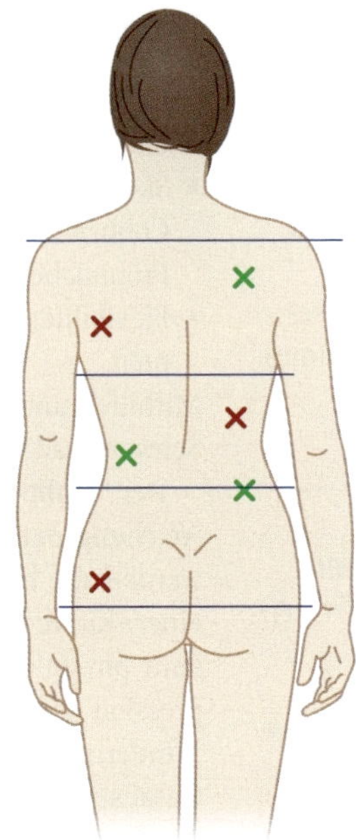

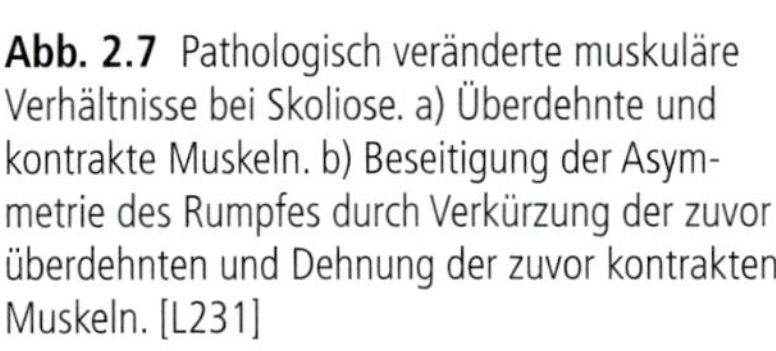

Abb. 2.7 Pathologisch veränderte muskuläre Verhältnisse bei Skoliose. a) Überdehnte und kontrakte Muskeln. b) Beseitigung der Asymmetrie des Rumpfes durch Verkürzung der zuvor überdehnten und Dehnung der zuvor kontrakten Muskeln. [L231]

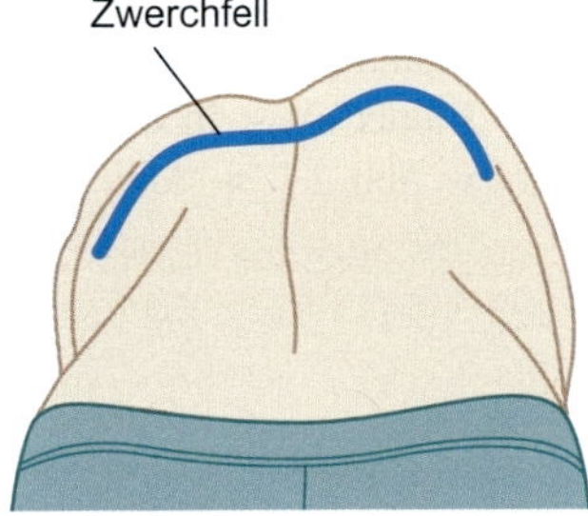

Abb. 2.8 Thoraxasymmetrie und Zwerchfellposition bei Skoliose. [L231]

Klinik/Symptome

Je nach Ausmaß entwickelt sich v. a. eine Belastungsdyspnoe, selten auch eine Ruhedyspnoe.

Diagnostik

Die diagnostischen Maßnahmen erheben insbesondere das zur Verfügung stehende Lungenvolumen, die Kraft der Atemmuskulatur und die körperliche Belastungsfähigkeit der Patienten. Dafür stehen folgende Maßnahmen zur Verfügung:

- Inspektion (➤ 4.4): Atemform, -muster
- Palpation (➤ 4.5):
  - Zwerchfell: Bewegungsausmaß, Tonus
  - Thorax: Bewegungsausmaß
- Messung des MIP/MEP/PCF: Beurteilung der Atemmuskelkraft (➤ 4.6.4)
- Spirometrie (➤ 4.8.2): Beurteilung insbesondere der inspiratorischen Volumina
- Auskultation (➤ 4.6.3): Gleichmäßige Belüftung der Lungenareale
- Dyspnoeskala (➤ 4.6.1)
- Röntgen (➤ 4.8.1): Beurteilung des Zwerchfells, Belüftung
- Sauerstoffsättigung
- Leistungstest angepasst an die Lebensumstände der Patienten

Physiotherapeutische Therapieziele

- Verbessern der allgemeinen körperlichen Leistungsfähigkeit und der Atemmuskulatur
- Homogenisieren der Ventilation
- Reduktion einer eventuell auftretenden Dyspnoe

- Verbesserung des Sekrettransportes aus komprimierten Lungenarealen bei ausgeprägten Deformitäten
- Atelektasen-, Pneumonieprophylaxe

Physiotherapeutische Maßnahmen

- Allgemeines Ausdauertraining inklusive des Atemmuskeltrainings bei Zwerchfellschwäche zur Verbesserung der körperlichen Leistungsfähigkeit im Alltag, durch Verbesserung der Sauerstoffaufnahmekapazität bzw. Pumpkraft des Zwerchfells
- Inspirationsvertiefende Maßnahmen
- Volumenvergrößerung in komprimierten Lungenarealen

2.2.6 Thoraxtrauma

Thoraxtrauma (➤ Abb. 2.9): Verletzung des Brustkorbs (Thorax) und v.a. der im Brustkorb gelegenen lebenswichtigen Organe. Betroffen sind in erster Linie Lunge, Pleura, Herz und große intrathorakale Blutgefäße, z.T. aber auch andere im Mediastinum gelegene Organe (z.B. Speiseröhre und Luftröhre).

Die Leistung der Atempumpe wird durch Insuffizienz der Atemmechanik sowie schmerzbedingt beeinträchtigt, wie etwa bei einer Rippen(serien)fraktur, Sternumfraktur, Sternotomie. Als Komplikationen können auftreten:

- Verletzung von Pleura, Lungengewebe, Blutgefäßen
- Bildung von Atelektasen/Sekretretention
- Pneumonie

Klinik/Symptome

Je nach Ausmaß der Schädigung kann das Thoraxtrauma asymptomatisch verlaufen oder es kann sich eine akute Dyspnoe entwickeln. Zudem bestehen Thoraxschmerzen.

Diagnostik

Die Diagnostik zielt darauf ab, das Ausmaß des Schmerzes und der Funktionseinschränkung der Lunge zu beurteilen. Folgende Maßnahmen stehen u.a. zur Verfügung:

- Auskultation (➤ 4.6.3): Beurteilung der Belüftung
- Inspektion (➤ 4.4): Beurteilung der Atemmechanik
- Dyspnoeskala (➤ 4.6.1)/Schmerzskala
- Röntgen (➤ 4.8.1)
- Sauerstoffsättigung

Physiotherapeutische Therapieziele

Therapieziele sind Pneumonieprophylaxe/Atelektasenprophylaxe sowie die Reduktion der Dyspnoe durch das Atemnotmanagement.

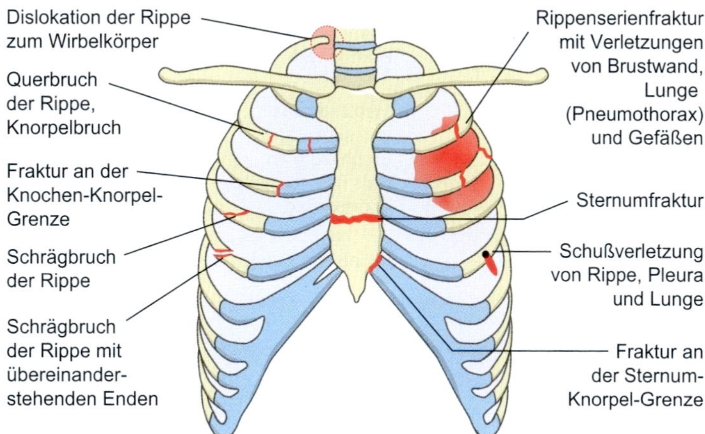

Abb. 2.9 Thoraxtrauma. [P210/L157]

Physiotherapeutische Maßnahmen

Bei stabilisiertem Thorax (Rippengurt, Postthoraxweste, OP) kommen inspirationsvertiefende bzw. ventilationsverbessernde Maßnahmen zur Anwendung ebenso die Remobilisierung.

2.2.7 Pneumothorax

Pneumothorax (➤ Abb. 2.10): Ansammlung von Luft im Pleuraraum mit vollständigem oder teilweisem Kollaps der betroffenen Lungenhälfte. Grundlage ist eine spontan oder durch äußere Einwirkung entstandene Leckage der Pleura.

Unterschieden werden folgende Formen:

- Ein **Spontanpneumothorax** ist idiopathischer Natur oder entwickelt sich sekundär als Folge einer Lungenerkrankung wie etwa durch Husten bei COPD-Patienten.
- Ein **traumatischer Pneumothorax** kann infolge einer thorakalen Verletzung oder nach einer Pleurapunktion auftreten.
- Beim **Spannungspneumothorax** gelangt durch einen Ventilmechanismus Luft in den Pleuraspalt. Es handelt sich um einen lebensbedrohlichen Zustand. Während der Exspiration kommt es zum Verschluss der Öffnung und damit zu zunehmender Luftansammlung mit mediastinaler Verdrängung und Gefahr von Herz-Kreislauf-Komplikationen.

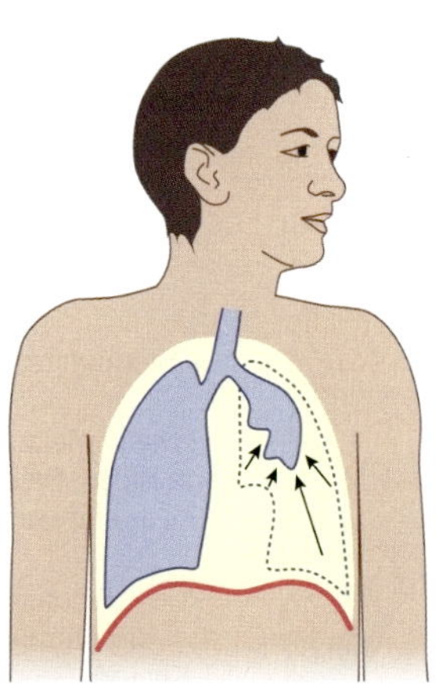

Abb. 2.10 Pneumothorax. [P210/L157]

Klinik/Symptome

Abhängig von der Größe des Pneumothorax und der pulmonalen Grunderkrankung kann der Spontanpneumothorax asymptomatisch verlaufen (Mantelpneumothorax), es können aber auch folgende Symptome auftreten: plötzliche Dyspnoe und einseitige, stechende Thoraxschmerzen. Bei einem größeren Pneumothorax zeigt sich Hustenreiz, beim Spannungspneumothorax handelt es sich um eine Notfallsituation bis hin zum Schock.

Diagnostik

Die Diagnostik zielt darauf ab, das Ausmaß des Schmerzes und der Funktionseinschränkung der Lunge zu beurteilen. Folgende Maßnahmen stehen zur Verfügung:

- Inspektion (➤ 4.4): Beurteilung der Atemmechanik, Zyanose, Atemweg
- Palpation (➤ 4.5): asymmetrische Lungenexpansion
- Auskultation (➤ 4.6.3): abgeschwächtes/fehlendes Atemgeräusch
- Thoraxröntgen (➤ 4.8.1)
- Sauerstoffsättigung
- Dyspnoeskala (➤ 4.6.1)

Ärztliche Therapie/Maßnahmen

- Entlastung durch Bülaudrainage
- Versorgung der Thoraxverletzung
- Bei rezidivierendem Auftreten chirurgisches Vorgehen

Physiotherapeutische Therapieziele

Therapieziele sind Pneumonieprophylaxe/Atelektasenprophylaxe sowie die Reduktion der Dyspnoe durch Atemnotmanagement und das Homogenisieren der Ventilation.

Physiotherapeutische Maßnahmen

Bei intaktem knöchernem Thorax kommen nach ärztlicher Versorgung Maßnahmen zur ventilatorischen Umverteilung und Atemvertiefung zur Anwendung.

2.3 Obstruktive Lungenerkrankungen

Obstruktion wird in der Pneumologie jener Zustand genannt, bei dem der Bronchialdurchmesser verengt und damit der Luftströmungswiderstand und die Atemarbeit erhöht sind. Eine Obstruktion kann reversibel, teilreversibel oder irreversibel sein.

GUT ZU WISSEN

Lungenfunktionsparameter bei obstruktiver Funktionseinschränkung

Eine obstruktive Störung lässt sich in der Lungenfunktion (Lufu) an folgenden Parametern erkennen:
- VC normal oder reduziert
- FEV1 reduziert
- MEF 75, 50, 25 reduziert
- RV/TLC erhöht
- IRV reduziert
- Atemmittellage Richtung Inspiration verschoben
- TLC erhöht

Ist der Widerstand innerhalb der Atemwege groß, sollte mit der Therapie nur dann begonnen werden, wenn dieser durch vorbereitende Maßnahmen, wie z. B. die Inhalation von bronchienerweiternden Medikamenten auf ein für den Patienten akzeptables Maß reduziert werden kann.

Die Patienten sollten die vom Arzt verordneten Notfallmedikamente zur Therapie mitnehmen und entsprechend der ärztlichen Vorschreibung einnehmen (➤ Kap. 7).

2.3.1 Asthma bronchiale

Asthma bronchiale: chronisch, inflammatorische Erkrankung der Atemwege, die durch eine bronchiale Hyperreagibilität sowie variable Atemwegsobstruktion (➤ Abb. 2.11) charakterisiert ist.

Asthma bronchiale kann allergisch und nicht allergisch bedingt sein.
- **Nicht-allergisches Asthma bronchiale** (Intrinsic-Asthma) wird durch folgende Faktoren hervorgerufen:
  - Bevorzugt durch Infektionen der Atemwege
  - Analgetikaasthma, häufig bei Einnahme von Acetylsalicylsäure oder nichtsteroidale Antirheumatika
  - Chemische oder physikalische Irritationen, z. B. Staub, kalte Luft
  - Gastroösophagealer Reflux
- **Allergisches Asthma bronchiale** (Extrinsic-Asthma) wird durch Umweltallergene wie Blütenpollen, Tierhaare, Hausstaubmilben oder Mehl ausgelöst. Bei einer Pollenallergie kann es auf bestimmte Jahreszeiten beschränkt sein. Eine Allergie ist eine überschießende Reaktion des menschlichen Immunsystems aufgrund einer Überempfindlichkeit gegen bestimmte Stoffe,

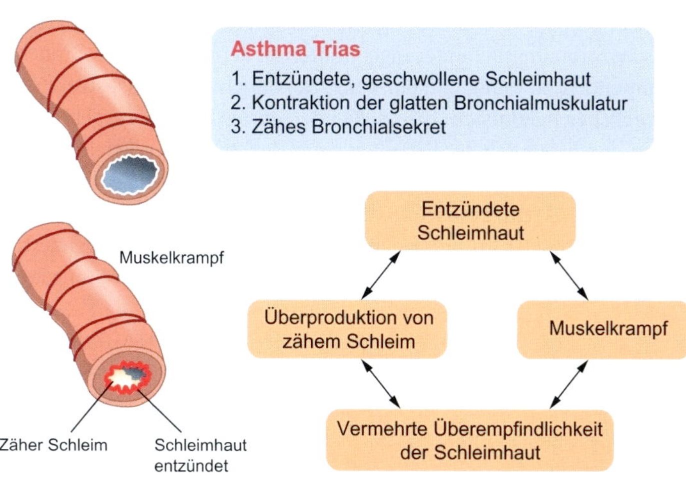

Abb. 2.11 Bronchialobstruktion bei Asthma bronchiale. [P210/L157]

2

Allergene bzw. inhalative Noxen. Immunglobuline vom Typ E (IgE) werden bei Kontakt mit allergieauslösenden Stoffen gebildet und können im Blutbild bestimmt werden, ebenso die Zahl der Eosinophilen, die bei Allergikern in unterschiedlichem Ausmaß erhöht sein kann.

Im Verlauf der Erkrankung können sowohl Krankheitsschübe auftreten, wie auch symptomfreie Intervalle, beim chronischen Asthma bronchiale handelt es sich um eine persistierende Beeinträchtigung variablen Ausmaßes.

Es besteht folgende **Asthmatrias:**

- Entzündete, geschwollene Schleimhaut
- Kontraktion der glatten Bronchialmuskulatur
- Durch Entzündungszellen zähes Bronchialsekret (Dyskrinie)

Klinik/Symptome

Im Asthmaanfall kommt es zum Hypertonus der Bronchialmuskulatur sowie zur Ödembildung in der Bronchialschleimhaut aufgrund einer entzündungsbedingten Dyskrinie. Durch die Bronchialobstruktion tritt (anfallsweise) Dyspnoe auf, die als das Leitsymptom des Asthmas bronchiale gilt. Häufig findet sich begleitend ein unproduktiver, entzündlicher, trockener Reizhusten, der sich verstärkt, je länger der Patient hustet.

- **(Anfallsartige) Dyspnoe** sowie Erstickungsangst: Der Patient sitzt aufrecht und stützt seine Arme auf, um die Atemhilfsmuskulatur einzusetzen. Damit können inspiratorische Atemhilfsmuskeln sowie die Bauchmuskulatur beim Ausatmen besser genutzt werden. Insbesondere exspiratorische Strömungsbehinderungen führen zu dem Empfinden, zu wenig Luft einatmen zu können.
- **Trockener Reizhusten:** bzw. quälender Hustenreiz, durch den sich der Patient in einen Anfall hinein hustet
- Giemendes **Atemgeräusch** in der Atemnotsituation während der In- und Exspiration
- Tachykardie
- Zwischen den Anfällen meist Beschwerdefreiheit
- Worst case: Status asthmaticus: prolongierter Asthmaanfall, Erschöpfung der Atemmuskulatur ist möglich
- Zähes, glasiges Sputum, das am Ende des Anfalls abgehustet wird

Der klinische Verlauf ist variabel. Typisch ist der Wechsel von Krankheitsepisoden und symptomfreien Intervallen. Die symptomatischen Phasen dauern von Minuten über Stunden bis zu Tagen. Jedoch können auch mehrfach täglich Symptome in unterschiedlicher Ausprägung auftreten und sich bis zu einer mehrere Tage anhaltenden schweren Obstruktion, dem Status asthmaticus, steigern. Unter ungünstigen Umständen kann ein Asthmaanfall zum Tod führen. (Petkov 2005)

Atemnotauslösende Faktoren bei Asthma bronchiale

- Allergene (z. B. Pollen, Hausstaubmilben, Tierhaare, Nahrungsmittel)
- Bronchiale Infekte
- Inhalative Noxen/chemische Reize (z. B. Rauchen, chemische Dämpfe, Abgase, Lösungsmittel)
- Klima (Nebel, Föhn, kalte, trockene Luft)
- Medikamente (wie Schmerz-, Fieber-, Rheumamittel)
- Psychische Faktoren (Stress, Angst, Ärger, Lachen)
- Einatmen von kalter, trockener Luft beim anstrengungsinduzierten Asthma bronchiale (Belastungsasthma)

Diagnostik

Diagnostisch unterscheidet man mit folgenden Maßnahmen das Asthma in der Akutphase und im klinisch stabilen Zustand des Patienten.

- Spirometrie (➤ 4.8.2) ggf. Bronchoprovokation bzw. Bronchospasmolyse, um das Ausmaß der Obstruktion bzw. die Reversibilität zu bestimmen
- Inspektion (➤ 4.4): Atemform, Atemhilfsmuskeleinsatz, Atemweg, Atemfrequenz
- Peakflowmetrie, um die Weite der Atemwege in unterschiedlichen Alltagssituationen zu bestimmen
- Allergietest
- Leistungstest, angepasst an die Lebensumstände der Patienten
- MIP/MEP/PCF, um die Atemmuskelkraft zu erfassen (➤ 4.6.4)
- Dyspnoeskala (➤ 4.6.1)
- Palpation (➤ 4.5) des Zwerchfells: Ausmaß der Bewegung und Tonus

- Auskultation (➤ 4.6.3), um ggf. das Ausmaß der Obstruktion anhand des Giemens einschätzen zu können
- Röntgen (➤ 4.8.1)
- Blutgasanalyse (➤ 4.8.4)

Physiotherapeutische Therapieziele

- Anfallsvermeidung bzw. Verminderung der Schwere eines Asthmaanfalls durch Erlernen/regelmäßiges Durchführen der korrekten Inhalationstechnik, Atemtechnik, Atemnotmanagement
- Verbessern der körperlichen Leistungsfähigkeit
- Verbessern der Entspannungs- bzw. Stressbewältigungsfähigkeit

Physiotherapeutische Maßnahmen

- Inhalationstherapie
- Schulung der Atemtechnik, Management von Atemnotsituationen, Allergievermeidung
- Inhalationstherapie
- Peakflowmetrie und Führen eines Peakflowprotokolls (Ampelschema)
- Sport/Trainingsberatung- und Einstellung
- Gegebenenfalls Sekretförderung
- Entspannungstherapie

Es gibt Untersuchungen, wonach aerobes Ausdauertraining bei Erwachsenen mit moderatem bis schwerem Asthma nicht nur die Leistungsfähigkeit verbessert, sondern auch die asthmaspezifische Pathophysiologie hinsichtlich der Entzündungsreduktion positiv verändert. (Franca-Pinto et al. 2015)

2.3.2 Chronische Bronchitis

Chronische Bronchitis: Laut Definition der WHO liegt eine chronische Bronchitis (➤ Abb. 2.12) dann vor, wenn in zwei aufeinander folgenden Jahren ein Mensch drei Monate hindurch Husten mit Auswurf in der Anamnese angibt. Zugrunde liegt eine dauerhafte Entzündung der Mukosa der Bronchien und vermehrte Sekretproduktion.

Man unterscheidet zwei Typen von chronischen Bronchitikern, den sogenannten Blue Bloater und den Pink Puffer.

- Der **Blue Bloater** zeigt überwiegend eine verlängerte Ausatmung, chronisch produktiven Husten, Zyanose, auskultatorisches Knistern und periphere Ödeme.
- Der **Pink Puffer** hingegen hat als Leitsymptome Dyspnoe, Tachypnoe, einen Fassthorax, rosige Haut, wenig Husten und Kachexie.

Beiden gemeinsam ist Belastungsdyspnoe und häufig Inkontinenz.

Ursachen

- **Genetische Prädisposition:** Eine gewisse genetische Komponente lässt sich erkennen.
- **Einatmen inhalativer Noxen:** z. B. Zigarettenrauch, Umweltbelastung (Schadstoffbelastung), berufsspezifische Noxen Tabakrauch ist allerdings die häufigste Ursache einer chronischen Bronchitis, die durch inhalative Schadstoffe ausgelöst wird.

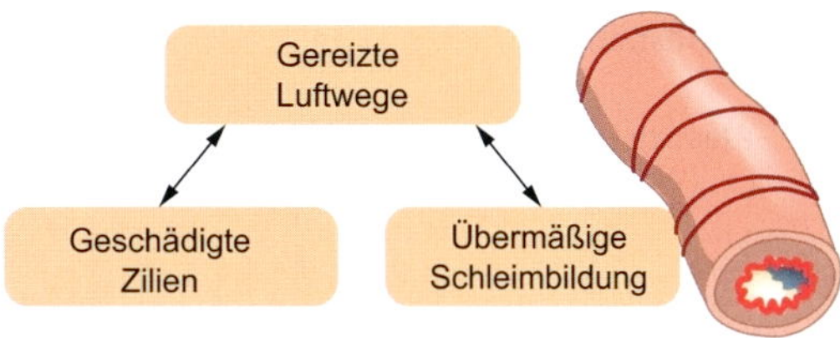

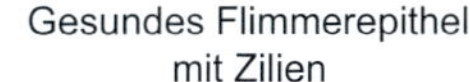

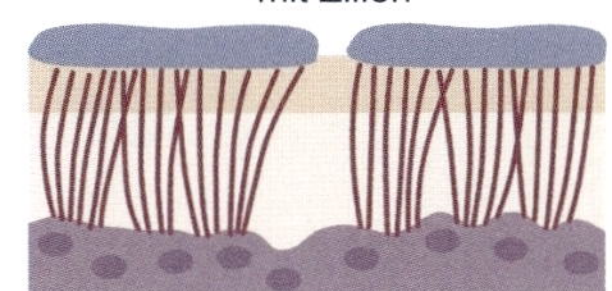

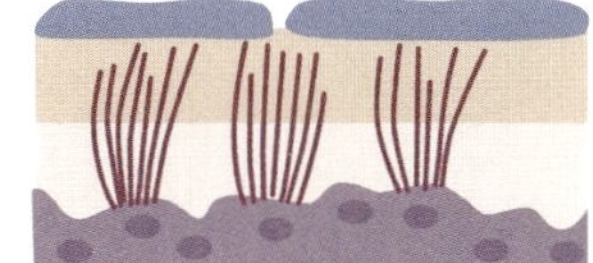

Abb. 2.12 Chronische Bronchitis. [P210/L157]

- Zusätzliche häufige **respiratorische Infekte:** Bakterielle und virale Infektionen treten bei einer chronischen Bronchitis gehäuft auf. Oft bleibt unklar, ob sie Ursache oder Folge der Atemwegserkrankung sind.

Klinik/Symptome

Husten mit Auswurf von zähem Schleim ist das klassische Symptom der **chronischen Bronchitis,** der Husten tritt v. a. morgens auf. Eine chronische Bronchitis beginnt oft schleichend und kann zunächst unbemerkt voranschreiten. Sie kann fließend in eine COPD übergehen.

Diagnostik

Die Beurteilung der Husteneffektivität, die Lokalisation und die Quantifizierung des Bronchialsekrets und die Beurteilung der Belüftung der Lunge sind Schwerpunkte der diagnostischen Maßnahmen. Letztendlich gehören aber auch die möglichen Einschränkungen in der Sauerstoffsättigung durch Sekretobduration zur Befundung.

- Hustenanamnese, um die Möglichkeit des selbstständigen Abhustens des Sekrets zu evaluieren
- Sputumanalyse, um die Konsistenz, Menge und Farbe zu erfassen
- Auskultation (➤ 4.6.3) und Röntgen (➤ 4.8.1), um die Lokalisation des Bronchialsekrets zu bestimmen und ggf. minderbelüftete Lungenareale zu detektieren
- Spirometrie (➤ 4.8.2): PF, Sekretzacken in der Fluss-Volumen-Kurve
- Inspektion (➤ 4.4): Atemform,- frequenz, Atemweg, Hilfsmuskeleinsatz
- Palpation (➤ 4.5): Zwerchfell und knöcherner Thorax zum Erheben des Bewegungsausmaßes
- Leistungstest: angepasst an die Lebensumstände des Patienten
- MIP/MEP/PCF: Evaluieren der Hustenkraft und Atemmuskelkraft (➤ 4.6.4)
- Dyspnoeskala (➤ 4.6.1)
- Blutgasanalyse (➤ 4.8.4)

Physiotherapeutische Therapieziele

- Reduktion der Exazerbationen durch Sekretelimination
- Reduktion der Dyspnoe
- Verbesserung der Ventilation
- Verbesserung des Gasaustausches
- Optimieren der Atempumpfunktion
- Verbesserung der körperlichen Leistungsfähigkeit durch Training

Physiotherapeutische Maßnahmen

- Sekretfördernde Maßnahmen
- Inhalationstherapie
- Schulung der Atemtechnik
- Atemnotmanagement
- Training (Ausdauer, Kraft, ggf. Atemmuskeltraining)

2.3.3 Lungenemphysem

Lungenemphysem: irreversible Lungenüberblähung als Folge von Elastizitätsverlust (➤ Abb. 2.13) durch Gewebsdestruktion distal der Bronchioli terminales. Dies führt zu einem Bronchokollaps bei der Exspiration sowie zu einer Verminderung der Gasaustauschoberfläche.

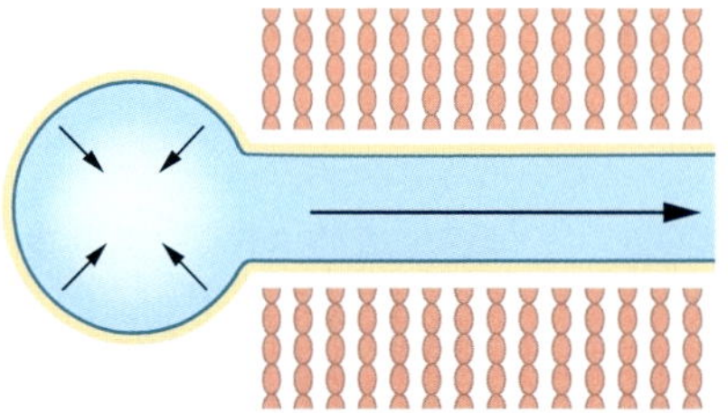

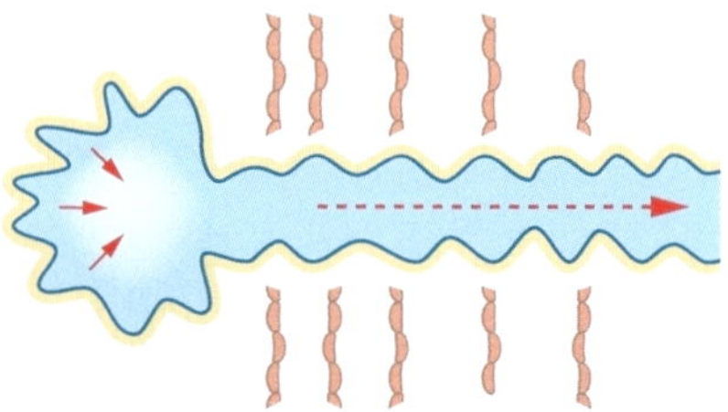

Abb. 2.13 Instabile Atemwege bei Lungenemphysem. [P210/L157]

Ursachen

- Inhalative Noxen wie z. B. Zigarettenrauch, umweltbedingte Schadstoffe und irritative Arbeitsstoffe
- Alpha-1-Antitrypsinmangel

Klinik/Symptome

Kardinalsymptom ist die Dyspnoe, die sich anfänglich nur als Belastungsdyspnoe zeigt, in fortgeschrittenem Krankheitsstadium auch als Ruhedyspnoe auftritt. Bei Atemwegsinfekten mit mukopurulentem Sputum besteht evtl. rasch schwerste Dyspnoe und Dekompensation.

Diagnostik

Die Diagnostik erhebt die Einschränkungen der Sauerstoffversorgung und den damit einhergehenden Abfall der körperlichen Leistungsfähigkeit. Zudem wird die Instabilität der Bronchien evaluiert.

- Blutgasanalyse (➤ 4.8.4)
- Dyspnoeskala (➤ 4.6.1)
- Leistungstest
- Inspektion (➤ 4.4): Fassthorax, Einsatz von Atemhilfsmuskulatur und „Lippenbremse", Zyanose, Atemweg, Atemmuster
- Spirometrie (➤ 4.8.2): u. a. Resistance, Stabilität der Atemwege, RV, IRV
- Röntgen (➤ 4.8.1)
- Palpation (➤ 4.5): Zwerchfell/Thoraxexkursion
- Auskultation (➤ 4.6.3)

Physiotherapeutische Therapieziele

- Verbesserung der Ventilation/des Gasaustausches
- Reduktion der Dyspnoe
- Optimieren der Atempumpfunktion durch Reduktion der dynamischen Lungenüberblähung (Hyperinflation)
- Verbesserung der körperlichen Leistungsfähigkeit durch Training

Physiotherapeutische Maßnahmen

- Atemnotmanagement ggf. Sauerstoffschulung
- Inhalationstherapie
- Schulung der Atemtechnik
- Training

2.3.4 Chronisch obstruktive Lungenerkrankung (COPD)

Chronisch obstruktive Lungenerkrankung (COPD, englisch: chronic obstructive pulmonary disease): chronische, in der Regel progrediente Atemwegs- und Lungenerkrankung, die durch eine nach Gabe von Bronchodilatatoren nicht vollständig reversible Atemwegsobstruktion gekennzeichnet ist. Sie geht einher mit einer chronisch obstruktiven Bronchitis und einem Lungenemphysem.

Als Kardinalprobleme der beiden Erkrankungen zeigen sich bei jedem COPD-Patienten Dyskrinie, Atemwegsinstabilität und eine reduzierte Gasaustauschoberfläche in unterschiedlicher Ausprägung.

Nach Angaben der WHO ist die COPD weltweit nach Herzerkrankungen, bösartigen Tumoren und Schlaganfall zurzeit die dritthäufigste Todesursache. In Bezug auf die Häufigkeit des Auftretens, auf den Schweregrad und die Sterberate ist für die nächsten Jahrzehnte ein weiterer Anstieg zu erwarten.

Es sollte bei jedem Patienten an eine COPD gedacht werden, der die Symptome Husten, Auswurf und Dyspnoe über einen längeren Zeitraum aufweist oder Risikofaktoren (z. B. Rauchen) ausgesetzt ist. Die Diagnose wird durch die Spirometrie (➤ 4.8.2) gesichert. Symptome, Funktionseinschränkungen und Komplikationen der COPD erklären sich aus dem der Erkrankung zugrundeliegenden Entzündungsprozess und der daraus resultierenden Pathologie. Während Asthma bronchiale als funktionelle Störung definiert ist, ist die Obstruktion bei COPD überwiegend strukturell bedingt.

GUT ZU WISSEN

Eckdaten der COPD

- Nicht vollständig reversible und progrediente Atemwegsobstruktion mit entzündlicher Hyperreaktion der Lunge auf inhalative Noxen
- Exspiratorische Atemflussbehinderung
- In weiterer Folge Elastizitätsverlust des Lungenparenchyms
- Systemische Auswirkungen – Osteopenie und Myopathie

2

Diagnosestellung und Stadieneinteilung der COPD

Um die Diagnose COPD bzw. ihren Schweregrad feststellen zu können, wird eine Spirometrie (➤ 4.8.2) durchgeführt. Dabei werden verschiedene Lungenvolumina und ihre dynamischen Veränderungen gemessen und als Fluss-Volumen-Kurve und Volumen-Zeit-Kurve aufgezeichnet. Zudem werden der COPD-Assessment-Test und die Einteilung der Atemnot nach der modifizierten Skala des British Medical Research Councils durchgeführt, um das Ausmaß des Schweregrades der Beeinträchtigung zu klassifizieren (GOLD – Global initiative for chronic obstructive lung disease – 0–IV bzw. A-D ➤ Tab. 2.2).

Die neueste Klassifizierung erfolgt nach den GOLD-Stadien A–D. Diese geben die Stärke der Symptome, z. B. Schwere der Atemnot (mMRC oder CAT) sowie den Schweregrad der Exazerbation und die Exazerbationshäufigkeit an. Die Patientengruppe wird bestimmt mit der mMRC-Dyspnoe-Skala (Modified Medical Research Council) und dem CAT-Score [COPD-Assessment-Test], der aus acht Fragen besteht. Der erreichte Punktwert kann zwischen 0–40 liegen. Je niedriger dieser sogenannte Score, desto weniger ist der Alltag durch die COPD beeinträchtigt.

- Gruppe A:
  - Exazerbationsrisiko: gering (0–1 Exazerbation im letzten Jahr, die nicht im Krankenhaus behandelt werden musste)
  - Symptome: wenige Symptome – CAT < 10, mMRC 0-1
- Gruppe B:
  - Exazerbationsrisiko: gering (0–1 Exazerbation im letzten Jahr, die nicht im Krankenhaus behandelt werden musste)
  - Symptome: ausgeprägte Symptome – CAT > 10, mMRC > 2
- Gruppe C:
  - Exazerbationsrisiko:: hoch (mind. 2 Exazerbationen im letzten Jahr oder mind. 1 Exazerbation, die im Krankenhaus behandelt werden musste)
  - Symptome: geringe Symptome – CAT < 10, mMRC 0-1
- Gruppe D:
  - Exazerbationsrisiko:: hoch (mind. 2 Exazerbationen im letzten Jahr oder mind. 1 Exazerbation, die im Krankenhaus behandelt werden musste)
  - Symptome: ausgeprägte Symptome – CAT > 10, mMRC > 2

Die Einteilung der COPD geht demnach also vom Stadium GOLD I A bis zum Stadium GOLD IV D.

Tab. 2.2 GOLD-Stadien 1–4 bzw. A–D der COPD.

Für Patienten mit einem FEV1-FVC-Verhältnis <0,70		
GOLD 1	Mild	FEV1 ≥80 % der Norm
GOLD 2	Moderat	50 % ≤FEV1 <80 % der Norm
GOLD 3	Schwer	30 % ≤FEV1 <50 % der Norm
GOLD 4	Sehr schwer	FEV1 <30 % der Norm

Risikofaktoren

- Inhalative Noxen, wie z. B. Zigarettenrauch, Feinstaub

Klinik/Symptome

- Je nach Schweregrad Belastungsdyspnoe oder auch Ruhedyspnoe
- Husten (v. a. morgens oder nach Belastung), häufig begleitet von Inkontinenz
- Auswurf
- Infektbedingte Exazerbationen/Hospitalisationen

Diagnostik

Die diagnostischen Maßnahmen zur Beurteilung der chronischen Bronchitis und des Lungenemphysems sind abgesehen von der Wichtigkeit einer Lungenfunktionsuntersuchung auch für die COPD einzusetzen.

- Spirometrie (➤ 4.8.2): PF, Resistance, Stabilität der Atemwege, RV/TLC, IRV
- CAT (COPD-Assessment-Test)
- Hustanamnese/Sputumanalyse
- Auskultation (➤ 4.6.3): Lokalisation des Sekrets, Homogenität der Belüftung, Obstruktion der Atemwege
- Röntgen (➤ 4.8.1): Lokalisation des Sekrets, Zwerchfellstand, Stand der Klavikulae, Größe des Herzens, Belüftung
- Dyspnoeskala (➤ 4.6.1)
- Blutgasanalyse (➤ 4.8.4)
- MIP/MEP/PCF: Evaluieren der Kraft der Atemmuskulatur (➤ 4.6.4)
- Inspektion (➤ 4.4): Zeichen erhöhter Atemarbeit
- Palpation (➤ 4.5): Zwerchfell/Thoraxbeweglichkeit
- Leistungstest angepasst an die Lebensumstände der Patienten

Physiotherapeutische Therapieziele

- Entlastung der Atempumpe
- Reduktion des Nährbodens für Keime durch Sekretförderung aus den Bronchien
- Korrekte Handhabung der Inhalationsgeräte
- Verbesserte Ventilation/verbesserter Gasaustausch
- Optimierte Atempumpfunktion durch Reduktion der dynamischen Überblähung der Lunge
- Verbesserte körperliche Leistungsfähigkeit durch Training

Physiotherapeutische Maßnahmen

- Inhalationstherapie
- Schulung der Atemtechnik
- Sekretfördernde/entblähende Maßnahmen
- Atemnotmanagement
- Training (Ausdauer, Kraft, ggf. Atemmuskeltraining)

2.3.5 Zystische Fibrose (CF)

Zystische Fibrose (CF, Mukoviszidose): angeborene Stoffwechselerkrankung mit einer geschätzten Inzidenz von 1:2500. Die Mukoviszidose wird autosomal rezessiv vererbt. Ab dem Zeitpunkt der Diagnosestellung muss den Auswirkungen auf die verschiedenen Organsysteme, insbesondere auf Lunge, Bauchspeicheldrüse und Leber, gegengesteuert werden.

Es kommt zu einer Störung des Ionentransports für Natrium und Chlorid an der apikalen Zellmembran, woraus eine pathologische Mukusviskosität resultiert. Die transepitheliale Elektrolyttransportstörung (CFTR) geht einher mit wasserarmem, zähem Sekret aller exokrinen Drüsen des Körpers, das dic Ausfuhrgänge verstopft. In der Lunge kann das Bronchialsekret nur ungenügend abtransportiert werden, es verlegt das Lumen und behindert den Gasaustausch. Zudem ist das Sekret eine Brutstätte für Keime, welche die Bronchialwand schädigen können. Eine Folge davon sind zunehmend instabile Atemwege und die dynamische Lungenüberblähung. Darüber hinaus wird die Last auf die Atempumpe erhöht.

Klinik/Symptome

Mukoviszidose ist eine Multiorganerkrankung. Im Vordergrund stehen jedoch folgende Symptome:

- Sekretretention
- Maldigestion infolge der exkretorischen Pankreasinsuffizienz
- Typische Symptome: Produktiver Husten oft bei Aktivität, Lagewechsel, Lachen ggf. Inkontinenz, progrediente Dyspnoe, Zyanose, Trommelschlegelfinger und Uhrglasnägel
- Belastungsdyspnoe in fortgeschrittenem Stadium Ruhedyspnoe
- Chronisch rezidivierende Atemwegsinfekte
- Ausbildung von Bronchiektasien
- Auswurf (hohe Sekretviskosität bedingt durch den Gendefekt, Farbe des Sputums häufig gelb/grün/braun je nach Keimbesiedlung oder blutig)

Diagnostik

Je nach Alter und Schweregrad kommen alle in der Diagnostik obstruktiver Lungenerkrankungen gebräuchlichen Maßnahmen zum Einsatz.

- Spirometrie (➤ 4.8.2): PF, Resistance, Stabilität der Atemwege, RV/TLC, IRV
- Hustenanamnese/Sputumanalyse
- Auskultation (➤ 4.6.3): Lokalisation des Sekrets, Homogenität der Belüftung, Obstruktion der Atemwege
- Röntgen (➤ 4.8.1): Lokalisation des Sekrets, Zwerchfellstand, Stand der Klavikulae, Größe des Herzens, Belüftung
- Dyspnoeskala (➤ 4.6.1)
- Blutgasanalyse (➤ 4.8.4)
- MIP/MEP/PCF: Evaluieren der Kraft der Atemmuskulatur (➤ 4.6.4)
- Inspektion (➤ 4.4): Zeichen erhöhter Atemarbeit
- Palpation (➤ 4.5): Zwerchfell/Thoraxbeweglichkeit
- Leistungstest angepasst an die Lebensumstände der Patienten

Physiotherapeutische Therapieziele

- Verbesserte Ventilation/verbesserter Gasaustausch
- Reduktion der Dyspnoe

- Optimierte Atempumpfunktion durch Sekretförderung und Reduktion der dynamischen Hyperinflation der Lunge
- Verbesserte körperliche Leistungsfähigkeit durch Training
- Reduktion der Hospitalisationsrate

2

Physiotherapeutische Maßnahmen

- Inhalationstherapie
- Sekretfördernde/entblähende Maßnahmen (Reduktion der dynamischen Überblähung)
- Training (Ausdauer, Kraft, ggf. Atemmuskeltraining)
- Atemnotmanagement
- Bei fortschreitender Erkrankung eventuell Einsatz von nichtinvasiver Beatmung
- Achtung Hygiene: Patienten mit chronischer Keimbesiedelung von nicht keimbesiedelten Patienten fernhalten und räumlich getrennt behandeln.

Zu beachten sind die Hygienerichtlinien zur Versorgung der in der Behandlung verwendeten Geräte und des Therapieraums.

2.3.6 Begleit- und Folgeerscheinungen von obstruktiven Lungenerkrankungen

Ein Therapieziel bei obstruktiven Lungenerkrankungen ist das Vermeiden bzw. Verzögern von Begleit- bzw. Folgeproblemen, die häufig zu einer dauerhaften Reduktion der Lebensqualität führen.

Exazerbation

Exazerbation: Wenn sich die Symptome Dyspnoe, Sputummenge und Husten über die normalen Schwankungen innerhalb eines Tages bzw. aufeinander folgenden Tagen hinausgehend deutlich verschlimmern, spricht man von einer akuten Exazerbation einer chronisch obstruktiven Lungenerkrankung.

Klinik/Symptome

- Fieber
- Eitriger Auswurf
- Dyspnoe
- Hyperkapnie evtl. Hypoxie
- Zyanose

Diagnostik

Die diagnostischen Maßnahmen beurteilen das Ausmaß der Exazerbation und der damit verbundenen Funktionseinschränkung der Lunge.

- Messen der Körpertemperatur
- Inspektion (➤ 4.4): Zeichen erhöhter Atemarbeit
- Palpation (➤ 4.5)
- Auskultation (➤ 4.6.3)
- Labor: z. B. CRP
- Röntgen (➤ 4.8.1): Belüftung, Sekretlokalisation
- Spirometrie (bedside ➤ 4.8.2)
- BGA
- PCF: Evaluieren der Hustenkraft
- Dyspnoeskala (➤ 4.6.1)

Physiotherapeutische Therapieziele

- Reduktion der Dyspnoe
- Abhusten des Sekrets

Physiotherapeutische Maßnahmen

- Atemnotmanagement
- Sekretförderung
- Inhalation

Dynamische Lungenüberblähung

Dynamische Lungenüberblähung: pathologische Erhöhung des intrathorakalen Gasvolumens.

Durch die Verengung der Atemwege bleibt bei anstrengungsinduzierter Hyperventilation keine ausreichende Zeit für eine vollständige Ausatmung. Bei jedem Atemzug führt die nicht ausgeatmete Luft zu größerer Überblähung (dynamische Hyperinflation) der Lunge.

Die notwendige Steigerung des Atemminutenvolumens kann nur durch eine Frequenzsteigerung erreicht werden und nicht mehr über eine Atemvertiefung. Dies verkürzt die Exspirationszeit weiter und damit nimmt die Überblähung weiter zu. Eine Hypoxämie ggf. Hyperkapnie als Folge ist u. a. in der Blutgasanalyse (➤ 4.8.4) sichtbar.

Klinik/Symptome

Durch die Überblähung wird die Atemmittellage in Richtung Inspirium verschoben, was eine Steigerung der Atemarbeit zur Folge hat. Das inspiratorische Reservevolumen (IRV), sichtbar in der Fluss-Volumen-Kurve der Lungenfunktionsuntersuchung, nimmt ab. Der Patient empfindet **Atemnot,** insbesondere bei körperlicher Belastung. Der vermehrte Energiebedarf führt zur Ermüdung und oft auch zu Gewichtsverlust.

Diagnostik

- Inspektion (➤ 4.4): Zeichen erhöhter Atemarbeit
- Lungenfunktionsuntersuchung (RV, IRV, TLC)
- BGA
- Ggf. Leistungstest

Physiotherapeutische Therapieziele

- Reduktion der dynamischen Überblähung
- Reduktion der Dyspnoe, insbesondere bei körperlicher Belastung
- Verbesserung der körperlichen Leistungsfähigkeit

Physiotherapeutische Maßnahmen

- Atemschulung
- PEP
- Atemnotmanagment

In der Atemphysiotherapie wird versucht, durch das Training von Atemtechniken zur Atemkontrolle das Ausmaß der dynamischen Überblähung möglichst gering zu halten. Man versucht, die körperliche Belastung an die Möglichkeiten der Atmung anzupassen und nicht umgekehrt. Konkret bedeutet das, dass die Patienten langsam und nicht zu tief atmen sollten und die körperliche Belastung dosiert erfolgen sollte. Dies erfordert eine eingehende Schulung der Patienten. Der therapeutische Ansatz, die Atemtiefe während körperlicher Belastung möglichst gering zu halten und damit auch die dynamische Überblähung zu reduzieren, erweist sich dennoch bei manchen Patienten als schwierig.

Um den Sauerstoffbedarf der arbeitenden Muskulatur unter physiologischen Bedingungen zu decken, atmen Menschen bei Belastung tiefer und/oder rascher, um durch mehr ventiliertes Volumen mehr Sauerstoff für die arbeitende Muskulatur zur Verfügung zu haben.

PRAXISTIPP

Umgang mit dynamischer Überblähung

Im Rahmen der Schulung der Atemtechnik der Patienten wird darauf geachtet, dass die Lungenüberblähung (Hyperinflation) möglichst gering bleibt. Dennoch ist es für die meisten Patienten hilfreich, trotz erfolgter Atemkontrolle bei körperlicher Belastung die dynamische Überblähung z. B. durch Einsatz von PEP-Geräten zu reduzieren, wissend, dass bei der nächsten körperlichen Belastung eine neuerliche Therapie nötig sein wird. Man sollte dabei auch in der Erklärung der Patienten die Information berücksichtigen, dass ein struktureller Schaden an der Lunge weder durch Medikamente, noch durch Einsatz einer Atemtechnik behoben werden kann, sondern der Zustand nur zeitlich limitiert gebessert wird.

Hyperkapnie

Hyperkapnie: erhöhter CO_2-Wert im Blut, der sich infolge einer respiratorischen Insuffizienz entwickelt.

Dieses Symptom der CO_2-Erhöhung ist bei Patienten mit einer fortgeschrittenen obstruktiven Lungenerkrankung ein häufig auftretendes Zusatzproblem. CO_2 kann durch die herabgesetzte Pumpkapazität des Zwerchfells nicht ausreichend abgeatmet werden, was sich in einer Erhöhung des CO_2-Wertes in der Blutgasanalyse (➤ 4.8.4) aufzeigen lässt.

Ursachen

Ursachen für die herabgesetzte Pumpleistung des Zwerchfells können sein:

- Ermüdung der Atemmuskulatur durch die Arbeit gegen die erhöhten Atemwegswiderstände
- Abgeflachte Zwerchfellkuppeln infolge der Überblähung der Lunge, was eine mechanisch ungünstigere Ausgangslage für die Atemmechanik bedeutet

Klinik/Symptome

Anfängliche Symptome einer Hyperkapnie sind Kopfschmerzen und Schwindel. Ein hyperkapnisches Atemversagen findet man bei einer plötzlichen Verschlechterung einer COPD. Eine Hyperkapnie zeigt sich durch folgende Symptome:

- Kopfschmerz
- Müdigkeit
- Schwindel
- Verwirrtheit

Ist das CO_2 im Blut erhöht, muss man die Sauerstofftitration bei diesen Patienten besonders vorsichtig vornehmen. Bei zu hoher Sauerstoffmenge wird der Atemantrieb reduziert, was schlimmstenfalls zu einer CO_2-Narkose insbesondere während des Schlafes führen kann.

Diagnostik

BGA.

Physiotherapeutische Therapieziele

- Verringern des CO_2
- Optimieren der Pumpleistung des Zwerchfells

Physiotherapeutische Maßnahmen

- Entlastung der Atempumpe
- Atemnotmanagement
- Atemkontrolle zum verstärkten Abatmen von CO_2 so möglich
- NIV
- Highflow Oxygen

Cor pulmonale

Cor pulmonale: Dilatation oder Hypertrophie des rechten Ventrikels als Folge einer Lungenerkrankung mit Drucksteigerung im Lungenkreislauf. Bei länger bestehenden schweren chronischen Lungenerkrankungen kommt es zu einer Verengung von pulmonalen Gefäßen.

Aufgrund einer Erhöhung des Gefäßwiderstandes wird das Blut über den Truncus pulmonalis in das rechte Herz zurückgestaut. Durch die erhöhte Druckbelastung im rechten Ventrikel entsteht nach einiger Zeit eine Rechtsherzhypertrophie, welche bei Fortbestehen zu einer Rechtsherzinsuffizienz führt.

Klinik/Symptome

Meistens zeigen sich nur wenige Symptome, bis das Cor pulmonale weit fortgeschritten ist. Wenn bei Betroffenen Symptome auftreten, sind diese:

- Kurzatmigkeit bei Belastung
- Benommenheit (insbesondere bei körperlicher Anstrengung)
- Erschöpfung
- Schmerzen im Brustkorb

Es entwickeln sich auch Symptome einer Herzinsuffizienz, wie z. B. Schwellungen (Ödeme) in den Beinen und zunehmend schlimmer werdende Kurzatmigkeit.

Diagnostik

- Auskultation (➤ 4.6.3) des Herzens und der Lunge
- Dyspnoeskala (➤ 4.6.1)
- Sauerstoffsättigung/Zyanose
- Labor
- Thoraxröntgen (➤ 4.8.1): Vergrößerungen der Herzkammer und der Lungenarterien
- Ultraschalluntersuchung des Herzens, Herzkatheter: zur Beurteilung der Funktion der rechten und linken Herzkammer

Physiotherapeutische Therapieziele

- Verringern der Dyspnoe
- Abnahme der Kompensationsarbeit des Herzens
- Optimierung der Lungenfunktion durch Behandeln der ursächlichen Erkrankung

Physiotherapeutische Maßnahmen

- Entlastende Lagerung
- Maßnahmen des Atemnotmanagements inklusive O_2-Therapie

LITERATUR

AWMF. Nationale Versorgungs-Leitlinie Asthma, Version 2005. www.asthma.versorgungsleitlinien.de

Franca-Pinto A et al. Aerobic training decreases bronchial hyperresponsiveness and sytematic infl ammation in patients with moderate or severe asthma: a randomised controlled trial. Thorax 2015; 70: 732–739.

Fusco C et al. Physical exercises in the treatment of adolescent idiopathic scoliosis: An updated systematic review. Physiotherapy Theory and Practice 2011; 27 (1): 80–114.

GINA. Global Strategy for Asthma Management and Prevention 2014. www.ginasthma.org

Grams ST et al. Breathing exercises in upper abdominal surgery: a systematic review and meta-analysis. Rev Bras Fisioter 2012; 16 (5): 345–353.

Hartl HH, Kuppinger D. Intensivmedizin und morbide Adipositas. Intensiv 2009; 17: 226–227

King HA, Moe JH, Bradford DS, Winter RB. The selection of fusion levels in thoracic idiopathic scoliosis. J Bone Joint Surg Am 1983; 65: 1302–1313.

Köhler D, Schönhofer B, Voshaar T. Pneumologie. Ein Leitfaden für rationales Handeln in Klinik und Praxis. Stuttgart: Thieme; 2010.

Moini J. Cardiopulmonary Pharmacology for Respiratory Care. Burlington: Jones & Bartelett Learning; 2012.

Negrini S et al. Why do we treat adolescent idiopathic scoliosis? What we want to obtain and to avoid for our patients. SOSORT 2005 Consensus paper. Scoliosis 2006; 1: 4.

Perrin K et al. Randomised controlled trial of high concentration versus titrated oxygen therapy in severe exacerbations of asthma. Thorax 2011: 66(11): 937–941.

Petkov V. Asthma bronchiale. In: Block L-H, Sitzwohl C, Zimpfer M. (Hrsg.). Der Respirationstrakt – präklinische und klinische Grundlagen. Wien: Facultas; 2005.

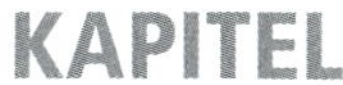

3 Der physiotherapeutische Prozess

Beate Krenek

3.1 Physiotherapie und Atemphysiotherapie 48

3.2 Problemidentifizierung 48
3.2.1 Anamnesegespräch 48
3.2.2 Erstellen einer physiotherapeutischen Diagnose 49

3.3 Planung- und Umsetzung 49

3.4 Dokumentation, Reflexion und Evaluation 50

3.1 Physiotherapie und Atemphysiotherapie

Die Behandlung respiratorischer Erkrankungen hat eine lange Tradition in der Physiotherapie. Seit dem ersten Curriculum der Ausbildung ist sie integrativer Bestandteil des Physiotherapielehrplans. Die Atemphysiotherapie fließt als so genanntes Querschnittsfach in die Behandlung sowohl von Patienten im Krankenhaus und in Rehabilitationseinrichtungen als auch in der physiotherapeutischen Praxis im niedergelassenen Bereich ein.

Die Anzahl an Patienten mit respiratorischen (Zusatz-)Problemen ist jetzt bereits groß. Die WHO prognostiziert, dass diese Patientenzahl in den kommenden Jahren noch deutlich steigen wird. Insofern kommt der Atemphysiotherapie zunehmend größere Bedeutung zu. Die COVID-19-Pandemie ist das aktuellste Beispiel dafür, dass sich der Bedarf an Atemphysiotherapie in sehr kurzer Zeit drastisch gesteigert hat, um es respiratorisch eingeschränkten Patienten zu ermöglichen, möglichst rasch wieder in einen bewältigbaren Alltag zurückkehren zu können.

Es hat sich in den letzten Jahren nicht nur die Anzahl an erkrankten Patienten erhöht, sondern auch die Zahl der physiotherapeutischen Behandlungsmethoden und Assessments hat zugenommen. Zunehmend basieren sie auch auf wissenschaftlicher Evidenz, was nicht nur die Therapieeffektivität, sondern auch die Therapiesicherheit erhöht. Wie in jedem anderen medizinischen Bereich, sind „althergebrachte" Therapien deswegen auf ihre Effizienz zu überprüfen und gegebenenfalls zu adaptieren oder zu ersetzen. Grundlage dafür ist der sogenannte **„physiotherapeutische Prozess"**, der in der Berufsausbildung zur Physiotherapie verankert ist und analog in den anderen medizinischen Sparten vorliegt.

Atemphysiotherapie ist die Manipulation – manuell oder unter Zuhilfenahme von Geräten – an der Vitalfunktion Atmung, um entweder zu verhindern, dass Störungen der Atmung auftreten oder, falls diese bereits vorhanden sind, zu beseitigen oder zu reduzieren. Voraussetzung für eine zielgerichtete, effektive Behandlung sind die Kenntnis der relevanten Anatomie, Physiologie und Pathophysiologie respiratorischer Funktionseinschränkungen, die Kenntnis aller relevanten Assessments zur Qualifizierung und Quantifizierung der respiratorischen Probleme, sowie die Kenntnis von auf Sicherheit und Effektivität überprüften atemphysiotherapeutischen Maßnahmen.

Die physiotherapeutische Behandlung orientiert sich am physiotherapeutischen Prozess. Die drei großen Bereiche sind

- Problemidentifizierung,
- Planungs- und Umsetzung sowie die
- Dokumentation und der interdisziplinäre Informationsaustausch.

3.2 Problemidentifizierung

Nach dem Erheben der Informationen aus der Krankengeschichte beim stationären Patienten bzw. aus den mitgebrachten Befunden beim Patienten in der Praxis werden in einem Patientengespräch der bisherige und aktuelle Verlauf inklusive des subjektiven Hauptproblems, der zugehörigen Symptome und deren Charakterisierung und Gewichtung sowie ergänzende Informationen zusammengefasst und dokumentiert.

Der Patient wird im sogenannten Sichtbefund (Inspektion) analysiert, um einen Eindruck über seinen physischen Zustand und seine psychische Verfasstheit zu bekommen. Die Befunde werden nachvollziehbar dokumentiert.

3.2.1 Anamnesegespräch

Das vom Patienten artikulierte Hauptproblem – so er dazu in der Lage ist, sich zu äußern – ist der Arbeitsauftrag an den Therapeuten. Im Rahmen er Anamnese werden nach der Schilderung des Hauptproblems folgende Bereiche erfragt und thematisiert:

- Charakterisierung und Gewichtung v. a. der Symptome Dyspnoe, Husten, atemabhängiger Schmerz
- Zeitlicher Verlauf des aktuellen Problems mit der Frage, ob es akut oder chronisch ist
- Erfassen von relevanten Begleiterkrankungen, wie z. B. Osteoporose

- Medikation/Atemhilfen/Mobilitätshilfen/personelle Unterstützung, durch Angehörige, mobile Pflege, Sozialdienste
- Schlafverhalten und Schlafposition
- Raucheranamnese
- Trinkmenge

Zum Schluss werden die konkreten Erwartungen des Patienten an die Therapie erfragt. Zudem sollte besprochen werden, wieviel Zeit und Mittel der der Patient für seine Therapie aufbringen kann und möchte.

Danach folgt die **Formulierung** einer ersten **Arbeitshypothese** nach den Hypothesenkategorien des ICF-Modells (International Classification of Functioning, Disability and Health). Das ICF-Modell folgt einer bio-psycho-sozialen Betrachtungsweise, derzufolge die Funktionsfähigkeit eines Menschen grundsätzlich als Interaktion zwischen Gesundheitsproblem und (umwelt- und personenbezogenen) Kontextfaktoren zu sehen ist. Veränderungen einer dieser Einflussgrößen haben stets Auswirkungen auf das gesamte System.

Vor der Planung der Untersuchungen ist zu analysieren, welche Strukturen/Funktionen beeinträchtigt sein könnten und wie die prognostischen Faktoren den aktuellen Status und den Verlauf beeinflussen können. Selbstverständlich werden auch bei respiratorischen Störungen die Hypothesenkategorien des ICF-Modells herangezogen.

- **Teilbereich 1 – Funktionsfähigkeit und Behinderung:**
  - **Körperfunktion/Körperstruktur:** Die Symptome wie Atemnot oder Husten werden möglichen strukturellen bzw. funktionellen Ursachen zugeordnet. Bei pulmonalen Erkrankungen kommen grundsätzlich die Atemsteuerung, die Lunge, der knöcherne Thorax und die Atempumpe für die Funktionseinschränkung infrage.
  - **Aktivität:** Die häufigste Ursache für die Einschränkung körperlicher Aktivitäten ist die (Belastungs-)Dyspnoe. Inaktivität führt ebenso zur Reduktion der körperlichen Leistungsfähigkeit. Dies wiederum trägt zu einer Abwärtsspirale aus Atemnot und zunehmender Dekonditionierung des Patienten bei.
  - **Partizipation:** Viele Patienten mit fortgeschrittenen Lungenerkrankungen meiden soziale Kontakte. Ursachen dafür sind häufig Scham wegen des produktiven Hustens oder wegen der durch Dyspnoe eingeschränkten Mobilität oder aufgrund der hustenbedingten Inkontinenz.
- **Teilbereich 2 – Kontextfaktoren:**
  - Umweltfaktoren
  - Personenbezogene Faktoren

Bei der **Planung** der allgemeinen und speziellen Untersuchungsmaßnahmen und Interpretation ärztlicher Befunde sind unbedingt Kontraindikationen/Vorsichtsmaßnahmen, die sich aus den bisher erhobenen Daten ergeben, zu berücksichtigen. Im Zweifelsfall ist ärztlicher Rat einzuholen.

3.2.2 Erstellen einer physiotherapeutischen Diagnose

Die Ergebnisse aus Anamnese und Untersuchung werden, wie in jedem anderen Teilbereich der Physiotherapie, interpretiert. Damit können die aktuellen Hauptprobleme und Symptome der Betroffenen erklärt und eine Risikostratifizierung vorgenommen werden. Mit dem Erstellen der sogenannten physiotherapeutischen Diagnose endet die Problemidentifizierungsphase.

3.3 Planung- und Umsetzung

- **Planung:** Gemeinsam mit dem Patienten werden sowohl Therapieziele, Nah- als auch Fernziele sowie Wiederbefundungsparameter festgelegt und geeignete Therapiemaßnahmen ausgewählt, die für Patienten mit Bedacht auf ihre Möglichkeiten und realistische Erreichbarkeit abgestimmt sein müssen.
- **Umsetzung:** Die gewählten Maßnahmen werden je nach Tagesverfassung des Patienten angepasst, umgesetzt und dokumentiert. Dazu zählen auch Schulung und Beratung der Patienten und deren Angehörigen und das Erstellen von Heim- und Trainingsprogrammen.

3.4 Dokumentation, Reflexion und Evaluation

Eine laufende und genaue Dokumentation und Reflexion der gesetzten Maßnahmen sind Grundlage einer sinnvollen Evaluation und Weiterentwicklung, wie auch Basis einer sicheren und effektiven Therapie. Darüber hinaus ist die Dokumentationspflicht im Berufsgesetz verankert.

3

LITERATUR

Nessizius S, Rottensteiner C, Nydal P. Frührehabilitation in der Intensivmedizin München: Elsevier; 2017.

Nessizius S. Aufgaben der Physiotherapie in der Intensivmedizin. Med Klin Intensivmed Notfmed 2014; 109: 547–554.

Parsons PE, Heffner JE. Pulmonary/Respiratory Therapy Secrets (3rd. ed.) London: Mosby Elsevier Verlag; 2006.

Pryor JA, Prasad SA. (ed.) Physiotherapy for Respiratory and Cardiac Problems. (4thed.). London: Churchill Livingstone Elsevier; 2008.

Puhan MA, Schünemann HJ, Frey M et al. How should COPD patients exercise during respiratory rehabilitation? Comparison of exercise modalities and intensities to treat skeletal muscle dys- function. Thorax 2005; 60 (5): 367–375.

Radlinger L. Rehabilitative Trainingslehre. Stuttgart: Thieme; 1998.

Rutte R, Sturm S. Atemtherapie. Berlin: Springer; 2003.

Schenker M. Analytische Atemphysiotherapie. Bern: Edition Phi; 2000.

Schultz K, Lichtenschopf A, Frey M. Trainingstherapie bei COPD. Oberhaching: Dustri; 2012.

Schultz K, Vonbank K, Frey M. (Hrsg.) Pneumologische Rehabilitation. Oberhaching: Dustri; 2018.

van Gestel A. Physiotherapie bei chronischen Atemwegs- und Lungenerkrankungen. Evidenzbasierte Praxis. Heidelberg: Springer; 2010.

Watchie J. Cardiovascular and Pulmonary Physical Therapy. Missouri: Saunders Elsevier; 2010.

KAPITEL

4

Beate Krenek

Diagnostik und atemphysiotherapeutische Befunderhebung

4.1 Stellenwert der Befunderhebung 53

4.2 Anamnestische Patientenbefragung 53
4.2.1 Atemnot 53
4.2.2 Husten 53
4.2.3 Schmerzen 53
4.2.4 Bisherige Therapien 53

4.3 Patienteneinschätzung durch den Therapeuten 53

4.4 Sichtbefund (Inspektion) 54
4.4.1 Atemfrequenz 54
4.4.2 Atemwege 54
4.4.3 Atemhilfsmuskeleinsatz 54
4.4.4 Einziehungen 54
4.4.5 Periphere/zentrale Zyanose 54
4.4.6 Atemrhythmus 54
4.4.7 Thoraxsymmetrie und Thoraxform 55
4.4.8 Atemmuskelermüdung/-erschöpfung 55

4.5 Tastbefund (Palpation) und Klopfbefund (Perkussion) 55
4.5.1 Palpation des Thorax 55
4.5.2 Perkussion 56
4.5.3 Zwerchfellpalpation 56

4.6 Spezielle atemtherapeutische Befundung 56
4.6.1 Messung der Dyspnoe 56
4.6.2 Pulsoxymetrie 58
4.6.3 Auskultation 59
4.6.4 Messung des Maximal Inspiratorischen (MIP) und Maximal Exspiratorischen Drucks (MEP) . . . 60
4.6.5 Messung des Peak-Cough-Flows (PCF) und des Peak-Flows (PEF) 61

4.7 Tests zur Feststellung der körperlichen Leistungsfähigkeit 62
4.7.1 Labortests 63
4.7.2 Gehtests 63
4.7.3 ADL-Tests 65

4.8 Interpretation der ärztlichen Befundung . . . 67
4.8.1 Thoraxröntgen . . . 67
4.8.2 Spirometrie . . . 69
4.8.3 Bronchospasmolyse- und Provokationstest . . . 71
4.8.4 Blutgasanalyse . . . 71
4.8.5 Blutuntersuchung . . . 73

4.9 Red Flags bei der Diagnostik . . . 73

4.1 Stellenwert der Befunderhebung

Die atemphysiotherapeutische Befunderhebung besteht im Wesentlichen aus der anamnestischen Patientenbefragung, der Patienteneinschätzung durch den Therapeuten, dem Sichtbefund (Inspektion), dem Tastbefund (Palpation), der speziellen atemtherapeutischen Befunderhebung und den Tests zur Feststellung der körperlichen Leistungsfähigkeit. Zusätzlich werden alle verfügbaren ärztlichen Befunde, wie u. a. Lungenröntgen, Blutgasanalyse und Spirometrie, als ergänzende Informationen herangezogen.

Ziel ist es, auf Basis der erhobenen Befunde einen adäquaten Therapieplan für den Patienten zu erstellen, der im Patientenalltag auch umsetzbar ist.

4.2 Anamnestische Patientenbefragung

Es können mehrere Kardinalfragen zu den Haupt- oder Leitsymptomen respiratorischer Funktionseinschränkung identifiziert werden.

Die Fragen zielen darauf ab, herauszufinden, ob die momentane Problematik ein akutes oder chronisches Geschehen ist. Des Weiteren versucht man durch Befragung das Ausmaß der Einschränkungen insbesondere auf die Alltagsbewältigung, aber auch hinsichtlich des Schlafes zu erfassen. Die Befragung dient auch dem Erkennen der zur Verfügung stehenden Ressourcen hinsichtlich Zeit, Energie, Beschaffung von Materialien und dem Abklären der Unterstützung durch das persönliche Umfeld der Patienten.

Exemplarisch für den Fragenkatalog werden folgende Kardinalsymptome in der Anamnese erfasst: Atemnot, Husten, Schmerzen, bisherige Therapien.

4.2.1 Atemnot

- Seit wann?
- Akut, chronisch, stabil oder progredient?
- Wann? In Ruhe oder bei körperlicher Belastung? Bei welcher Belastung konkret?
- Tageszeitenabhängig?
- Was hilft?

4.2.2 Husten

- Seit wann?
- Akut, chronisch, stabil oder progredient?
- Wann? Morgens, abends, nachts, bei Belastung?
- Wie? Ständig, anfallsweise?
- Produktiv oder unproduktiv?
- Sputummenge, Farbe, Konsistenz? Trinkmenge pro Tag?
- Inkontinenz während des Hustens?
- Raucheranamnese, berufsbedingte Inhalation von Schadstoffen?
- Was hilft?

4.2.3 Schmerzen

- **Wann?** Immer, selten, nie?
- Akut, chronisch, stabil oder progredient?
- **Auslöser?** spezifisch oder unspezifisch?
- **Wo?**
- **Wie?** Atmungs (un-)abhängig?
- **Was hilft?**

4.2.4 Bisherige Therapien

Was ist das **Hauptproblem des Patienten?** Präzise Formulierung!

4.3 Patienteneinschätzung durch den Therapeuten

- Allgemeines Erscheinungsbild
- Kooperativ/unkooperativ/kann nicht kooperieren
- Krankheitseinsichtig
- Einsatzwille des Patienten zur Verbesserung seiner derzeitigen Situation: viel/mäßig/gering/gar nicht
- Soziales Umfeld: unterstützend/neutral/behindernd/Ressourcen

4

4.4 Sichtbefund (Inspektion)

Der Sichtbefund wird, so es der Zustand des Patienten erlaubt, im Sitzen, Stehen und Liegen durchgeführt, um Veränderungen der Atmung bei Veränderung der Körperposition feststellen zu können, die u. a. einen Rückschluss auf therapeutische Ausgangspositionen erlauben. Ein Patient, der aufgrund seiner Atemnot die Atemhilfsmuskulatur im Sitzen einsetzen muss, wird für die Therapie möglichst nicht in Rückenlage liegend gelagert werden.

Beim Sichtbefund sucht der Therapeut nach sogenannten **Zeichen erhöhter Atemarbeit:** Atemfrequenz, gewählter Atemweg, Atemhilfsmuskeleinsatz, Einziehungen, Zyanose, Atemrhythmus sowie Thoraxasymmetrie.

4.4.1 Atemfrequenz

- Eupnoe: normale Atemfrequenz (12–16 Atemzüge pro Minute, hohe Variabilität) und Atemtiefe
- Tachypnoe: Atemfrequenz über 16 Atemzüge pro Minute bei normaler Atemtiefe
- Hyperpnoe: rasche und tiefe Atemzüge bei ungenügender Sauerstoffversorgung
- Bradypnoe: Atemfrequenz von 10 Atemzügen oder weniger pro Minute
- Hypopnoe: langsame Atemfrequenz und geringe Atemtiefe
- Apnoe: Atemstillstand länger als 10 Sekunden
- Orthopnoe: Atemnot im Liegen
- Dyspnoe: subjektives Empfinden von Atemnot

4.4.2 Atemwege

Als Atemwege kommen Nase/Mund bzw. Nase und Mund im Wechsel, ein Tracheostoma oder Tubus in Frage. Physiologisch, außer bei körperlicher Belastung, ist die Atmung durch die Nase. Bei Einsatz der Mundatmung muss im Fall von Sauerstoffpflicht die Sauerstoffapplikation über den Mund erfolgen.

GUT ZU WISSEN

Die Applikation des Sauerstoffs muss über den bevorzugten Atemweg erfolgen und es soll nicht die Atmung an den Atemweg angepasst werden, für den eine Applikation zur Verfügung steht.

4.4.3 Atemhilfsmuskeleinsatz

Bei Gesunden wird die Atemhilfsmuskulatur erst bei physischen Belastungen aktiv. Falls sie bereits in Ruhe aktiv ist, muss dies bei der Auswahl der therapeutischen Lagerung des Patienten berücksichtigt werden, um den Einsatz der Atemhilfsmuskulatur zu ermöglichen.

4.4.4 Einziehungen

Diese werden durch den inspiratorischen Sog des Zwerchfells bei der Volumenverschiebung gegen große Widerstände sichtbar. Sie sind häufig an der Incisura jugularis, ebenso interkostal und/oder supraklavikulär sichtbar. Therapeutisches Ziel ist es, die Last der Atempumpe zu reduzieren.

Eine Sonderform der Einziehungen ist das sogenannte Hover-Zeichen, das bei Patienten mit obstruktiven Lungenerkrankungen durch die Abflachung der Zwerchfellkuppeln entsteht. Bei Kontraktion des Zwerchfells wird eine bandförmige Einwärtsbewegung im Bereich der unteren Rippen sichtbar.

4.4.5 Periphere/zentrale Zyanose

Die als Zyanose bezeichnete bläuliche Verfärbung von Haut oder Schleimhaut ist bedingt durch Sauerstoffmangel. Sie kann peripher an Fingern und Zehen auftreten (periphere Zyanose), aber auch an Lippen, Nase, Ohren (zentrale Zyanose).

Der Patient muss üblicherweise mit zusätzlicher Sauerstoffgabe versorgt werden, wenn die Pulsoxymetrie oder Blutgasanalyse zu niedrige Sauerstoffwerte ergibt.

4.4.6 Atemrhythmus

Das Verhältnis von Inspiration zur Exspiration (I:E) sollte 1:1,5–2 sein, mit einer kurzen endexspiratorischen Pause.

Eine verlängerte Exspiration (I:E = 1:3–5) kann ein Hinweis auf eine obstruktive Ventilationsstörung sein, eine verkürzte Exspiration (I:E = 1:1) kann eine restriktive Störung anzeigen. Allerdings wird bei länger bestehender Belastung der Atempumpe und damit einhergehender Ermüdung der Atemmuskulatur auch beim obstruktiven Patienten eine Atemfrequenz von 1:1 wahrscheinlich. In diesem Fall sind u. a. Maßnahmen des Atemnotmanagements angebracht.

4.4.7 Thoraxsymmetrie und Thoraxform

Die Form und Symmetrie des Thorax geben u. a. einen Hinweis auf die mechanische Aufhängung der Atemmuskulatur v. a. des Zwerchfells. Bei mechanischer Beeinträchtigung ist gegebenenfalls an ein Atemmuskeltraining zu denken.

4.4.8 Atemmuskelermüdung/-erschöpfung

Klinische Zeichen für Atemmuskelermüdung/-erschöpfung sind:

- **Paradoxe abdominelle Atembewegung:** Einziehen des Bauchs bei der Inspiration. Durch Kontraktion der geraden Bauchmuskeln wird der untere Rippenbogenrand dem Becken angenähert, was zu einer geringen Volumenverschiebung in der Lunge führt. Zusätzlich wird durch den Sog im Pleuraspalt das Abdomen nach innen gesaugt.
- **Inverse Atmung:** Diese entsteht durch eine vollständige Verlegung der großen Atemwege. Beim Versuch die Blockade zu überwinden, hebt sich der obere Thorax bei der Exspiration ruckartig und das Abdomen wird eingezogen. Dies ist der Versuch, sehr hohe Atemwegswiderstände zu überwinden.
- **Respiratorischer Alternans (Schaukelatmung):** Als Hinweis auf die erschöpfte Atemmuskulatur wird abwechselnde die isolierte abdominelle und die sternale Atmung eingesetzt, um die jeweils andere Muskulatur zu entlasten.

4.5 Tastbefund (Palpation) und Klopfbefund (Perkussion)

In der atemphysiotherapeutischen Befundung werden unterschiedliche Strukturen palpiert, um Aufschluss über die mögliche Reaktion der Gewebe während der Therapie zu erhalten.

Die Palpation des **Thorax** kann vorgenommen werden, wenn es die Stabilität des knöchernen Thorax, der Ausschluss anderer Kontraindikationen wie kardiale Dekompensation und der Grad der Atemnot des Patienten zulässt. Die **Perkussion** der **Lunge** dient zur Feststellung des Luftgehalts im perkutierten Gebiet.

4.5.1 Palpation des Thorax

Die Palpation des knöchernen Thorax hat zum Ziel, die Beweglichkeit des knöchernen Thorax sowie des darunter befindlichen Lungengewebes zu überprüfen, insbesondere wenn man für die Therapie Formen der **Thoraxkompression** vorsieht. Palpiert werden können auch das Sekret v. a. im sternalen Bereich und die Atemexkursionen im Seitenvergleich.

Um das das Ausmaß der Thoraxexpansion während der Atemmanöver zu erfassen, müssen folgende Strukturen und Gegebenheiten geprüft werden:

- Position der Trachea, um Seitabweichungen festzustellen z. B. beim Pneumothorax, Erguss
- Vibrationen, die durch Flüssigkeit bzw. zentrales Sekret oder pleurale Reibegeräusche hervorgerufen werden
- Sensibilität
- Hauttemperatur
- Narben, Narbenverschieblichkeit
- Elastizität des knöchernen Thorax
- Komprimierbarkeit der Lunge
- Hyper- oder Hypotonus der Atem- bzw. Atemhilfsmuskulatur
- Haut- oder Weichteilemphysem

Bei der Thoraxkompression greifen die Hände flächig. Zug und Druck im Bereich des Sternums erfolgen gleichmäßig verteilt mit der flach aufliegenden Hand nach kaudal, am seitlichen Thorax im Rippenverlauf zum entgegengesetzten Beckenkamm. Es wird nur während der Ausatmung des Patienten Druck gegeben.

Selbstverständlich müssen vor der Durchführung der Palpation Kontraindikationen wie Osteoporose, Schmerzen in Wirbelsäule oder Thorax, akute Entzündungen oder Tumoren in diesem Bereich ausgeschlossen werden.

CAVE

Vorsicht bzw. Kontraindikationen für Thoraxkompression u. a. bei:
- Osteoporose
- Frakturen im Bereich des knöchernen Thorax
- Wirbelsäulenproblemen
- Massiven kardialen Problemen
- Frischer Operation im Thoraxbereich
- Hautdefekten

4.5.2 Perkussion

Als Befunde der Perkussion sind ein **hypersonorer Klopfschall** zu unterscheiden, der viel Luft im perkutierten Gebiet wie z. B. bei Lungenemphysem vermuten lässt oder ein **hyposonorer Klopfschall,** der häufig bei Flüssigkeit im perkutierten Gebiet wie z. B. bei Lungenödem, Pneumonie oder Pleuraerguss vorkommen kann.

PRAXISTIPP

- Wenn bei Palpation und/oder Perkussion eine Abweichung von der Norm festgestellt wird, ist eine ergänzende Befundung durchzuführen.
- Liegt bei der Palpation eine Pathologie vor, ist z. B. das Lungenröntgen zu Rate zu ziehen.
- Sind bei der Perkussion pathologische Klopfgeräusche zu erkennen, so ist u. a. eine Auskultation mittels Stethoskop oder die Interpretation des Lungenröntgens vorzunehmen.

4.5.3 Zwerchfellpalpation

Die Zwerchfellpalpation wird vorgenommen, um das mögliche Bewegungsausmaß des Zwerchfells während der In- und Exspiration im Seitenvergleich in Erfahrung zu bringen und um die grundsätzliche Muskelspannung herauszufinden.

Kontraindikationen für die Zwerchfellpalpation sind u. a. Schmerzen im Bereich der Lungen und des oberen Abdomens, Entzündungen, Tumoren, frische Operationen im Abdomen.

In der Therapie wird ein hypertones Zwerchfell detonisiert, ein hypotones tonisiert. Bei Muskelverhärtungen kann u. a. die Triggerpunkttherapie angewendet werden. Ziel der Therapie ist es, im Rahmen der Therapie den Bewegungsumfang des Diaphragmas zu vergrößern, damit es mehr Volumen verschieben kann.

4.6 Spezielle atemtherapeutische Befundung

Wenn der Patient Zeichen von Ruhe- bzw. Belastungsatemnot, Husten, Auswurf aufweist, ist eine spezielle atemphysiotherapeutische Befundung durchzuführen und zu interpretieren. Im Folgenden werden Skalen zur Beurteilung der Ausprägung einer Dyspnoe angeführt.

4.6.1 Messung der Dyspnoe

Dyspnoe ist ein Leitsymptom, deren Ursache immer ärztlich abgeklärt werden sollte. Die Bestimmung des Dyspnoegrads ist ein Auswahlkriterium für die Wahl der geeigneten physiotherapeutischen Maßnahmen oder der Therapievoraussetzungen, wie z. B. das Bereitstellen von Inhalationsgeräten, Sauerstoff, Lagerungsmaterial.

Im Normalfall ist die Atmung unbewusst. Eine subjektive Atemerschwernis wird als Dyspnoe bezeichnet. Sie ist das häufigste Symptom der Limitierung von körperlicher Belastungsfähigkeit abgesehen von Muskelschwäche und Schmerz.

Häufig verwendete Dyspnoeskalen sind die VAS-Skala, die MRC, die mMRC-Dyspnoeskala, die Borg-Skala und die modifizierte Borg-Skala.

Es gibt sogenannte numerische Skalen, bei denen die Patienten ohne verbale Unterstützung den Grad ihrer Atemnot einschätzen sollen. Diese Skalen sollen bewusste oder unbewusste Manipulation durch die Patienten verhindern. Manchen Patienten mag es schwerfallen, ihre Atemnot mit diesen Skalen zu beurteilen. Die Einschätzung mit verbal unterstützen Messmethoden wie der Borg-Skala oder der mMRC-Skala erleichtert manchen Patienten eben diese Einschätzung.

VAS-Skala

Diese Skala (➤ Abb. 4.1) beinhaltet Einheiten von 0 (keine Atemnot) bis 10 (maximal vorstellba-

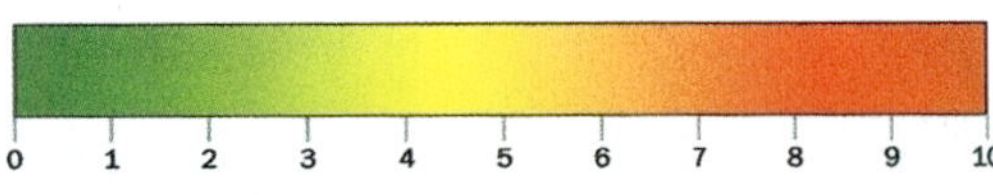

Abb. 4.1 VAS-Skala. [T763]

re Atemnot). Sie ist genauso zu verwenden wie für die Einschätzung von Schmerz, was von Vorteil ist, wenn Patienten unter beiden Symptomen leiden. Die VAS-Skala ist seit Langem gut im therapeutischen Setting etabliert.

MRC-Dyspnoeskala (Medical Research Council)

Die MRC- und die mMRC-Dyspnoeskala (➤ Tab. 4.1, ➤ Tab. 4.2) ermöglichen die Quantifizierung und Qualifizierung der subjektiv empfundenen Atemnot in Alltagsbelastungen. Üblicherweise können Patienten so ihre Dyspnoe sehr gut einschätzen.

Tab. 4.1 Medical Research Council (MRC-Skala).

MRC-Grad	Symptomatik
1	Keinerlei Atemnot, ausgenommen bei starker Anstrengung
2	Atemnot bei schnellem Gehen oder beim Bergaufgehen mit leichter Steigung
3	Atemnotbedingt langsames Gehen in der Ebene (langsamer als Gleichaltrige), Patient benötigt trotz selbst gewählter Geschwindigkeit Pausen
4	Patient benötigt eine atemnotbedingte Pause beim Gehen in der Ebene nach ca. 100 m oder nach wenigen Minuten
5	Patient ist zu kurzatmig, um das Haus zu verlassen oder sich an- und auszuziehen

mMRC-Dyspnoeskala

Tab. 4.2 Modifizierte Dyspnoeskala des Medical Research Council (mMRC-Skala).

mMRC-Grad	Symptomatik
0	Atemnot bei großer Anstrengung
I	Atemnot bei schnellem Gehen oder bei leichten Anstiegen
II	langsameres Gehen als Gleichaltrige aufgrund von Atemnot
III	Atemnot bei Gehstrecke um 100 m
IV	Atemnot beim An- bzw. Ausziehen

Borg-Skala

Die Borg-Skala (➤ Tab. 4.3) und die modifizierte Borgskala (➤ Tab. 4.4) ermöglichen eine unmittelbare situative Erfassung der Atemnot ohne zwingende

Tab. 4.3 Borg-Skala zur Beurteilung von Atemnot bzw. Anstrengung. RPE: Rating of Perceived Exertion (Ausmaß des Anstrengungsgefühls). RPB: Rating of Perceived Breathlessness (Grad der empfundenen Atemnot).

RPE/RPD	Belastungs-/Anstrengungsempfinden	Atemnote mpfinden
6	Sehr, sehr leicht	Gering
7		
8	Sehr leicht	
9		
10	Leicht	
11		
12	Etwas anstrengend	Erheblich
13		
14	Anstrengend	Stark
15		
16	Sehr schwer	Sehr stark
17		
18	Sehr, sehr schwer	Sehr, sehr stark
19		
20	Maximal vorstellbare Atemnot	

Tab. 4.4 Modifizierte Borg Skala zur Beurteilung der Atemnot.

RPE/RPD	Belastungs-/Anstrengungsempfinden
0	Keine Atemnot
1	Sehr geringe Atemnot
2	Geringe Atemnot
3	Mäßige Atemnot
4	Erhebliche Atemnot
5	Schwere Atemnot
6	Sehr schwere Atemnot
7	
8	
9	Sehr, sehr schwere Atemnot (fast maximal)
10	Maximal vorstellbare Atemnot

Bezugnahme auf Alltagsbelastungen. Diese Skalen werden sehr häufig im Akut- und Rehasetting eingesetzt, um Auswirkungen von Therapiemaßnahmen zu evaluieren.

Da in der Regel die Ruheherzschlagfrequenz bei ca. 60 Schlägen pro Minute liegt, beginnt die Borg-Skala bei der Belastungsstufe 6, was 60 Schlägen pro Minute entspricht. Die maximale Herzschlagfrequenz liegt bei gesunden Menschen meist bei ca. 200 Schlägen pro Minute – daher endet die Borg Skala bei dem Skalenwert 20.

Atemnot nach New York Heart Association

Die Quantifizierung der Dyspnoe nach dem WHO-Schema der NYHA (New York Heart Association – Classification of Breathlessness) erfolgt nach der Definition von Alltagsaktivitäten hinsichtlich deren Schwere. Die Atemnot wird hier folgendermaßen klassifiziert:

- **NYHA I:** keine Atemnot bei körperlicher Belastung
- **NYHA II:** Dyspnoe bei großer körperlicher Belastung z. B. Stiegen steigen
- **NYHA III:** Symptome bei geringer körperlicher Belastung z. B. anziehen, duschen ...
- **NYHA IV:** Dyspnoe in Ruhe

PRAXISTIPP

Umgang mit schwerer Atemnot

Die Angabe von schwerer Atemnot auf einer der Dyspnoeskalen erfordert ärztliche Abklärung vor Therapiebeginn.

4.6.2 Pulsoxymetrie

Mithilfe eines Pulsoxymeters (➤ Abb. 4.2) lassen sich nichtinvasiv die Sättigung des Hämoglobins mit Sauerstoff sowie die Herzfrequenz messen. Die Sauerstoffsättigung gibt an, wie viel Prozent des Gesamthämoglobins mit Sauerstoff gesättigt sind. Der Sauerstoffgehalt wird in Prozent angegeben und beträgt normalerweise zwischen 97 % und 99 %.

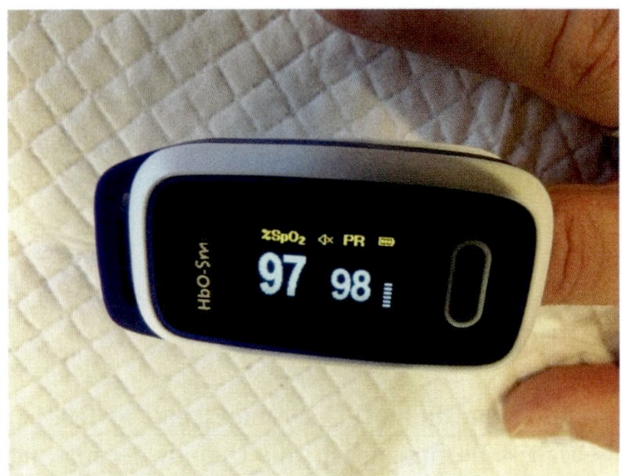

Abb. 4.2 Pulsoxymeter. [P210]

Zur Messung der peripheren Sauerstoffsättigung stehen unterschiedliche Messsensoren zur Verfügung. Meist wird ein Fingersensor verwendet. Es werden aber auch Ohrsensoren oder Sensoren, die mit Klebepads z. B. an die Stirn fixiert werden können, angeboten.

Mithilfe eines Senders und eines Empfängers für Infrarotlicht wird die Menge des absorbierten Lichtes gemessen. Der Sensor rechnet die verschiedenen Abschwächungsgrade des absorbierten Lichtes in eine Prozentangabe um.

Um eine zuverlässige Messung zu erzielen, ist zu beachten, dass

- kein Nagellack/Gelnägel/Schmucksteine am Messfingernagel sind,
- Finger/Ohrläppchen gut durchblutet sind und dass
- keine Rüttelbewegungen am Sensor stattfinden.

Ab einer Sauerstoffsättigung von $\leq 90\,\%$ bzw. einem PaO_2 von $\leq 55\,mmHg$ ist der Patient üblicherweise sauerstoffpflichtig. Die Dosierung erfolgt auf ärztliche Verordnung.

PRAXISTIPP

Hypoxie

Hat ein Patient – sei es in Ruhe oder bei Belastung – eine Sauerstoffsättigung $< 90\,\%$, ist vor Therapiebeginn eine ärztliche Abklärung der Ursache notwendig.

Patienten mit chronischen Lungenerkrankungen neigen häufig dazu, das tatsächliche Ausmaß ihrer Funktionseinschränkung falsch einzuschätzen. Um Risiken durch eine Unterdiagnose auszuschließen, ist es empfehlenswert, bei allen Patienten mit Lungenerkrankung als Haupt- oder Nebendiagnose eine Pulsoxymetrie zumindest vor dem ersten Therapiebeginn und während des Therapieverlaufs durchzuführen, bis ein klares Bild der Oxygenierung vorliegt.

4.6.3 Auskultation

Unter Auskultation versteht man das Abhören der Lunge mittels Stethoskop zur Identifikation physiologischer und pathologischer Atemgeräusche. Das Abhören der Lunge (➤ Abb. 4.3) ist ein **integrativer Bestandteil** der **Atemtherapie**.

Die Auskultation wird wie folgt durchgeführt:

- Überprüfen ob das Stethoskop funktioniert.
- Patienten positionieren.
- Oberkörper frei machen.
- Guten Hautkontakt der Membran des Stethoskops sicherstellen, um Reibegeräusche zu verhindern.
- Patient atmet durch den offenen Mund tief ein und rasch und vollständig aus.
- Abhören immer im Seitenvergleich, ebenso vor und nach Therapie, häufig auch während der Therapie.

Unterschieden werden **physiologische** und **pathologische** Atemgeräusche.

Physiologisches Atemgeräusch

Das laminare Strömen der Luft in den Atemwegen ist geräuschlos, nur die turbulente Störung ist hörbar. Bei forcierter Ein- und Ausatmung eines lungengesunden Menschen hört man bei der Einatmung v. a. über den zentralen Luftwegen das Strömungsgeräusch der Luft. Dies wird auch als **tracheales/bronchiales Atmen** bezeichnet.

Pathologische Atemgeräusche

Pathologische Atemgeräusche entstehen u. a. durch Turbulenzen in den Atemwegen, durch die Schwingung der Bronchialwand, durch die Verengung des Lumens des Atemwegs, Schwingung von Sekret oder durch den Durchtritt von Luft durch das Sekret.

- **Bronchialatmen:** verstärktes Atemgeräusch, wenn die Dämpfung verringert ist, z. B. Pneumonie, Atelektase
- **Abgeschwächtes Atemgeräusch:** durch Überblähung der Lunge oder durch Verstärkung der Dämpfungsfaktoren wie bei Pneumothorax, Pleuraerguss, Unterlappenatelektase
- **Brodeln:** wird durch Flüssigkeit hervorgerufen, die durch die Luftströmung bewegt wird (z. B. bei Lungenödem oder Pneumonie)

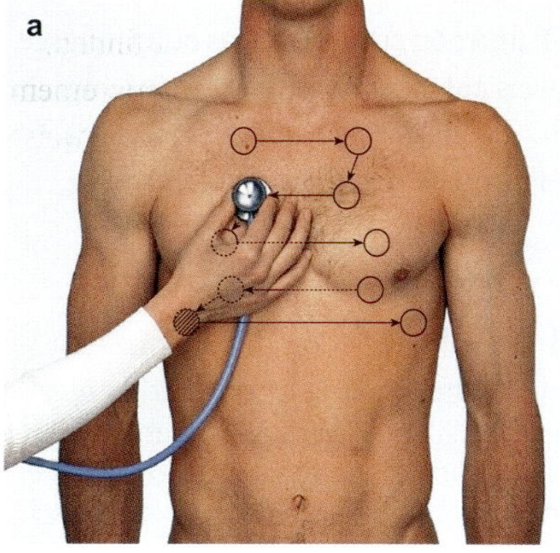

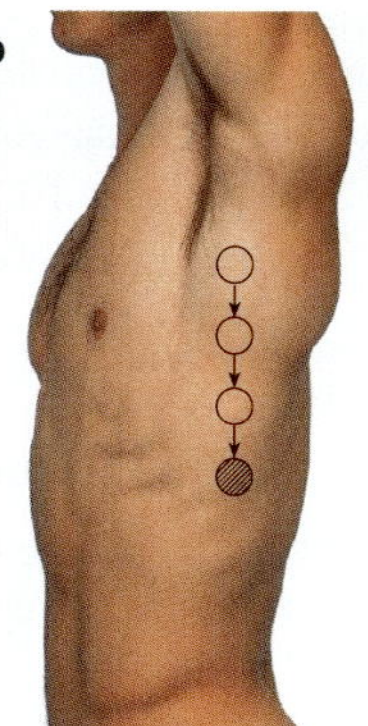

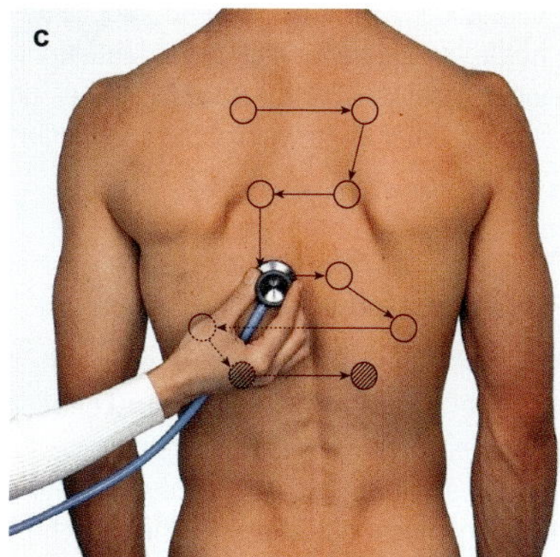

Abb. 4.3 Auskultation der Lunge, Auskultationsrichtung eingezeichnet. (Bereiche mit abgeschwächtem Atemgeräusch sind mit schraffierten Kreisen gekennzeichnet).
a) Auskultation von vorne; rechts ist das Atemgeräusch über der Leber abgeschwächt. [K116]
b) Auskultation der Lunge von seitlich. [K116]
c) Auskultation der Lunge von hinten. [K116]

- **Rasseln:** verweist auf lockeres Sekret bzw. Flüssigkeit
- **Brummen** deutet auf zähes, wandständiges Sekret hin
- **Inspiratorischer Stridor**: hoher Pfeifton bei sichtbar erschwerter Einatmung meist in Folge von Aspiration oder durch Verengung der oberen Atemwege (red flag)
- **Exspiratorisches Giemen** (pfeifendes Nebengeräusch): bei sichtbar erschwerter Ausatmung als Hinweis auf enge Atemwege bzw. Wandinstabilität bei obstruktiven Lungenerkrankungen (yellow flag)
- **In- und exspiratorisches Giemen:** klassisches Atemgeräusch des Asthmatikers, das durch Atmen gegen große in- und exspiratorische Atemwegswiderstände entsteht
- **Stridor:** inspiratorisches, pfeifendes Atemgeräusch z. B. bei Aspiration
- **Fehlendes Atemgeräusch:** über einem Lungenaral als Hinweis fehlender Ventilation in diesem Bereich

Bei der Dokumentation ist auf folgende Parameter zu achten: Lokalisation (Lungengrenzen beachten), wann ist das Geräusch hörbar (während Inspiration/Exspiration/beiden) und wie kann das Atemgeräusch beschrieben werden.

GUT ZU WISSEN

Lokalisation von Atemgeräuschen

- Ein zentrales Atemgeräusch ist über der Trachea und den großen Bronchien als laut „fauchendes" Geräusch hörbar, so als würde man in ein Metallrohr pusten.
- Ein peripheres Atemgeräusch ist über der gesamten Lunge hörbar als leises hauchendes Geräusch.

PRAXISTIPP

Fehlendes Atemgeräusch über einem Lungenareal

Hört der Therapeut bei der Auskultation in einem umschriebenen Gebiet kein Atemgeräusch, hat er mit hoher Wahrscheinlichkeit ein minder- oder nichtbelüftetes Lungenareal detektiert. Durch einfache Maßnahmen kann erfasst werden, ob vor der Therapie eine ärztliche Abklärung des Patienten notwendig ist oder ob mit paralleler ärztlicher Abklärung eine Initialtherapie begonnen werden kann. Bei einem Patienten mit schleimbedingter Obturation der Atemwege kann durch sekretfördernde Maßnahmen eine Verbesserung der Ventilation erreicht werden. Ebenso kann z. B. bei einem Patienten mit ausgeprägter Skoliose durch Veränderung der Körperposition eine Ventilationsverbesserung eines zuvor minderbelüfteten Lungenbereichs erzielt werden. In beiden Fällen kann mit der Therapie begonnen werden.

Führen die therapeutischen Maßnahmen nicht zum erwünschten Ergebnis, ist die Therapie abzubrechen und eine ärztliche Abklärung einzuleiten.

Bei Patienten mit Sekretproblemen kann durch Auskultation die Lokalisation und Konsistenz des Schleims erfasst werden, was die Wahl der sekretfördernden Technik maßgeblich beeinflusst.

4.6.4 Messung des Maximal inspiratorischen (MIP) und Maximal exspiratorischen Drucks (MEP)

Der maximale inspiratorische Druck (MIP) ist das Maß für die aktuelle inspiratorische Kraft der Atempumpe, und der maximale exspiratorische Druck (MEP) beschreibt die aktuelle Ausatemkraft des Patienten (➤ Tab. 4.5).

- **MIP-Normwert:** geschlechtsspezifisch zwischen 80–120 cmH_2O, ein MIP unter 30 % pred. ist ein Hinweis für Versagen der Atempumpe (Dakin et al. 2003)
- **MEP-Normwert:** geschlechtsspezifisch zwischen 90–150 cmH_2O (van Gestel 2010)

Hat ein Patient einen niedrigen MIP, muss die Ursache herausgefunden werden. Dies kann eine Schwäche oder eine Erschöpfung der Atemmuskulatur sein. Liegt der MEP unter 60 cmH_2O, ist das erfahrungsgemäß ein Hinweis auf eine mögliche Hustenschwäche des Patienten, die zusammen mit der Messung des Peak-Cough-Flows (➤ 7.6.5) zu evaluieren ist.

PRAXISTIPP

Beurteilung MIP und MEP

Ist die Atemmuskulatur schwach, ist ein gezieltes Atemmuskeltraining das Mittel der Wahl. Als MIP bzw. MEP/PI bzw. PE max peak wird der Spitzenwert bezeichnet, als PI 0,1 jener Wert, der über 1 Sekunde der maximalen Inspiration gehalten werden kann (Plateauwert) [Kabitz 2014].
Ist hingegen die Atemmuskulatur erschöpft und zeigt der Patient Zeichen erhöhter Atemarbeit, ist er umgehend einer ärztlichen Begutachtung zuzuführen bzw. es sind Maßnahmen des Atemnotmanagements einzuleiten.

Tab. 4.5 Normwerte Atemmuskelkraft.

Parameter	Männer	Frauen
Pimax peak	> 80 mbar/cmH_2O	> 70 mbar/cmH_2O
Pimax 1,0	> 70 mbar/cmH_2O	> 60 mbar/cmH_2O
Pemax	> 100 mbar/cmH_2O	> 70 mbar/cmH_2O

4.6.5 Messung des Peak-Cough-Flows (PCF) und des Peak-Flows (PEF)

Mit einem Peak-Flow-Meter (➤ Abb. 4.4) kann sowohl der Peak-Cough-Flow (Husteneffektivität) als auch der exspiratorische Peak-Flow in der Asthmaverlaufskontrolle gemessen werden. Die maximale Strömungsgeschwindigkeit kann durch enge Atemwege, Schmerzen bei forcierter Ausatmung oder muskulärer Schwäche herabgesetzt sein, aber auch durch Druckverlust über den Beckenboden bei Inkontinenz.

Messung des Peak-Cough-Flows

Der **effektive Hustenstoß** setzt sich zusammen aus dem inspiratorischen Volumen und der Kraftentwicklung der Ausatemmuskulatur zum Abhusten. Beim Erwachsenen sollten beim inspiratorischen Volumen reproduzierbare Werte zwischen 1000 ml und 1500 ml erreicht werden.

Eine sehr genaue Messung kann z. B. mit einem sogenannten Mikrospirometer mit Filtermundstück erfolgen. Wird die Messung mit einem Incentive Spirometer durchgeführt, erhält man nur eine ungefähre Auskunft über das tatsächlich einatembare Volumen. Zudem muss beachtet werden, dass die meisten Incentive Spirometer für den Einmalgebrauch deklariert sind.

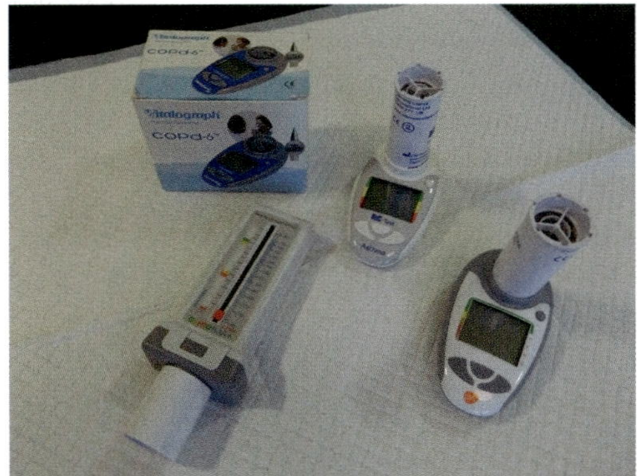

Abb. 4.4 Peak-Flow-Meter. [P210]

Inspiratorische und/oder exspiratorische Atemmuskelschwächen, aber auch eine ausgeprägte Dyspnoe, führen häufig zu einem verminderten Spitzenfluss beim Husten. Dieser kann mit einem Peak-Flow-Meter gemessen werden.

- **Vorgehen:** Der Patient wird angewiesen, nach einer maximalen Inspiration so rasch wie möglich in das Gerät auszuatmen. Zu beachten ist die korrekte Lagerung des Patienten beim Atemmanöver – er soll aufrecht sitzen die beiden Fußsohlen sind am Boden.
- **Werte:** Bei einem lungengesunden Menschen liegt der Peak-Cough-Flow (PCF) über 360 l/min.
  - Klinisch bedeutsam wird ein Wert unter 270 l/min. Dabei ist bei der Evakuierung des zentralen Sekrets mit Problemen zu rechnen und eine exspiratorische oder inspiratorische passive Hustenunterstützung könnte erforderlich sein.
  - Bei PCF-Werten unter 160 l/min ist ein produktiver Hustenstoß zur Sekretevakuierung voraussichtlich nicht möglich. Dann ist eine exspiratorische Unterstützung bei der Sekretförderung notwendig (➤ 8.1). Eine maschinelle Hustenunterstützung mit Geräten, welche die Inspiration durch Bereitstellung von Volumen und die Exspiration durch Sog unterstützen, erweist sich oftmals als effizient.

Stufenplan Messung des Peak-Cough-Flows (PCF)

- PCF > 160 l/min: Husteneffektivität voraussichtlich gegeben
- PCF < 160 l/min:
  - Bauchmuskelschwäche → Anlegen eines festsitzenden Bauchgurtes zur Unterstützung schwacher Bauchmuskeln – neuerliche Messung des PCF
  - Beckenbodenschwäche → Unterstützung des Beckenbodens durch Sitz auf einem Sattelhocker, zusammengelegter Handtuchrolle, Halbknierolle – erneute Messung des PCF

- Messung PCF trotz erwähnter Maßnahmen < 160 l/min:
  - Unterstützende Thorax- oder Abdomenkompression
  - Ist diese Unterstützung nicht möglich oder nicht ausreichend → maschinelle Geräte zur Sekretevakuierung z. B. Cough Assist®. Diese Geräte applizieren während der Inspiration mit Druck Volumen in die Lunge und saugen dieses zusammen mit dem zentralen Sekret bei der Exspiration wieder aus der Trachea. Dies kann durch Oszillationen bei zähem Sekret zusätzlich unterstützt werden.
  - Ist auch diese Methode nicht erfolgreich → Absaugen des Sekrets v. a., wenn der Patient durch größere Mengen Schleims in den zentralen Luftwegen hochgradige Atemnot hat.

Bei Muskelschwäche muss der Therapieplan der Patienten auch Maßnahmen zur Kräftigung von Beckenboden bzw. Bauchmuskulatur beinhalten, damit die Patienten nicht nur während der Therapiezeiten, sondern auch in ihrem Alltag husteneffektiv werden und kontinent bleiben.

GUT ZU WISSEN

Hustenanamnese

Die Erstellung eines exakten Erstbefundes ist wichtig, um mögliche Ursachen wie Beckenboden- oder Bauchmuskelschwäche oder hohe Atemfrequenz u. a. als Ursachen zu identifizieren, da keine sinnvolle Therapie zur Sekretförderung durchgeführt werden kann, wenn der Patient das mobilisierte Sekret nicht evakuieren kann.

Messung des Peak-Flows (PF)

Als Peak-Flow bezeichnet man die maximale Strömungsgeschwindigkeit während einer forcierten Exspiration. Die Peakflowmetrie gibt Auskunft über das Ausmaß der **Strömungswiderstände** in den **Atemwegen** und wird aus diesem Grund häufig bei Patienten mit Asthma bronchiale eingesetzt.

Zur Messung des **exspiratorischen Spitzenflusses** eignet sich ein Peak-Flow-Meter. In klinisch stabilem Zustand wird der Patient angewiesen, nach maximaler Inspiration 3- bis 5-mal so rasch wie möglich in das Gerät auszuatmen. Der individuelle Bestwert wird ermittelt. Auf die korrekte Haltung während der Messung ist unbedingt zu achten!

Anhand der Werte wird das sogenannte Ampelschema errechnet und das Behandlungsschema festgelegt.

- Grün: > 80 % des individuellen Bestwertes
- Gelb: 60–80 % des individuellen Bestwertes
- Rot: < 60 % des individuellen Bestwertes

PRAXISTIPP

PCF und PF

Wenn ein Patient mit bekanntem Asthma bronchiale während einer physiotherapeutischen Behandlung einen PF-Wert aufweist, der im gelben oder roten Bereich liegt, sollte er das vom Arzt verordnete Bedarfsmedikament inhalieren. Zusätzlich sollte der behandelnde Arzt kontaktiert werden.
Häufig finden sich Einschränkungen des PF durch Obstruktion der Atemwege, Muskelschwäche oder Schmerzen. Bei Patienten mit Problemen bei der Sekretevakuierung ist die Kenntnis des PCF essentiell zur geeigneten Auswahl der Therapiemethode.

4.7 Tests zur Feststellung der körperlichen Leistungsfähigkeit

In der pneumologischen Rehabilitation sind auf die spezifischen Patientenbedürfnisse angepasste Leistungstests unverzichtbar, um die diagnostischen Maßnahmen zur Trainingsplanung und zur Messung des Therapieerfolgs festzulegen. Neben aufwändigen Labortests wie der Spiroergometrie werden in der Leistungsdiagnostik seit vielen Jahren gut untersuchte Feldtests durchgeführt.

Der **ADL-Test** (Activities of Daily Living, Alltagsaktivitäten) in der pneumologischen Rehabilitation ist als Ergänzung zu etablierten Labor- und Feldtests äußerst sinnvoll. So empfiehlt es sich auch, eine Analyse von Fragebögen, auf denen Patienten eine Selbsteinschätzung ihrer körperlichen Leistungsfähigkeit vornehmen, durch ADL-Tests zu objektivieren.

- ADL-Tests zielen darauf ab, jene **Aspekte** der **Lebensqualität,** die durch **Unabhängigkeit** in der **Alltagsverrichtung** gekennzeichnet sind, zu **beurteilen.** Der Erfolg eines Trainings wird dabei nicht in einer Veränderung einzelner Funktionsparameter gemessen, sondern in einer für den

Patienten spürbaren Verbesserung der Alltagsbelastbarkeit.
- ADL-Tests sind als Ergänzung zu Gehtests eine wesentliche **Informationsquelle** zur Beurteilung des **funktionellen Status** von Patienten.
- Mittels ADL-Tests können auch **Hilfsmittel** zur **Erleichterung** der **Selbstversorgung** identifiziert und auf ihre Tauglichkeit überprüft werden (➤ Kap. 6).

Die Hilfsmittelversorgung erfolgt häufig berufsgruppenübergreifend von Physio- und Ergotherapeuten.

Grundsätzlich sollte vor jeder physiotherapeutischen Trainingseinstellung jenes Testverfahren zur Anwendung kommen, das die Patientenbedürfnisse bzw. Einschränkungen im Alltag am ehesten trifft.

GUT ZU WISSEN

Gründe für die Durchführung von körperlichen Leistungstests sind:
- Identifizierung funktioneller Störungen unter körperlicher Belastung
- Voraussetzung für die Trainingseinstellung
- Evaluation des Trainingserfolgs

4.7.1 Labortests

Bei der Spiroergometrie werden nach einem festgesetzten Protokoll die maximale Herzfrequenz, Blutdruck, Wattzahl und die Leistungsfähigkeit in Prozent des Referenzwertes gemessen, zusätzlich die Atemfrequenz, das Atemzugvolumen, und die exspiratorische O_2- und CO_2-Konzentration. Dies dient zur Ermittlung der maximalen **Ausdauerleistungsfähigkeit.** Unterschieden werden die Fahrrad-Spiroergometrie und die Laufband-Spiroergometrie. Diese Leistungstests, die auch als Labortests bezeichnet werden, werden vom Arzt durchgeführt. Sie entsprechen dem sogenannten Goldstandard der Leistungserfassung.

Da häufig weder die zeitlichen noch die personellen Ressourcen für einen aufwendigen Labortest im Krankenhausalltag oder der Physiotherapiepraxis möglich sind, hat sich die Einführung von sogenannten **Feldtests,** wie dem 6-Minuten-Gehtest, Stepptest, Shuttle-Walking-Test und anderer ADL-Tests seit langer Zeit bewährt. Diese Tests werden von Physiotherapeuten durchgeführt und sind wissenschaftlich gut erforscht.

4.7.2 Gehtests

Unterschieden werden u. a. der 2-, 6-Minuten- oder 12-Minuten-Gehtest, der Shuttle-Walkingtest als aussagekräftige und gut etablierte Tests zur Erhebung der Ausdauerleistungsfähigkeit beim Gehen in der Ebene von Patienten. Sie kommen bei fast allen **pulmonalen Erkrankungen** zur Anwendung, ebenso in anderen Fachgebieten wie der **Kardiologie** oder **Geriatrie.** Es kann der Grad der Belastbarkeit und das Ausmaß der dabei auftretenden Dyspnoe ermittelt werden. Es können auch Hypoxämien durch Gehbelastung und möglicherweise die Indikation zu einer Sauerstofftherapie erkannt werden.

Der 2- oder 6-Minuten-Gehtest

Der 2- oder 6-Minuten-Gehtest (2-/6-MWT) ist ein kardiorespiratorisches Assessmentverfahren, das in vielen klinischen Bereichen zur Anwendung kommt (ATS-Guidelines 6-MWT, 2016). Gemessen wird die maximale Gehstrecke, die ein Patient in 2 oder 6 Minuten zurücklegen kann. Der Test ist ressourcensparend, einfach durchzuführen, muss aber zwingend nach einem standardisierten Prozedere durchgeführt werden, um vergleichbare und aussagekräftige Messergebnisse zu erhalten.

Voraussetzungen

- **Ausstattung:** Folgende Gegebenheiten und Materialien werden vorausgesetzt:
  - 10 m oder 30 m langer, gerader Gang ohne Hindernisse, Markierungen
  - Dyspnoeskala, Pulsoxymeter, Sauerstoffquelle und Applikation
  - Sessel/Hocker
  - Stoppuhr
  - Telefon und ggf. Notfallmedikation
- **Untersuchungsumgebung:** Der Test sollte an einem Ort durchgeführt werden, an dem eine ebene Gehstrecke von 10 oder 30 Metern zur Verfügung steht. Der Patient darf während des Tests nicht durch andere Personen oder umherstehende Gegenstände behindert werden.
- **Durchführung:** Der Patient soll 10 Minuten vor Testbeginn ruhig sitzen. Dabei werden Puls

und Sauerstoffsättigung in Ruhe gemessen und der Patient zum Grad seiner Atemnot in Ruhe befragt.

Anleitung

- „Gehen Sie in den folgenden 2 bzw. 6 Minuten so rasch und so weit, wie Sie können. Das Ziel ist es, innerhalb dieser Zeit eine möglichst große Strecke zurückzulegen. Pausen sind jederzeit erlaubt. Gehen Sie aber weiter, sobald Sie sich dazu wieder in der Lage fühlen. Laufen ist nicht erlaubt, auch das Hinsetzen während des Tests nicht."
- Der Patient darf während des Tests nicht angespornt bzw., motiviert werden, da dies den Test verfälschen könnte.
- Nach jeder Minute wird dem Patienten die verbleibende Testzeit gesagt.
- 15 Sekunden vor Testende wird angekündigt, dass die Zeit gleich um ist.
- Bei Testende „Stopp" oder „Testende" rufen.

Auswertung und Dokumentation

- Die oben genannten Werte werden vor Testbeginn und am Testende gemessen.
- Zur Evaluierung der Regenerationsfähigkeit können ergänzend 1, 3 und 5 Minuten nach Testende nochmals die Parameter Puls und Dyspnoe als Hinweis zur Erholungsfähigkeit gemessen werden. Dies geht über das Standardprozedere hinaus.
- Beträgt die Gehdauer weniger als 2 oder 6 Minuten, werden die effektive Dauer und die dabei erreichte Gehstrecke sowie das Abbruchkriterium notiert.
- Die Anzahl der benötigten Pausen sowie deren Dauer wird ebenfalls festgehalten, um einen Reevaluierungswert zu haben.

GUT ZU WISSEN

Der wichtigste Parameter des 2- und 6-Minuten-Gehtests ist die zurückgelegte Wegstrecke in Metern.

Kontraindikationen und Abbruchkriterien

- **Kontraindikationen:**
  - Instabile Angina Pectoris
  - Myokardinfarkt im letzten Monat
  - HFRuhe > 120 oder < 50
  - Systolischer RR in Ruhe > 200 mmHg oder < 60 mmHg
  - Diastolischer RR in Ruhe > 110 mmHg
  - SpO_2 in Ruhe < 88 % bei Raumluft – Test darf nur unter O_2-Gabe durchgeführt werden
- **Abbruchkriterien:** Diese werden oftmals im Rahmen eines Standards (SOP) der durchführenden Abteilung festgeschrieben, die an das zu untersuchende Patientengut angepasst sind. Abbruchkriterien sind u. a.
  - Massive Dyspnoe
  - Herzbeschwerden
  - Kopfschmerzen
  - Thoraxschmerzen
  - Schwindel
  - Sättigung unter 85 % SaO_2

Normwerte

Da die Unterschiede zwischen den ermittelten Normwerten sehr groß sind, erscheint es sinnvoll, diesen Gehtest in erster Linie für den intraindividuellen Verlauf heranzuziehen. Bei Gesunden werden in der Literatur bei einem 6-MWT meist Gehstrecken von ca. 550–700 m angegeben.

Bei COPD-Patienten sieht der sogenannte BODE-Index eine Risikoerhöhung von 350 Metern oder weniger vor (Wittman et al. 2018). Bei COPD-Patienten gilt der BODE-Index gilt als ein wichtiges Instrument für die prognostische Abschätzung. Es ist zuverlässiger als die Lungenfunktionsparameter alleine. Zusammengeführt werden im BODE-Index (Kurzform für body-mass index, airflow obstruction, dyspnea and exercise capacity index in chronic obstructive pulmonary disease) der Körpergewichtsindex (BMI), die Einschränkung der Lungenfunktion, Luftnot (Dyspnoe) und die körperliche Leistungsfähigkeit. Im Gegensatz den Lungenfunktionswerten spiegelt der BODE Index die vielfältigen Erscheinungsformen der chronische obstruktiven Bronchitis (COPD) besser wieder und erlaubt somit eine Beurteilung des weiteren Krankheitsverlaufs. Bei der multidimensionalen 10-Punkte-Skala, geht in der ein höheres Ergebnis mit einem höheren Sterberisiko im Rahmen einer COPD einher. (Celli et al. 2004)

7.6.2.2 Shuttle-Walking-Test

Beim Shuttle-Walking-Test (SWT) wird bevorzugt der Incremental-Shuttle-Walking-Test (ISWT) durchgeführt. Hier wird über einen externen Impulsgeber eine ständig **steigende Gehgeschwindigkeit** vorgegeben. Dieser Test eignet sich aufgrund der Ermittlung der maximalen Belastbarkeit sehr gut zur Festlegung von Trainingsintensitäten. Die zurückgelegte Gehstrecke ermöglicht Berechnungen, bei welcher Gehgeschwindigkeit der Patient sein Training absolvieren soll. Zum Einhalten der Geschwindigkeiten stehen Audiodateien als CD oder im Internet zur Verfügung.

7.6.2.3 Short Physical Performance Battery

Der in kurzer Zeit einfach durchzuführende Test besteht aus drei Teilen: Balance, Gehgeschwindigkeit (➤ Abb. 4.5) und wiederholtes Aufstehen und Hinsetzen aus einem Sessel. Damit werden drei Funktionen der vorwiegend unteren Extremitäten gemessen, die wichtige Funktionen im Alltag, insbesondere der Fortbewegungsfähigkeit repräsentieren. Der SPPB-Test wird sehr häufig in der Geriatrie angewendet, aber auch im Krankenhaus bei Patienten mit akuten Beschwerden.

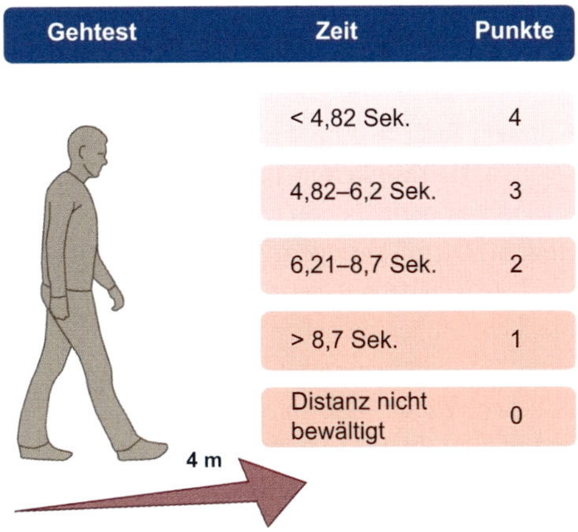

- **Balance** (➤ Tab. 4.6): Gemessen werden Semitandemstand, Tandemstand und/oder Stand mit enger Spurbreite (side-by-side). Dafür werden Punkte vergeben.
- **Gehgeschwindigkeit:** Über 4 Meter wird das selbstgewählte „übliche" Gehtempo gemessen; der bessere von zwei Durchgängen wird gemessen.
- **Chair-Rising-Test** (➤ Tab. 4.7): Gemessen wird die Zeit, die gebraucht wird für 5-maliges Aufstehen von einem Stuhl und das Hinsetzen ohne Abstützen mit vor der Brust gekreuzten Armen.

Gehtest	Zeit	Punkte
	< 4,82 Sek.	4
	4,82–6,2 Sek.	3
	6,21–8,7 Sek.	2
	> 8,7 Sek.	1
	Distanz nicht bewältigt	0

4 m

Abb. 4.5 Beim Gehtest schätzt der Therapeut die gewohnte Gehgeschwindigkeit des Patienten ab. Hierfür soll der Patient in seiner Alltagsgeschwindigkeit eine Strecke von vier Metern gehen, wie wenn er auf der Straße zum Einkaufen geht. Hilfsmittel wie ein Gehstock, Unterarmgehstützen oder ein Rollator sind erlaubt. [P210/L157]

4.7.3 ADL-Tests

Um durch ADL-Tests (Tests zur Erhebung von respiratorisch bedingten Funktionsbeeinträchtigungen im Alltag ➤ 4.7.1) das Ausmaß der funktionellen

Tab. 4.6 Short Physical Performance Battery (SPPB) – Messen der Balance.

Punkte	Tandemstand	Semitandemstand	Enge Spurbreite
4	10 sec möglich	–	–
3	3–9 sec	10 sec möglich	–
2	0–2 sec	10 sec möglich	–
1	–	0–9 sec	10 sec möglich
0	–	–	0–9 sec oder nicht möglich

Tab. 4.7 Short Physical Performance Battery (SPPB) – Chair Rising Test.

Punkte	Sekunden
4	< 11,1
3	11,2–13,6
2	13,7–16,6
1	> 16,7
0	Nicht möglich

Alltagseinschränkung durch Dyspnoe abschätzen zu können, werden standardisierte Testverfahren verwendet. Unterschieden werden neben den Gehtests, z. B. der Stepptest, der Sit-to-stand-Test, der Glittre-ADL-Test und der Grocery-Shelving-Task. Diese Tests garantieren ein individuell auf die Patientenbedürfnisse zugeschnittenes Training im Rahmen eines Rehabilitationsaufenthaltes bzw. die Auswahl von geeigneten Hilfsmitteln zur Erlangung der größtmöglichen Patientenselbständigkeit.

4

GUT ZU WISSEN

ADL-Tests werden meist als Ergänzung zu allgemeinen Ausdauerleistungstests eingesetzt und beziehen häufig auch die obere Extremität mit ein.

Stepptests

Stepptests, wie der 1-Minuten-, 3-Minuten- oder der Chester-Stepptest, ermöglichen die Beurteilung der **Fähigkeit, Treppen zu steigen.** Die Messparameter entsprechen denen des Gehtests, des Tests zur Herzfrequenz, zur Dyspnoe, zur Sauerstoffsättigung, zusätzlich wird die Anzahl der gestiegenen Stufen erhoben. Die Werte werden am Testbeginn und Testende ermittelt. Oftmals ist für die Bewältigung von Stufen ein spezifisches Krafttraining der Muskulatur der unteren Extremität erforderlich.

Das Absolvieren eines reinen Ausdauertrainings zur Verbesserung der Fähigkeit, Treppen zu steigen, ist nicht sinnvoll.

Sit-to-Stand-Test nach Rikli und Jones

Hier wird gemessen (➤ Tab. 4.8), wie oft der Patient nach bestimmten Vorgaben innerhalb einer Minute ohne Abstützen mit den Armen von einem **Sessel aufstehen** und sich **wieder hinsetzen** kann.

- **Ausstattung:**
  - Sessel mit gerader Lehne ohne Armlehnen (Höhe ca. 48 cm)
  - Stoppuhr
- **Durchführung:**
  - Die Person sitzt auf einem Sessel und rutscht so weit nach vorne, sodass die Füße flach auf dem Boden stehen, die Kniegelenke sind 90° flektiert.
  - Die Arme sind vor der Brust gekreuzt.
- **Instruktion:** „Stehen Sie in der folgenden Minute so oft sie können, auf und setzen Sie sich wieder hin. Bestimmen Sie Ihre Geschwindigkeit selbst. Führen Sie das Aufstehen und Hinsetzen so korrekt wie möglich durch, ohne Ihre Arme zu Hilfe zu nehmen. Die Arme werden dabei vor dem Körper verschränkt. Achten Sie dabei darauf, dass die Knie beim Aufstehen gestreckt und beim Sitzen zu 90° gebeugt sind. Sie dürfen Pausen machen, die Zeit läuft dabei aber weiter.“ Die Zahl der kompletten Wiederholungen wird notiert.

Tab. 4.8 Sit-To-Stand-Test. Anzahl der Wiederholungen innerhalb einer Minute im Sit-to-Stand-Test nach Rikli & Jones.

Alter	Frauen	Männer
50–54	36	40
55–59	34	38
60–64	29	33
65–69	27	31
70–74	26	29
75–79	25	28
80–84	23	25

Glittre-ADL-Test

Bei diesem Test (➤ Abb. 4.6) wird durch eine **Abfolge** von **ADL-Tätigkeiten** untersucht, ob Patienten die Fähigkeit besitzen, kurze Wegstrecken zu gehen, wenige Stufen mit geringem Zusatzgewicht zu steigen und Gegenstände mit geringem Gewicht in unterschiedliche Höhen zu heben. Dabei werden auch die oberen Extremitäten und die Fähigkeit getestet, sich zu bücken. Dieser Test spiegelt den Alltag der Patienten hinsichtlich **Ausdauer, Muskelkraft** und **Balance** bei Basisaktivitäten am umfassendsten wider.

- Der Patient startet aus sitzender Position, geht von dort mit einem Rucksack mit Gewichten am Rücken (Frauen 2,5 kg, Männer 5,0 kg) eine Strecke von 10 Metern. Auf dieser Strecke geht der Patient sowohl am Hin-, als auch am Rückweg über eine Therapietreppe mit 2 Stufen.

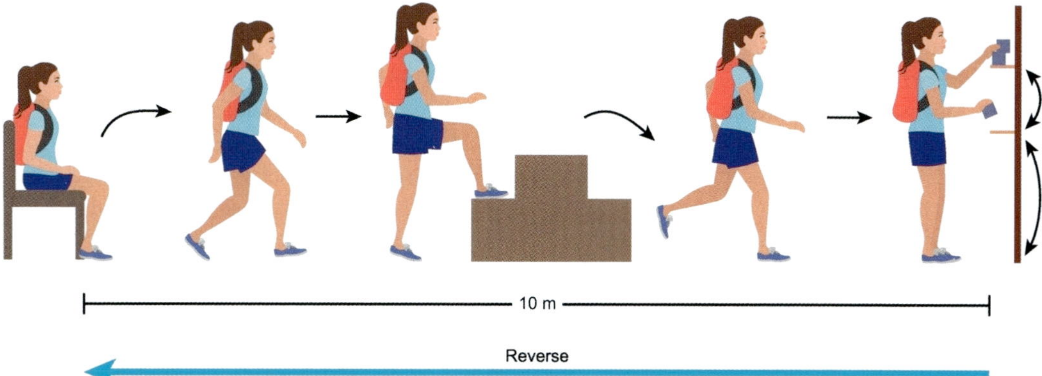

Abb. 4.6 Der Glittre-Test für Aktivitäten des täglichen Lebens. Der Test besteht darin, einen Rucksack mit einem Gewicht von 2,5 kg zu tragen und dabei einen Kreislauf mit folgenden Aktivitäten zu durchlaufen: Aus einer sitzenden Position heraus steht die Person vom Stuhl auf, ohne die Hände zu benutzen, und geht einen 10 m langen flachen Parcours entlang, wobei sie in der Mitte des Parcours zwei Stufen einer Treppe (17 cm hoch und 27 cm lang) hinauf- und hinuntergeht. Das 2,5-kg-Gewicht simuliert das Gewicht eines zusätzlichen Sauerstoffgeräts (das gegebenenfalls als Ersatz für das Gewicht verwendet werden kann), so dass bei künftigen Tests auch Sauerstoff verwendet werden kann, ohne die Integrität des Tests zu beeinträchtigen. Am Ende des Kurses steht die Person vor zwei Regalen; auf dem obersten Regal (in Schulterhöhe) befinden sich drei Gegenstände mit einem Gewicht von je 1 kg. Die Person wird angewiesen, jeweils einen Gegenstand auf das untere Regal (in Hüfthöhe) und dann auf den Boden zu legen. Anschließend wird die Person aufgefordert, die Gegenstände wieder auf das unterste Regal und dann auf das oberste Regal zu stellen. Danach dreht sich die Person um, geht über die Treppe zurück zum Stuhl und beginnt sofort mit der nächsten Runde, indem sie wieder aufsteht und denselben Kreislauf durchläuft. Um den Test abzuschließen, muss die Person 5 Runden so schnell wie möglich absolvieren. [H061-00]

- Am Ende der Gehstrecke bewegt der Patient ein 1 kg schweres Gewicht im Regal von Schulterhöhe, auf Hüfthöhe, auf den Boden und wieder zurück nach oben.

Der Glittre-ADL-Test wird 5-mal wiederholt und die Zeit gemessen. Nach Ende des Tests nimmt der Patient wieder die Ausgangsposition ein.

Grocery-Shelving-Task

- Der Patient startet beim Grocery-Shelving-Task (GST) aus sitzender Position und trägt auf einer zwei Meter langen Strecke zwei Taschen mit 10 Gegenständen zu je 410 g zu einem Sessel, der am Ende der Wegstrecke steht.
- Der Patient legt seine Taschen auf dem Sessel ab und räumt alle Gegenstände in ein Regal auf Schulterhöhe. Sobald alle Gegenstände eingeräumt sind und der Patient wieder seine ursprüngliche Sitzposition eingenommen hat, ist der Test beendet, und die dafür benötigte Zeit wird gemessen.

4.8 Interpretation der ärztlichen Befundung

Für die physiotherapeutische Erstbefundung und anschließende Behandlung gibt es eine Reihe von ärztlich diagnostischen Maßnahmen, die wesentlich zur Risikoeinschätzung und Behandlungsauswahl beitragen.

Ambulante Patienten sollten bereits beim Erstkontakt alle ärztlichen Befunde mitbringen.

4.8.1 Thoraxröntgen

Das Lungenröntgen ist eine wichtige Unterstützung etwa in der Beurteilung der Lokalisation und des Ausmaßes von Sekret, Minderbelüftung, Zwerchfellbeweglichkeit, Überblähung und vielen anderen Faktoren. Die Aufnahme erfolgt meist

- a. p. = anterior – posterior,
- links seitlich, um den Raum hinter dem Herzen zu beurteilen.

Zudem gibt es folgende Röntgenaufnahmen:
- Inspirationsaufnahme, um den Sinus phrenicocostalis darzustellen
- Exspirationsaufnahme, um ein Ausatemhindernis oder einen Pneumothorax darzustellen
- In- und Exspirationsröntgen, um die Zwerchfellfunktion zu beurteilen

Therapierelevante Informationen sind u. a.:
- Weichteile: Geschlecht, Ernährungszustand
- Halsregion: Stauungszeichen
- Herzschatten
- Zwerchfell: Sinus, scharf/unscharf begrenzt
- Gefäße laufen parallel zu Bronchien
- Mediastinum: Herz, Aortenkopf, Trachea, obere Hohlvene

Beurteilung der knöchernen Strukturen

- Bei einer ausgeprägten Skoliose oder BWS-Kyphose sind Einschränkungen der Funktion der Lunge möglich.
- Steilstehende Klavikulae sind ein mögliches Zeichen für die vermehrte Inanspruchnahme der inspiratorischen Atemhilfsmuskulatur.
- Verbreiterte Zwischenrippenräume sind meist ein Hinweis auf eine Überblähung der Lunge.
- Eine ausgeprägte BWS-Kyphose, ein Fassthorax und ein apikal ausladender Thorax sind oftmals ein Hinweis auf eine massive, lange bestehende Hyperinflation der Lunge.
- Akute Frakturen oder Kallusbildung können u. a. auf eine fortgeschrittene Osteoporose hinweisen und müssen vor der Therapie ärztlich abgeklärt werden.

Beurteilung der Lunge

- Suche nach Hinweisen ungleichmäßiger Belüftung
- Lokalisation von zentralem und/oder peripherem Sekret:
  - Ist Sekret im Röntgenbild erkennbar, sind große Mengen in der Lunge des Patienten vorhanden. Kleinere Mengen Sekret erkennt man im Röntgenbild nicht.
  - Das Sekret kann nicht direkt in der Aufnahme dargestellt werden, sondern nur als Minderbelüftung eines Bereichs.
- Emphysemblasen (Bullae) sind in der Regel Zeichen einer emphysematösen Überblähung einzelner Lungenareale.
- Beurteilung der Gefäßzeichnung u. a., um Stauungszeichen festzustellen

GUT ZU WISSEN

Beurteilung des Zwerchfells im Röntgen

- Das Ausmaß eines Zwerchfellhoch- oder -tiefstands lässt Rückschlüsse auf eine mögliche Pumpeinschränkung zu. Je abgeflachter das Zwerchfell ist, umso weniger Atemarbeit kann es leisten.
- Ein durch eine neurologische Störung hochstehendes Zwerchfell kann im betroffenen Bereich allerdings auch keine oder nur eine eingeschränkte Volumenverschiebung vornehmen.
- Dies gilt ebenso wie bei Adipositas permagna für beide Zwerchfellkuppeln, wenn dem Diaphragma die Pumpkraft fehlt, um Baucheingeweide und Fettgewebe zur verschieben.
- Ein durch eine massive Thoraxdeformität verzogenes Diaphragma, wird sehr wahrscheinlich ebenfalls eine Funktionseinschränkung aufweisen.
- Mit einem abgeflachten oder in den Bauchraum durchhängenden Zwerchfell ist keine abdominelle Atmung mehr möglich. Der Patient muss für Therapie und ADLs seine inspiratorische Hilfsmuskulatur einsetzen können. Eine Therapie in Rückenlage ist somit in der Regel nicht möglich bzw. nicht sinnvoll.

Beurteilung des Herzens

Größe und Lage des Herzens geben Auskunft über das Ausmaß der kompensatorischen Mehrbelastung über längere Zeit. Ein Cor pulmonale zeigt sich in einem deutlich verbreiteten Herzschatten. Die Beurteilung der Wölbungen und der Mobilität des Zwerchfells bringt eine wesentliche Information für dessen Funktion.

Die Lokalisation des Bronchialsekrets im Röntgen in Kombination mit der Auskultation gibt entscheidende Auskunft für die Wahl der Techniken zur Sekretförderung (➤ 8.4).

GUT ZU WISSEN

Fissuren oder Brüche am knöchernen Skelett zählen zu den red flags. Diese müssen vor Beginn der Physiotherapie vom Arzt abgeklärt werden. Bei Patienten mit Kortisonanamnese ist besonders auf mögliche Fissuren zu achten, denn bei Einnahme von hohen oralen Dosen über lange Zeit kann es beim Husten zu Spontanfrakturen/Fissuren der Rippen kommen. Auch für jede Art von manuellen Techniken am Thorax wäre ein solcher Befund eine Kontraindikation.

4.8.2 Spirometrie

Die Spirometrie stellt die Messung von **Lungenvolumina** und **Strömungsgeschwindigkeiten** mittels eines Spirometers bzw. eines Bodyplethysmographen (für die Darstellung des Residualvolumens und der Widerstände in den Atemwegen) dar. Dabei sitzt der Patient aufrecht und führt über ein Mundstück auf Aufforderung unterschiedliche Atemmanöver durch. Die Untersuchungsergebnisse bieten eine wertvolle Information für die Atemphysiotherapie wie z. B.:

- Ausmaß der Lungenvolumina und Atemflüsse und deren Verhältnis zueinander
- Strömungsgeschwindigkeit in den Atemwegen
- Atemwegswiderstände
- Lage der Atemruhekurve im Verhältnis zur Gesamtatemkurve
- Obstruktionsknick
- Lokalisation von Sekret
- Stabilität der Atemwege

Lungenvolumina

Die **Normwerte (Soll)** errechnet der Computer anhand von Alter, Körperoberfläche und Geschlecht des Patienten. Diese 100 %-Werte dienen als Richtwerte. Auf dem Ausdruck sind die errechneten Werte für den Patienten angegeben (Soll) und die **tatsächlich erreichten Werte** (Ist) z. B. Volumina/Flussraten/Atemwegswiderstände in Bezug auf die Normwerte. Man unterscheidet in der Interpretation der gemessenen Volumina mobilisierbare und nicht mobilisierbare Volumina (➤ Abb. 4.7).

Die folgenden Volumenangaben in den Klammern sind u. a. abhängig von der Körpergröße.

- **AZV, Vt:** Das **Atemzug**- oder **Tidalvolumen** ist jenes Volumen, das der Mensch in Ruhe ein- bzw. ausatmet (ca. 300–600 ml).
- **RV:** Das **Residualvolumen** ist jenes Volumen, das am Ende einer aktiven, maximalen Ausatmung in der Lunge verbleibt und die Atemwege offenhält (ca. 1,5 l).
- **VC:** Die **Vitalkapazität** ist jenes Volumen, das man nach einer maximalen Ausatmung maximal einatmen kann (ca. 3–5 l). Mit diesem Volumen lebt der Mensch, singt, lacht, betreibt Sport und bestreitet seinen Alltag.
- **TLC:** Die **Totale Lungenkapazität** ist die Summe aus RV + VC. Das ist jenes Volumen, das nach maximaler Einatmung in der Lunge ist.
- **FEV1:** Das **Forcierte Exspiratorische Volumen (Tiffeneau)** gibt an, wie viel Luft nach einer maximalen Inspiration in 1 Sekunde maximal ausgeatmet werden kann. Es ist ein Maß für die Weite bzw. Durchgängigkeit der Atemwege, aber auch für die Kraft der Exspirationsmuskulatur.
- **AML:** Die **Atemmittellage** gibt die Position des Atemzugvolumens im Verhältnis zur Vitalkapazität an.
- **IRV:** Das **Inspiratorische Reservevolumen** ist die sogenannte Atemreserve. Das ist das Volumen, das nach einer Einatmung in Ruhe noch maximal bis zum Erreichen der VC eingeatmet werden kann. Das IRV benötigt man z. B. bei körperlicher Belastung.
- **ERV:** Das **Exspiratorische Residualvolumen** ist das Volumen, das nach einer Ausatmung in Ruhe noch maximal bis zum Erreichen des RV ausgeatmet werden kann. Auch dieses Volumen ist relevant bei körperlicher Belastung.
- **FRC:** Die **Funktionelle Residualkapazität** setzt sich aus dem Exspiratorischen Reservevolumen plus dem Residualvolumen zusammen.

GUT ZU WISSEN

Spirometrie bei obstruktiven und restriktiven Funktionseinschränkungen der Lunge

- FEV1 % VC max sollte über 80 % sein.
- MEF 50 (mittlerer exspiratorischer Fluss nach 50 % ausgeatmetem Volumen) ist ein guter Indikator für eine bereits geringgradige Obstruktion.
- Lungenvolumina werden mittels Spirogramm oder Fluss-Volumen-Kurven dargestellt.

4

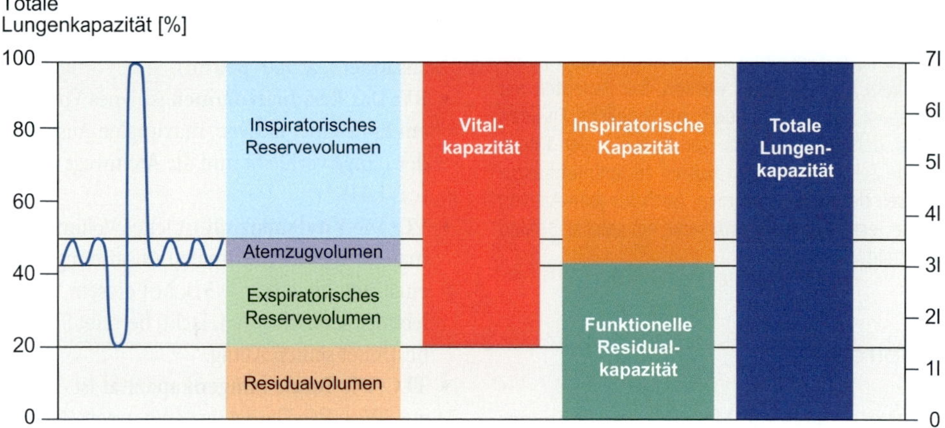

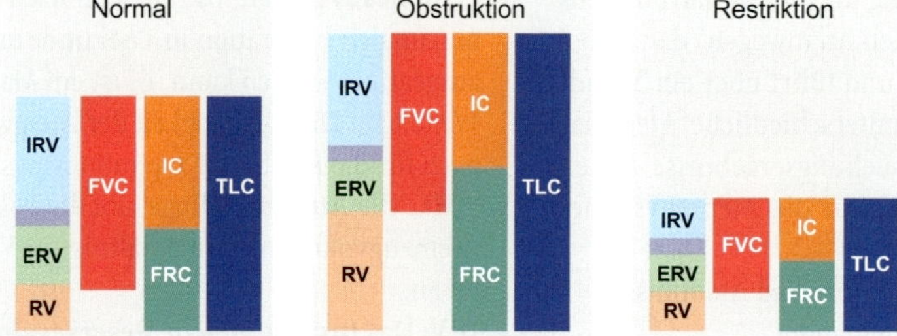

Abb. 4.7 Lungenvolumina und Lungenkapazitäten. [P210/L157]

- Restriktive Funktionseinschränkungen sind durch eine proportionale Abnahme aller Lungenvolumina gekennzeichnet. Das Verhältnis zueinander ist meist normal.
- Obstruktive Funktionseinschränkungen sind durch eine Zunahme der statischen Lungenvolumina gekennzeichnet. Im Verlauf der Krankheitsprogredienz nimmt das RV im Verhältnis zur TLC zu, die VC nimmt ab, ebenso wie der FEV1 und das IRV.
- Es ist notwendig, die Lungenvolumina, die Strömungsgeschwindigkeit der Luft und die Atemwegswiderstände, z. B. Resistancekurve, zu messen.

Die Größe der gemessenen Lungenvolumina und ihr Verhältnis zueinander geben Auskunft darüber, welche Atemmanöver in der jeweiligen physiotherapeutischen Behandlung möglich sind. Es ist etwa wichtig zu wissen, ob eine ausreichend tiefe Inspiration für eine Inhalation oder ein körperliches Training möglich ist oder ob die Atemwege für die forcierte Exspiration während einer Sekretförderung stabil sind.

Fluss-Volumen-Kurven

In der Interpretation der Funktionskurve (➤ Abb. 4.8) eines **obstruktiven Patienten** lässt sich ein sogenannter **Obstruktionsknick** erkennen, an dessen Ausprägung man das Ausmaß der Obstruktion bzw. die Instabilität der Atemwege erkennen kann.

- Die Charakteristika der Kurve geben **Hinweise** auf folgende Besonderheiten: Ist der inspiratorische Kurvenverlauf gleichmäßig und normgroß? Dann werden alle Lungenabschnitte gleichmäßig belüftet.
- Ist der Peak-Flow unter 3–4 l/sec? Dann kann der Patient möglicherweise nicht effektiv aushusten.
- Zeigt die Ausatemkurve einen Obstruktionsknick? Wenn ja, wie ausgeprägt ist er: Hinweis auf den Grad der Enge/Instabilität der Atemwege und wo nähert sich die Ausatemkurve an die X-Achse an
- Wie ist die Lage der Atemruhekurve im Verhältnis zur VC? Nach rechts/links (wie groß ist das IRV?) verschoben.

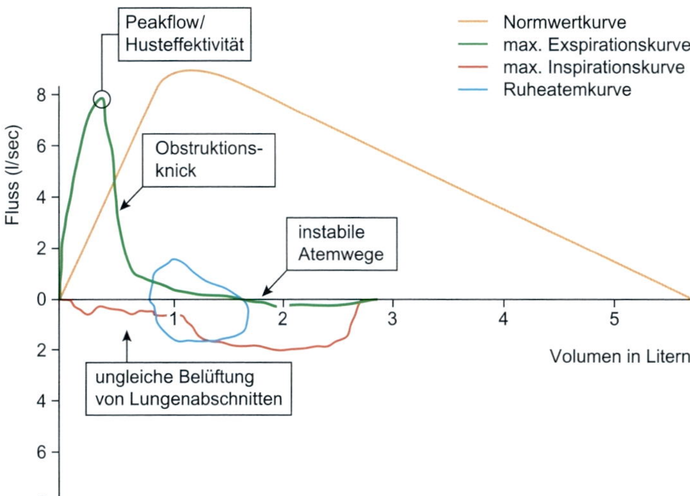

Abb. 4.8 Spirometrie, dargestellt in einer Fluss-Volumen-Kurve. VCmax: 43 %, FVC: 40 %, FEV1: 23 %, FEV1/VCmax: 53 %, MEF 50: 5 %, MEF 25: 13 %, PEF: 23 %, Pimax: 40 cm H2O, TLC: 195 %, ITGV: 150 %, RV: 220 %, sR: 168 kPa × s. [L271]

- Schneidet während der forcierten Ausatmung die Exspirationskurve die Ruheatemkurve? Dann bedeutet das, dass man für die Sekretförderung aus diesem Bereich der Atemwege entweder den Ausatemdruck reduzieren (Autogene Drainage, ACBT) oder den intrabronchialen Druck erhöhen muss (Positive Exspiratory Pressure), damit ausreichend Sekret aus diesem Bereich der Atemwege abtransportiert werden kann.
- Wie groß ist das AZV? Je größer, umso besser können die elastischen Rückstellkräfte ausgenutzt werden, umso mehr Kraft braucht man allerdings für das Manöver.
- Gibt es Zacken v. a. im Bereich der Exspirationskurve? Diese sind häufig ein Hinweis auf Sekret in diesem Bereich.

4.8.3 Bronchospasmolyse- und Provokationstest

Die Spirometrie stellt u. a. den Standard für die Allergie- bzw. Asthmadiagnostik dar. Anhand der Lungenfunktion werden das mögliche Vorhandensein einer Obstruktion und ihr Ausmaß festgestellt.

- Bei bronchialer Obstruktion wird ein **Bronchospasmolysetest** durchgeführt. Es wird ein kurzwirksamer Bronchodilatator inhaliert und 15 Minuten danach erneut eine Spirometrie durchgeführt. Kommt es zu einem Anstieg von über 15 % des Ausgangswertes bzw. zu einem Anstieg von mindestens 200 ml im PEF (Peak-Exspiratory-Flow), also zu einer Reduktion der bronchialen Obstruktion, spricht man von einem positiven Testergebnis. Dies kann ggf. die Diagnose eines Asthma as bronchiale zusätzlich zu weiterer ärztlicher Diagnostik sichern.
- Im Gegensatz dazu werden **Provokationstests** (z. B. mit Allergenen, Kälte oder Methacholin) eingesetzt, um gezielt körperliche Reaktionen auf ein Medikament oder einen Reiz im Sinn einer Bronchuskonstriktion hervorzurufen und das Ausmaß zu beurteilen.

4.8.4 Blutgasanalyse

Die Analyse der Atemgase (➤ Tab. 4.9), v. a. Sauerstoff und CO_2, liefert wichtige Informationen für die Atemphysiotherapie. Zur Messung stehen sog. **invasive** (Blutgasanalyse) oder **nichtinvasive** (Pulsoxymetrie, Kapnographie) Methoden zur Verfügung.

GUT ZU WISSEN

- Von einer respiratorischen Partialinsuffizienz spricht man bei einem $pO_2 < 70$ mmHg und CO2 im Normbereich.
- Von einer respiratorischen Globalinsuffizienz spricht man bei einem $pO_2 < 70$ mmHg und einem CO2 > 44 mmHg.

Tab. 4.9 Interpretation der Blutgaswerte.

Parameter	Referenzbereich	Erhöhter Wert	Erniedrigter Wert
pH-Wert	7,35–7,45	Alkalose, durch Hyperventilation wird zu viel CO_2 abgegeben → Hypokapnie	Azidose, Übersäuerung des Körpers durch stoffwechselbedingte Störungen
pCO_2	34–45 mmHg	Respiratorische Azidose, z. B. Hyperkapnie bei Ermüdung der Atempumpe oder obstruktiven Lungenerkrankungen	Respiratorische Alkalose, z. B. Hypokapnie bei Hyperventilation
pO_2	≥ 80 mmHg	–	Hypoxämie, z. B. bei alveolärer Hypoventilation, gestörter Diffusion, Missverhältnis zwischen Ventilation und Perfusion
BE (Base Excess)	-2 bis + 2 mmol/l	Metabolische Alkalose durch Bikarbonaterhöhung, z. B. durch Verlust von Wasserstoffionen bei Erbrechen oder Diuretikatherapie	Metabolische Azidose, z. B. bei schlecht eingestelltem Diabetes mellitus, Niereninsuffizienz, Diarrhö
Bikarbonat	22–25 mmol/l	Metabolische Alkalose	Metabolische Azidose
saO_2 (O_2-Sättigung)	94 %–98 %	–	• Hypoxämie, z. B. bei alveolärer Hypoventilation, gestörter Diffusion • Missverhältnis zwischen Ventilation und Perfusion, Shunt, Hypoxie (Periphere Durchblutungsstörung), z. B. bei Anämie, Embolie, Hämoglobinmangel • Verengung/Verlegung der Atemwege, Reduktion der Gasaustauschfläche

(aus Fallbuch Physiotherapie in der Inneren Medizin mit Schwerpunkt Kardiologie/Pulmologie: Mayrhofer S., Krenek B., 2016; Bildrechte Elsevierverlag 2016)

PRAXISTIPP

Beurteilung der Blutgase

Die Beurteilung v. a. der Blutgase Sauerstoff und CO_2 gibt Auskunft darüber, ob der Patient für die geplante Therapie in Ruhe oder für körperliche Belastung ausreichend mit Sauerstoff versorgt ist, oder ob Sauerstoff (ärztlich verordnungspflichtig) für die Physiotherapie benötigt wird. Bei Bedarf muss dem Patienten in der Physiotherapie die vom Arzt verordnete Dosis durch den richtigen Atemweg zugeführt werden können.
Es kann festgestellt werden, ob die Atempumpe des Patienten im Begriff ist, zu erschöpfen und ob ein Patient (weiterhin) die Unterstützung einer Beatmungsmaschine benötigt bzw. unter welchen Voraussetzungen mit der Physiotherapie begonnen werden kann. Zudem dient sie auch der Evaluation des Therapieerfolges u. a. der sekretfördernden Atemtherapie.

Tab. 4.10 Interpretation von Laborbefunden.

Parameter	Referenzbereich	Erhöht (z. B.)	Erniedrigt (z. B.)
CRP	≤ 4	Akute Entzündung oder Infektion	–
Hämoglobin	12,0–18,0 g/dl	Vaquez-Osler-Krankheit	Chronische anämische Erkrankungen
Lymphozyten	16 %–43 %	Infektion	Tuberkulose
Leukozyten	4000–10000/µl	Bakterieller Infekt	Viraler Infekt, v.a. ausgeprägter bakterieller Infekt

4.8.5 Blutuntersuchung

Die Laborbefunde (➤ Tab. 4.10) liefern weitere wichtige Erkenntnisse für die Atemphysiotherapie. Bei Atemwegserkrankungen sind oftmals vorrangig das CRP, Lymphozyten und Leukozyten erhöht.

4.9 Red Flags bei der Diagnostik

Ärztliche Abklärung vor Therapiebeginn ist unbedingt nötig bei folgenden Gegebenheiten:

- Sauerstoffsättigung unter 90 %
- Blutbeimengungen im Sputum (Hämoptysen)
- Unsicherheit über die Ursache eines erhobenen pathologischen Befundparameters
- Unerklärliche Schmerzen im Thoraxbereich
- Atemnot Grad 7 oder mehr auf einer 10-teiligen Dyspnoeskala (z. B. VAS, BORG)
- Nicht zuordenbare Atemgeräusche in einem auskultierten Lungenareal
- Peak-Flow im roten Bereich nach dem Ampelschema
- „Silent lung" (man hört auskultatorisch kaum/kein Atemgeräusch, der Patient hat jedoch offensichtliche Atemnot, meist Patienten mit schwerer Atemwegsobstruktion)

Die ausführliche Befundung von Patienten ist unerlässlich zur Identifikation des Problems, das mit der respiratorischen Funktionseinschränkung einhergeht, ebenso zur Therapieplanerstellung und Evaluierung.

Keinesfalls darf die Diagnostik wegen Zeitnot in der Alltagsroutine der Therapeuten vernachlässigt werden. Man läuft sonst Gefahr, nicht zielgerichtet, mitunter auch nicht sicher, zu behandeln.

LITERATUR

Celli BR, MacNee W. ATS/ERS Task Force. Standards for the diagnosis and treatment of patients with COPD: a summary of the ATS/ERS position paper. Eur Respir J. 2004 Jun; 23 (6): 932–46. Erratum in: Eur Respir J. 2006; 27 (1): 242.

Dakin J, Kourteli EN, Winter R. Making Sense of Lung Function Tests: A Hands-On Guide. London: Hodder Arnold; 2003.

Kabitz HJ et al. Messung der Atemmuskelfunktion. Oberhaching: Dustri; 2014

Puhan MA, Siebeling L, Zoller M et al. Simple functional performance tests and mortality in COPD. Eur Respir J. 2013; 42(4): 956–963.

Rikkli, R. E., Jones, C. J. (1998). The Reliability and Validity of a 6-minute Walk Test as a Measure of Physical Endurance in Older Adults. J Aging Phys Activity 6:363–375.

Solway S, Brooks D, Lacasse Y et al. A Qualitative Systematic Overview of the Measurement Properties of Functional Walk Tests Used in the Cardiorespiratory Domain. Chest 2001; 119: 256–270.

Troosters T, Gosselink R, Decramer M. Respiratory muscle assessment. Lung Function Testing. Eur Respir Mon 2005; 31: 57–71.

Troosters T. Pulmonary rehabilitation in chronic obstructive pulmonary disease. Am J Respir Crit Care Med 2005; 172: 19–38.

Vaidya T, Chambellan A, Bisschop C. Sit-to-stand tests for COPD: A literature review. Respir Med 2017; 128: 70–77.

van Gestel A. Physiotherapie bei chronischen Atemwegs- und Lungenerkrankungen. Evidenzbasierte Praxis. Heidelberg: Springer; 2010.

Voegeli E. Praktische Thoraxradiologie. 4.A.Bern: Huber; 2003.

Voshaar T. Therapie mit Aerosolen. Bremen: UNI-MED; 2005.

Weisman IM, Zeballos RJ. Clinical Exercise Testing. Prog Respir Res.2002; 32: 30–42.

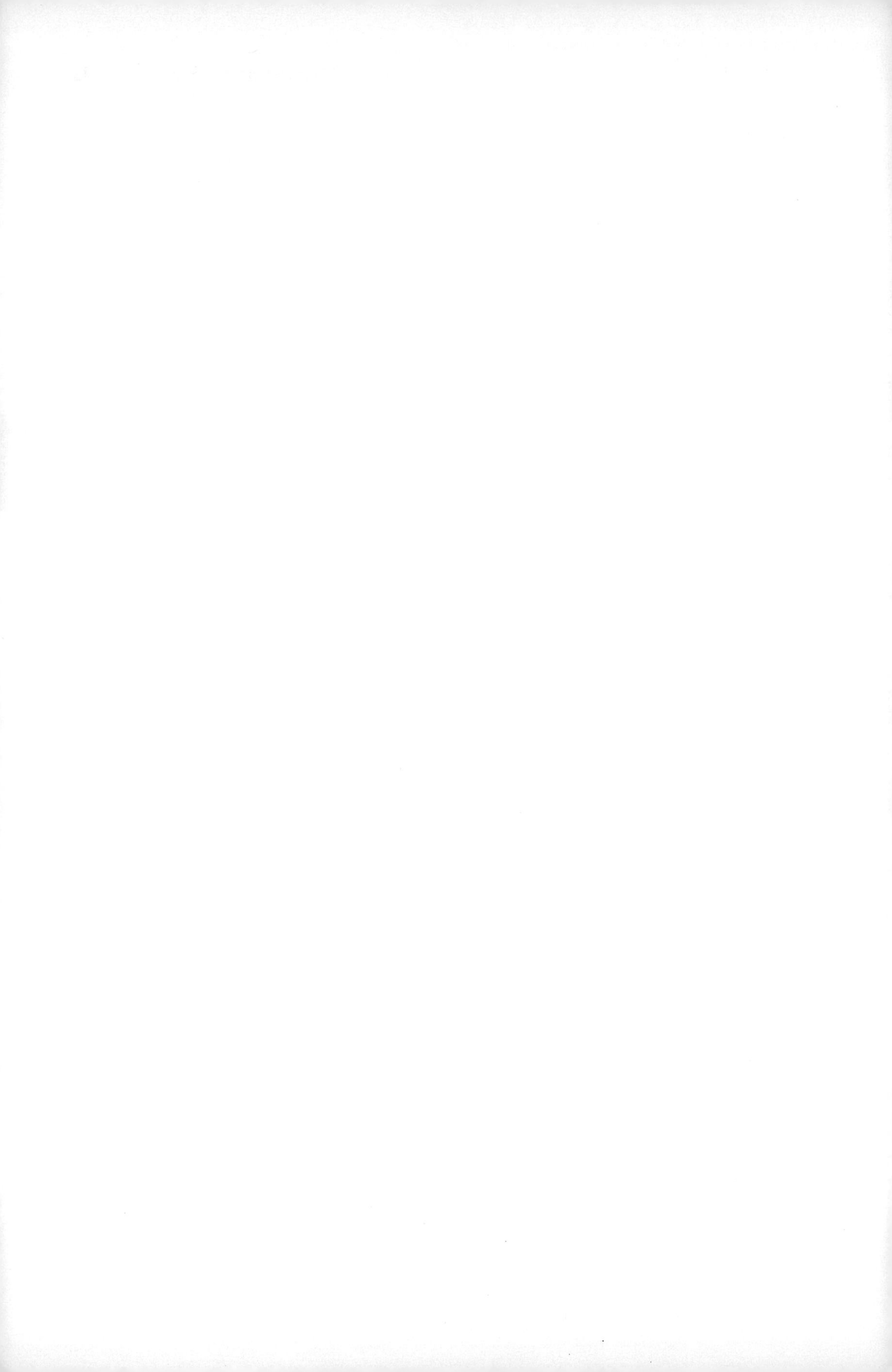

KAPITEL

5 Ventilationsverbesserung, Inspirationsvertiefung, Atemlenkung

Beate Krenek

5.1	**Betroffene Patienten**	76
5.2	**Lagerung als Pneumonie- und Atelektasenprophylaxe**	76
5.2.1	Lungengesunder, spontan atmender Erwachsener	76
5.2.2	Lungengesunder, spontan atmender, höhergradig adipöser Erwachsener	76
5.2.3	Beatmeter Patient	77
5.2.4	Spontan atmender Säugling	77
5.2.5	Patient mit höhergradiger Skoliose	77
5.2.6	Spontan atmender Patient mit COPD IV	77
5.2.7	Patient mit neurologischer Erkrankung	77
5.3	**Kontaktatmung**	77
5.4	**Thoraxmobilisation**	77
5.5	**Thoraxkompression, Recoil, Thoraxschnellen**	78
5.6	**Zwerchfellmanipulation**	78
5.7	**Reizgriffe**	79
5.8	**Incentive-Spirometer**	79
5.8.1	Gerätehandhabung	80
5.8.2	Charakteristika	80
5.9	**Y-Trainer**	81
5.10	**Körperliches Training**	81
5.11	**CPAP/BIPAP/EZPAP**	81

5.1 Betroffene Patienten

Patienten, die **bettlägerig** sind, haben häufig eine flache, oberflächliche Atmung. Aber auch **allgemeine Schwäche, Schmerzen,** z. B. nach chirurgischen Eingriffen, Angst oder Atemnot, können zu dieser Atmung führen. Bei diesen Patienten besteht ein höheres Risiko, an einer Pneumonie zu erkranken, als mobile, normal tief atmende Menschen, insbesondere, wenn zusätzlich ein Sekretproblem vorliegt oder sie sich in einer Umgebung mit einer Vielzahl an pathogenen Keimen befinden, wie etwa in einem Krankenhaus. Zu dem Gefühl der Atemnot können auch schlecht ventilierte Lungenareale beitragen, da der Gasaustausch mitunter nur eingeschränkt erfolgen kann. Auch der Abtransport von Bronchialsekret funktioniert häufig nur unzureichend.

5

Maßnahmen zur **Inspirationsvertiefung** können mit oder ohne Zuhilfenahme von Geräten, mit und ohne manuelle Unterstützung erfolgen und sollten täglich möglichst oft durchgeführt werden. Die physiologischste Art der Atemvertiefung ist körperliche Bewegung. Wenn diese möglich ist, ist sie allen nachfolgend genannten Maßnahmen vorzuziehen. Das gilt durchaus auch für bettlägerige Menschen, so sie kooperationsfähig sind. Folgende Maßnahmen sind eine hervorragende Möglichkeit zur Ventilationsverbesserung: Herz-Kreislauf-Training mit an den Mobilitätsgrad angepassten Übungen, Krafttraining z. B. mit einem Gymnastikband oder Atemübungen koordiniert mit Arm und Beinbewegungen.

5.2 Lagerung als Pneumonie- und Atelektasenprophylaxe

Die Lagerung ist eine sehr effektive Maßnahme zur ventilatorischen Umverteilung (➤ 1.5.1). Bei Patienten mit Thoraxtrauma ist die Verwendung eines Rippengurtes oder einer Postthoraxweste zu empfehlen, um die nötigen Therapievoraussetzungen wie Schmerzreduktion und externe Stabilisierung des Thorax zu schaffen.

Hinweis: Folgende Lagerungen beziehen sich auf einen in Seitenlage liegenden Patienten.

5.2.1 Lungengesunder, spontan atmender Erwachsener

Die Baucheingeweide drücken durch die Schwerkraft den unten liegenden Zwerchfellabschnitt deutlich kranialwärts als den oben liegenden Zwerchfellabschnitt. Dadurch ist der unten liegende Bereich der Zwerchfellkuppel besser vorgespannt und kann so einen größeren Weg während der Kontraktion zurücklegen, als der obere Zwerchfellabschnitt und damit mehr Pumpvolumen leisten (➤ Abb. 5.1). Die Ventilation, die dynamische Volumenverschiebung und damit der Gasaustausch, ist also in den unten liegenden Lungenarealen besser als in den oben liegenden – unter der Voraussetzung, dass Lunge und Thorax stabil sind und das Zwerchfell kräftig ist. (Hitzenberger 1927, West 1992, Levitzky 1995)

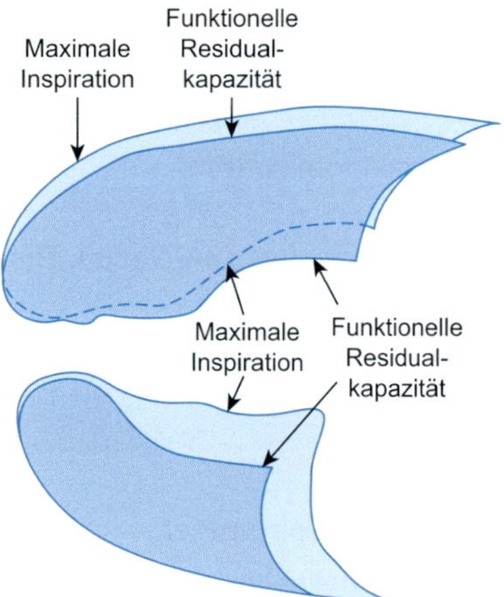

Abb. 5.1 Ventilatorische Umverteilung. In Seitenlage ist die unten liegende Lunge bei einem lungengesunden, spontan atmenden Erwachsenen besser belüftet. [L231]

5.2.2 Lungengesunder, spontan atmender, höhergradig adipöser Erwachsener

Wieder wird die unten liegende Zwerchfellkuppel von den Baucheingeweiden nach kranial verdrängt und dadurch besser vorgespannt, allerdings hat das Zwerchfell oftmals nicht die Kraft, das große Bauchvolumen zu verdrängen. Daher ist bei diesen Patienten die statische Volumenvergrößerung in den oben liegenden Lungenarealen ausgeprägter.

5.2.3 Beatmeter Patient

Bei der kontrollierten Beatmung übernimmt die Maschine die Ventilation der Lunge, wodurch das Zwerchfell außer Funktion gesetzt wird. Das Gerät schickt die Luft in Lungenareale mit dem geringsten Widerstand, wodurch die Ventilation auch in diesem Fall in den oben liegenden Lungenarealen besser ist als in den unten liegenden.

5.2.4 Spontan atmender Säugling

Der knöcherne Thorax eines Säuglings ist noch zu weich, um dem Eigengewicht des Thorax-Lungen-Systems standzuhalten. Dadurch wird der unten liegende Thorax durch das Gewicht des oben liegenden komprimiert. Somit ist die Ventilation auf der oben liegenden Seite der Lunge besser.

5.2.5 Patient mit höhergradiger Skoliose

- Ist der Thorax so starr, dass eine Korrekturhaltung unmöglich ist, legt man den Patienten mit dem zu belüftenden Lungenareal nach oben, um den schwerkraftbedingten Zug auf die Lunge und damit die statische Volumenvergrößerung auszunützen.
- Ist das komprimierte knöcherne Areal mobilisierbar, legt man den Patienten mithilfe von Lagerungsmaterial auf die Seite des zu belüftenden Lungenareals, um dort die dynamische Ventilation zu verbessern.

5.2.6 Spontan atmender Patient mit COPD IV

Die Ventilation ist in den oben liegenden Lungenarealen besser, da die kollapsiblen Atemwege durch das Eigengewicht der Lunge in den unten liegenden Bereichen komprimiert werden und kollabieren.

5.2.7 Patient mit neurologischer Erkrankung

Das zu behandelnde Lungenareal (jenes, auf dessen Seite das Zwerchfell gelähmt ist) liegt für die statische Volumenvergrößerung oben, da, wenn es unten liegt (auf der paretischen Seite), der paretische Zwerchfellanteil die Baucheingeweide nicht verdrängen und damit seine bessere Vorspannung nicht ausnutzen kann.

In allen Lagerungen wird der Patient, so er kooperationsfähig ist, angewiesen, tief zu atmen, da der Benefit der Lagerung mit der Atemtiefe zunimmt.

GUT ZU WISSEN

Nur durch Auskultation während der Lagerung kann objektiv evaluiert werden, ob die Ventilation in dem zu behandelnden Lungenareal durch die Lagerung verbessert wurde.

5.3 Kontaktatmung

Der Therapeut legt seine oder die Hände des Patienten auf jenen Bereich des Thorax, in den die Atembewegung hingelenkt werden soll. Atemlenkung durch Kontaktatmung erfordert eine gute Körperwahrnehmung des Patienten. Oftmals ist diese in der Stresssituation des Krankenhauses nicht ausreichend gegeben.

5.4 Thoraxmobilisation

Unter Maßnahmen zur Thoraxmobilisation versteht man Techniken wie **Dehnlagen, Drehdehnlagen** und andere **manuelle Techniken.** Sie können, wenn Kontraindikationen wie instabiler Thorax oder eine Osteoporose ausgeschlossen sind und der Patient die Lagerung trotz ggf. vorhandener Dyspnoe toleriert, eingesetzt werden.

Sie unterscheiden sich in der Durchführung bei atemphysiotherapeutischen Indikationen nicht von jenen anderer physiotherapeutischen Indikationen.

Jedoch sollte besonders auf die häufig stark verkürzte inspiratorische Hilfsmuskulatur geachtet werden, wie auch auf das Problem, durch Atemnot nicht auf dem Rücken liegen zu können. Zudem wird in diesen Lagerungen der Einsatz der Atemhilfsmuskulatur für die Atmung in der Regel nicht möglich sein.

5.5 Thoraxkompression, Recoil, Thoraxschnellen

Wie bereits beschrieben (➤ 1.5.1) kann für eine tiefe bzw. lokale Inspiration das Bestreben des knöchernen Thorax, sich in Richtung maximale Inspiration zu vergrößern, ausgenützt werden. So wird beim sogenannten Recoil oder Thoraxschnellen der Thorax zunächst maximal komprimiert und danach am Beginn der Einatmung rasch losgelassen. Dadurch kann die Luft zielgerichtet in definierte Lungenabschnitte gelenkt werden. Eine den Thorax in Exspirationsstellung fixierenden Thoraxkompression hingegen leitet die Luft in die nicht fixierten Lungenareale.

- **Indikationen:**
  - Atemlenkung in ein klar definiertes Lungenareal
  - Sekretlösung oder Luftlenkung durch Recoil
- **Kontraindikationen:** Voraussetzungen für Thoraxkompression mit oder ohne Recoil sind u. a. ein stabiler Thorax, keine Osteoporose, keine schwerwiegenden kardialen Probleme, keine Thorax- oder Wirbelsäulenschmerzen, intakte Haut über dem Kompressionsgebiet sowie keine Tumoren oder Metastasen im Bereich der Kompression.
- **Durchführung** (➤ Abb. 5.2): Der Therapeut greift flächig und achtet auf eine gleichmäßige Druckverteilung über die gesamte Handfläche. Der Zug des Thorax geht im Rippenverlauf in Exspirationsrichtung. Der Patient soll während der Kompression die Luft nicht anhalten!
  - Durchführung von der Seite im Sitzen: Eine Hand liegt am Sternum, die Fixierhand an der BWS. Die Hand über dem Sternum schiebt das Sternum während der Ausatmung nach kaudal innen.

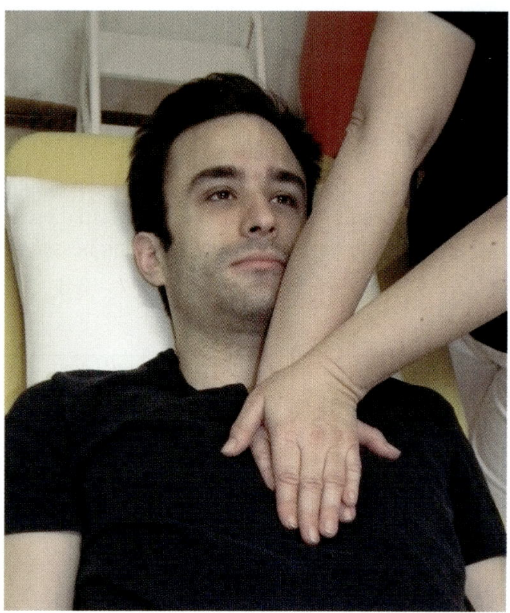

Abb. 5.2 Unilaterale Thoraxkompression. [P210]

  - Durchführung von dorsal im Sitzen: Beide Hände flächig über dem Sternum. Während der Ausatmung Zug des Sternums nach kaudal, ggf. zusätzlich Kompression der Flanken mit den Unterarmen des Therapeuten.

Bei Bedarf kann die Thoraxkompression mit einem Recoil kombiniert werden. Dabei wird der Thorax über dem zu behandelnden Areal zunächst für einige Atemzüge manuell in Exspirationsstellung fixiert und danach am Beginn der Inspiration abrupt losgelassen.

Der Thorax schnellt in Inspirationsstellung, und das darunter liegende Lungenareal wird dadurch mitgerissen, wodurch die Einatemluft dorthin gelenkt und/oder zähes Sekret von der Wand gelöst wird.

5.6 Zwerchfellmanipulation

Um möglichst viel Volumen verschieben zu können, sollte das Zwerchfell große Pumpbewegungen zwischen In- und Exspiration ausführen können. Ein hypotones oder hypertones Zwerchfell ist dazu oftmals nicht in der Lage. Am Beginn einer atemtherapeutischen Behandlung steht deshalb meistens die Beurteilung des Bewegungsausmaßes und des Tonus des Zwerchfells (➤ 5.6) sowie bei Bedarf die vorbereitende Manipulation als Vorbereitung für nachfolgende Therapien. Die Behandlung kann in der Rückenlage, Seitlage oder im Sitzen erfolgen.

- Ein hypotones Zwerchfell wird durch Stimulation angeregt, ein hypertones durch manuelle Detonisierung entspannt.
- Die Dauer der Therapie ist pro Therapieeinheit meist nur sehr kurz nötig. So bleibt ausreichend Zeit für nachfolgende Therapiemaßnahmen.

Nicht zu vergessen ist, dass das Zwerchfell einer der Coremuscles und damit ein wichtiger Rumpfstabilisator ist, ebenso hat es eine symbiotische Verbindung mit dem Beckenboden. Auch unter diesem Aspekt ist die Behandlung des Diaphragmas von zentraler Bedeutung, um eine möglichst normotone Muskelspannung zu erreichen.

Die Grifftechnik ist sanft, aber trotzdem fest entlang des Rippenbogenrandes nach kranial lateral, nie direkt in die Organe des Abdomens: Die Fingerkuppen streichen sanft, aber trotzdem fest entlang der Rippenbögen. Die Bewegung des Zwerchfells wird entweder begleitet oder gehemmt, je noch Ziel der Tonusregulierung.

CAVE

Rechts medial ist das Zwerchfell mit der Leber im Bereich der Area oder Zona nuda verwachsen. Dort wird das Zwerchfell üblicherweise nicht manipuliert.

5.7 Reizgriffe

Durch Setzen von Schmerzreizen wird v. a. bei Patienten, bei denen Thoraxkompression nicht möglich ist, die **Atmung** in das zu behandelnde **Lungenareal gelenkt**, v. a. wenn Kontaktatmung nicht zum Erfolg führt.

Voraussetzung für die Durchführung dieser Griffe ist eine intakte Haut über dem Behandlungsgebiet. Bei Patienten, die blutverdünnende Medikamente erhalten, ist vorher der Arzt zu Rate zu ziehen.

Der **Packegriff** (➤ Abb. 5.3) erfolgt durch Packen und Zug einer Hautfalte, das **Anhaken** (➤ Abb. 5.3) aus der Bindegewebsmassage wird durch Zug des Bindegewebes im Rippenverlauf ausgeführt.

5.8 Incentive-Spirometer

In der Literatur finden sich unterschiedliche Meinungen über den Einsatz von Incentive-Spirometern (➤ Abb. 5.4, ➤ Abb. 5.5) zur Pneumonieprophylaxe. Untersuchungen (Possa 2014, Grams 2012) haben gezeigt, dass eher eine Kombination aus verschiedenen Techniken (z. B. Deep Breathing Exercises, Hustenunterstützung und Incentive-Spirometer) einen Vorteil für den Patienten zu bringen scheint. Eine alleinige Therapie mit einem Incentive-Spirometer hat demzufolge keine positiven Effekte auf die Funktionalität der Lunge.

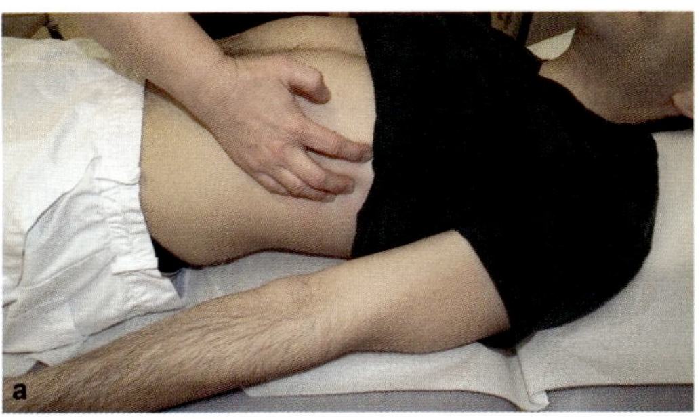
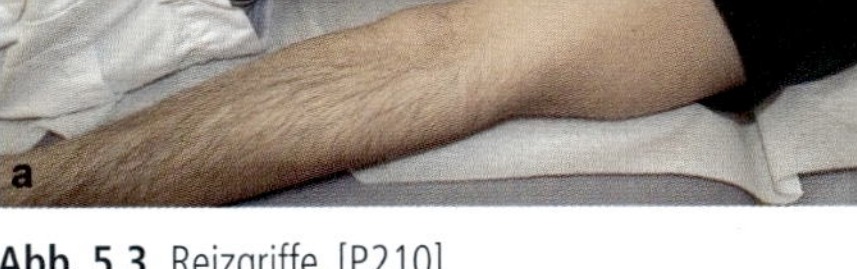
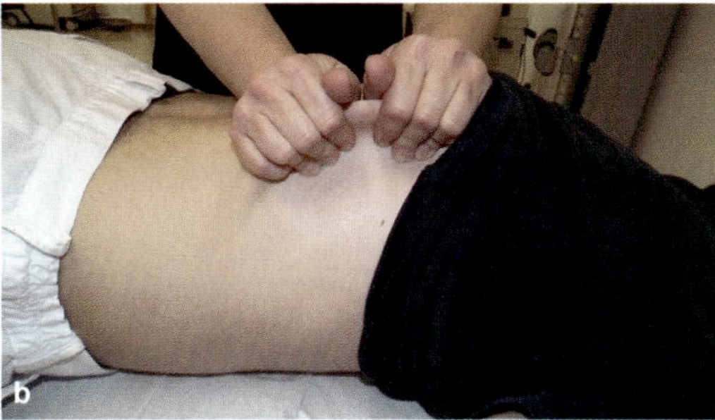

Abb. 5.3 Reizgriffe. [P210]

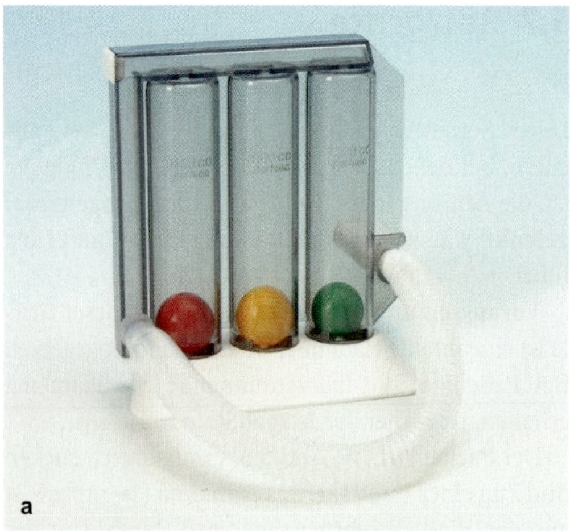

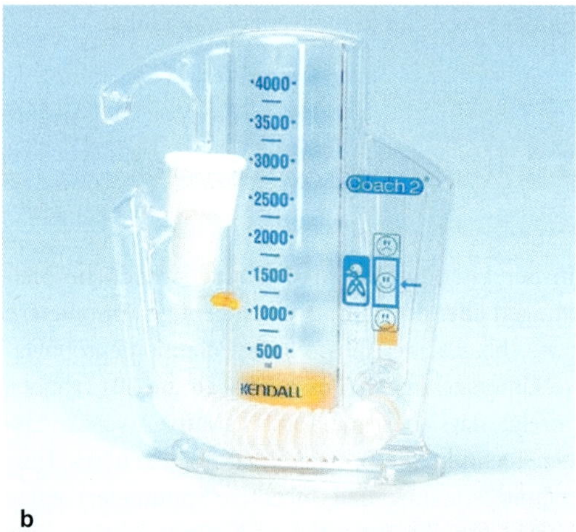

Abb. 5.4 Atemtrainer, sog. SMI-Geräte (Sustained Maximal Inspiration. a) Floworientierter Trainer (Atemtrainer Coach 2®). b) Volumenorientierter Trainer (Atemtrainer Respipro®). [V474]

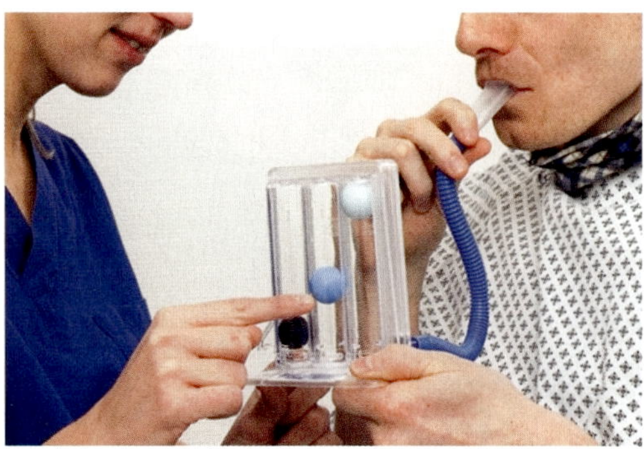

Abb. 5.5 Atemtrainer (Triflo®)› Abb. 6.1 [K115]

Da jegliche Form von Aktivierung und Mobilisierung die effizienteste inspirationsvertiefende Maßnahme darstellt, werden Incentive-Spirometer bei bettlägerigen Patienten verwendet. Doch selbst bei immobilen kooperationsfähigen Menschen werden aktive Maßnahmen wie z. B. Kräftigungsübungen, sowie Übungen, die das Herz-Kreislauf-System anregen, sinnvoll anzuwenden sein, da neben der Inspirationsvertiefung auch noch je nach Technik ein zusätzlicher Nutzen für den Patienten wie etwa Muskelkräftigung erzielt werden kann.

5.8.1 Gerätehandhabung

Bei Verwendung eines Incentive-Spirometers soll ein individuell auf den Patienten **eingestelltes Atemzugsvolumen** mit einem bestimmten Flow durch tiefes, langsames Einatmen erreicht werden.

Als **Bedside-Gerät** sollte der Patient als Richtwert 5 Minuten pro Stunde durch das Gerät ein-, aber nicht in das Gerät ausatmen. So sollen schlecht belüftete Lungenareale besser ventiliert und damit einer Pneumonie vorgebeugt werden. Ist der Patient länger als 10 Tage bettlägerig, empfiehlt es sich, dass die Geräte aus Hygienegründen ausgetauscht werden, da sie sich nicht zur Wiederaufbereitung eignen. Aus diesen Gründen muss der Einsatz dieser Geräte für zu Hause kritisch überlegt werden.

5.8.2 Charakteristika

- **Steuerung:**
  - Flussgesteuert
  - Volumengesteuert
- **Einsatz:** bettlägerige/immobile Patienten
- **Atemtechnik:**
  - Tiefe, langsame Einatmung durch das Gerät
  - Nach Möglichkeit Bauch- bzw. Flankenatmung
  - Durch die Nase ausatmen, keinesfalls ins Gerät ausatmen
  - Richtwert: 5 Minuten/Stunde
- **Hygiene:**
  - Gerät zum Gebrauch nur durch einen Patienten (Single patient use, wird nicht wieder aufbereitet)

- Hygienische Aufbewahrung des Geräts zwischen den Therapieeinheiten, um Keimkontamination durch Umgebungskeime zu verhindern, z. B. in ein Tuch oder in einen Polsterbezug einschlagen
- Rippschläuche und Gerät nicht auswaschen
- Mundstück nach Gebrauch des Gerätes abwischen
- Gerät wird entfernt, sobald der Patient aufstehen kann, spätestens aber nach 10 Tagen Gebrauch
- Gerät dem Patienten wegen unsicherer Hygienehandhabung nicht nach Hause mitgeben

Die Therapie mit Incentive-Spirometern kann durch entsprechende Lagerung sowie durch die Anwendung von Thoraxkompression, Kontaktatmung und Reizgriffe optimiert werden.

5.9 Y-Trainer

Die Patienten atmen durch unterschiedlich große Stenosen durch das Gerät. Therapiezeit, Einsatz und Hygiene sind mit jenem des Incentive-Spirometers vergleichbar.

5.10 Körperliches Training

Die physiologischste Form der Inspirationsvertiefung ist **körperliche Bewegung.** Deswegen werden bei kooperationsfähigen Patienten zur Inspirationsvertiefung häufig Methoden des körperlichen Trainings, z. B. Herz/Kreislauftraining, Einsatz von elastischen Bändern zur Muskelkräftigung u. ä., herangezogen.

5.11 CPAP/BIPAP/EZPAP

Geräte zur nichtinvasiven Beatmung wie CPAP/BIPAP/EZPAP werden mit großem Erfolg v. a. zur Atelektasenprophylaxe eingesetzt. Die Geräte unterstützen die Patienten durch druckunterstütztes Bereitstellen eines inspiratorischen Volumens und je nach Einstellung durch exspiratorischen Widerstand.

PRAXISTIPP

Pneumonieprophylaxe

Das Ziel, eine Pneumonie zu verhindern, ist eine der häufigsten Zuweisungsdiagnosen zur Atemtherapie. Es gibt viele therapeutische Methoden, aus denen die für den aktuellen Bedarf und die aktuellen Möglichkeiten eines Patienten geeignete gewählt werden soll.
Der Leser sollte sich vergegenwärtigen, dass es erheblich mehr Angebote als Kontaktatmung zur Pneumonieprophylaxe gibt, was häufig immer noch die einzig angewendete Technik bettlägeriger Patienten ist.
Als Therapeut ist es deswegen unumgänglich, das gesamte Spektrum der Möglichkeiten zu kennen und auszuschöpfen.

LITERATUR

Grams ST et al. Breathing exercises in upper abdominal surgery: a systematic review and meta-analysis. Rev Bras Fisioter 2012; 16 (5): 345–353.
Hitzenberger K. Das Zwechfell. Wien: Julius Springer; 1927.
Levitzky M. Pulmonary Physiology. (4th. ed.) New York: McGraw Hill; 1995.
Mang H. Atemtherapie. Stuttgart: Schattauer; 1992.
Possa SS et al. Implementation of a guideline for physical therapy in the postoperative period of upper abdominal surgery reduces the incidence of atelectasis and length of hospital stay. Rev Port Pneumology 2014; 20 (2): 69–77.
West JB. Pulmonary Pathophysiology (4th edition). Baltimore: Williams & Wilkins; 1992.

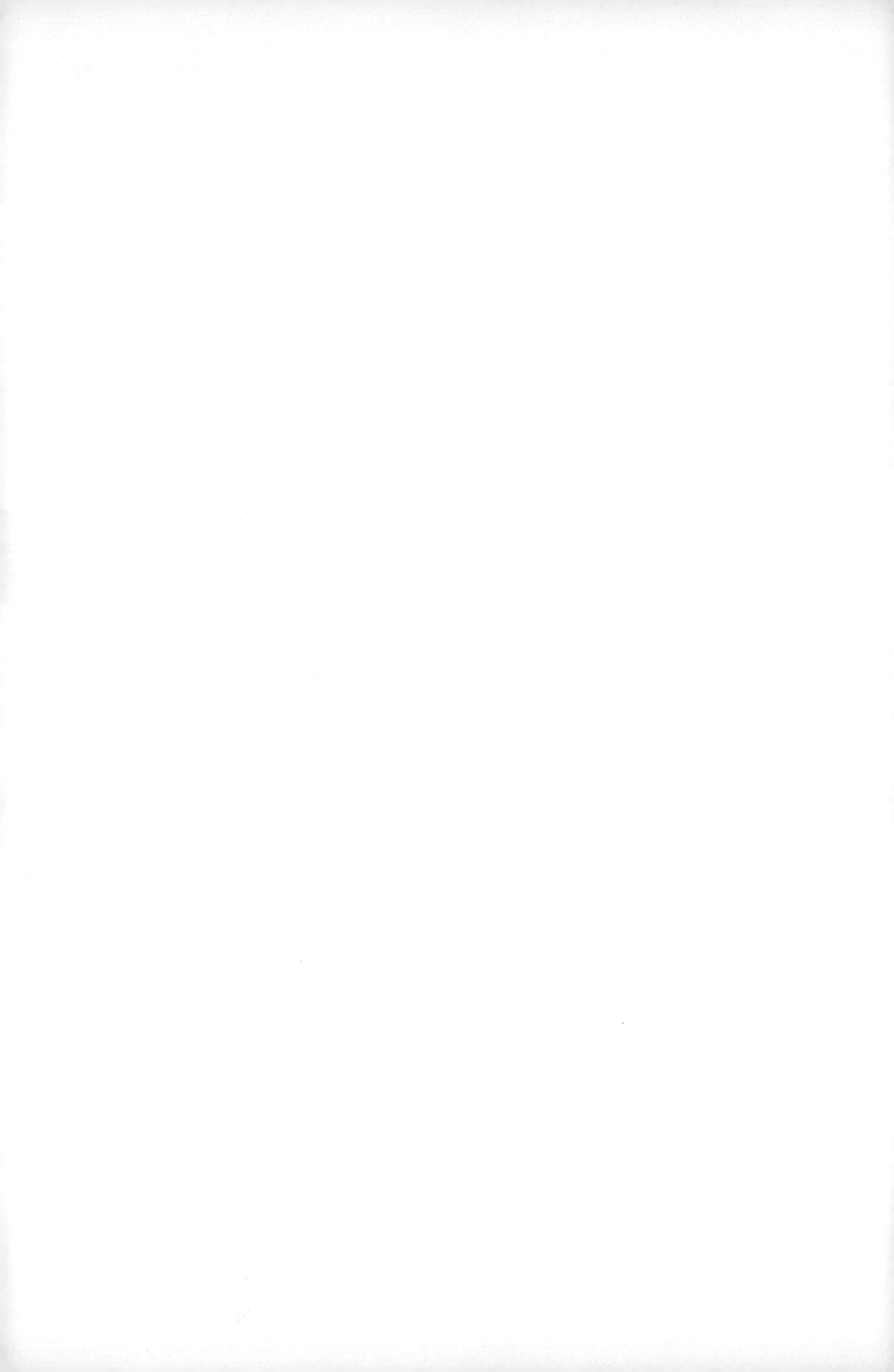

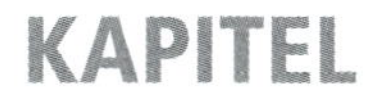

KAPITEL

Beate Krenek

6 Management akuter oder chronischer Atemnot (Atemnotmanagement)

6.1 Dyspnoe, Atemmuskelschwäche, Atemmuskelermüdung . . . 84

6.2 Ätiologie . . . 84

6.3 Klinik . . . 84

6.4 Diagnostik . . . 85

6.5 Therapie . . . 85
6.5.1 Atemerleichternde Körperpositionen . . . 85
6.5.2 Lippenbremse . . . 85
6.5.3 Unterstützung der Ausatmung . . . 86
6.5.4 Inhalation bzw. Sauerstoffgabe . . . 86
6.5.5 Nichtinvasive Beatmung (NIV) . . . 90
6.5.6 Bewegungsökonomie bei den Aktivitäten des täglichen Lebens (ADL) . . . 91

6.1 Dyspnoe, Atemmuskelschwäche, Atemmuskelermüdung

Dyspnoe ist das vom Patienten subjektiv empfundene Gefühl der Atemnot, das Angst und Panik verursachen kann. Normalerweise ist die Atmung unbewusst, da dafür keine Anstrengung erforderlich ist. Wird sie zur Arbeit („Work of Breathing" WOB), empfindet sie der Mensch als Atemnot.

- **Dyspnoe** ist das Kardinalsymptom einer Limitierung des kardiorespiratorischen Systems. Sie bewirkt die Einschränkung des Patienten in seinen Alltagsaktivitäten und führt zur Immobilität.
- **Atemmuskelschwäche** ist definiert als das Unvermögen, eine erwartete Kraft der Atemmuskulatur zu entwickeln.
- **Atemmuskelermüdung/-erschöpfung** ist das Unvermögen, eine bestimmte Kraft der Atemmuskulatur aufrechtzuerhalten oder durch wiederholte Kontraktionen erneut zu entwickeln.

Ziel der Atemphysiotherapie ist es, die Atemnot des Patienten zu reduzieren, seinen Bewegungsradius im Sinne der Eigenständigkeit zu erhalten oder vergrößern und damit die Pflegebedürftigkeit zu verhindern. Bei der Atemmuskelschwäche ist der Therapieansatz gezieltes Training (➤ 9.1). Bei der Atemmuskelermüdung ist das Ziel die Entlastung der Atempumpe durch Maßnahmen des Atemnotmanagements.

6.2 Ätiologie

- **Dyspnoe** ➤ 4.6.1
- **Atemmuskelschwäche:** Ursachen für Atemmuskelschwäche sind u. a.
  - Lange Immobilität
  - Längere Beatmungsdauer
  - Neurologische Erkrankungen
  - Obstruktive Erkrankungen mit abgeflachtem Zwerchfell
  - Adipositas permagna
  - Thoraxdeformitäten
  - Allgemeine Schwäche
- **Atemmuskelermüdung:** Insbesondere das Atmen gegen Widerstand über längere Zeit führt zur Atemmuskelermüdung.

6.3 Klinik

- **Dyspnoe** ➤ 4.6.1
- **Atemmuskelschwäche/Atemmuskelermüdung:** Als Zeichen erhöhter Atemarbeit kommt es zu folgenden Symptomen:
  - Dyspnoe
  - Tachypnoe: Atemfrequenz über 25 Atemzüge pro Minute
  - Paradoxe abdominelle Atmung: Der Patient zieht bei der Einatmung den Bauch ein. Die gerade Bauchmuskulatur zieht den unteren Thorax ein kleines Stück nach unten, was eine geringe Volumenverschiebung zur Folge hat. Zudem überträgt sich der negative Pleuradruck auf das Abdomen und zieht es ein.
  - Respiratorischer Alternans (Schaukelatmung): Abwechselnde, reine Bauchatmung und reine Sternalatmung erlauben der nicht aktiven Muskulatur eine Ruhepause.
  - Erhöhte Atemfrequenz
  - Änderung des Verhältnisses zwischen I : E
  - Einziehungen
  - Hover-Zeichen
  - Zyanose

Kritische Schwellung der Atmung: Wenn ein Patient 40 % seines MIP (maximaler inspiratorischer Druck) oder darüber über längere Zeit für die Ruheeinatmung aufbringen muss und die Ausatemzeit und damit auch die Erholungszeit für die Inspirationsmuskulatur kürzer wird, erschöpft das Zwerchfell. Ein erschöpftes Zwerchfell braucht 24–48 Stunden zur vollständigen Erholung (Jones, Killian 1992).

Erschöpfung der Atempumpe: Die Erschöpfung der Atempumpe ist selten reine Erschöpfung des Zwerchfells, da es eine große Erschöpfungsresistenz durch große Anzahl an ermüdungsresistenten Muskelfasern und eine außergewöhnliche Durchblutung hat. Die Atemmuskulatur erschöpft, wenn der Energiebedarf das Angebot übersteigt. Meist ist es eine systemische Muskelerschöpfung, v. a. Atemhilfsmuskeln und Bauchmuskeln. Die adäquate Therapie ist die Entlastung der Muskulatur.

6.4 Diagnostik

Wie auch der Schmerz lässt sich die Dyspnoe mittels Skalen quantifizieren. Dadurch gibt es ein diagnostisches Instrument wie auch die Möglichkeit, Maßnahmen zu evaluieren (➤ 4.6.1). Die am häufigsten verwendeten Instrumente zur Quantifizierung der Dyspnoe sind:

- VAS (Visual Analoge Scale)
- Borg-Skala
- Modifizierte Borg-Skala
- Category Scale
- Chronic respiratory Questionaire
- Belastungstests, die ADLs simulieren

Zu den detaillierten Beschreibungen der verschiedenen Messmöglichkeiten der Dyspnoe ➤ 4.6.1.

6.5 Therapie

Ein wichtiges atemphysiotherapeutisches Ziel ist die **Verbesserung der Mobilität** und damit der **Lebensqualität** des Patienten, nicht zwingend der Lebensdauer. Vor der therapeutischen Grundsatzentscheidung, ob der Patient entlastet oder trainiert wird, ist zu erfassen, ob das Zwerchfell schwach oder erschöpft ist.

Therapeutische Ansätze sind einerseits die Reduktion der Atemarbeit durch z. B. Inhalationen, Sekretförderung, Gabe von Sauerstoff, atemerleichternde Körperstellungen, andererseits das Training von Muskelkraft und Ausdauer bei ausreichender Substratversorgung. Die Optimierung der Atemarbeit ist ein weiterer Ansatz. Dazu zählt das Verringern der dynamischen Überblähung der Lunge.

PRAXISTIPP

Atemnotmanagement

- Atemerleichternde Körperpositionen
- Lippenbremse
- Ggf. Unterstützung der Ausatmung mit Thoraxkompression (Cave: Kontraindikationen)
- Medikamentöse Therapie, z. B. Inhalationen bzw. Sauerstoffgabe
- Nicht invasive Beatmung/invasive Beatmung

6.5.1 Atemerleichternde Körperpositionen

Atemerleichternde Körperpositionen (➤ Abb. 6.1) helfen dem Patienten, seine in- und exspiratorische Atemhilfsmuskulatur einzusetzen. Bei der Einnahme dieser Positionen ist darauf zu achten, dass v. a. bei länger dauernder Atemnot die Halswirbelsäule, Schulter- und Handgelenke nicht durch die Stützfunktion überbelastet werden. Beispielsweise eignet sich der Kutschersitz aus diesem Grund nur für kurzfristige Atemnot. Bei länger bestehender sollten die Patienten möglichst aufrecht sitzen z. B. vor einem Tisch und Arme und Kopf auf harten Polstern abstützen. Dies ist oftmals auch eine akzeptable Schlafposition für Patienten, die wegen Dyspnoe nicht im Bett liegen können.

6.5.2 Lippenbremse

Das Einsetzen der Lippenbremse (➤ Abb. 6.2) hilft, die Ausatemzeit zu verlängern und der Inspirationsmuskulatur eine längere Erholungszeit zu verschaffen. Bei der Lippenbremse handelt es sich um eine Atemtechnik, die insbesondere bei obstruktiven Ventilationsstörungen spontan oder therapeutisch eingesetzt wird. Die korrekte Technik sieht eine Einatmung durch den für den Patienten möglichen Atemweg (Nase oder Mund) und ein Ausströmen der Luft durch die leicht aufeinandergelegten Lippen vor. Viele Patienten empfinden das Atmen mit Lippenbremse als angenehm, weil die Atmung dadurch einen regelmäßigen Rhythmus bekommt.

Korrekt ausgeführt ist der Staudruck in der Lunge durch den Einsatz der Lippenbremse zu gering, um sehr instabile Atemwege zu stabilisieren und ist daher nicht mit einem PEP-System gleichzusetzen. Vorteil der korrekt durchgeführten Lippenbremse ist, dass sie gänzlich ohne Hilfsmittel auskommt.

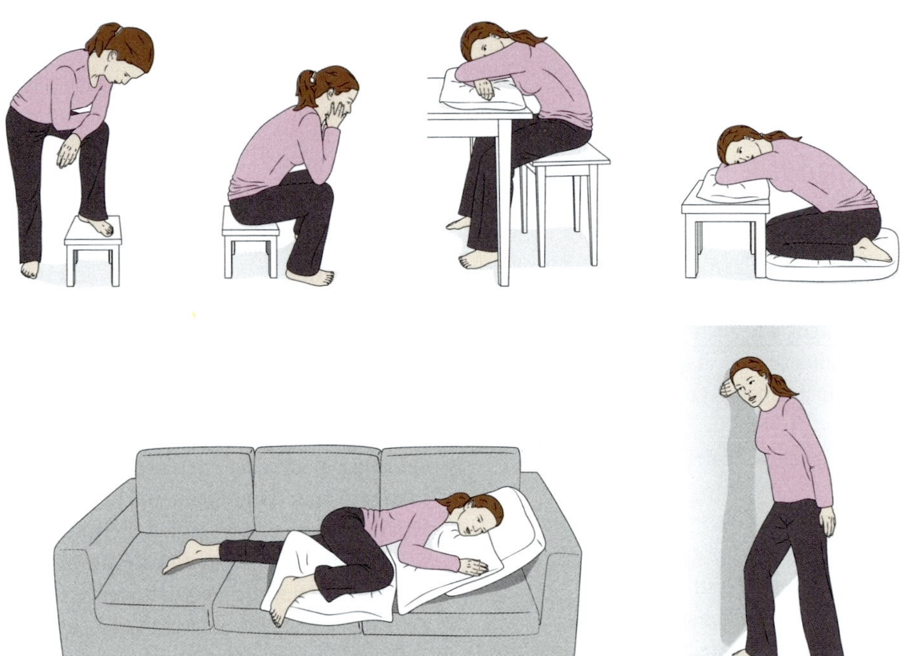

Abb. 6.1 Typische atemerleichternde Stellungen. [L264]

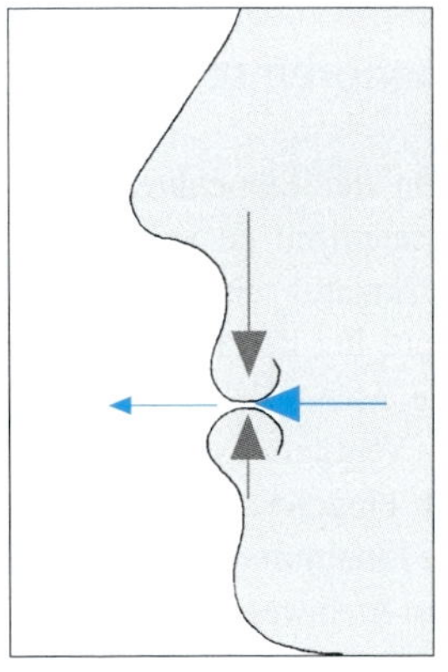

Abb. 6.2 Ausatmung mit der Lippenbremse. [L157]

PRAXISTIPP

Diese Atemtechnik verschafft nicht allen Patienten Erleichterung und sollte daher den Patienten angeboten werden, jedoch ohne das Versprechen einer Erleichterung, da dies manche Patienten in zusätzlichen Stress bringt.

6.5.3 Unterstützung der Ausatmung

Die Unterstützung der Ausatmung mit **Thoraxkompression** durch den Therapeuten erfolgt, wenn alle Voraussetzungen für eine Thoraxkompression gegeben sind (➤ Kap. 5). Dadurch wird die Exspirationsmuskulatur bei der Ausatmung unterstützt, und der Patient hat das Gefühl, wieder mehr Luft zu bekommen. Die Kompression kann entweder von der Seite oder von hinten beim sitzenden Patienten durchgeführt werden. Selbstverständlich darf die Technik nicht zu zusätzlichem Stress für den Patienten führen, was bei korrekter Durchführung allerdings selten vorkommt.

6.5.4 Inhalation bzw. Sauerstoffgabe

Die **Verabreichung** von **Medikamenten** durch Einatmung ist eine gut evaluierte und effektive Möglichkeit der Erleichterung von Atemnot. Es werden Medikamente über Inhalatoren, aber natürlich ärztlich auch über die Vene oder oral verabreicht, z. B.

Bronchodilatatoren oder Kortison. Es gibt aber auch die Möglichkeit, zusätzliche **Sauerstoff** zu verabreichen. Wie jedes andere Medikament auch, ist Sauerstoff durch einen Arzt verordnungspflichtig. Das bedeutet Indikation und Dosierung obliegt dem Arzt. Üblicherweise gibt der Arzt den Zielwert der Sauerstoffsättigung vor sowie die minimale und maximale Dosis, die verwendet werden sollen. Im Rahmen dieser Vorgaben können Physiotherapeuten den Sauerstoff an den aktuellen Patientenbedarf anpassen.

GUT ZU WISSEN

Sauerstofftherapie

- Die **Verordnung** des Sauerstoffs inklusive Dosierung erfolgt wie bei jedem anderen Medikament durch den Arzt, die Auswahl des geeigneten für die momentane Patientensituation geeigneten Geräts und der Sauerstoffapplikation sehr oft durch Physiotherapeuten.
- Eine **akute Sauerstoffsubstitution** ist z. B. bei akuter kardialer oder respiratorischer Insuffizienz erforderlich. Das Ziel ist die Überbrückung eines lebensbedrohlichen Akutgeschehens.
- Eine **Langzeitsauerstofftherapie** ist indiziert bei Patienten mit
  - mehrfach gemessenem $PaO_2 < 55$ mmHg bzw. Sauerstoffsättigung von unter 90 % während einer stabilen Krankheitsphase mit chronischer Partial- bzw. Globalinsuffizienz nach Ausschöpfung aller anderen medikamentösen Therapien,
  - nächtlichen Desaturationen unter 75 % Sauerstoffsättigung,
  - einem $PaO_2 < 55$ mmHg bei körperlicher Belastung (½ Watt/kg Körpergewicht) nach Ausschöpfung aller anderen medikamentösen Therapien indiziert.

Ziel ist die Verbesserung der Lebensqualität, die Reduktion des Dyspnoeempfindens und die Entlastung des Herzens. Die belastungsinduzierte Hypoxämie sollte durch einen Belastungstest dokumentiert werden. Zur Korrektur der belastungsinduzierten Hypoxämie eignen sich mobile Sauerstoffversorgungssysteme, Flüssigsauerstoffsysteme bzw. mobile Sauerstoffkonzentratoren. Neben dem Ziel der Sicherstellung der Sauerstoffversorgung des Organismus sind die Gewährleistung der Mobilität und die Erhaltung der Lebensqualität zu berücksichtigen.

Im Bereich der pneumologischen Rehabilitation werden zur Sauerstoffversorgung meist **Flüssigsauerstoffsysteme** oder **Sauerstoffkonzentratoren** eingesetzt. Beide Systeme erlauben sowohl die Versorgung des mobilen als auch des immobilen Patienten. Mögliche Patientenprobleme bei der Sauerstoffversorgung sind die Austrocknung der Nasenschleimhaut bis hin zu Geruchsverlust, Kopfschmerzen, Behinderung durch den Schlauch und Einschränkung der Mobilität bei Standgeräten.

Geräteauswahl

Die individuelle Geräteauswahl sollte in Zusammenarbeit mit dem Patienten stattfinden (Krenek, Schmidl 2018). Mithilfe der Blutgasanalyse wird die Indikation für eine Langzeit-Sauerstofftherapie gestellt. (Krenek, Schmidl 2018).

Vor der Geräteauswahl sollten folgende Kriterien erhoben werden:

- Sauerstoffbedarf in Ruhe, bei körperlicher Belastung und/oder nachts
- Mobilitäts- und Aktivitätsgrad des Patienten:
  - Wie lange ist der Patient außer Haus (Nutzungsdauer der tragbaren Einheit)?
  - Welche Aktivitäten werden außer Haus verrichtet (Berufstätigkeit, Sport, Reisen)?
  - Ist der Patient körperlich in der Lage, ein mobiles Sauerstoffgerät zu befüllen?
  - Ist der Patient in der Lage, die tragbare Einheit zu tragen (mit einem Riemen über der Schulter, als Rucksack am Rücken oder an der Hüfte?) Ist die Versorgung mittels Caddy notwendig?
- Wohnsituation
- In welchem Raum kann das Gerät untergebracht werden?
- Sind Treppen innerhalb oder außerhalb der Wohnung bzw. des Hauses zu überwinden?
- Gibt es potentielle Gefahrenquellen wie beispielsweise offene Kamine oder einen Gasherd?
- Manuelles Geschick (Handling der Sauerstoffgeräte)
- Kognitive Fähigkeiten des Patienten (besonders hinsichtlich der Gefahreneinschätzung)
- Finanzielle Möglichkeiten des Patienten
- Patientenakzeptanz (entscheidend für Therapieadhärenz)
- Hilfe durch Angehörige oder Pflegepersonen: Ist der Patient nicht in der Lage, die Sauerstoffgeräte zu bedienen, so muss sichergestellt werden, dass Angehörige oder Hilfspersonen zur Verfügung stehen und in der Handhabung geschult werden.

Eine Hilfestellung bei der Auswahl eines geeigneten Sauerstoffsystems gibt ➢ Tab. 6.1, in der die Eigenschaften der einzelnen Devices übersichtlich dargestellt werden (Krenek, Schmidl 2018).

Charakteristika der Sauerstoffsysteme

- **Sauerstoffflaschen (Gasdruckflaschen):**
  - Sauerstoffflaschen sind optimal für den kurzzeitigen Bedarf, für den Notfall oder für das Krankenhaus für kurze Strecken.
  - Sie sind verhältnismäßig teuer, schwer beim Transport, geben bei einer Flussrate von 2 l/min etwa 17 Stunden Sauerstoff ab.
  - Als Dauertherapie sind Flaschen für die Heimversorgung von Patienten somit ungeeignet.
- **Flüssigsauerstoffsysteme** (➢ Abb. 6.3):
  - Flüssigsauerstoffsysteme bestehen aus einem Muttertank mit in der Regel 40 Litern tiefkaltem (-256 °C), flüssigen Sauerstoff.
  - Um die Mobilität des Patienten zu gewährleisten, kann vom Standbehälter ein kleiner, trag-

Tab. 6.1 Übersicht über die Eigenschaften verschiedener Sauerstoffgeräte.

Merkmale	Sauerstoffsysteme			
	O2-Flasche (10 l)	Standkonzentrator	Mobiler Konzentrator	LOX-System (Tank- und tragbare Einheit)
Eigenschaften der jeweiligen Sauerstoff-Systeme*				
Mobilität	–	–	✓	✓
Max. Flussrate	Max. 15 l/min	Max. 5 l/min	Continuous-Modus: max. 3 l/min gepulster Modus: max. Stufe 9◊	Tank: max. 15 l/min Mobile Einheit: max. 6 l/min (bei Hi-Flow: 15 l/min)
Nutzungsdauer (bei 2 l/min bzw. Stufe 2)	16h15	Unbegrenzt (Stromanschluss)	~ 2h–12h (mit Zusatzakku) (je nach Modell)	~ 4,5h-30,5h (je nach Modell) Tank (45 l): 14d
Gewicht	14,7 kg	16–20 kg (je nach Modell)	~ 2–8 kg (je nach Modell)	Tank (45 l, voll): ~ 75,5 kg Mobile Einheit (voll): ~ 1,5–4 kg
Geräuschpegel	–	~ 40dbA	~ 40–50dbA	–
Unabhängigkeit	Lieferfirma	✓	✓	Lieferfirma, Muttertank
Kosten	Rezeptgebühr	Erhöhte Stromkosten	Erhöhte Stromkosten	Rezeptgebühr pro Muttertank-Lieferung
Reisetauglichkeit				
Autoreise	–	✓	✓	–
Flug- oder Schiffsreise	–	Ja (abh. Fluglinie)	Ja (abh. von Fluglinie)	–
Zugreise	–	✓	✓	✓
Patientenbezogene Kriterien				
Kraft	✓ (Schieben der Flasche)	–	✓ (Tragen)	✓ (Tragen, Befüllung)
Feinkoordination	✓ Dosisregler	✓ Dosisregler	✓ (Bedienung Display)	✓ (Dosisregler)
Kognition	✓	✓	✓ (Bedienung Display)	✓ (Befüllung)

* Bezogen auf die derzeit gängigsten Sauerstoffgeräte (Stand: 07/2017). Stufe ist nicht vergleichbar mit Dauerfluss [l/min] → Austestung mittels Belastungs-BGA oder Pulsoxymetrie
Cave: Sauerstoffapplikation

barer Behälter befüllt werden. Je nach Größe wiegt dieser in gefülltem Zustand zwischen 1 und 4 kg.
  - Die Patienten können den transportablen Tank entweder an einem Beckengurt befestigen, im Rucksack tragen oder in einem Wagen, ähnlich einem Einkaufswagen, ziehen.
- **Sauerstoffkonzentratoren** (➤ Abb. 6.4):
  - Raumluft wird in das Gehäuse des Konzentrators gesaugt und der Sauerstoff in den Molekularsieben vom Stickstoff getrennt. Der Sauerstoff gelangt über eine geeignete Applikation (z. B. O_2-Brille, Maske) in den Respirationstrakt des Patienten, der Stickstoff wird zurück in die Raumluft geleitet.

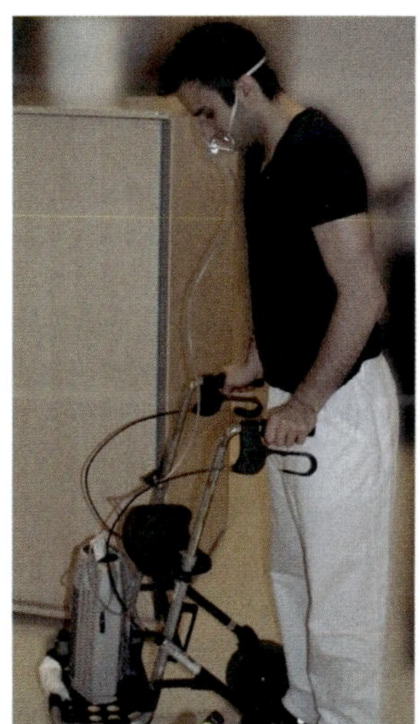

Abb. 6.3 Flüssigsauerstofftank. [P210]

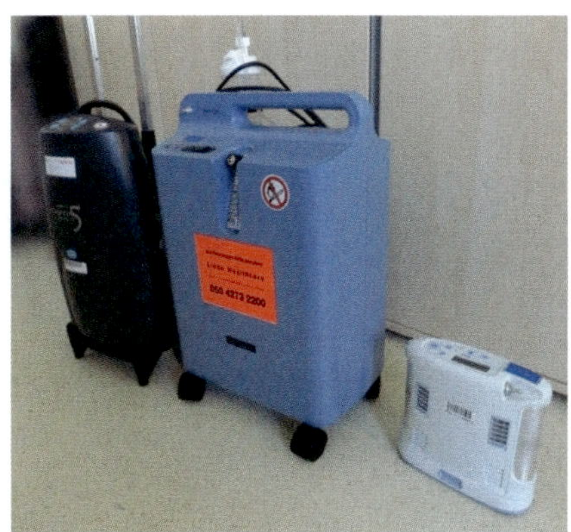

Abb. 6.4 Sauerstoffkonzentratoren. [P210]

  - Die Nachteile von Standkonzentratoren sind das Gewicht und die Abhängigkeit an die Stromversorgung. Die Geräte sind also nur für immobile Patienten geeignet. Außerdem ist die Lärmentwicklung mitunter beträchtlich, v. a. bei Älteren.
  - Bei tragbaren Geräten ist bei der Einstellung darauf zu achten, dass es für die Dosierung sowohl die Einstellung „Liter/Minute" als auch eine Stufenregelung ohne Angabe der Durchflussrate pro Minute gibt. In letzterem Fall sollte die Einstellung durch Überprüfung der Sauerstoffsättigung mit einem Pulsoxymeter erfolgen.
  - Der Vorteil der Geräte ist, dass sie über eine Batterie verfügen, die an der Steckdose oder dem Zigarettenanzünder des Autos geladen werden kann.

Sauerstoffapplikationen

PRAXISTIPP

Hauptauswahlkriterien für Sauerstoffapplikationen sind der vom Patienten überwiegend verwendete Atemweg und die vom Arzt verordnete Menge Sauerstoff in Litern. An Applikationen stehen folgende Systeme zur Verfügung (➤ Abb. 6.5):

- Sauerstoffbrillen mit unterschiedlichen maximalen Flussraten (4–15 l/min, die Highflow-Geräte haben mit bis zu 60 l/min eine deutlich höhere Flussrate)
- Sauerstoffmasken unterschiedlicher Herstellungsart
- Sauerstoffapplikationen wie Oxynasor/nasal-oral-Brille oder OxyArm

Der **Oxynasor** (➤ Abb. 6.6) ist für die Nasenschleimhaut schonender als Nasenbrillen und sorgt auch bei wechselnder Nasen- und Mundatmung für eine ausreichende Sauerstoffversorgung. Nachteil dieser Applikationsart ist die begrenzte Flussrate von max. 3 l/min und die unzureichende Sauerstoffversorgung im Außenbereich, da bei Wind die Sauerstoffwolke verblasen werden kann.

Umgebaute optische Brillen ermöglichen eine relativ unauffällige Möglichkeit, Sauerstoff zu verabreichen, was v. a. für jene Patienten eine Erleichterung sein kann, die ihre Beeinträchtigung verbergen möchten.

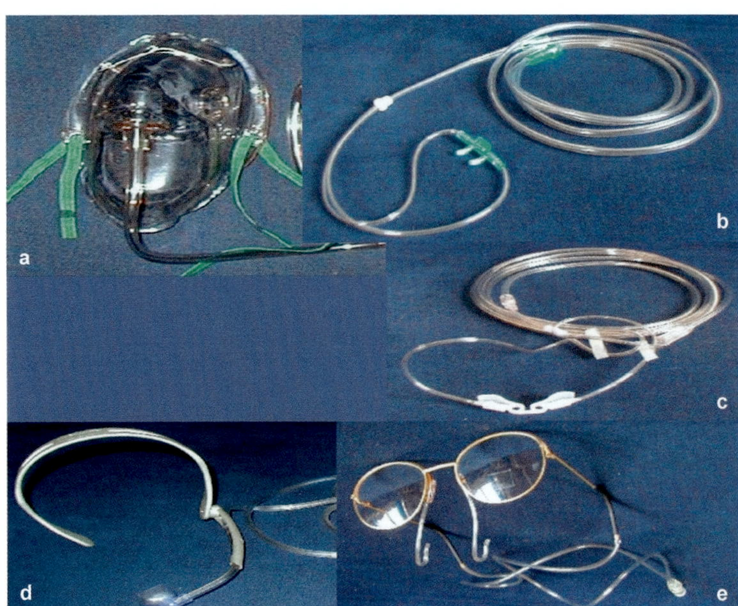

Abb. 6.5 Auswahl an Applikationsmöglichkeiten zur O_2-Gabe. [P210]

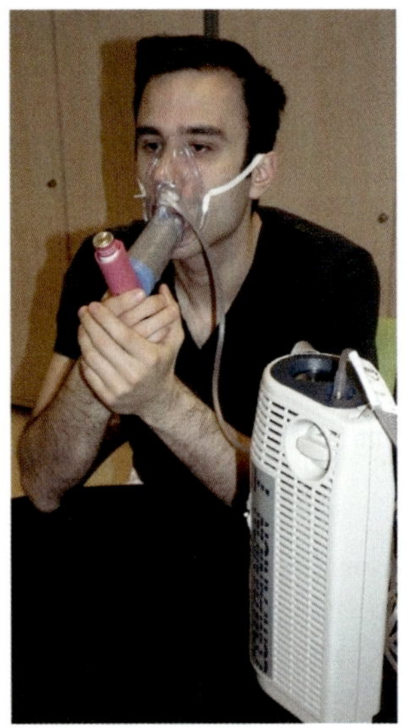

Abb. 6.6 Oxymask. [P210]

Als gute Alternative zur herkömmlichen Sauerstoffmaske bietet sich die **Oxy Mask** an. Durch Öffnungen in der Maske kann der Patient während der Behandlung sprechen, inhalieren, Atemtherapiegeräte verwenden, mit einem kleinen Löffel essen und durch einen Strohhalm trinken, wodurch ein großer Komfort ermöglicht wird.

PRAXISTIPP

Bei der Schulung des Patienten auf das jeweilige O_2-Gerät sollte besprochen werden, dass Sauerstoff ein vom Arzt verordnungspflichtiges Medikament ist, dessen Dosierung strikt eingehalten werden muss. Bei geänderten körperlichen Voraussetzungen kann eine Änderung des Sauerstoffgeräts notwendig werden. Unbedingt müssen auch die Gefahren im Umgang mit Sauerstoff angesprochen und Sicherheitshinweise wie beispielsweise das absolute Rauchverbot bei Verwendung von Sauerstoff gegeben werden

6.5.5 Nichtinvasive Beatmung (NIV)

Bei dieser Beatmungsform werden Patienten mithilfe einer dichtsitzenden Maske, Nasenoliven oder eines Helms durch eine Beatmungsmaschine beatmet. Es gibt spontane, assistierte und kontrollierte Beatmungsformen. Die Eigenatmung des Patienten bleibt erhalten und wird nur durch die Maschine unterstützt. Daher werden der Kräfteverlust am Zwerchfell und auch die Krankenhausmortalität deutlich reduziert. Als Beatmungsformen stehen CPAP (continuous airway pressure) und BIPAP (bilevel positive airway pressure) sowie Highflow Oxygen zur Verfügung (siehe Intensivmedizin ➤ Kap. 11).

6.5.6 Bewegungsökonomie bei den Aktivitäten des täglichen Lebens (ADL)

Fortbewegung unter Atemnot

Grundsätzlich sollen die Patienten Tätigkeiten ohne Hast ausführen, Pausen dazwischen machen, die Lippenbremse einsetzen, wenn sie hilfreich empfunden wird, bei Belastung ausatmen und die Bewegung an die Möglichkeiten der Atmung anpassen und nicht umgekehrt (➤ Tab. 6.2). Die Atemhilfsmuskulatur sollte bei Bedarf bei allen anstrengenderen Tätigkeiten eingesetzt werden können.

CAVE

Jeder Rhythmuswechsel im Bewegungsablauf ist für Patienten mit Atemnot schwierig!

Breathing Re-education

Ziel ist es, durch das Üben von einer an die momentanen Möglichkeiten und Erfordernissen des Patienten angepasste Atmung, die Atemarbeit zu reduzieren. Dazu wird der Patient in einer möglichst entspannten Atmung oft unter Zuhilfenahme von taktiler Unterstützung wie Kontaktatmung geschult. Die Schulung der Atemwahrnehmung u. a. Atemfrequenz, Atemweg, Atemform, Atemrhythmus zählen zu den häufig angewendeten und gut untersuchten Optionen. So soll ein möglichst energiesparendes Atemmuster (wieder) erlernt werden.

Wichtig ist es, alle Möglichkeiten ausgeschöpft zu haben, die eine erschwerte Atmung behandeln können, wie etwa Inhalation, Sauerstoffgabe, Sekretförderung.

CAVE

Achtung vor zu viel, überhastetem oder unüberlegtem Eingriff in das Atemmuster!

Hilfsmittel

Als Unterstützung für den häuslichen Alltag können den Patienten **Hilfsmittel** angeboten werden (➤ Abb. 6.7). Häufig erfolgen die Auswahl und Einschulung der Hilfsmittel in enger Kooperation mit den Ergotherapeuten. Dazu zählen neben Gehhilfen wie Rollatoren u. a.:

- Strumpfanzieher
- Bürsten mit langem Griff
- Trinkbecher mit Strohhalm oder Aussparung für die Nase

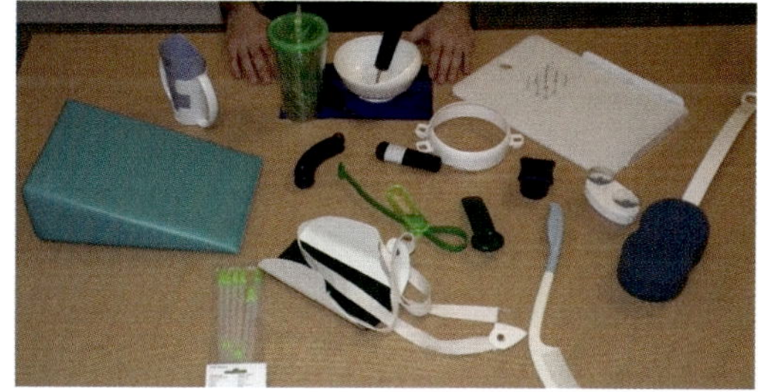

Abb. 6.7 Hilfsmittel zur Erleichterung des Alltags. [P210]

Tab. 6.2 Fortbewegung bei Atemnot.

	Ebenes Gelände	Ansteigendes Gelände	Treppensteigen
Geringe Atemnot	• Langsam gehen • Geregelten Atemrhythmus einhalten • Lippenbremse	• Langsam gehen • Geregelten Atemrhythmus einhalten • Lippenbremse	• Einatmen: 1 Stufe steigen. Ausatmen: 2–3 Stufen steigen
Vermehrte Atemnot	• Lippenbremse • Langsam gehen • 1 Schritt bei der Einatmung – mindestens 2 Schritte bei der Ausatmung	• Beim Einatmen kurz stehenbleiben. Beim Ausatmen 1–2 Schritte gehen.	• Beim Einatmen kurz stehenbleiben. Beim Ausatmen 1 Stufe steigen.

- Einarmschneidbretter
- Einarmdosenöffner
- Rutschfeste Unterlagen

Mit diesen Hilfsmitteln versucht man den Patienten zu ermöglichen, sich mit einem Arm zu stützen und damit ihre Atemhilfsmuskulatur einsetzen zu können.

Strohhalme mit Rückflussstopp erleichtern das Aufnehmen der nötigen Trinkmenge trotz Atemnot. Dazu gehören auch Trinkbecher, in denen man einen Strohhalm fixieren kann oder solche, die eine Aussparung für die Nase haben. So kann der Patient den Becher vor sich auf den Tisch stellen, sich mit den Armen am Tisch abstützen und damit seine Atemhilfsmuskulatur einsetzen. Dies mildert die **Atemnot** beim **Trinken.**

Ziel aller genannter Maßnahmen ist es, den Patienten so selbstständig wie möglich in seinem gewohnten Lebensumfeld zu halten, auch wenn dies oft über den Umweg der Klinik eventuell mit Intensivaufenthalt und Rehabilitationseinrichtungen nötig ist. Die Maßnahmen umfassen das Einnehmen atemerleichternder Körperstellungen, das Atmen mit Lippenbremse, die manuelle Unterstützung der Ausatmung, die Breathing Reeducation, den Einsatz von Hilfsmitteln, ferner Inhalationen, Sauerstoffgaben und letztendlich Beatmung.

Auch Patienten, die im Hausbesuch therapeutisch versorgt werden, profitieren von den Maßnahmen. Da fällt es oftmals am leichtesten, die an den Patienten angepassten Methoden herauszufinden, da man den Patienten direkt in den Möglichkeiten seines Lebensumfeldes vorfindet.

LITERATUR

Jones NL, Killian, KJ. Breathlessness: The Campbell Symposium. Hamilton, Ontario, Kanada: Boehringer Ingelheim; 1992.

Krenek B, Schmidl L: Deviceschulung. In: Schultz K. Pneumologische Rehabilitation. Das Lehr- und Lernbuch für das Reha-Team der D-A-CH-Arbeitsgemeinschaft. Oberhaching: Dustri; 2018.

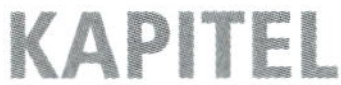

7

Beate Krenek

Inhalationstherapie

7.1 Stellenwert der Inhalationstherapie ... 94

7.2 Physikalische Grundlagen der Inhalation ... 94

7.3 Geräte für die Inhalationstherapie ... 95
7.3.1 Dosieraerosol mit Vorschaltkammer ... 95
7.3.2 Pulverinhalatoren ... 96
7.3.3 Soft Mist Inhaler/Respimat ... 97
7.3.4 Elektrische Inhalationsgeräte ... 97

7.4 Auswahl eines Inhalationsdevices und Inhalationsschulung ... 98
7.4.1 Auswahl eines Inhalationsdevices ... 98
7.4.2 Schulung von Inhalationsdevices ... 98

7.5 Inhalative Medikamente ... 99

7.1 Stellenwert der Inhalationstherapie

Die Inhalationstherapie ist laut den internationalen Therapieleitlinien (u. a. ATS, ERS, NICE, GINA) die First-Line-Therapie zur Behandlung von Asthma bronchiale und COPD. Üblicherweise ist es Physiotherapeuten rechtlich nicht gestattet, Patienten Medikamente zu verabreichen, es gibt jedoch derzeit drei Ausnahmen von dieser Regelung, nämlich die ärztlich verordnete Medikamentenverabreichung im Rahmen der Elektrotherapie und der Inhalationstherapie sowie die Verabreichung von Sauerstoff.

Im Rahmen der Inhalationstherapie wird das Medikament direkt an den Ort des Krankheitsgeschehens gebracht. Der Vorteil ist, dass das **Medikament** so einen **rascheren Wirkungseintritt** hat als bei systemischer Verabreichung, dass durch Umgehung des systemischen Kreislaufs weniger Substanzmenge benötigt wird und es dadurch zu geringeren Nebenwirkungen kommt. Bei optimaler Inhalationstechnik und geringer Obstruktion gelangen mit dem Einatemstrom ca. 30 % des inhalierten Medikaments in die Lunge.

Voraussetzungen für die therapeutische Wirksamkeit von Aerosolen sind

- das Erreichen des Wirkungsortes,
- eine ausreichende Medikamentendeposition,
- eine adäquate Medikamentenclearance und Metabolisierung.

Als Atemweg stehen Mund, Nase oder künstlicher Luftweg für die Inhalation zur Verfügung.

Außer bei Kindern bis etwa drei Jahren wird bei kooperationsfähigen, spontan atmenden Menschen die Inhalation über den Mund erfolgen, um den Medikamentenverlust über Nase oder Maske so gering wie möglich zu halten.

7.2 Physikalische Grundlagen der Inhalation

Beim Inhalationsvorgang kommt es zur Ablagerung der Aerosolteilchen an der Mukosa der unteren Atemwege hauptsächlich durch die Mechanismen Impaktion, Sedimentation und Diffusion.

- **Impaktion:** Dies ist der Drang von Partikeln, sich aufgrund ihrer Trägheit der Masse geradlinig fortzubewegen. Das bedeutet, dass inhalierte Partikel aufgrund ihrer Trägheit bereits an der Aufzweigung der zentralen Atemwege aufprallen, impaktieren. Die Wahrscheinlichkeit der Impaktion steigt mit höherer Geschwindigkeit der Luft während der Inspiration, größerem Durchmesser und höherer Dichte der inhalierten Teilchen.
- **Sedimentation:** Ablagerung von Teilchen, die durch die Gravitation hervorgerufen wird.
- **Diffusion:** Partikel mit Durchmessern unterhalb eines Mikrometers unterliegen der Brown-Molekularbewegung der sie umgebenden Gasmoleküle. Diese Bewegung verhindert die Sedimentation der Teilchen und führt zur Abscheidung durch Diffusion. Auch hier hängt die Geschwindigkeit vom Durchmesser des Partikels ab. Die beiden Größen verhalten sich jedoch umgekehrt proportional. Die Diffusionsgeschwindigkeit steigt mit sinkendem Partikeldurchmesser. Die Teilchen sind allerdings so klein, dass sie üblicherweise nicht ausreichend Medikament tragen.

PRAXISTIPP

Zusatzüberlegungen bei Inhalationen

- Vor jeder Inhalation sollten die zentralen Atemwege von Sekret gereinigt werden, da sonst das inhalierte Medikament nicht an den gewünschten Wirkungsort gebracht werden kann, da es am Schleim deponiert und mit diesem ausgehustet wird.
- Die Inhalation von Wasserdampf eignet sich nur für die Behandlung der oberen Atemwege, da die Tröpfchen so groß sind, dass sie sich schon in den oberen Atemwegen niederschlagen. Es gelangt mit Wasserdampf nicht ausreichend Wirkstoff in die Lunge.
- Die Inhalation für die unteren Atemwege (Lunge) muss mittels geeigneten Geräten erfolgen. Dies sind Dosieraerosole, Pulverinhalatoren, Soft-Mist-Inhalatoren, elektrische Vernebler. Die Inhalation für die Lunge ist also geräteabhängig.
- Die Depositionsmechanismen werden von der Größe und Schwere der Aerosolteilchen, der Strömungsgeschwindigkeit und der Verweildauer im Atemtrakt beeinflusst.

Durch den Zusammenhang zwischen diesen Parametern ist ersichtlich, dass das Atemmanöver des Patienten für die Aerosoldeposition am gewünschten Wirkungsort von großer Bedeutung ist.

Die **Ablagerung (Deposition)** des inhalierten Medikaments in der Lunge ist abhängig von den

- gerätespezifischen Aerosoleigenschaften/Partikelgröße, vom
- patientenabhängigen Atemmanöver wie Atemtiefe und inspiratorische Flussrate, von der Atempause, ebenso von der
- Atemwegsgeometrie z. B. Verengung durch Obstruktion oder Sekretanhäufung und von der
- Art des Inhalationssystems und der Applikationsart.

Aus rein physikalischer Sicht sollte ein Inhalationspartikel bei einem Erwachsenen eine Größe von etwa 3,5 µm (MMAD: 1,5 µm–7 µm) haben, um ein Maximum an Medikamentendeposition in der gesamten Lunge zu erreichen.

GUT ZU WISSEN

Der MMAD (Mass Medium Aerodynamic Diameter) beschreibt die durchschnittliche Größe der Tröpfchen im Aerosolnebel eines Inhalationsgeräts, das sogenannte Teilchenspektrum. Jedoch ist zu bedenken, dass dieses je nach Größe der Teilchen und Art des Atemmanövers in unterschiedlichen Bereichen der Lunge abgelagert wird. So wird mit einer Teilchengröße von etwa 5,5 µm (MMAD: 3 µm–8 µm) ein Maximum der bronchialen Deposition erreicht.

7.3 Geräte für die Inhalationstherapie

Folgende Geräte stehen derzeit für die Inhalationstherapie der unteren Atemwege zur Auswahl (➤ Abb. 7.1):

- **Dosieraerosole** mit Vorschaltkammern (pMDI: pressurized metered dose inhaler)
- **Pulverinhalatoren** (DPI: dry powder inhaler: Mehrfachdosis bzw. Einzeldosisinhalatoren)
- **Soft Mist Inhaler** (SMI)
- **Elektrische Inhalatoren**

7.3.1 Dosieraerosol mit Vorschaltkammer

Dosieraerosole bestehen aus einem Metallbehälter, in dem sich ein flüssiges Medikament befindet, das durch Druck auf den Behälter durch ein kleines Loch, die Düse, im Kunststoffgehäuse gedrückt wird. Um das Gerät betriebsfertig zu machen, sollte es **vor Gebrauch** kräftig geschüttelt werden.

Da die Austrittsgeschwindigkeit am Mundstück sehr hoch ist, sollte zur Optimierung der Inhalation und Reduktion der oropharyngealen Deposition eine **Vorschaltkammer (Spacer)** verwendet werden (➤ Abb. 7.2). Die Aufgabe einer Vorschaltkammer ist die **Koordination** des **Auslösens** des **Sprühstoßes** und der **Einatmung** zu erleichtern. Zusätzlich werden

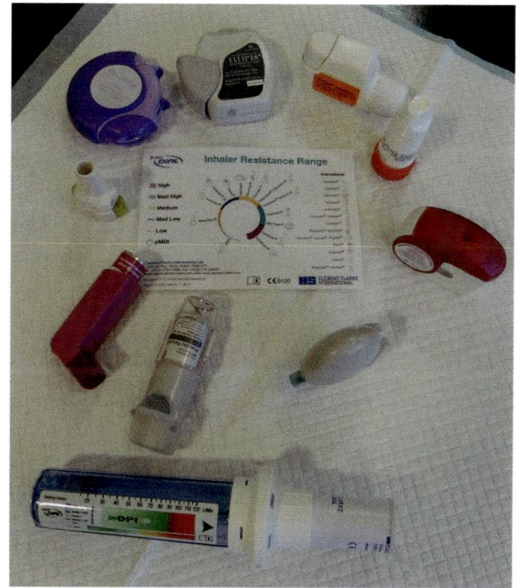

Abb. 7.1 Inhalatorengruppen. [P210]

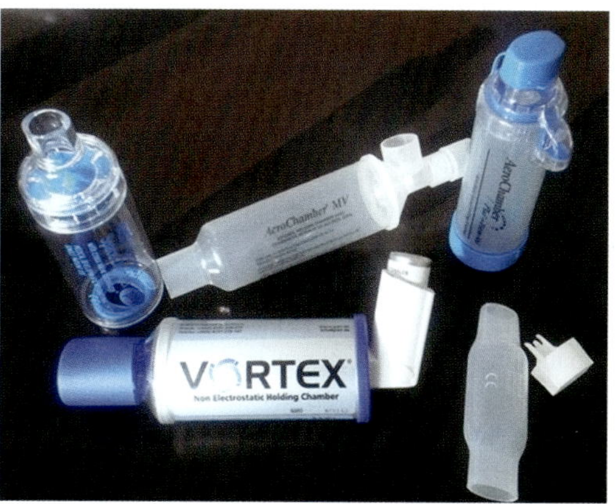

Abb. 7.2 Dosieraerosol mit Vorschaltkammer. [P210]

große, nicht lungengängige Partikel aus der Sprühwolke abgefangen, die an den Wänden des Spacers deponieren anstatt an der Mukosa des Oropharynx.

Die Masse und Geschwindigkeit der transportierten Teilchen wird durch Verlängerung der Weg- und Zeitstrecke reduziert. So kann der Anteil der Substanzmenge in der Lunge erheblich erhöht und damit eine bessere Medikamentenausnutzung erzielt werden. Zudem werden lokale Nebenwirkungen im Oropharynx deutlich reduziert.

- **Korrekte Inhalation:**
  - Sprühstoß in die Vorschaltkammer auslösen,
  - vollständig ausatmen ohne nachzupressen,
  - langsam tief einatmen,
  - Luft so lange wie möglich anhalten,
  - entspannt ausatmen.

Bei mehreren verordneten Hüben das Manöver wiederholen. Keinesfalls mehrere Hübe gleichzeitig in die Vorschaltkammer abgeben!

- **Fehlerquellen:**
  - Applikation mehrerer Hübe in die Kammer
  - Deutliche Zeitverzögerung zwischen Auslösen des Hubs und Einatmung (mehr als 10 sec.)
- **Als Ursachen fehlerhafter Anwendung von Dosieraerosolen können genannt werden,**
  - vergessen zu schütteln,
  - vergessen, die Kappe zu entfernen,
  - ungenügende Ausatmung,
  - Dosieraerosol verkehrt halten (wie Nitro-Spray),
  - ungenügender Mundschluss um das Mundstück,
  - keine Hubauslösung,
  - falsche Synchronisation von Hubauslösung und Einatmung bei Verwendung von ventillosen oder keinen Spacern,
  - Einatmung durch die Nase,
  - keine endinspiratorische Atempause.

Die Inhalation mit Dosieraerosolen ist immer noch die häufigste Applikation von inhalierten Medikamenten in die Lunge. Viele Kollegen im medizinischen Bereich halten sie immer noch als die einfachste und wirkungsvollste Möglichkeit der Inhalation für die Lunge, was leider nicht zutrifft.

Es erfordert Fingerkraft den Hub auszulösen, eine langsame und tiefe Einatmung, was bei Atemnot nicht einfach ist, gefolgt von einer endinspiratorischen Atempause.

Wird ohne Vorschaltkammer inhaliert, gelangt praktisch der gesamte Hub auf die Mukosa des Oropharynx und nicht in die Lunge. Deswegen ist die Verwendung einer Vorschaltkammer sehr zu empfehlen.

7.3.2 Pulverinhalatoren

Bei der Pulverinhalation wird eine kleine Menge Medikament in **mikronisierter Pulverform** eingeatmet. Der Patient saugt mit der Einatmung das Medikament durch den Inhalator in die Lunge. Durch die Einatmung wird das Pulver je nach Gerätetyp an einem dafür vorgesehenen Mechanismus zerschlagen (Desagglomeration) und dadurch mikronisiert. So gelangen die feinen Partikel mit dem Einatemstrom in die Lunge. Dafür ist allerdings eine höhere inspiratorische Flussrate bei der Inspiration erforderlich als beim Dosieraerosol.

Man unterscheidet **Einzeldosisgeräte** (Kapselinhalatoren), wo für jede Therapieeinheit eine Kapsel in das Inhalationsgerät gesteckt, durchstochen und dann das Pulver inhaliert wird, von so genannten **Multidosisgeräten,** bei denen durch Betätigen eines Lademechanismus eine bestimmte Medikamentendosis aus einem Reservoir freigesetzt wird.

Die bronchopulmonale Deposition ist abhängig von der jeweiligen **inspiratorischen Flussrate,** die z. B. mit einem INCHECK-DIAL (➤ Abb. 7.3) gemessen werden kann (➤ 7.4).

- Bei einer zu geringen Flussrate bleiben die Aerosolteilchen zu groß.

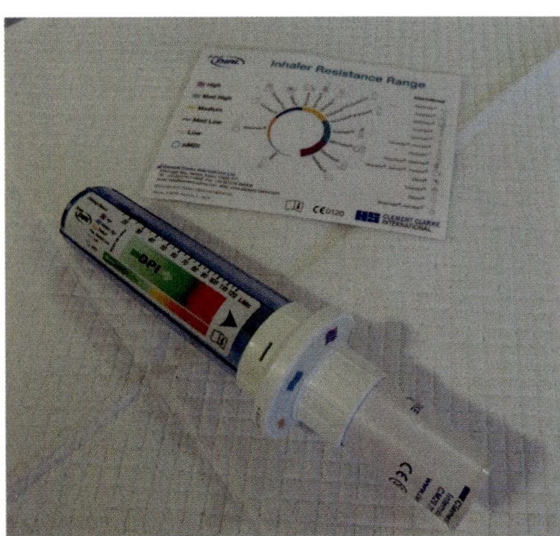

Abb. 7.3 Incheck Dial®. [P210]

- Bei zu hoher inspiratorischer Flussrate werden die Teilchen durch Impaktion an der Rachenhinterwand deponiert. Beide Fehler können zu vermehrter Deposition im Oropharynx führen.
- **Korrekte Inhalation:**
  - Vollständige Ausatmung ohne nachzupressen
  - Rasche, tiefe Einatmung
  - Luft so lange wie möglich anhalten
  - Entspannt ausatmen
- **Fehlerquellen:**
  - Ausatmen in das Gerät, wobei durch die Feuchtigkeit in der Ausatemluft das Pulver im Gerät verklebt.
  - Wenn der Patient seine Medikamente in einem Tagesportionierer sortiert hat, könnten Kapseln der Einzeldosissysteme versehentlich geschluckt, statt inhaliert werden.
  - Kapseln zur oralen Einnahme könnten theoretisch fälschlicherweise inhaliert werden.
  - Einzeldosisgeräte werden gewaschen und in noch nicht durchgetrocknetem Zustand wieder verwendet.
  - Abdecken der Lufteinlassöffnungen mit Fingern oder Lippen.

Ein Vorteil der Pulverinhalatoren ist, dass kein zusätzliches Gerät zur Inhalation notwendig ist, wie der Spacer beim Dosieraerosol, um die Medikamentendeposition in der Lunge zu erhöhen. Dennoch muss man prüfen, ob die Patienten das Handling des Geräts und die Atemtechnik beherrschen.

7.3.3 Soft Mist Inhaler/Respimat

Der Respimat erzeugt eine Aerosolwolke sehr feiner Teilchen mit langsamer Austrittsgeschwindigkeit von ca. 0,8 m/sec, die ohne Vorschaltkammer inhaliert werden können.

- **Korrekte Inhalation:**
  - Vollständige Ausatmung ohne Nachpressen
  - Spannen der Feder
  - Auslösen des Sprühstoßes, gleichzeitige langsame, tiefe Einatmung
  - Luft so lange wie möglich anhalten
  - Entspannt ausatmen
- **Fehlerquellen:** Auslösen der Wolke und Einatmung sind nicht gut koordiniert.

7.3.4 Elektrische Inhalationsgeräte

Die Inhalation mit elektrischen Geräten (➤ Abb. 7.4) ermöglicht die Verabreichung eines Medikaments Atemzug für Atemzug über etwa 10 Minuten.

Bei dieser Inhalationsart bekommen Patienten mit hoher Atemfrequenz oft **mehr Medikament in die Lunge** als mit einem anderen Inhalationssystem. Elektrische Inhalatoren werden überwiegend in der Pädiatrie und bei Patienten eingesetzt, die mit Dosieraerosol oder Pulverinhalator nicht ausreichend Medikament in die Lunge bekommen oder aber, wenn Substanzen verabreicht werden sollen, die es nur in flüssiger Form gibt.

Ein Kompressor liefert den nötigen Arbeitsdruck, der über einen Druckluftschlauch in den Vernebler geleitet wird. Dadurch wird das flüssige Medikament in der Düse zerstäubt. Der Patient atmet danach den Medikamentennebel in die Lunge. Das Handteil wird erst unmittelbar vor Benutzung zusammengebaut und mit dem vom Arzt verschriebenen Medikament befüllt.

Durchführung der Inhalation mit einem elektrischen Inhalationsgerät

- **Durchführung:**
  - Langsame, nicht zu tiefe Einatmung (ggf. Unterbrechertaste, so vorhanden, drücken)
  - Luft kurz anhalten (ggf. Unterbrechertaste loslassen)
  - Vollständige, entspannte Ausatmung
- **Reinigung:** Der Zusammenbau des Verneblers erfordert ein Mindestmaß an Feinkoordination.

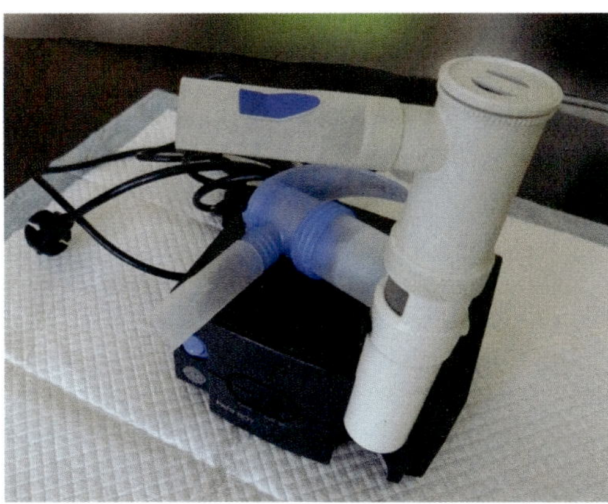

Abb. 7.4 Elektrischer Inhalator. [P210]

7

Nach Gebrauch sollte der Vernebler in seine Einzelteile zerlegt und gereinigt werden. Für die Reinigung stehen je nach Bedarf (Keimbesiedelung des Schleims) folgende Möglichkeiten zur Verfügung:
- Heiß auswaschen
- Im Sieb in kochendes Wasser legen
- Desinfizieren
- Vaporisieren
- Autoklavieren
- Im Mikrowellenbeutel in der Mikrowelle reinigen
- Trocknen nach Reinigung nicht vergessen

- **Fehlerquellen:**
  - Ungenügende Feinkoordination oder eingeschränktes Sehvermögen für den Zusammenbau des Verneblers
  - Mangelnde Konzentration für die Dauer der Inhalation
  - Mischen von mehreren Medikamenten im Medikamentenbehälter zur Zeitersparnis
  - Mangelnde Koordination von Einatmung und Drücken der Unterbrechertaste
  - Mangelnde Hygiene des Verneblers
  - Schlechte Haltung während der Inhalation

PRAXISTIPP

Inhalation mit Sauerstoff, PEP, Antibiotikafilter

- Benötigt ein Patient in Ruhe Sauerstoff, so muss dieser während der Inhalation über den Vernebler zugeführt werden.
- Haben Patienten instabile Atemwege z. B. COPD-Patienten, kann die Inhalation mit einem PEP-System kombiniert werden. Die Vorteile dieser Kombination sind eine Stabilisation der Atemwege des Patienten während der Inhalation und eine bessere Medikamentendeposition, durch Optimierung der Ausatemmenge. Die Nachteile sind die Medikamentendeposition auf jenem Sekret, das ausgehustet wird und die anstrengendere Inhalation durch den exspiratorischen Widerstand.
- Ein genaues Abwägen der Vor- und Nachteile für jeden Patienten ist daher erforderlich.
- Bei Inhalation mit einem Antibiotikum über einen elektrischen Vernebler ist zwingend ein Filtersystem zu verwenden, damit kein Antibiotikum über die Ausatemluft in die Umgebungsluft gelangt.

7.4 Auswahl eines Inhalationsdevices und Inhalationsschulung

Für die Auswahl des richtigen Inhalationsgerätes und die Durchführung einer effektiven Inhalationsschulung ist fundiertes Basiswissen über die physikalischen Grundlagen der Aerosoltherapie sowie über die gerätespezifischen Eigenschaften unumgänglich.

7.4.1 Auswahl eines Inhalationsdevices

Neben den Eigenschaften der einzelnen Inhalatoren sind bei der Auswahl des passenden Inhalationsgerätes die aktuelle Krankheitssituation, die Medikamentenverfügbarkeit sowie die Fähigkeiten und Fertigkeiten des Patienten entscheidende **Parameter.** Ebenso sollen gerätespezifische Feedbackmechanismen bedacht werden, die es dem Patienten ermöglichen, festzustellen, ob sein Inhalationsmanöver erfolgreich war.

Als Voraussetzung für die Bedienung der einzelnen Inhalationsgeräte gelten folgende patientenbezogene Kriterien:
- Kognitive Fähigkeiten
- Feinmotorik
- Fingerkraft
- Fähigkeit zum Mundschluss

7.4.2 Schulung von Inhalationsdevices

Trotz der Entwicklung neuer Inhalationsgeräte und permanenter technischer Fortschritte ist die **Wirksamkeit** der **Inhalationen** zu einem erheblichen Anteil patientenabhängig. Eine große Anzahl an wissenschaftlichen Untersuchungen (wie z. B. Chaicharn et al. 2015, Levy et al. 2013, Al-Jahdali et al. 2013) zeigt, dass fehlerhafte Durchführungen der Inhalationen folgenschwere Auswirkungen auf Krankheitsverlauf und Lebensqualität der Patienten verursachen und in weiterer Folge durch erhöhte Medikamentenkosten, Hospitalisationstage und

Krankenstandstage auch Auswirkungen auf das Gesundheitssystem haben. Um diesen Problemen entgegenzuwirken, sind eine gründlich durchdachte Auswahl der jeweiligen Inhalationsgeräte, die Einschulung auf die Geräte sowie regelmäßige Inhalationskontrollen unbedingt erforderlich.

Folgende **Inhalte** sollten in einer Inhalationsschulung vermittelt werden:

- Dosierung und Zeitpunkt der Einnahme
- Funktionsweise des Inhalators
- Vorbereitung des Inhalationsgerätes und Reinigung, so nötig
- Hilfestellungen zur Erkennung der Funktionstüchtigkeit und des Füllstandes des Inhalationsgerätes
- Nebenwirkungen bzw. Möglichkeiten zur Minimierung

Zur Einschulung von Inhalationsgeräten ist die Verwendung von **Informationsmaterial** besonders sinnvoll. Klare schriftliche und visuelle Hilfsmittel unterstützen den Patienten beim Erfassen und Merken von Informationen. Hilfsmittel sollten jedoch nie ein Ersatz für eine persönliche Instruktion sein, sondern sollten nur ergänzend dazu verwendet werden.

Außerdem sollten Patienten bei Erstverordnung und in regelmäßigen Kontrollen an **Demogeräten** den korrekten Umgang mit den verordneten Geräten gezeigt bekommen. Dazu gehört, wie bereits angemerkt, die Instruktion der gerätespezifischen Feedbackmechanismen.

Feedbackmechanismen für Inhalationsgeräte

Grundsätzlich sind Inhalationsgeräte umso einfacher für Patienten zu bedienen, je einfacher die Handhabung v. a. auch in Situationen mit Atemnot und je mehr Feedbackmechanismen sie aufweisen (Ganderton 1999). Alle derzeit verfügbaren Inhalationsgeräte haben Feedbackmechanismen, jedoch nicht in gleicher Art und Zahl. Eine vollständige Übersicht über Bedienungsschritte und Feedbackmechanismen finden Sie u. a. im Booklet Inhalationstherapie (Deutsche Atemwegsliga). Die im Booklett abgebildeten Geräte sind beispielhaft zu sehen und ersetzen nicht die regelmäßige, ausführliche Auseinandersetzung und Vertiefung mit der Funktion aller Inhalatoren.

Es gibt folgende **Feedbackmechanismen:**

- Geräusch, z. B. Klicken beim Laden des Gerätes oder bei der Dosisfreisetzung
- Dosisanzeige sowie eine eindeutige Restdosisanzeige
- Farbcodierung, die dem Patienten zeigt, ob das Gerät betriebsbreit ist
- Geschmack
- Durchsichtige Kapsel, die erkennen lässt, ob alles Pulver inhaliert wurde
- Sperre nach der letzten Medikamentendosis, die verhindert, dass Patienten aus dem leeren Gerät inhalieren

Messung der inspiratorischen Flussrate

Die sicherste Form, um die inspiratorische Flussrate eines Patienten zu messen, ist die Spirometrie (➤ 4.8.2).

Für die **optimale Bedienung** von Inhalationsgeräten ist es unerlässlich, die gerätespezifische Inhalationstechnik mit Patienten zu trainieren und diese in regelmäßigen Abständen und bei Wechsel der Inhalatortypen erneut zu überprüfen. Dazu eignet sich der IN-CHECK DIAL® deswegen sehr gut, da er gerätespezifische Einstellungen hat und sowohl der Patient als auch der Schulende nach dem Messmanöver eine Anzeige ablesen kann, die ihm Feedback über das erfolgte Inhalationsmanöver gibt.

7.5 Inhalative Medikamente

Die folgende Zusammenfassung ist eine Übersicht (➤ Tab. 7.1) über die einzelnen Substanzgruppen, deren Wirkungen und mögliche Nebenwirkungen.

Tab. 7.1 Übersicht Inhalative Medikamente.

Medikament	Wirkung	Cave
Bronchodilatatoren • Kurzwirksam (4–6 Stunden) • Langwirksam (über 8 bis zu 24 Stunden)	• β2-Mimetika: Stimulation der Rezeptoren der glatten Bronchialmuskulatur, wodurch sich diese entspannt → Erwei terung des Bronchialdurchmessers mit Reduktion der Atemnot • Anticholinergika: Blockierung der Wirkung von Acetylcholin in der Bronchialmuskulatur → Verhinderung einer Kontraktion • Methylxanthine: Entspannung direkt in der Bronchialmuskulatur	• Tachykardie • Blutdruckabfall • Tremor • Mundtrockenheit
Kortikosteroide	• Verhinderung der Freisetzung von körpereigenen Substanzen, die Entzündungen auslösen können → Entzündungshemmung der Bronchialschleimhaut • Verhinderung eines Mukosaödems • Verhinderung einer Hypersekretion von zähem Schleim	• Heiserkeit • Mundtrockenheit • Rachenentzündung • Pilzinfektionen • Schluckbeschwer den Mund nach Inhalation spülen!
Mukolytika	Reduktion der Viskosität des Bronchialsekretes und Verflüssigung → Verbesserung der Fließgeschwindigkeit des Schleimes	Selten: • Schwindel • Übelkeit • Bronchospasmus
Kochsalzlösung	Sekretverflüssigung	Selten: Bronchospasmus
Antibiotika	Reduktion der Anzahl pathogener Keime im Bronchialsekret	• Bronchospasmus • Bronchiale Hyperreagibilität • Aber: deutlich verringerte systemische Nebenwirkungen, z. B. gastrointestinal (im Vgl. zu oraler Einnahme)

7

PRAXISTIPP

Inhalative Medikamente

Die Kenntnis der inhalierbaren Medikamentengruppen ist für die Atemphysiotherapie in vielerlei Hinsicht unabdingbar.

- So inhalieren obstruktive Patienten mit Belastungsdyspnoe häufig vor dem physiotherapeutischen Training oder Leistungstest ein bronchienerweiterndes Medikament. Wird es zu kurz vor der Belastung inhaliert, verfälscht es durch mögliches Auslösen einer Tachykardie die Herzfrequenz.
- Bei der Inhalation im Rahmen der Sekretförderung muss die Abfolge der beiden Maßnahmen wohl überlegt werden. Erst wird das zentrale Sekret abgehustet, bevor Medikamente inhaliert werden, da diese sonst am zentralen Sekret deponieren, und mit diesem ausgehustet werden. Dies trifft auch zu, wenn Patienten mehrere Medikamentengruppen inhalieren sollen.
- Erst wird zentrales Sekret ausgehustet, danach bronchienerweiternd inhaliert, gefolgt von sekretfördernden Techniken. Auf die möglichst saubere Lunge werden dann die anderen Substanzgruppen deponiert.
- Muss das Bronchialsekret erst verflüssigt werden, empfiehlt sich als Therapiestart die Inhalation z.B. mit Kochsalzlösung, gefolgt von allen anderen genannten Maßnahmen, in genannter Reihenfolge.

Dies bedeutet, dass für die Atemphysiotherapie die Kenntnis von Inhalationsgeräten, Atemtechnik und inhalierbaren Substanzen zwingend nötig und ein integrativer Teil der Therapie ist.

LITERATUR

Al-Jahdali H, Ahmed A, Al-Harbi A et al. Improper inhaler technique is associated with poor asthma control and frequent emergency department visits. Allergy Asthma Clin Immunol. 2013 Mar 6; 9 (1): 8.

Althaus P et al. The Bronchial Hygiene Assisted by the Flutter VRP1 (Module Regulator of a Positive Pressure Oscillation on Expiration). Eur Resp J 1089; 2(8); 693, 1989.

Alves LA, Pitta F, Brunetto AF. Performance analysis of the Flutter VRP1 under different flows and angles. Respir Care 2008; 53: 316e23.

Cegla UH, Bautz M, Fröde G, Werner T, Physical therapy in patients with COPD and tracheobronchial instability-comparison of 2 oscillating PEP systems (RC-Cornet, VRP1 Desitin). Results of a randommized prospectivestudy of 90 patients, Pneumologie 1997; 51 (2): 129-136.

Pothirat C, Chaiwong W, Phetsuk N et al. Evaluating inhaler use technique in COPD patients. Int J Chron Obstruct Pulmon Dis. 2015; 8 (10): 1291–1298.

Chicayban LM, ZinWA, Guimarães FS. Can the Flutter Valve improve respiratory mechanics and sputum production in mechanically ventilated patients? A randomized cross-over trial. Heart & Lung 2011; 40: 545–553.

De Souza Simoni LH, dos Santos DO, de Souza, HCD et al. Acute Effects of Oscillatory PEP and Thoracic Compression o Secretion Removal and Impedance of the Respiratory System in Non–Cystic Fibrosis Bronch ectasis. Respiratory Care 2019; 64 (7):818–827.

Deutsche Atemwegsliga. Inhalieren. Unter: www.atemwegsliga.de/richtig-inhalieren.html Allgemeine Hinweise zur Inhalation von Medikamenten (letzter Zugriff: 09.06.2022)

Ganderton D. Targeted delivery of inhaled drugs: current challenges and future goals. J Aerosol Med. 1999;12 Suppl 1:S3–8.

Levy ML, Hardwell A, McKnight E et al. Asthma patients' inability to use a pressurised metered-dose inhaler (pMDI) correctly correlates with poor asthma control as defined by the global initiative for asthma (GINA) strategy: a retrospective analysis. Prim Care Respir J. 2013;22 (4): 406–411.

Österreichische Gesellschaft für Pneumologie. Inhalative Therapie Asthma und COPD. Update 2019. Unter: www.ogp.at/wp_ogp/wp-content/uploads/Plakat_Inhal-Therapie_adult_IC.pdf (letzter Zugriff: 12.02.2022).

Volsko TA, DiFiore J, Chatburn RL. Performance comparison of two oscillating positive expiratory pressure devices: Acapella versus Flutter. Respir Care. 2003; 48 (2): 124–130.

Walz-Jung H, Krämer I, Kamin W. Aerosolcharakteristika ausgewählter Druckluftvernebler für Erwachsene in Simulationsmodellen und Verneblung von Salbutamol. Pneumologie 2019; 73 (6): 338.

Warwick WJ, Hansen LG The long-term effect of high-frequency chest compre sion therapy on pulmonary complications of cystic fibrosis. Pediatric Pulmonology 1991; 11 (3): 265–271.

West JB Respiratory physiology – the essentials, 7th ed. Baltimore: Williams and Wilkins; 2004.

Wilson GE, Baldwin AL, Walshaw MJ. A comparison of traditional chest physiotherapy with the active cycle of breathing in patients with chronic suppurative lung disease. European Respiratory Journal 1995; 8 (19): 171.

Zach MS, Oberwaldner B. Chest physiotherapy. In: Taussig L, Landau L (eds.) Textbook of Pediatric Respiratory Medicine. St. Louis: Mosby; 1999.

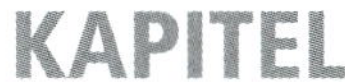

8 Sekretfördernde Physiotherapie

Beate Krenek

8.1 **Sekretförderung** ... 104

8.2 **Atemphysiologische Grundlagen der Sekretmobilisation** ... 104
8.2.1 Druckprinzip: Gas-Liquid-Pumping ... 105
8.2.2 Flowprinzip: Forcierte Exspiration ... 105

8.3 **Sekretlösende Techniken** ... 107

8.4 **Sekrettransportierende Techniken** ... 107
8.4.1 Husten (tussive Clearance) ... 107
8.4.2 Huff-Manöver ... 108
8.4.3 Verlängerte Ausatmung mit Thoraxkompression ... 110
8.4.4 Forced Exspiration Technique (FET) ... 110
8.4.5 Autogene Drainage (AD) ... 110
8.4.6 Active Cycle of Breathing Technique (ACBT) ... 111
8.4.7 Positive Exspiratory Pressure (PEP) ... 112
8.4.8 Sport als Sekretförderung ... 116

8.1 Sekretförderung

Unter **Sekretförderung** versteht man die Loslösung von Bronchialsekret von der Bronchialwand (Sekretmobilisation) und dessen Transport aus dem Respirationstrakt (Sekrettransport/Evakuierung). Die physiotherapeutische Sekretförderung unterstützt die mukoziliäre Clearance (➤ 1.7). Sie ist indiziert, wenn eine Dysbalance zwischen Sekretproduktion und Sekretabtransport besteht.

Erfolgt der Abtransport des Bronchialschleimes ungenügend, finden Keime nicht nur einen idealen Nährboden für ihr Wachstum vor, was zu Infekten im Respirationstrakt führen kann, sondern durch Verstopfung des Bronchiallumens können außerdem Areale der Lunge schlecht **(Dystelektase)** oder gar nicht belüftet werden **(Atelektase).** Dies hat neben den oben genannten Gefahren zusätzlich eine eingeschränkte Ventilation und damit Sauerstoffversorgung zur Folge. Außerdem steigt die Belastung der Atempumpe, welche die Luft durch verengte Bronchien befördern muss.

Eine Verstopfung der Atemwege durch Sekret **(Sekretobturation)** ist also ein möglicher Grund für Dyspnoe und im Umkehrschluss ist die Sekretförderung eine therapeutische Maßnahme gegen diese.

- **Diagnostik:** Zur Abklärung von Lokalisation und Ausmaß der Sekretproblematik eignen sich u. a. Auskultation, Thoraxröntgen und Spirometrie, PCF (➤ 4.6.5)
- **Indikation für sekretfördernde Therapie:** Sekretretention in den Atemwegen z. B. durch Atemwegsinfekte, COPD, chronische Bronchitis, zystische Fibrose, aber auch bei akuten bronchialen Infekten von lungengesunden Patienten die z. B. eine Hustenschwäche aufweisen
- **Voraussetzung für Sekretabtransport:**
  - Offene, stabile bzw. stabilisierte Atemwege
  - Ausreichend tiefe Inspiration
  - Ausreichende Exspirationsgeschwindigkeit
  - Transportierbares Sekret

Abgesehen von der Pneumonieprophylaxe ist die Zuweisung zu Atemphysiotherapie bei Sekretproblemen die häufigste.

Die Sekretprobleme der Patienten können akut und vorübergehend sein. Häufig sind sie allerdings chronisch. So muss man bei der Auswahl der geeigneten Technik ganz besonders die zeitlichen und körperlichen Ressourcen berücksichtigen, die es dem Patienten ermöglichen sollen, auch im häuslichen Umfeld konsequent seine Therapie dauerhaft einplanen und durchführen zu können.

Wiederum steht den Physiotherapeuten eine große Auswahl an Therapiemöglichkeiten zur Verfügung, aus der es, die Mitarbeitswilligkeit des Patienten vorausgesetzt, immer möglich ist, die passende Technik auszuwählen. Was dabei auch berücksichtigt werden sollte ist die mögliche Progredienz der zugrundeliegenden Erkrankung. Es sollte vorausschauend bei der Technikauswahl auch darauf Rücksicht genommen werden.

8.2 Atemphysiologische Grundlagen der Sekretmobilisation

Im Prinzip bedeutet Sekretförderung, Schleim durch forcierte Ausatmung aus einem Röhrensystem in Richtung Kehlkopf zu befördern. Das Besondere an diesem Röhrensystem sind seine, durch seinen besonderen Aufbau unterschiedlich großen, Bronchialdurchmesser der Atemwege. So gibt es einige wenige Röhren mit großem Durchmesser, die sogenannten **zentralen Atemwege** und Millionen Röhren mit kleinem Durchmesser, die sogenannten **peripheren Atemwege.**

Man erkennt die **Lokalisation des Schleimes** mittels Auskultation oder mit „freiem Ohr“:

- Zentrales Sekret ist über der Trachea und den Hauptbronchien zu hören.
- Peripheres Sekret ist über der gesamten Lunge zu hören.

Es gibt mehrere physikalische Erklärungsmodelle für den Mechanismus des Sekretabtransports aus der Lunge. Nachfolgend sind zwei der international gebräuchlichsten angeführt. Das Prinzip dieser Mechanismen ist für alle gängigen Sekretförderungstechniken gleich:

- Die Einatemluft muss hinter das Sekret gelangen. Der Patient sollte dabei so langsam einatmen, dass das Sekret nicht „hörbar“ ist.

8

- Halten einer endinspiratorischen Atempause, um die optimale Verteilung der Luft hinter dem Sekret zu erreichen.
- Danach wird durch forcierte Ausatmung, bei der das Sekret hörbar sein sollte, dieses Richtung Kehlkopf transportiert.

Der Abtransport des Schleimes aus den zentralen bzw. peripheren Atemwegen erfolgt nach unterschiedlichen physiologischen Mechanismen, wie z. B. dem Druck- und dem Flow-Prinzip, die jeweils in den peripheren und den zentralen Atemwegen angewendet werden.

8.2.1 Druckprinzip: Gas-Liquid-Pumping

Dieses Prinzip (➤ Abb. 8.1) erklärt den Abtransport des Schleims aus den **peripheren Atemwegen.** Betont wird die langsame Einatmung.

- Der Patient atmet langsam wenig Volumen ein, er
- hält die Luft 3–5 Sekunden an und
- atmet danach forciert und vollständig aus, ohne nachzupressen.
- Man hört das Sekret erfahrungsgemäß deutlich auch am Ende der Ausatmung über der Lungenperipherie.

Bei der Einatmung weiten sich die Atemwege. Es gelangt Luft hinter den Schleim. Bei der Ausatmung verengen sich die Atemwege, und mit der Luft hinter dem Sekret wird dieses in Richtung zentrale Atemwege geschoben.

Ist ein Atemweg durch einen Sekretpfropfen teilweise (Dystelektase) oder vollständig (Atelektase) verschlossen, gelangt während der endinspiratorischen Atempause Luft aus einer gut belüfteten Nachbaralveole durch Verbindungen, z. B. Kohn-Poren oder Lambert-Kanäle, in die schlecht belüftete Alveole. Ist über mehrere Atemzüge genügend Luft hinter die Verstopfung gelangt, kann mit dieser Luft der Sekretpfropfen abtransportiert werden.

8.2.2 Flowprinzip: Forcierte Exspiration

Dieses Prinzip beschreibt den Abtransport des Schleimes aus den **zentralen Atemwegen.** Hier wird die Ausatmung betont und forciert. Unten abgebildet (➤ Abb. 8.2) ist das Schema eines Atemwegs von der Alveole bis zum Mund (Airway Opening).

Die Ausatemgeschwindigkeit (➤ Abb. 8.3) ist abhängig vom Druckunterschied zwischen dem atmosphärischen Druck (Patm) am Mund und dem Druck in der Alveole (Palv).

- Bei **ruhiger Exspiration** entsteht der Alveolardruck durch die elastische Rückstellkraft der Lunge. Er ist umso größer, je tiefer die Einatmung ist (➤ Kap. 1).
- Bei **forcierter Ausatmung** wird der Druck, der durch die Rumpfmuskulatur, bzw. den Therapeuten durch Thoraxkompression entsteht, hinzugerechnet.

Da der Druck im Pleuraspalt messbar ist, bezeichnet man ihn als Pleuradruck (Ppl).

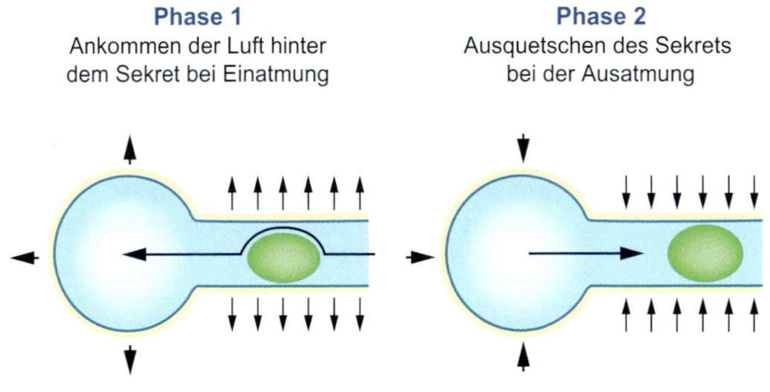

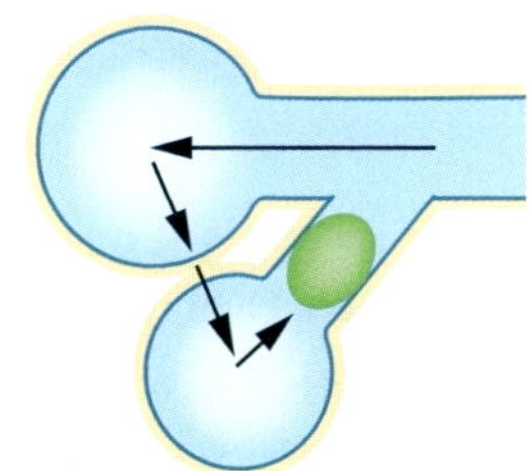

Abb. 8.1 Sekretabtransport in der Peripherie durch Gas-Liquid-Pumping. [P210/L157]

8

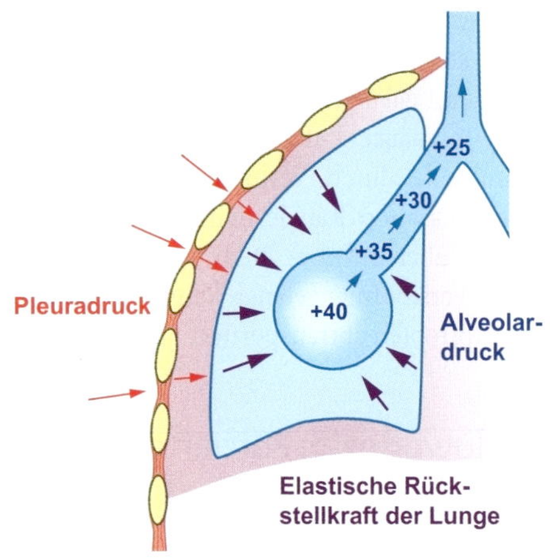

Abb. 8.2 Equal Pressure Point (EEP). [P210/L157]

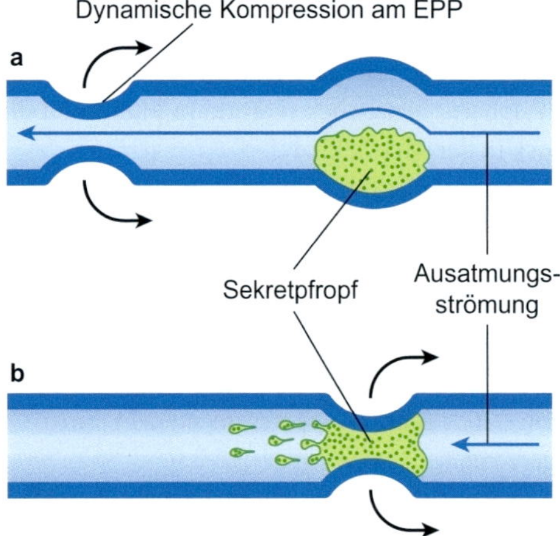

Abb. 8.3 Sekrettransport durch forcierte Exspiration. [L231]
a) Forcierte Exspiration: Ausatmungsströmung umgeht Sekret in der bronchiektatischen Luftwegserweiterung. Die dynamische Kompression am EPP (Equal Pressure Point) wandert stromaufwärts Richtung Luftwegsperipherie. b) Weitere forcierte Exspiration: Die dynamische Kompression erreicht den Sekretpfropf. Dieser wird in der Engstelle gefangen und bei anhaltender Ausatmungsströmung mobilisiert und durch diese mundwärts transportiert.

GUT ZU WISSEN

Equal Pressure Point (EPP, Gleichdruckpunkt)

An der Stelle des EPP herrscht gleicher Druck innerhalb des Atemwegs und außerhalb des Atemwegs. Der EPP teilt den Atemweg in zwei Teile, in

- ein Upstream-Segment (geringe Strömungsgeschwindigkeit) und in
- ein Downstream-Segment (hohe Strömungsgeschwindigkeit).

Am Übergang der beiden Segmente entsteht eine Düsenwirkung, die bewirkt, dass Sekret an dieser Stelle beschleunigt und zentralwärts befördert wird.

- Am Ende einer tiefen Einatmung sind die Atemwege mit Luft gefüllt. Der intrabronchiale Druck (IBP) ist hoch, bedingt durch das Luftvolumen im Atemweg.
- Während des Manövers der forcierten Ausatmung nimmt der sogenannte peribronchiale Druck (PBP) bedingt durch die Kontraktion der Rumpfmuskulatur bzw. Thoraxkompression durch den Therapeuten zu. Dadurch werden die Luftwege komprimiert. Es strömt Luft zunächst aus den zentralen Atemwegen. Dadurch verringert sich der IBP bei gleichbleibendem PBP. Der Durchmesser des Atemwegs proximal des EPP verringert sich (Downstream-Segment), wodurch die Strömungsgeschwindigkeit der Luft erhöht und der Schleim Richtung Kehlkopf mitgerissen wird. Der EPP bewegt sich also während der forcierten Ausatmung vom Mund in Richtung Alveole.

Beim lungengesunden Menschen geschieht das in allen Lungenabschnitten ungefähr gleichzeitig. Bei Patienten mit Sekretproblemen bzw. Wandinstabilität der Bronchien erfolgt die Entleerung der Lungenkompartimente inhomogen. (Zach 1999)

Bei der **forcierten Exspiration** wird folgende Atemtechnik angewendet:

- Langsame, tiefe Einatmung
- Kurze Atempause von 3–5 Sekunden

- Rasche Ausatmung
- Man hört das Sekret erfahrungsgemäß bereits deutlich am Anfang der Ausatmung v. a. über den großen Atemwegen

PRAXISTIPP

Atemtechnik zur Sekretförderung

- Grundsätzlich beginnt und beendet man die Therapie immer mit dem Reinigen der zentralen Atemwege.
- Erst wenn die zentralen Atemwege frei sind, schiebt man Sekret aus den peripheren Atemwegen in Richtung zentrale Atemwege.
- Wenn Patienten sehr schwach sind, begnügt man sich in der Regel mit dem Sekretabtransport aus den zentralen Atemwegen.

8.3 Sekretlösende Techniken

Die ausschließliche Anwendung sekretlösender Techniken ist nur zielführend, wenn der Schleim danach auch ohne Probleme vom Patienten selbstständig aus den Atemwegen entfernt werden kann. Die häufigsten Techniken zur Sekretlösung in der Behandlung kleiner Kinder sind **Vibration** und **Perkussion.**

- Beide werden beim **pädiatrischen Patienten** eingesetzt, da der Thorax weich ist, und während der Durchführung der beiden genannten Techniken gleichzeitig eine leichte Thoraxkompression erfolgt, was den Abtransport des Bronchialsekrets begünstigt.
- Bei **Erwachsenen** werden diese Techniken nicht angewendet. Die Lunge, insbesondere bei Patienten mit chronisch obstruktiver Lungenerkrankung, ist überbläht. Die gefangene Luft in der Lunge verhindert eine adäquate Schwingungsübertragung.

Bei lungengesunden Patienten mit akutem bronchialen Infekt liegt die Sekretproblematik meist in einer Hustenschwäche. Diese kann durch Klopfungen und Vibrationen nicht behoben werden. In diesem Fall wird der Peak-Cough-Flow gemessen und es kommen adäquate Maßnahmen zur Hustenunterstützung zur Anwendung. (➤ 8.4.1).

CAVE

Beim Einsatz sekretlösender Techniken ist Folgendes zu beachten:

- Bei Menschen mit Osteoporose als Begleitdiagnose besteht durch die Manipulation am Thorax eine Bruchgefährdung.
- Zudem sind aktive Techniken zu bevorzugen, da man Menschen dazu befähigen möchte, selbst ihre Lunge von Bronchialsekret reinigen zu können und nicht auf externe Hilfe angewiesen zu sein.

8.4 Sekrettransportierende Techniken

Gängige sekrettransportierende Techniken, mit deren Hilfe der Schleim aus der Lunge abtransportiert werden kann, sind:

- Husten/Huffing
- Verlängerte Ausatmung/Thoraxkompression
- FET: Forced Exspiration Technique
- Autogene Drainage (AD)
- Active Cycle of Breathing Technique (ACBT)
- Positive Exspiratory Pressure (PEP): kontinuierlich und oszillierend
- Sport

Bei der Anwendung der im Folgenden beschriebenen Techniken müssen selbstverständlich die individuellen Patientengegebenheiten berücksichtigt werden.

8.4.1 Husten (tussive Clearance)

Husten ist ein Reflex, um körperfremde Substanzen, die versehentlich aspiriert wurden, aus den zentralen Atemwegen zu befördern (S2k Leitlinie). Husten, um Schleim aus der Lunge zu entfernen, ist ein Reservemechanismus, wenn die mukoziliäre Clearance dazu nicht ausreicht.

Husten als mehrphasiger Mechanismus zur Reinigung der Atemwege besteht aus folgenden Phasen:

- Tiefe Inspiration
- Aufbau des intrathorakalen Druckes durch Anpressen gegen die geschlossene Glottis
- Abruptes Öffnen der Glottis und Ausströmen der Luft mit hoher Geschwindigkeit

Im Normalfall schlucken wir jedes Mal, wenn wir Speichel schlucken, kleine Mengen an Nasen- bzw. Bronchialsekret mit, ohne es zu merken. Merken wir, dass wir Schleim schlucken, ist das ein Hinweis auf eine mögliche Störung.

Produktiver Hustenstoß

Voraussetzungen für einen effektiven/produktiven Hustenstoß sind:

- Tiefe Einatmung
- Kurze Atemanhaltephase, um Druck aufzubauen
- Kräftige Kontraktion der Bauchmuskulatur
- Kräftige Beckenbodenmuskulatur
- Fähigkeit des Kehlkopfes, die Luftröhre zu verschließen
- Transportables Bronchialsekret bzw. Fremdkörper

Es ist hilfreich, wenn Patienten das Sputum in einen Sputumbecher aushusten, um Farbe, Konsistenz, Menge und mögliche Blutbeimengungen bestimmen zu können. Dies hat sowohl Relevanz für die Auswahl der ärztlichen und physiotherapeutischen Maßnahmen, als auch für das Einleiten adäquater Hygienemaßnahmen.

Unproduktiver Hustenmechanismus

Die Gründe für einen ineffektiven Husten sind vielfältig und müssen im Rahmen der Befundung erhoben werden, bevor mit der Auswahl der geeigneten Therapietechniken begonnen wird. Jedenfalls sollte der Peak-Cough-Flow gemessen werden.

Ursachen für einen ineffektiven/unproduktiven Hustenmechanismus sind:

- Patient ist nicht kooperationsfähig
- Tiefe Einatmung ist nicht möglich z. B. Dyspnoe, Überblähung, massive Restriktion, Schmerzen, Schwäche
- Atempause ist nicht möglich z. B. Dyspnoe, fehlende Kooperationsmöglichkeit
- Schwache, gelähmte Bauchmuskulatur
- Schwache Beckenbodenmuskulatur
- Schmerz im Bereich des Rumpfes
- Patient ist intubiert

PRAXISTIPP

Husten

Ist ein Patient zu schwach, um zentrales Sekret selbst effektiv zu evakuieren, kann er therapeutisch dabei unterstützt werden (➤ Abb. 8.4). Dabei wählt man zunächst Möglichkeiten, die es dem Patienten ermöglichen, ohne fremde Hilfe seine Therapie selbstständig durchführen zu können.

- Bei Schwäche der Bauchmuskulatur, kann ein Bauchgurt die schwache Muskulatur unterstützen.
- Bei Beckenbodenschwäche kann der Patient auf einer zusammengerollten Handtuchrolle oder einem Sattelhocker gelagert werden, um den Druckverlust durch den Beckenboden zu minimieren.

Erst wenn diese Maßnahmen nicht ausreichen, der PCF weiter unter 160 Liter/Minute ist, wird der Patient manuell durch den Therapeuten durch eine Thorax-, Abdomenkompression oder durch einen epigastrischen Schub unterstützt. Dies kann im Sitzen oder im Liegen erfolgen.

GUT ZU WISSEN

Beckenbodenfunktion beim Husten

Beim Husten muss der Beckenboden großen Druckschwankungen standhalten. Patienten, die über viele Jahre aufgrund einer Erkrankung wie z. B. COPD oder zystischer Fibrose häufig husten oder generell muskelschwach sind, leiden bedingt durch die Überbeanspruchung des Beckenbodens oft an Inkontinenz. Beim Hustenstoß geht deswegen sehr viel Druck nach unten über den Beckenboden verloren, weswegen die Husteneffektivität abnimmt.

Bei Patienten mit chronischem Husten sollte deswegen jedenfalls ein gezieltes Beckenbodentraining in den Therapieplan aufgenommen werden. Auch Patienten mit allgemeiner Schwäche oder Muskellähmungen z. B. Querschnittpatienten oder Patienten mit Hemiparesen können Probleme mit dem Aushusten von Sekret bei banalen respiratorischen Infekten haben.

8.4.2 Huff-Manöver

Kann ein Patient die Glottis nicht schließen, kann er statt einem Hustenstoß ein sogenanntes Huffmanöver durchführen. Beim Huffing wird die Luft am Ende der Einatmung mit offener Glottis angehalten, die Ausatmung erfolgt rasch bei offener Glottis.

- Huffing aus niedrigem Lungenvolumen reinigt die mittelgroßen Atemwege und transportiert das Sekret in die zentralen Bronchien.
- Huffing aus hohem Lungenvolumen reinigt die zentralen Atemwege, Trachea und Hauptbronchien von Sekret.

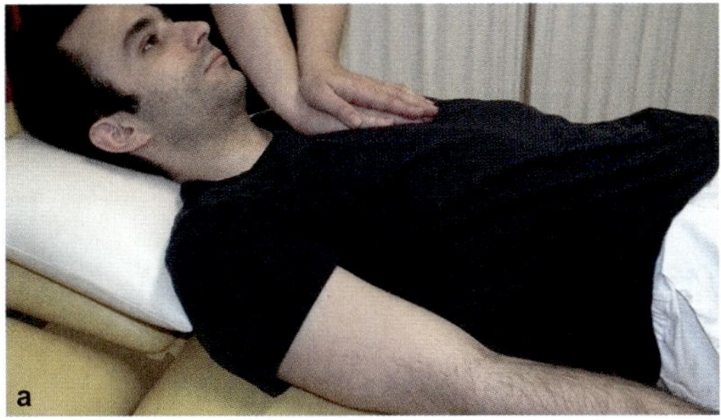

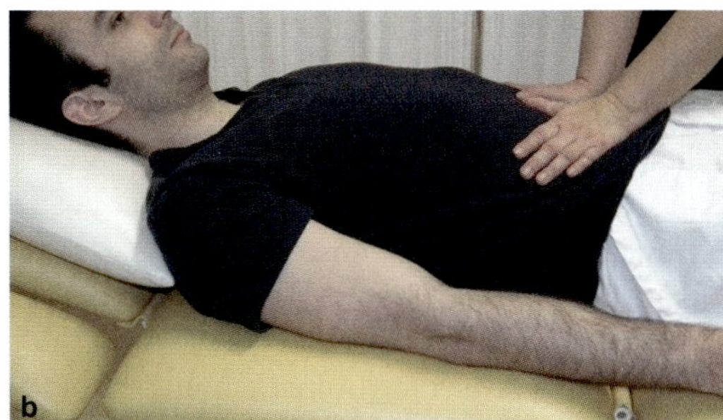

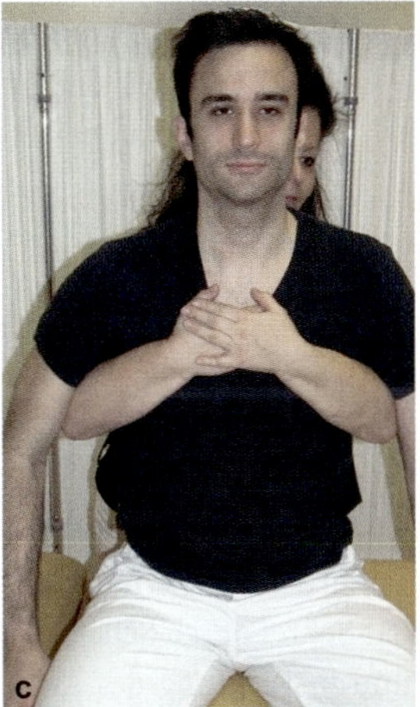

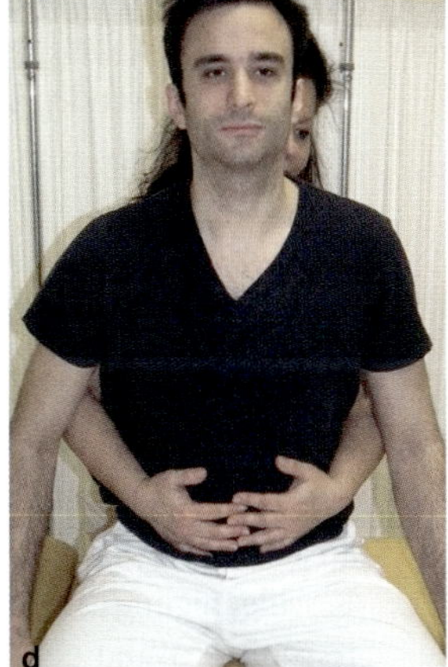

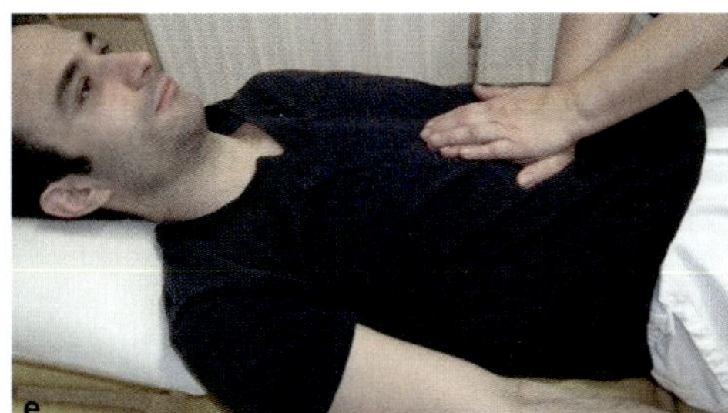

Abb. 8.4 Hustenunterstützung. [P210}

Mit **Husten** oder **huffen** wird jede sekretfördernde Therapie beendet. Keinesfalls darf ein Patient mit durch Sekret verstopften zentralen Atemwegen am Therapieende zurück gelassen werden. Das durch die Physiotherapie in die zentralen Atemwege gebrachte Sekret muss entfernt werden (➤ 4.6.5), da es keine Umgehungsmöglichkeiten der Luft in den zentralen Atemwegen gibt. Verstopfte zentrale Atemwege sind deshalb gefährlich, da v. a. die Einatemluft nur in ungenügender Menge und mit großer Kraftanstrengung des Zwerchfells in die Lunge gesaugt werden kann. Auch zusätzliche Sauerstoffgabe oder Inhalationen machen bei verstopften zentralen Atemwegen wenig Sinn.

Da **Patienten** mit einem **künstlichen Luftweg** nicht in der Lage sind, ihr Trachealsekret während der Beatmung aus dem Trachealsystem zu evakuieren, muss im Anschluss an die erfolgreiche Sekretförderung in den zentralen Atemwegen **abgesaugt** werden. Je nach beruflicher Qualifikation und berufsrechtlicher Situation kann dies vom Therapeuten selbst oder alternativ vom ärztlichen oder Pflegepersonal durchgeführt werden. Die Gewährleistung, dass das Sekret von einer fachkundigen Person im unmittelbaren Anschluss an die Therapie abgesaugt werden kann, ist für die Patientensicherheit entscheidend. Daher muss die Verfügbarkeit vor Therapiebeginn überprüft werden.

Das **Absaugmanöver** dient der Evakuierung von Bronchialsekret aus einem künstlichen Luftweg (Tubus, Tracheostoma) und wird mittels Sog mit einem Absaugkatheter durchgeführt. Um keine Schleimhautläsionen zu setzen, ist das Absaugen nur innerhalb des künstlichen Luftwegs zu empfehlen. Auf Intensivstationen ist die Durchführung des Absaugens durch Standard Operation Procedures (SOPs) geregelt (➤ 11.7.5).

- **Absaugen mit geschlossenem Absaugsystem:**
  - Hygienekleidung (Schürze), Mundschutz und Handschuhe anlegen.
  - Ggf. Präoxygenierung (Anreicherung der Atemluft mit O_2) vornehmen.

- Absaugkatheter ohne Sog vorsichtig vorschieben.
- Sog durch Drücken des Saugventils auslösen und Katheter vorsichtig zurückziehen.
- Absaugkatheter durchspülen.

- **Absaugen mit offenem Absaugsystem:**
  - Hygienekleidung (Schürze), Mundschutz und Handschuhe anlegen.
  - Ggf. Präoxygenierung (Anreicherung der Atemluft mit O_2) vornehmen.
  - Sterilen Handschuh über die Hand, die den Katheter hält, anlegen.
  - Absaugkatheter aus der Hülle ziehen und mit der sterilen Hand schlaufenförmig umgreifen.
  - Beatmungssystem diskonnektieren.
  - Absaugkatheter einführen, langsam und vorsichtig vorschieben.
  - Mit kleinen Drehbewegungen des Saugkatheters zwischen Daumen und Zeigefinger den Saugschlauch langsam zurückziehen.
  - Für jeden Absaugvorgang einen frischen Absaugkatheter verwenden.

8.4.3 Verlängerte Ausatmung mit Thoraxkompression

Diese wird, wie folgt, durchgeführt: Während der Ausatmung des Patienten beschleunigt der Therapeut durch Thoraxkompression die Ausatemgeschwindigkeit und damit den Abtransport des Schleims in Richtung Kehlkopf.

Sie kann nicht durchgeführt werden z. B. bei instabilem Thorax, Osteoporose, massiver Herzproblematik, inneren Verletzungen im betreffenden Bereich. Bei diesen Patienten kann der Druckverlust in den Bauch bzw. über den Beckenboden durch das Anlegen eines Gurtes bzw. durch Unterstützung des Beckenbodens verhindert werden (zum Mechanismus ➤ 8.2.2).

8.4.4 Forced Exspiration Technique (FET)

Die Durchführung entspricht dem oben unter verlängerter Ausatmung mit Thoraxkompression angegebenen Vorgehen (➤ 8.4.3). Der Unterschied ist allerdings, dass die FET aktiv durch den Patienten durchgeführt wird (zum Mechanismus s. Prinzip des Gas-Liquid-Pumpings [➤ 8.2.1] und das Prinzip der Forcierten Exspiration [➤ 8.2.2]).

8.4.5 Autogene Drainage (AD)

Die von Jean Chevaillier entwickelte Autogene Drainage ist eine besonders schonende Technik, um Schleim aus der Lunge zu evakuieren (➤ Abb. 8.5). Von Vorteil ist, dass der Patient sie jederzeit und an jedem Ort anwenden kann, ohne Hilfsmittel einsetzen zu müssen.

Um die Scherkräfte zu optimieren, die von der Luftströmung während der Ausatmung an der Bronchialwand hervorgerufen werden, und Sekret abzulösen, muss die Atemgeschwindigkeit während der Ein- und Ausatmung entsprechend moduliert werden. Die Einatmung erfolgt möglichst langsam, um eine homogene Belüftung der obstruierten Lungenareale zu erreichen. Bei der Ausatmung wird durch Beschleunigung der Luft das Sekret durch Scherkräfte von der Wand gelöst und in Richtung des Kehlkopfs transportiert. Die Ausatmung muss entspannt und bei offener Glottis erfolgen, um eine möglichst hohe Flussrate zu erreichen. Die passive Retraktionskraft der Lunge wird dabei ausgenützt (➤ 1.5.1).

Atemtechnik

Durch das Anpassen von Atemtiefe (Modulation) und Ausatemgeschwindigkeit transportieren die Patienten Schleim aus jenen Lungenarealen ab, in denen sie ihn vorher lokalisiert haben. Die Atemtechnik wird wie folgt umgesetzt:

- Langsam und entspannt mit kleinem, mittlerem oder hohem Volumen einatmen, je nach Lokalisation des Sekrets, wenn möglich durch die Nase einatmen.
- Endinspiratorische Atempause von ca. 3 Sekunden vornehmen, wenn dies für den Patienten möglich ist.
- Durch Nase oder Mund (bei offener Glottis) ausatmen mit der höchstmöglichen Geschwindigkeit, ohne die Atemwege zu früh oder zu stark zu komprimieren.

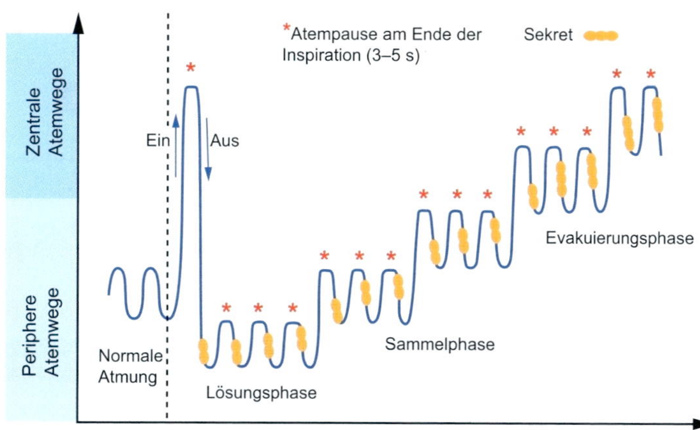

Abb. 8.5 Autogene Drainage. [P210/L157]

Phasen

- **Lösungsphase (periphere Atemwege):**
  - Geringes Luftvolumen einatmen (so wenig der Patient toleriert)
  - Atempause
  - Forciert und vollständig mit offener Glottis ausatmen, ohne nachzupressen
- **Sammelphase (mittelgroße Atemwege):**
  - Ein wenig tiefer als Ruheatemvolumen einatmen
  - Atempause
  - Forciert mit offener Glottis ausatmen, ohne nachzupressen
- **Evakuierungsphase (zentrale Atemwege):**
  - Tief einatmen
  - Atempause
  - Forciert mit offener Glottis ausatmen, ohne nachzupressen (Huff). In allen Phasen sollte der Beginn der Ausatmung „passiv" durch Retraktionskraft von Lunge und Thorax erfolgen. Hier hilft die Vorstellung, das Brustbein nach unten fallen lassen.

Am Ende der Ausatemphase wird zusätzlich die Bauchmuskulatur eingesetzt. So erreicht der Patient, dass über die größtmögliche Strecke des Bronchialbaums eine möglichst hohe Luftströmung über die gesamte Dauer der Ausatmung erreicht wird.

Vorbereitend können nach Bedarf Nasenduschen zur Reinigung des Nasensekretes oder Gurte zur Manipulation der Atemmechanik eingesetzt werden.

Patienten haben häufig ein Problem, die Glottis bei hohen Strömungsgeschwindigkeiten offen zu lassen. Als Vorstellungshilfe kann man in der Phase des Erlernens der Technik einen Spiegel oder Brillen anhauchen lassen. Beschlägt sich das Glas, ist die Technik korrekt. Alternativ kann ein Pappmundstück, wie es für Peak-Flow-Meter als Einmalprodukt angeboten wird, eingesetzt werden.

8.4.6 Active Cycle of Breathing Technique (ACBT)

Die Active Cycle of Breathing Technique (ACBT ➤ Abb. 8.6) ist eine Technik zum **Reinigen** der **Atemwege** mit flexibler Abfolge der einzelnen Phasen, die von Barbara Webber und Jennifer Prior entwickelt wurde. Bei dieser Atemtechnik werden folgende **Phasen zyklisch** abgewechselt, bis das Sekret zentral genug ist, um mittels Huff evakuiert werden zu können.

- **Breathing Control** (BC – entspannte Ruheatmung): Diese Phase ist die Ruhephase zwischen den aktiven Phasen des Zyklus. Der Patient atmet dabei in seiner bevorzugten Atemtiefe und Atemfrequenz in etwa sein Tidalvolumen. Dabei sollten Brustkorb und Schultern möglichst entspannt sein und, wenn möglich, eine entspannte Bauchatmung durchgeführt werden. Breathing Control wird so lange durchgeführt, bis sich der Patient für die beiden anstrengenderen Phasen erholt hat.
- **Thoracic Expansion Exercises** (TEE – tiefe Einatemmanöver oft kombiniert mit Dehnlagerungen):

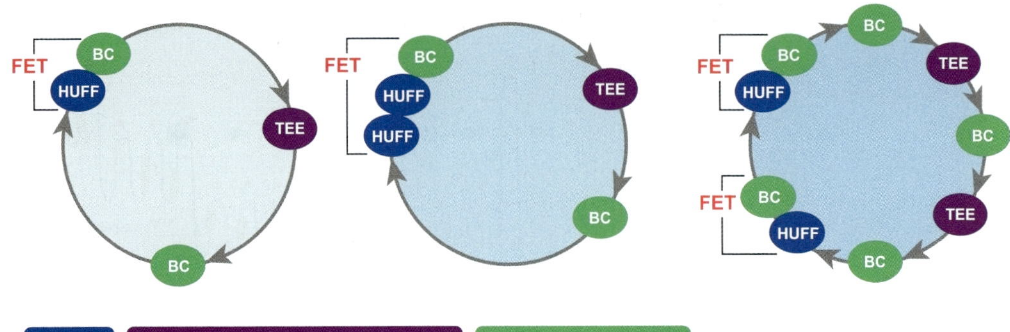

Abb. 8.6 Active Cycle Of Breathing Technique. [P210/L157]

Den tiefen Einatemmanövern folgt eine endinspiratorische Atempause von ca. 3 Sekunden eine entspannte Ausatmung. Durch die sich langsam aufbauende Steigerung des Lungenvolumens wird das Sekret hinterlüftet, da Umgehungsmechanismen genutzt werden können. Wie auch in anderen Techniken zur Sekretförderung wird diese sogenannte Pendelluft (Mead et al 1970) genutzt, um ausreichend Luft hinter das Sekret zu bringen.

- **Forced Exspiration Technique** (FET – forcierte Ausatmung bzw. Huff): Diese Phase besteht aus einer Abfolge von Huffs, also raschen Ausatemmanövern aus unterschiedlichen Einatemvolumina. So wird das zunächst hinterlüftete Sekret aus der Lunge evakuiert.

Der Zyklus, d.h. die Abfolge der drei Bestandteile, erfolgt individuell angepasst für jeden Patienten. Besonders bewährt hat sich diese Form der Sekretförderung bei **Patienten** mit **Schmerzen,** z.B. postoperativ, oder jenen mit einer durch Dyspnoe bedingten hohen Atemfrequenz. Ähnlich wie bei der Autogenen Drainage ist es hilfreich, wenn der Patient mittels guter Körperwahrnehmung das Sekret lokalisiert und es dann durch selbstständiges Anpassen des Zyklus aus der Lunge evakuiert.

8.4.7 Positive Exspiratory Pressure (PEP)

PEP-Systeme, d.h. Systeme mit positivem Ausatmungsdruck, sind Therapiegeräte, bei denen durch Vorschalten eines Widerstandes ein sogenannter Staudruck in den Bronchien entsteht. Die Abkürzung PEP steht für Positive Expiratory Pressure, also einen positiven Druck, der individuell angepasst, beim Ausatmen in das Gerät in den Atemwegen entsteht.

Unterschieden werden Systeme mit kontinuierlichem PEP und Systeme mit oszillierendem PEP (➤ Abb. 8.7).

GUT ZU WISSEN

Mechanismus von kontinuierlichem und oszillierenden PEP

- In den Bronchien entsteht ein Staudruck/Schienungsdruck (IBP/intrabronchialer Druck). Dieser hält die Atemwege während der Exspiration gegen den PBP (peribronchialer Druck) offen.
- Die Entleerung einzelner, unterschiedlich betroffener Lungenbezirke wird homogenisiert. Dadurch können durch die PEP-Therapie auch schlecht belüftete Lungenbezirke von Sekret entleert werden.
- Durch die Verbesserung der Kollateralventilation und Interdependenz schlecht belüfteter Lungenareale gelangt Luft hinter die sekretbedingte Obstruktion, wodurch die Wiederbelüftung atelektatischer oder dystelektatischer Lungenareale unterstützt werden kann. Die Pendelluft von überblähten Lungenarealen kann abtransportiert werden.
- Durch Stabilisierung der Bronchialwände und/oder Abtransport von Sekret kommt es zur Reduktion der dynamischen Hyperinflation (Überblähung) der Lunge.
- Beim oszillierenden PEP wird zähes Sekret durch hochfrequente Bronchialkaliberschwankungen von der Bronchialwand gelöst und seine thixotropen Eigenschaften beeinflusst, indem das Sekret flüssiger wird. (Ketchupbottleeffekt). In der Regel sind bei oszillierenden PEP Geräten die Ausatemdrücke nicht so genau einstellbar und monitierbar wie beim kontinuierlichen PEP.

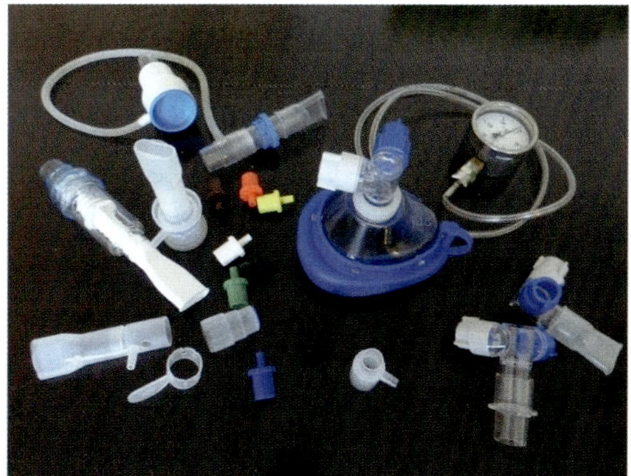

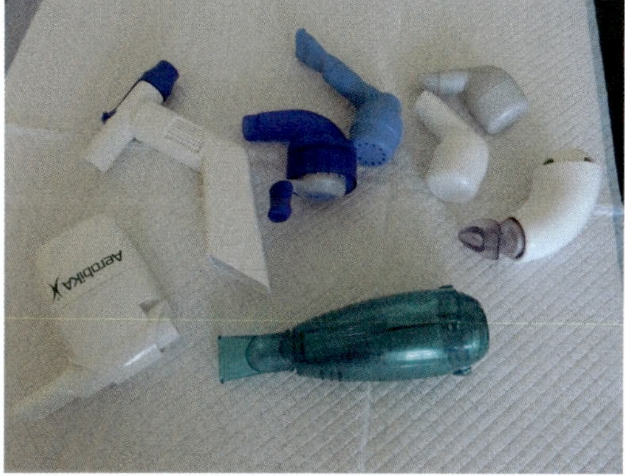

Abb. 8.7 Kontinuierliche (a) und oszillierende (b) PEPs. [P210]

Während der **Einstellungsphase** der Therapie empfiehlt sich ein sorgfältiges Monitoring, um die Therapieeffizienz sicherzustellen. Monitiert werden Atemmuster, Atemfrequenz, Atemgeräusch, Sputum (z. B. Menge, Farbe, Konsistenz), Herzfrequenz, Sauerstoffsättigung. So können die für die Therapie aufgewendeten Anstrengungen erhoben, aber auch genaue Auskunft über das Sekret gewonnen werden.

Da bei der PEP-Therapie **gegen Widerstand ausgeatmet** werden muss, müssen einige Aspekte berücksichtigt werden. Die Therapie kann anstrengend sein. Zudem kommt es zu einer Reduktion der exspiratorischen Flowraten, insbesondere bei kleinen Stenosen. Außerdem wird der Druck auf den Beckenboden durch Erhöhung des abdominellen Drucks beim Ausatmen gegen Widerstand erhöht. Im Fall von inkontinenten Patienten muss dies bei der Lagerung berücksichtigt werden, damit es nicht zu einem Druckverlust in Richtung Beckenboden bzw. zur Verschlimmerung der Inkontinenz kommt. Eine Unterlagerung des Beckenbodens mit einer Handtuch- oder Knierolle schafft Abhilfe oder zumindest Erleichterung, ersetzt aber ein begleitendes Beckenbodentraining nicht.

Ebenso kommt es zur Erhöhung des intrathorakalen Drucks und damit des Drucks auf das Herz. Im Fall von z. B. Patienten mit Einflussstauung des Herzens wird besonders auf das Einhalten der Druckobergrenze in einem niedrigen Bereich geachtet.

Kontinuierlicher PEP

Kontinuierlicher PEP wird insbesondere für obstruktive Patienten mit Sekret und/oder Instabilität der Bronchialwände angewendet. Die Therapie besteht aus zwei Phasen, aus der Ausatmung gegen einen definierten Widerstand und aus dem anschließenden FET-Manöver (siehe Active Cycle of Breathing Technique ➤ 8.4.6).

In der Phase der Ausatmung gegen Widerstand wird die FRC erhöht (Verweis Lungenfunktion) und es werden obstruierte bzw. kollabierte Atemwege durch Kollateralventilation rekrutiert (➤ 10.6.5, ➤ 11.9.1). Dadurch wird die Belüftung der Lunge homogenisiert. Durch die Bronchialkaliberschwankungen wird zusätzlich Sekret von der Wand gelöst, das danach in der zweiten Phase mit FET evakuiert wird.

Vorteile in der Handhabung der Geräte sind, dass eine einfache Therapieanpassung durch Veränderung der Widerstände möglich ist. Zudem handelt es sich um ein handliches Gerät, das überall hin mitgenommen werden kann und leicht zu reinigen ist. Die Therapie kann in atemerleichternden Körperpositionen durchgeführt werden.

Man unterscheidet in der Literatur:

- High pressure PEP (Hi-PEP): über 40 mbar Ausatemdruck
- Low pressure PEP: 20–40 mbar Ausatemdruck (Oberwaldner 1992)

PRAXISTIPP

Kontinuierlicher PEP

- Der Ausatemdruck ist dosierbar und je nach System überprüfbar.
- Bei optimaler Stenosenwahl kann je nach Therapieziel die Belüftung bzw. Entleerung aller Lungenbezirke homogenisiert werden.
- Eigenständiges Durchführen der Therapie ist ohne Hilfsperson möglich.
- Verwendung eines Manometers zur Druckkontrolle als optisches Feedback ist möglich aber nicht zwingend nötig.
- Bei Bedarf Sauerstoffgabe während der Therapie möglich.

Indikationen und Kontraindikationen

- **Indikationen:**
  - Stabilisierung instabiler Atemwege
  - Eröffnung von Atelektasen
  - Hinterlüftung von Sekretpfropfen durch Luftwegsdehnung
  - Reduktion der dynamischen Überblähung der Lunge
- **Relative Kontraindikationen** (im Zweifel Rücksprache mit Arzt halten!):
  - Massive Dyspnoe
  - Intrakranialer Druck > 20 mmHg
  - Hämodynamische Instabilität
  - Akute Sinusitis
  - Ösophagusvarizen
  - Mittelohrprobleme
  - Stausymptomatik
  - Luftwegsdehnung kann bei Lungenblutungen die Blutung intensivieren
  - Augendruckprobleme

Durchführung

Zur Anwendung kommt therapeutisch wirksamer Ausatemdruck ab etwa 20 mbar (vgl. Lippenbremse ca. 7mbar). Häufig wird eine Druckobergrenze von 40 mbar gesetzt, um die Druckbelastung auf Herz und Beckenboden, sowie die Anstrengung für den Patienten bei gleichzeitiger Therapieeffektivität gering zu halten.

Für das korrekte Einstellen des Ausatemwiderstands müssen die folgenden vier Hauptaspekte berücksichtigt werden.

1. Der Patient benötigt **ausreichend Kraft,** um die eingeatmete Luft durch die Stenose auch wieder ausatmen zu können. Je höher der Staudruck (je kleiner das Loch durch das der Patient ausatmet), umso mehr Kraft braucht der Patient, die eingeatmete Luft beschleunigt und vollständig auszuatmen, wenn das Ziel darin besteht, die dynamische Überblähung zu verringern.Schafft es der Patient nicht, die eingeatmete Luft auch wieder auszuatmen, überbläht er sich während der Therapie, was zwingend zu vermeiden ist.
   - Bei Patienten mit dem Ziel der Hinterlüftung des Sekrets hingegen ist es während der ersten Therapiephase gewollt, dass der Patient jene Lungenareale dynamisch überbläht, aus denen nachfolgend mit dieser Luft das Sekret abtransportiert werden soll.
   - Bei zu hohem exspiratorischen Widerstand gepaart mit Muskelschwäche kann die Flussgeschwindigkeit erheblich reduziert sein. Die Luftwege werden dann während der Exspiration gegen Widerstand zwar gedehnt und Sekret wird von den Wänden abgelöst, der Transport zentralwärts kann jedoch kaum stattfinden, wenn keine Stromaufwärtswanderung des EPP (Equal Pressure Point) und damit keine dynamische Kompression der Luftwege erfolgt.
   - Erfahrungsgemäß ist es v. a. bei schwachen Patienten z. B. bei COPD-Patienten während einer Exazerbationen und jenen mit Komorbiditäten besser, ein zu großes, als ein zu kleines Loch zu wählen. Die meisten Patienten empfinden so weniger Dyspnoe, da die Ausatmung rascher beendet ist, als bei einer kleinen Stenose.
2. Je nach momentanem Arbeitsgebiet, d. h. zentralen oder peripheren Atemwegen, variieren die **eingesetzten Stenosen.** Kleine Atemwege sind kollapsibler als große, daher braucht man in der Regel einen höheren Schienungsdruck (kleinere Stenosen). Für den Abtransport aus den großen Atemwegen benötigt man eine hohe Strömungsgeschwindigkeit (größere Stenosen). Dies gilt insbesondere in der Dauertherapie/Heimtherapie z. B. bei COPD Patienten.
3. Die **Stabilität der Atemwege im Behandlungsgebiet** ist ein weiterer Einflussfaktor auf die Auswahl der Stenosengröße. Je instabiler die Atemwege eines Patienten sind, desto mehr Staudruck

braucht es, um sie zu stabilisieren. Zu beachten ist trotzdem die zur Verfügung stehende Exspirationskraft und ggf. die Dyspnoe des Patienten.
4. **Komorbiditäten** (Zusatzerkrankungen), wie erhöhter Augendruck oder ausgeprägte Herzinsuffizienz sind bei der Druckeinstellung zu berücksichtigen.

Ziel der Behandlung mit einem kontinuierlichen PEP ist es, die zu behandelnden Lungenareale zu erreichen und dort je nach Behandlungsziel (u. a. Reduktion dynamischer Überblähung, Hinterlüften obstruierter Lungenareale, Abtransport von Sekret aus der Lunge) eine effiziente Therapie zu ermöglichen.
Es ist nicht das Ziel, einen möglichst hohen Drucks zu erreichen bzw. den Druck im Sinne eines Trainings zu steigern.

PRAXISTIPP

Einstellung der Stenosen beim kontinuierlichen PEP

Das auskultatorische exspiratorische Atemgeräusch ist ausschlaggebend für die Stenosenwahl und, falls vorhanden, die Einstellung über eine Spirometrie. Das Hauptziel des kontinuierlichen PEPs ist die Stabilisierung instabiler Atemwege. Hat man die korrekte Stenose ausgewählt, kann man das Strömen der Luft bei der Ausatmung und das Geräusch des wandernden Sekrets hören.

Abgesehen von den atemmechanischen Gegebenheiten ist die Geräteauswahl abhängig von der Feinkoordination und Sehfähigkeit des Patienten, dem Mundschluss, Totraum und den Hygieneoptionen. Selbstverständlich muss der Patient das ausgewählte Gerät auch mögen, da die Therapieadhärenz sonst vermutlich nicht gegeben sein wird.

Manche der kontinuierlichen PEP-Geräte eignen sich mit Adaptern auch zur Konnexion an einen künstlichen Luftweg, zu zusätzlicher Sauerstoffgabe bzw. zusätzlich zur Inhalation.

Oszillierender PEP

Durch das Erzeugen von Schwingungen bei der Ausatmung im Bronchialbaum wird das zähe Sekret von den Wänden der Atemwege gelöst und kann so abtransportiert werden. Zudem werden die sogenannten thixotropen Eigenschaften, die Klebeeigenschaften des Sekrets, verändert und es wird flüssiger.

Die therapeutische Oszillationsfrequenz hängt vom Lungenvolumen, der Elastizität des Lungengewebes, dem Obstruktionsgrad, der Leitfähigkeit des Gewebes, der intrapulmonaler Luftverteilung und den Sekreteigenschaften ab.

CAVE

Die Oszillationen sollten sanft ausgeführt werden, um die Mukosa nicht unnötig zu reizen!

Der erzeugte Ausatemdruck wird in der Literatur z. B. für den Flutter zwischen 18 und 35 cmH2O angegeben, die Oszillationsfrequenz zwischen 6 und 26 HZ.

- **Indikation:** zähes, wandständiges Bronchialsekret
- **Absolute** bzw. **relative Kontraindikationen** des oszillierenden PEP sind u. a.:
  - Blutungen im Bronchialsystem
  - Akute Entzündungen
  - Ösophagusvarizen
  - Patienten mit hyperreagiblen Atemwegen
  - Lungentumoren, die einbrechen könnten
  - Sehr kollapsible Atemwege

Gerätearten

Zusätzlich zu den unten angegebenen Geräten (VRP1 Desitin® [„Flutter"], Pari O-PEP®, Acapella®, Cornet®Plu) steht noch eine Vielzahl anderer Gerätetypen zur Verfügung, z. B. der Aerobica® (Fa. Trudell), die Schwingungen im Bronchialbaum auf unterschiedlichste Art und in unterschiedlicher Stärke erzeugen. Manche der Geräte ermöglichen auch die Verwendung während der Inhalation.

Bei der Auswahl des für den Patienten am besten geeigneten Gerätes muss neben einfacher Handhabung auch die Möglichkeit zur einfachen Reinigung des PEP-Gerätes berücksichtigt werden.

VRP1 Desitin® („Flutter"), Pari O-PEP®

Häufig verwendete Geräte sind baugleiche oder ähnliche wie der VRP1 Desitin („Flutter") oder der Pari O-PEP mit einer Oszillationsfrequenz von 2–32 Hertz (therapeutisch relevant 8–16 Hertz) und einem intrathorakalen Staudruck von 5–25 cm H2O (mbar).

8

Im Trichter eines pfeifenförmigen Mundstückes liegt eine Metallkugel. Diese relativ schwere Kugel versperrt den Trichter durch ihr Eigengewicht und bildet so einen Widerstand gegen die Exspiration. Wenn der Patient bei der Ausatmung durch das Mundstück genügend Staudruck aufbringt, hebt sich die Kugel. Die Luft entweicht durch die Löcher der Lochblende, der Druck sinkt, die Kugel verschließt erneut den Trichter. Je nach Neigung des Mundstücks (-30° bis +30°) und Ausatemkraft ändert sich die Oszillationsfrequenz.

Ziel ist es, eine lange Ausatemdauer bei langsamer Oszillationsfrequenz zu erreichen. Die Schwingungen ändern die thixotropen Eigenschaften (Klebeeigenschaften, Viskosität) des Sekrets, und durch die Bronchialkaliberschwankungen wird der Schleim von den Bronchialwänden gelöst. Durch den Aufbau eines intermittierenden Staudrucks kann der Schleim auch bei mäßiggradig instabilen Atemwegen abtransportiert werden. (Kraemer 1993)

Atemtechnik: Analog zur Autogenen Drainage werden durch Modulation der Atemtiefe unterschiedliche Areale der Lunge erreicht (periphere, mittelgroße, zentrale Atemwege). Endinspiratorisch erfolgt eine Atempause von ca 3 Sekunden. Daran anschließend ist die Ausatmung entspannt ohne Nachpressen durch die Baumuskulatur, Brust- und Schultermuskeln sollen entspannt bleiben.

Acapella Choice®

Das Wirkprinzip des Acapella Choice ist dem des Flutters ähnlich. Der Vorteil des Acapella Choice ist, dass er schwerkraftunabhängig ist und daher auch einfacher als der Flutter in Rücken- oder Seitenlage eingesetzt werden kann. Die Vibrationsfrequenz kann über ein Drehrad stufenlos eingestellt werden.

Die Durchführung der Therapie und das Wirkprinzip ist vergleichbar mit jenem des Flutters, Pari O Pep oder ähnlich konstruierten Geräten.

Cornet®Plus

Beim Cornet® Plus werden durch Verdrehen eines Schlauches im Inneren des Geräts die Oszillationsfrequenz und der Widerstand geregelt. Dieses Gerät gibt es mit speziellen Adaptern auch zur Behandlung des oberen Respirationstraktes und als Anschluss auf einen künstlichen Luftweg.

Aerobika

Der Aerobika erzeugt besonders sanfte Schwingungen und ist deshalb sehr gut für Patienten mit sehr empfindlicher Bronchialschleimhaut geeignet, um Irritationen zu vermeiden.

8.4.8 Sport als Sekretförderung

Während körperlicher Ausdauerbelastung atmet man tiefer ein und rascher aus als in Körperruhe. Dieses Atmen entspricht der Atemtechnik zur Reinigung der zentralen Atemwege, dem Prinzip der Forcierten Exspiration. Bei Patienten mit ausreichend guter körperlicher Leistungsfähigkeit kann Ausdauersport eine Therapiesitzung Sekretförderung pro Tag ersetzen. Voraussetzungen dafür sind, dass die zentralen Atemwege nicht durch große Mengen Schleim blockiert sind.

Die Sekretförderung wird häufig nach der Inhalation von bronchienerweiternden Medikamenten durchgeführt. Aber Vorsicht: Bei großen Sekretmengen in der Trachea kommt das inhalierte Medikament nicht an den erwünschten Wirkungsort. In diesem Fall erst die zentralen Atemwege vom Schleim vorreinigen.

Die **Geräte** sind nach Gebrauch, jedenfalls aber täglich zu **reinigen.**

- In der **Klinik:** sterilisieren, vaporisieren, desinfizieren
- Für **Heimtherapie:** Auskochen, Vaporisator, heiß auswaschen, Sterilisation in der Mikrowelle in geeigneten Beuteln bzw. Gefäßen

PRAXISTIPP

Allgemeines zur Sekretförderung

- Immer erst die zentralen Atemwege reinigen, danach die peripheren und am Therapieende wieder die zentralen Atemwege.
- Schwache Patienten können während der Therapie durch Thoraxkompression unterstützt werden, wenn keine Kontraindikation dafür gegeben ist. Häufig konzentriert man sich bei diesen Patienten auch nur auf die Beseitigung des zentralen Sekrets.
- Therapiehäufigkeit: nach Bedarf und Sekretmenge, in der Regel 2–3/Tag, etwa 10 Minuten pro Sitzung.
- Achten Sie darauf, dass die Patienten während der Therapie ausreichend trinken und eine korrekte Sitzposition einnehmen!

LITERATUR

Kardos P, Dinh QT, Fuchs K-H et al. S2k Leitlinie der DGP zur Diagnostik und Therapie von erwachsenen Patienten mit Husten. AWMF-Register-Nr.: 020-003- Unter: www.awmf.org/uploads/tx_szleitlinien/020-003l_S2k_Diagnostik-Therapie-erwachsene-Patienten-mit-Husten_2019-12.pdf

Kraemer R. Practical interest in the detection of functional abnormalities in infants and children with lung disease. European Journal of Pediatrics 1993; 152: 382–386

Mead J, Takishima T, Leith D Stress distribution in lungs: a model of pulmonary elasticity. Journal of Applied Physiology 1970; 28: 596–608

Pfleger A, Theissl B, Oberwaldner B et al. Self-administered chest physiotherapy in cystic fibrosis: a comparative study of high-pressure PEP and autogenic drainage. Lung 1992; 170: 323–330

Zach MS, Oberwaldner B. Chest physiotherapy. In: Taussig L, Landau L, eds. Textbook of Pediatric Respiratory Medicine. St.Louis, Mosby Inc, 1999: 299-311

Zach MS, Oberwaldner B. Effect of positive expiratory pressure breathing in patients with cystic fibrosis. Thorax 1992; 47:66

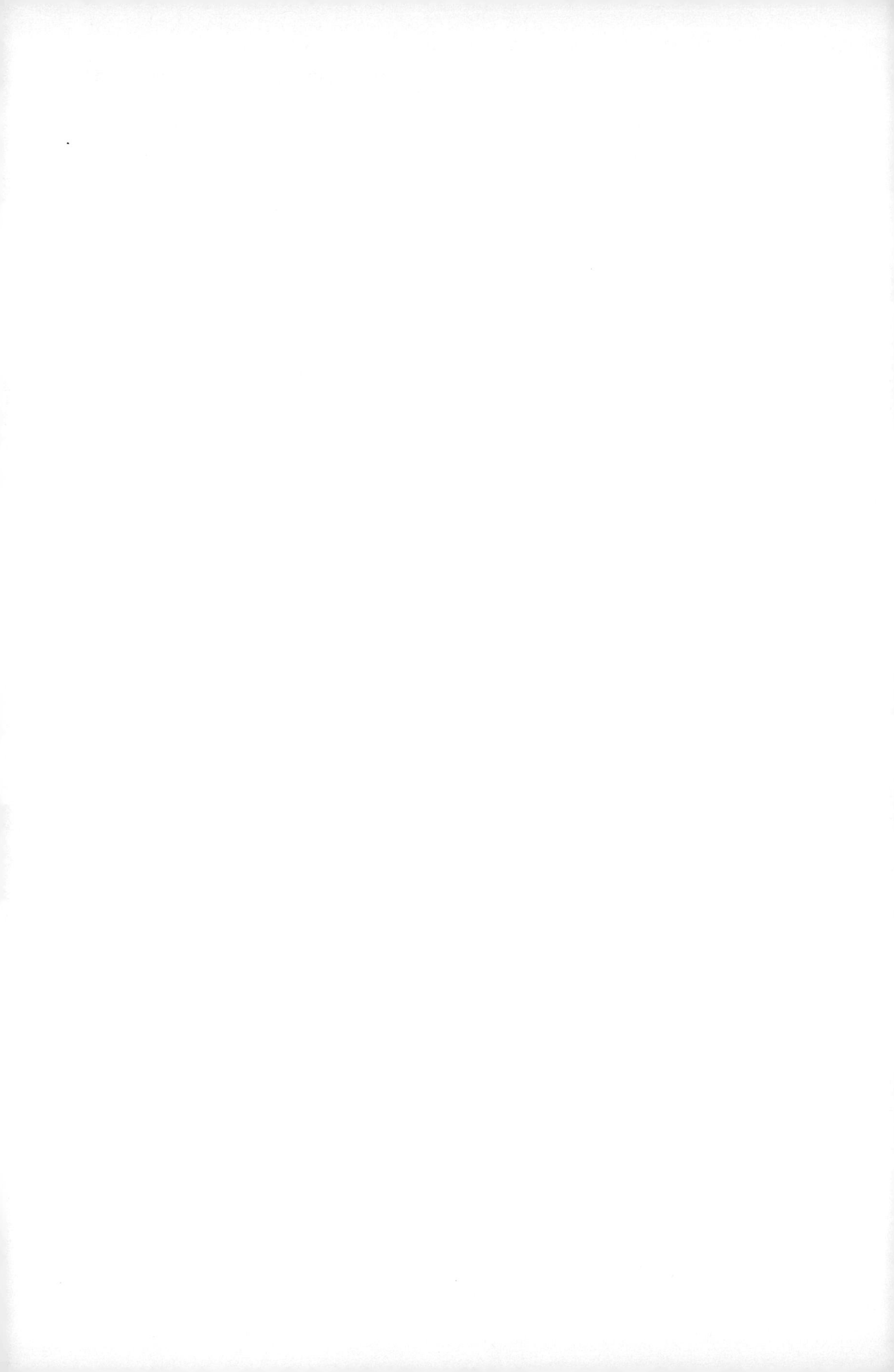

KAPITEL

9 Training und Entspannung in der Pulmologie

Beate Krenek

9.1 **Körperliches Training** 120

9.2 **Allgemeines Ausdauertraining in der Pneumologie** 120

9.3 **Allgemeines Krafttraining in der Pulmologie** 122
9.3.1 Atemtechnik 122
9.3.2 Durchführung des Krafttrainings 123

9.4 **Training und Ernährung** 123

9.5 **Spezifisches Atemmuskeltraining** 123
9.5.1 Indikationen und Kontraindikationen 124
9.5.2 Einstellung eines spezifischen Atemmuskeltrainings 125

9.6 **Entspannungstherapie bei Patienten mit Atemnot** 127
9.6.1 Ziele und Formen 128
9.6.2 Grundsätze 128

9.1 Körperliches Training

Training: planmäßige und zielgerichtete Verbesserung der körperlichen Leistungsfähigkeit. Der Organismus passt sich an das geforderte Leistungsniveau an und ökonomisiert die Organfunktionen (➤ 9.5).

Die Leitsymptome bei Patienten mit respiratorisch bedingter Leistungseinschränkung (➤ Abb. 9.1) sind Dyspnoe und Husten. Aus Angst vor einer Atemnotsituation vermeiden es diese Patienten häufig, sich im Alltag körperlich zu belasten. Dies führt zusätzlich zu ihrer Grunderkrankung sehr häufig zu muskulärer Dekonditionierung. Auch das meist durch die pulmonale Grunderkrankung ohnedies in Mitleidenschaft gezogene Herz-Kreislauf-System nimmt dadurch an Leistungsfähigkeit ab. Dies hat zur Folge, dass die körperliche Verfassung der Patienten mehr und mehr eingeschränkt wird, was damit einhergeht, dass Alltagsaktivitäten nicht mehr ausreichend selbstständig durchgeführt werden können. Dies wiederum zieht Abhängigkeit und soziale Isolation nach sich, die nicht selten in Depressionen mündet.

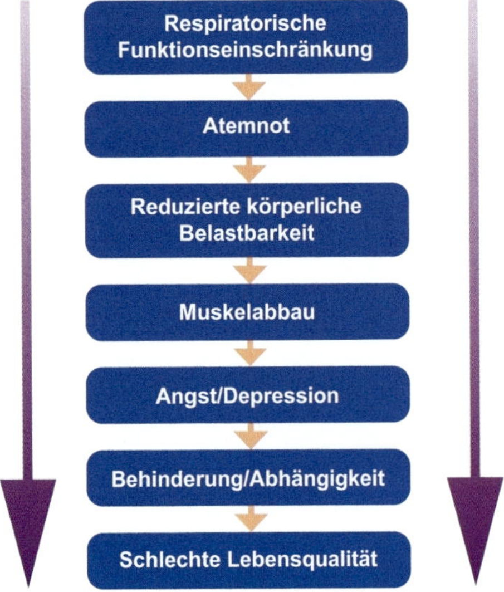

Abb. 9.1 Folgen einer respiratorischen Funktionseinschränkung. [L157]

GUT ZU WISSEN

Ziel der Physiotherapie muss es also sein, ein Trainingsprogramm zu erstellen, das sowohl die Leistungslimitierung des Respirationstrakts berücksichtigt als auch durch angepasste Trainingsbelastungen eine Steigerung eben dieser Leistungsfähigkeit erreicht. Damit soll der Patient eine größtmögliche Selbständigkeit in seinem Alltag erreichen.

Durch auf die speziellen Bedürfnisse der Patienten abgestimmte Trainingsprogramme soll der Teufelskreis von Atemnot und Verschlechterung der körperlichen Leistungsfähigkeit durchbrochen werden.

- **Einfluss körperlicher Inaktivität auf den Organismus:**
  - Flache Atmung
  - Reduzierter Sekrettransport
  - Verändertes Hunger- und Durstgefühl
  - Schlechter Schlaf
  - Verdauungsprobleme
  - Reduktion des Stoffwechsels, z. B. von Muskeln und Knochen
  - Negativer Einfluss auf die Psyche und das Kommunikationsverhalten
- **Körperliche Inaktivität resultiert in Reduktion von:**
  - Muskelmasse und Muskelkraft
  - Oxidativen Enzymen und damit Ausdauerleistung
  - Maximaler Sauerstoffaufnahmekapazität
  - Kalzium im Knochen und damit Knochendichte

9.2 Allgemeines Ausdauertraining in der Pneumologie

Allgemeine Auswirkungen körperlichen Trainings auf den Organismus bei pulmonal leistungslimitierten Patienten sind vielfältig. Durch die unterschiedlichen Trainingsmethoden sollen insbesondere die Selbstständigkeit von Patienten im Alltag gewährleistet und ihre Lebensqualität verbessert werden.

Es kommt infolge des Ausdauertrainings zu folgenden **Organanpassungen:**

- Durch konsequentes Training kann eine **Steigerung der Sauerstoffaufnahmekapazität** erreicht werden, was für Patienten mit respiratorischen Funktionseinschränkungen sehr wichtig ist. Dies führt zu einer **Reduktion der Herzfrequenz,** was das Herz, das bei Menschen mit respiratorischen Einschränkungen kompensatorische Arbeit zur Verbesserung der Sauerstoffversorgung leisten muss, entlastet.
- Durch Verringerung der Schlagfrequenz kann das **Herzschlagvolumen gesteigert** werden.
- Zudem kommt es zu einer **verbesserten Blutversorgung** des Myokards und der der arbeitenden Muskulatur. Der Myoglobingehalt in der Muskulatur wird erhöht, ebenso wie die oxidativen Enzyme, was beides zu **einer verbesserten Sauerstoffextraktionskapazität** führt.

Durch allgemeines Ausdauertraining sollen Atemarbeit und Herzarbeit reduziert werden. Den Trainingseffekt bemerkt der Patient an geringerer Dyspnoe bei der gleichen Belastung. Bei Patienten mit respiratorischen Funktionseinschränkungen durch vermehrtes Sekret lassen sich folgende Auswirkungen des Ausdauertrainings beobachten:

- Durch tiefere Ein- und rasche Ausatmung wird der Sekretabtransport unterstützt sowie die Homogenisierung der Ventilation insbesondere beim obstruktiven Patienten mit Sekretobduration erreicht.
- Patienten lernen das Ausmaß ihrer Atemnot bei Belastungen besser einzuschätzen, was ihnen mehr Sicherheit bei Alltagsbelastungen gibt.

GUT ZU WISSEN

Training in der pneumologischen Rehabilitation ist handzuhaben wie ein Medikament (Schultz, Vonbank et al. 2018).

Es müssen vor Trainingsbeginn Indikationen und Kontraindikationen bzw. Vorsichtsmaßnahmen abgeklärt werden. Nach einem an die Bedürfnisse des Patienten ausgewählten Leistungstest (➤ Kap. 1) wird die aktuelle Dosierung der Belastung festgelegt, die in geregelten Abständen kontrolliert werden muss.

Um Training effektiv zu planen, müssen auch beim pulmologischen Patienten die **allgemeinen Trainingsrichtlinien** (Intensität, Dauer, Trainingsfrequenz, wöchentliche Nettotrainingszeit) eingehalten werden (Haber 2005).

Bei der Auswahl der Trainingsmethode muss in erster Linie das Ausmaß der respiratorischen Leistungseinschränkung berücksichtigt werden. Danach entscheidet sich, ob der Patient nach der **Dauer**- oder **Intervallmethode** trainiert. Zudem beeinflusst die Schwere der Erkrankung die Art des Trainings insofern, ob der Patient ohne Zuhilfenahme der Atemhilfsmuskulatur sein Training absolvieren kann, wie etwa der Asthmatiker im anfallsfreien Intervall, oder ob der Einsatz der Hilfsmuskulatur für die Absolvierung des Trainings notwendig ist, z. B. COPD-Patienten in fortgeschrittenem Krankheitsstadium.

Die Palette des Ausdauertrainings reicht also von **Laufen,** über **Walken, Outdoorbiken** bis **Fahrradergometer** und viele andere.

Benötigt ein Patient zusätzlichen Sauerstoff bei Belastung (ab einer Sauerstoffsättigung von 90 % oder darunter) oder eine maschinelle **Unterstützung** der **Atempumpe,** ist das kein Grund, nicht zu trainieren. Es bedarf nur einer genauen Anpassung der Geräte an den trainierenden Patienten und eine konstante Überwachung mit einem Pulsoxymeter.

Gegebenenfalls müssen Patienten **vor Beginn** ihrer **Trainingseinheit** bronchienerweiternd inhalieren bzw. Sekret fördern, um sowohl eine ausreichende Sauerstoffaufnahme zu gewährleisten, als auch die Anforderungen an die Atempumpe zu minimieren, sodass ein maximaler Trainingsoutput erreicht werden kann. Jedenfalls muss bei der Auswahl der Trainingsart berücksichtigt werden, wenn ein Patient seine Atemhilfsmuskulatur bei körperlicher Belastung einsetzen können sollte, z. B. durch Abstützen auf dem Lenker eines Fahrradergometers (➤ Abb. 9.2).

Als **Atemtechnik während** des **Trainings** kann man Patienten anleiten, mit Lippenbremse zu atmen. Für viele, aber nicht alle Patienten ist dies eine Erleichterung. Es empfiehlt sich Patienten ausprobieren zu lassen, ob die Lippenbremse hilfreich ist, aber nicht auf der Durchführung zu bestehen. Außerdem werden v. a. Patienten in fortgeschrittenem Krankheitsstadium angeleitet, die Belastung der Atmung anzupassen und ausreichend Erholungspausen einzuplanen (dynamische Hyperinflation ➤ 11.9.4).

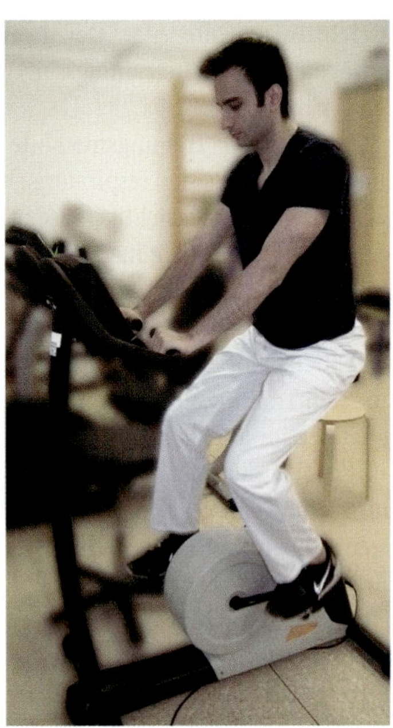

Abb. 9.2 Allgemeines Ausdauertraining. [P210]

9.3 Allgemeines Krafttraining in der Pulmologie

Die Verbesserung der sogenannten Alltagstauglichkeit ist das Ziel des allgemeinen Krafttrainings (➤ Abb. 9.3) für respiratorisch eingeschränkte Patienten. Das meint, dass Patienten in ihrem Alltag auch körperliche anstrengendere Tätigkeiten wie das Tragen des Einkaufs, Wäsche aufhängen, Reinigung der Wohnung etc. selbständig und mit möglichst wenig Atemnot durchführen können. Aus diesem Grund umfasst das Krafttraining das Training der **Atemhilfsmuskulatur,** der **Beinmuskulatur, Bauch**- und **Beckenbodenmuskulatur**.

Wichtig für die Einstellung des Krafttrainings ist die geeignete Geräteauswahl für den Patienten und das Erlernen der **korrekten Atemtechnik**. Wie bereits beim Ausdauertraining berücksichtigt man für die Geräteauswahl den Grad der respiratorischen Leistungslimitierung, der sich unter anderem daran ersehen lässt, ob der Patient bereits für die Ruheatmung seine Atemhilfsmuskulatur (➤ 4.4) benötigt. In diesem Fall muss die Geräteauswahl und Positionierung des Patienten unbedingt darauf abgestimmt werden, z. B. durch unilaterales Training und ggf. Einsatz von Sauerstoff während des Trainings.

9.3.1 Atemtechnik

Hinsichtlich der Atemtechnik wird der Patient geschult bei der Anstrengung (z. B. Gewicht heben) auszuatmen. Er soll keinesfalls die Luft anhalten und pressen – **Pressatmung** sollte **vermieden** werden. Abgesehen von hämodynamischen und kardialen Problemen durch die Druckerhöhung im Thorax, kann eine vorgeschädigte Lunge durch Pressatmung unter Umständen weiteren Schaden erleiden und es kann sich z. B. ein Pneumothorax entwickeln. Nach Möglichkeit empfiehlt es sich, definierte Gewichte zu verwenden und die Übungsfolge an die Möglichkeiten des Patienten anzupassen, die er auch zu Hause vorfindet. Selbstverständlich kann auch ohne definierte Gewichte, wie etwa mit Körpereigengewicht oder elastischen Trainingsbändern trainiert werden. Eine kontrollierte Steigerung der Trainingsbelastung ist dann aber mitunter nicht so einfach wie mit definierten Gewichten.

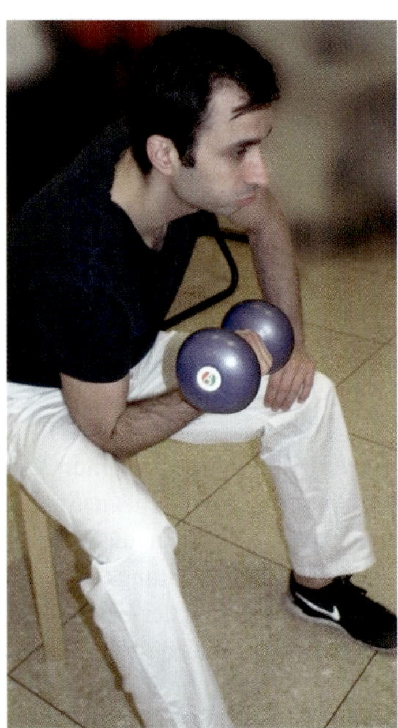

Abb. 9.3 Allgemeines Krafttraining. [P210]

GUT ZU WISSEN

Liegt die Sauerstoffsättigung bei 90 % oder darunter, wird, wie auch beim Ausdauertraining, zusätzlicher ärztlich verordneter Sauerstoff für das Krafttraining verabreicht.

9.3.2 Durchführung des Krafttrainings

Ziel des Krafttrainings ist die Verbesserung der Leistungsfähigkeit für Alltagsverrichtungen sowie die Kräftigung der Atemhilfsmuskulatur zur Unterstützung des Zwerchfells in Atemnotsituationen. Darüber hinaus wird bei Menschen mit chronischem Husten durch Beckenbodentraining die Kontinenz gewahrt und die Husteneffektivität verbessert, indem es beim Husten zu keinem Druckverlust und Harnverlust nach unten kommt.

Erfahrungsgemäß werden folgende Richtlinien eingehalten:

- Intensität: 30 % der Maximalkraft sollen für das Training überschritten werden, um Aufbauprozesse in Gang zu setzen.
- Häufigkeit und Dauer: 1- bis 3-mal/Woche; 1–3 Sätze pro Muskelgruppe, jeweils 15 Wiederholungen.
- Das Gewicht ist dann richtig eingestellt, wenn der Satz wegen deutlicher Ermüdung eingestellt wird.
- Achtung: Pressatmung verhindern!
- Pause zwischen den Sätzen einlegen bis zur vollständigen Erholung.
- Muskelgruppen je nach Alltagsbelastungen, die der Patient bewältigen muss, jedenfalls aber bei stärker eingeschränkten Patienten, die Bein- und Gesäßmuskulatur um etwa Gehen, Treppensteigen zu erleichtern.

9.4 Training und Ernährung

Bevor man mit der Trainingseinstellung für den Patienten beginnt, muss man nicht nur mittels Leistungstest die aktuelle Leistungsfähigkeit erfassen, sondern auch sicherstellen, dass der Patient ausreichend Sauerstoff und Substrat für eine zusätzliche körperliche Belastung zur Verfügung hat.

Zahlreiche Studien haben bereits vor langer Zeit bewiesen, dass unterernährte Patienten ihre Muskelfunktion nicht verbessern können (Fitting 1992), dass Unterernährung Immobilität verursacht (Powell-Tuck et al. 1997) oder dass normernährte COPD-Patienten in klinisch stabilem Zustand keine chronische Muskelermüdung zeigen (Similowski et al. 1991).

GUT ZU WISSEN

Ursachen von Mangelernährung bei pulmologischen Patienten

Für Menschen mit Atemnot gibt es eine Reihe von Gründen, die nach und nach zur Kachexie führen können. Dies hat so gut wie immer zur Folge, dass die Verrichtung von Alltagstätigkeiten nur eingeschränkt erfolgen kann. Zu diesen Gründen zählen:

- Schlechte Koordination von Schlucken und Atmen bei Dyspnoe
- Voller Magen behindert die Zwerchfellmechanik
- Schlechter Appetit durch Depression, Dyspnoe, Rauchen, Geschmack des Sputums, Medikamente (z. B. Steroide)
- Exazerbationen
- Da bei Atemnot die Essensbeschaffung und Zubereitung schwierig ist, ist die Atemarbeit erhöht und damit auch der Energiebedarf.
- Zu geringe Flüssigkeitszufuhr häufig gepaart mit der Gabe von Sauerstoff kann die Schleimhäute im Oropharynx austrocknen und das Schlucken erschweren.

Im Sinne der interdisziplinären Patientenversorgung versuchen mehrere medizinische Berufsgruppen, Ärzte, Diätologen, Physiotherapeuten, Ergotherapeuten, Logopäden die möglichst uneingeschränkte Nahrungsaufnahme und Verwertung zu erreichen.

9.5 Spezifisches Atemmuskeltraining

Atemmuskeltraining ist ein seit langem etablierter und wichtiger Bestandteil pneumologischer Rehabilitation (Official ATS/ERS Statement: Key Concepts and Advances in Pulmonary Rehabilitation, 2013) sowohl im stationären als auch im ambulanten Setting, aber auch für neurologische Patienten oder etwa

Menschen mit Thoraxdeformitäten und kardialen Einschränkungen. Es führt zu einer Steigerung von Kraft und Ausdauer der Atemmuskulatur und reduziert die Ruhe- und Belastungsdyspnoe. Die Ermüdungsschwelle wird angehoben, die O_2-Aufnahme verbessert. Voraussetzung dafür ist eine exakte Dosierung des Trainingsstimulus sowie die regelmäßige Anpassung der Dosis und Kontrollen im Trainingsverlauf, wie bei jedem anderen Training auch.

Wijkstra definiert die inspiratorische Muskelkraft als direkt proportional zur Leistungsfähigkeit (Wijkstra 1994, 2015). Analog zur Kraft der Skelettmuskulatur ist die Atemmuskelkraft abhängig von einigen Aspekten. Dazu zählen Alter und Geschlecht des Menschen sowie der Trainingszustand.

- Das **Kraft-Längen-Verhältnis** bedeutet, dass die Kontraktion des Muskels umso kräftiger ist, je länger Muskelfasern sind. Für das Zwerchfell bedeutet das, je gekuppelter es ist, umso kräftiger die Kontraktion, so keine anderen atemmechanischen Einschränkungen vorhanden sind wie z. B. Adipositas permagna.
- Das **Kraft-Frequenz-Verhältnis** hinsichtlich der Kraftentwicklung bedeutet, dass je langsamer man atmet, umso mehr Ruhephasen das Zwerchfell während der Exspiration hat, umso kräftiger ist die nachfolgende Inspiration.

GUT ZU WISSEN

Normwerte der Atempumpfunktion

Nach Kabitz (2014) sind die Werte wie folgt:

- MIP: Männer etwa 80 mbar, Frauen etwa 70 mbar
- MEP: Männer etwa 100mbar, Frauen etwa 70 mbar

Volumen: VC 75 % der TLC, VT 10–15 % der VC Atemfrequenz: 10–16 pro Minute Ausdauerleistung MVV = FEV1 × 35

9

PRAXISTIPP

Ziele eines spezifischen Atemmuskeltrainings der Inspirationsmuskulatur

- Verbessern der O_2-Aufnahme
- Verbessern der Faserkoordination des Zwerchfells
- Anheben der Ermüdungsschwelle
- Vermehrung der Zahl von:
  - Kapillaren
  - Mitochondrien
  - Oxidativen Enzymen
  - Typ-I-Fasern

Krafttraining der Inspirationsmuskulatur

- Zunahme von Typ-II-Fasern
- Fähigkeit, mehr Geschwindigkeit zu generieren
- Senken der sog. kritischen Schwelle der Atmung (Ruheatmung 30 % des MIP oder darüber, Tachypnoe)

Die oben genannte organische Ökonomisierung (➤ 9.1) resultiert in einer Reduktion von Atemnot und einer Steigerung der Belastungstoleranz.

9.5.1 Indikationen und Kontraindikationen

Eine Schwäche der Atemmuskulaturkann sich u. a. in folgenden Symptomen zeigen:

- Belastungsdyspnoe
- Tachypnoe mit Reduktion des Atemzugvolumens
- Hyperkapnie
- Basale Minderbelüftung
- Nächtliche Desaturationen
- **Indikationen für Atemmuskeltraining:** Patienten mit restriktiven und obstruktiven Atemwegserkrankungen die zu einem Ungleichgewicht zwischen der Leistungsfähigkeit der Atemmuskulatur und der aufzubringenden Atemarbeit führen.
- **Kontraindikationen für Atemmuskeltraining:** Als relative bzw. absolute Kontraindikationen sind u. a. folgende Erkrankungen anzusehen und jedenfalls ärztlich vor Trainingsbeginn abzuklären:
  - Schwere kardiale Funktionseinschränkung (Stauungszeichen)
  - Probleme mit dem Augendruck
  - Probleme mit dem Hirndruck
  - Ösophagusvarizen
  - Tumoren im Bereich des Thorax
  - Aneurysma
  - Entzündungen im Bereich Lunge oder Abdomen
  - Schmerzen im Bereich Lunge, Thorax, Wirbelsäule oder Abdomen
  - Frische Operationen im Bereich Thorax oder Abdomen
  - Atemmuskelermüdung- oder Erschöpfung
  - Zwerchfellhernien
  - Alle Problemfelder für die große Druckschwankungen im Rumpf bzw. fortgeleitet im Kopf problematisch sind

9.5.2 Einstellung eines spezifischen Atemmuskeltrainings

Es gibt folgende Geräte, die zum Atemmuskeltraining eingesetzt werden können (➤ Abb. 9.4).

MIP als Maß für die aktuelle Kraft der Inspirationsmuskulatur

Grundsätzlich ist bei der Testung des MIP (maximaler inspiratorischer Druck ➤ 4.6.4) darauf zu achten, dass der Patient **aufrecht sitzt,** beide Fußsohlen auf dem Boden stehen und er sich nur abstützt, wenn er seine Atemhilfsmuskulatur einsetzen muss. Wenn sich der Patient abstützt, sollte er trotzdem aufrecht sitzen, sodass alle Diaphragmen übereinander liegen.

- Maximal ausatmen
- So rasch wie möglich gegen den definierten Widerstand im Rahmen einer Spirometrie, mittels eines Mouthpressuremeters oder des Atemmuskeltrainingsgerätes einatmen
- 3- bis 10-mal wiederholen

Festlegen der Trainingsbelastung für Kraft- und Ausdauertraining

Diese Variante wird erfahrungsgemäß als die bevorzugte Variante gewählt. **Ausgehend vom höchsten MIP-Ergebnis** werden folgende Werte eingestellt:

- Krafttraining: 80–100 % des MIP einstellen
- Ausdauertraining: 50–70 % des MIP einstellen

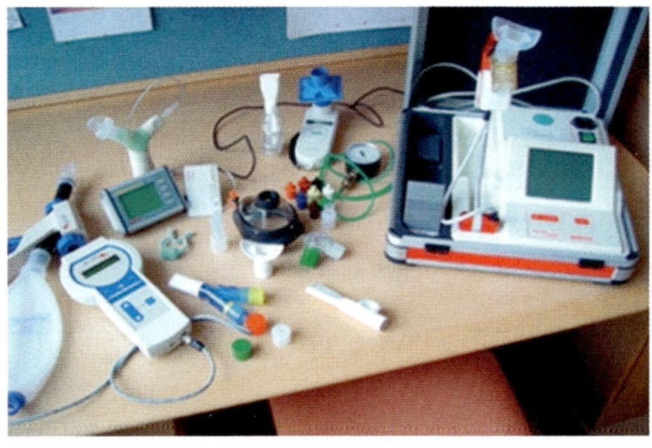

Abb. 9.4 Geräte für Atemmuskeltraining. [P210]

Seltener kommt die Variante zum Einsatz, bei der der **Mittelwert der MIP-Messergebnisse** ermittelt wird und davon ausgehend die Werte für das Kraft und Ausdauertraining errechnet werden. Bei dieser Variante ist die Trainingsbelastung geringer als bei der Variante, bei der der Bestwert des MIP zur Berechnung herangezogen wird.

- Krafttraining: 80–100 % des MIP einstellen
- Ausdauertraining: 50–70 % des MIP einstellen

Training der Atemmuskulatur durch Widerstandsatmung

- **Krafttraining:**
  - 1–3 Sätze à 10 Wiederholungen je nach Trainingszustand des Patienten und mind. 80 % des MIP
  - Atemtechnik: möglichst rasch einatmen (analog MIP-Manöver)
- **Ausdauertraining:** Intervalltraining – 1 Minute gegen vorgegebenen Widerstand mit 50–70 % des MIP atmen, danach 30 Sekunden Pause
- **Atemtechnik:** Atemfrequenz rascher als Ruheatmung, Atemtiefe etwas tiefer als normale Ruheatmung, 10-mal 1 Minute Trainingsatmung, dazwischen jeweils 30 Sekunden Pause

Die Angaben sind Zielwerte, die am Beginn eines Trainings voraussichtlich noch nicht vom Patienten erreicht werden können.

Grundsätze zur Durchführung

Auf die folgenden Besonderheiten ist Rücksicht zu nehmen, um eine Überforderung der Patienten zu verhindern.

- Bei sehr schwachen Patienten trainiert man zu Beginn oftmals nur **Atemmuskelkraft.**
- Erst wenn der Patient ausreichend Zwerchfellkraft hat, beginnt man mit zusätzlichem **Ausdauertraining.** Auch in diesem Fall wird das Training zu Beginn so adaptiert, dass schwache Patienten zunächst entweder eine geringere Wiederholungszahl durchführen, oder aber längere Erholungspausen zwischen den Trainingsatemzügen machen.

- Manche Patienten benötigen Zwischenatemzüge ohne Widerstand im Trainingszyklus, manche Patienten brauchen Sauerstoff während des Trainings.
- Völlig analog zum allgemeinen Training passt man das Atemmuskeltraining an die momentanen Ressourcen des Patienten an.
- Zur Reduktion der Atemarbeit sollten obstruktive Patienten zentrales Sekret vor Beginn des Trainings abhusten und eventuell auch bronchienerweiternd inhalieren.
- Die Wahl des Mundstücks oder der Maske für das Training wird nach Patientenbedürfnissen getroffen, z. B. nach vorhandenem Mundschluss. Für Patienten mit künstlichem Luftweg oder zusätzlich benötigter Sauerstoffgabe stehen bei manchen Geräten Adapter zur Konnexion zur Verfügung.

Die Patienten müssen im korrekten Zusammenbau der Geräte geschult werden. Nach jedem Training sollen die Geräte gereinigt werden.

Flowkonstante Widerstandsatmung

Dabei muss ein bestimmter Einatemdruck entwickelt werden, ehe der Einstrom der Luft erfolgt. Dieser ist unabhängig von der Geschwindigkeit der Einatmung. Dies ermöglicht ein optimales Training unabhängig von der Einatemgeschwindigkeit der Patienten z. B. Threshold IMT.

Geräte:

- Weitere Systeme sind mit einer Widerstandsanpassung durch ein Federsystem erhältlich wie z. B. Threshold IMT Atemtrainer® (Fa. Menzl Medizintechnik, Fa. Cegla Medizintechnik) oder Power Breath® (Fa. Oxycare). Für die Bestimmung des aktuellen MIP benötigt man hier ein zusätzliches Messgerät, z. B. Mouthpressure Meter.
- Mit dem Respifit S (➤ Abb. 9.5) kann sowohl die aktuelle inspiratorische Muskelkraft gemessen als auch darauf basierend trainiert werden. Die Anzeige erfolgt digital über ein Display. Dies ermöglicht eine sehr sicheres und effizientes Training, das jederzeit angepasst werden kann.

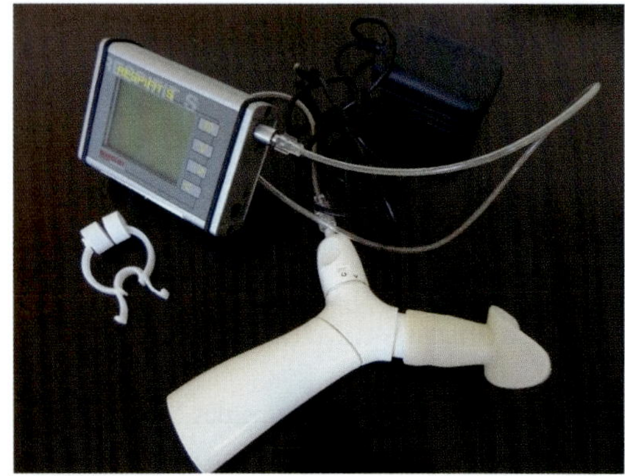

Abb. 9.5 Respifit S®

Flowinkonstante Widerstandsatmung

Der Patient atmet durch einen Widerstand, z. B. Stenosen mit unterschiedlichem Durchmesser, kann diesen allerdings durch Variieren der Einatemgeschwindigkeit verändern. Die Therapie mit diesen Geräten ist sehr effizient, verlangt aber hinsichtlich der Atemtechnik eine genaue Schulung des Patienten.

Geräte: z. B. Astra RMT (➤ Abb. 9.6), Vorteil des Astra PEP/RMT Systems® ist, dass man bei obstruktiven Patienten mit Wandinstabilität einen Schienungswiderstand in den Ausatemschenkel stecken kann und somit eine dynamische Überblähung der Lunge während des Trainings verhindert oder minimiert. Außerdem lässt sich über den Inspirationsschenkel zusätzlich Sauerstoff verabreichen, wenn der Patient diesen während des Trainings benötigt. Es besteht zudem die Möglichkeit, je nach Bedarf Maske, Mundstück oder Anschluss an einen künstlichen Atemweg zu wählen. Die Druckanzeige erfolgt über einen Manometer.

Dieses System kann aufgrund seiner Konstruktion sowohl zur Sekretförderung bei z. B. COPD-Patienten mit Widerständen im Exspirationsschenkel als auch zum inspiratorischen Muskeltraining mit Widerständen im Inspirationsschenkel genutzt werden.

Isokapnische Hyperventilation

Diese Trainingsart wird häufig im sportlichen Bereich eingesetzt. Ziel ist es, dass der Sportler trainiert

9

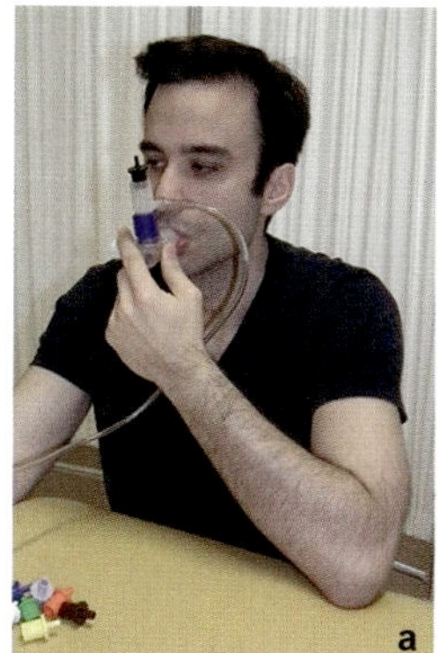

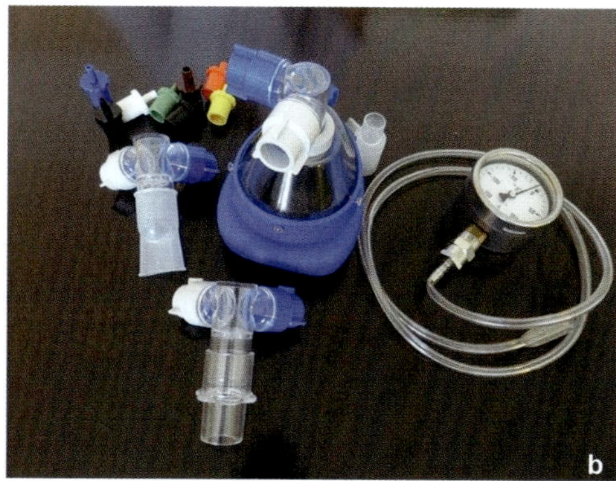

Abb. 9.6 Atemmuskeltraining mit einem Astra Pep/Rmt Astra Pep/ Rmt®. [P210]

wird, in kurzer Zeit viel Volumen einzuatmen. Dadurch steht ihm mehr Sauerstoff für die Versorgung der Muskulatur während körperlicher Belastung zur Verfügung, und die Inspirationsmuskulatur wird ermüdungsresistenter.

- **Atemtechnik:** Rasche und tiefe Inspiration gegen einen Widerstand über eine vorgegebene Zeit, wobei z. B. durch einen Beutel CO_2 rückgeatmet wird
- **Geräte:** Spirotiger (Fa. Idiag.ch)

Hauptziel ist die Reduktion der Dyspnoe durch Kräftigung der Inspirationsmuskulatur. Da das Zwerchfell aber auch einer der Coremuscles (Rumpfstabilisatoren) ist, erreicht man durch dessen Kräftigung eine bessere Rumpfstabilität. Dies ist für eine Vielzahl an Patienten, die zur Physiotherapie kommen, ein wesentlicher Behandlungsaspekt, nicht nur für jene mit respiratorischer Funktionseinschränkung.

Atemmuskeltraining kann auch zur Tonisierung des Beckenbodens angewendet werden. Das lässt sich durch die anatomische, physiologische und mechanische Zusammenarbeit der beiden Diaphragmen erklären. Studien zu diesem Thema werden derzeit aktuell durchgeführt. Patienten sollten während des Atemmuskeltrainings spüren, dass sich der Beckenboden anspannt.

Training der Inspirationsmuskulatur, insbesondere des Zwerchfells hat also viele zu berücksichtigende Zusatzaspekte, die in der Physiotherapie genutzt werden können.

9.6 Entspannungstherapie bei Patienten mit Atemnot

Entspannung: Fähigkeit, die Wahrnehmung und Einschätzung unangepasster Verhaltensweisen zu verbessern, Angstsituationen selbständig zu meistern und damit Angst zu reduzieren.
Angst: unangenehmer oder bedrohlicher, von Emotionen begleiteter Zustand. Sie entsteht durch die Konfrontation mit etwas, dessen Ausgang ungewiss ist.

Bei dyspnoischen Patienten kann die im Training gemachte Erfahrung, dass nicht jede körperliche Belastung mit einer akuten Atemnotsituation einhergeht, dazu führen, dass der Patient sich im Alltag mehr körperliche Belastung zutrauen wird, was einer möglichen Depression und Isolation entgegenwirken kann.

Entspannungstherapie beim Patienten mit respiratorischer Funktionseinschränkung hat eine **kompensatorische Regeneration** der **Atemmuskulatur** zum Ziel, um der durch die vermehrte Atemarbeit entstandenen Belastung entgegenzuwirken.

Hat der Atemnotpatienten Angst, so heißt das: Wie lange hält die Atemnot an? Wie lange schaffe ich es? Es gibt nach Ditfurth vier charakteristische Aspekte der Angst:

- **Gedanklich-geistiger Aspekt:** Vorstellen einer Situation, die den Patienten in Atemnot versetzt
- **Emotionaler Aspekt:** Gefühl, Stimmung einer Situation oftmals Verzweiflung

- **Physiologischer Aspekt:** die Veränderung von Atmung, Herzfrequenz, Verdauung, Tonus, Blutdruck
- **Verhaltensbezogener Aspekt:** völlige Passivität bis übertriebene Aktivität, gelegentlich Aggression

Das Gefühl der Atemnot verursacht Angst und psychische Belastung. Dies wiederum ruft folgende körperlichen Reaktionen hervor: körperliche Mehrbelastung durch gesteigerte Atemarbeit, verkrampfte, schlecht koordinierte Bewegungen, Einschränkung der Beweglichkeit, Beschleunigung der Herz-, und Atemfrequenz. Durch den erhöhten Katecholaminausstoß mit Konstriktion der großen Gefäße kommt es zu erhöhtem myokardialem Sauerstoffbedarf, der letztlich zu linksventrikulärer Dysfunktion führt.

Angst hat folgende **Auswirkungen** auf die **Atmung:**

- Beschleunigung der Atemfrequenz
- Erhöhter Muskeltonus mit erhöhtem Sauerstoffbedarf
- Dauerkontraktion der Mm. intercostales führen zu einer Thoraxfixation, wobei In- und Exspiration erschwert sind und die Zwerchfellarbeit steigt
- Muskeldekonditionierung führt zu unkoordiniertem Atemmuster, wodurch die Last für die Atempumpe steigt

Jede Stressreaktion, bewusst oder unbewusst, ist das Ergebnis einer Einschätzung bzw. Bewertung von Situationen, z. B. das Gefühl, selbstständig einkaufen zu gehen nicht mehr zu schaffen oder auf Unterstützung angewiesen zu sein, eine Belastung für Angehörige zu sein. Nicht nur die Stressbewertung ist sehr subjektiv, sondern auch die Stresstoleranz!

9

GUT ZU WISSEN

Von Angst geleitete Reaktionen sind häufig paradox und ungesteuert oder widersprechen einer sinnvollen Handlungsweise. Denken und Handeln sind oft blockiert. Nicht vergessen werden sollte, dass Angst primär ein, das Überleben sichernder, Mechanismus und damit nicht grundsätzlich negativ ist!

9.6.1 Ziele und Formen

Das Ziel der Entspannungstherapie in der Atemphysiotherapie besteht vorrangig darin, das Energieangebot in der inspiratorischen Muskulatur zu verbessern:

- Der Blutfluss in der Atemmuskulatur und die Sauerstoffextraktionsfähigkeit steigt, damit auch die Substratkonzentration.
- Die Energiespeicher der Muskulatur füllen sich wieder, der arterielle Sauerstoffgehalt steigt.

In der Atemphysiotherapie werden die gleichen Entspannungstechniken angewendet, wie auch sonst in der Physiotherapie. Sie müssen jedoch an die Möglichkeit des Patienten zum Einsatz seiner Atemhilfsmuskulatur und seiner verringerten Konzentrations- und Aufmerksamkeitsfähigkeit angepasst werden. Gut einsetzbar sind:

- Körperreisen
- Autogenes Training
- Entspannung nach Jacobson
- Körperwahrnehmungsübungen
- Yoga
- Tai Chi

9.6.2 Grundsätze

- Wesentlich ist, dass der Patient eine **ruhige Atmosphäre** in Einzeltherapie vorfindet. Gruppentherapien eignen sich für pulmologische Patienten oftmals nicht besonders gut. Hörbare Atemgeräusche oder Husten lenken die Konzentration auf die Entspannung mitunter erheblich ab.
- Im Idealfall übt der Patient eine Entspannungstechnik ein, wenn er keine oder **geringe Atemnot** hat. Bei akuter Atemnot sollten Maßnahmen wie Atemnotmanagement, Sekretförderung, unterstützte Inhalation, nichtinvasive Beatmung u. ä. in der Therapie zum Einsatz kommen, die helfen, die Atemnot des Patienten zu reduzieren. Entspannungstherapie hilft erfahrungsgemäß in solchen Situationen nicht im erhofften Ausmaß.

LITERATUR

Fitting JW. Nutritional support in chronic obstructive lung disease. Thorax 1992; 47: 141–143.

Haber P. Leitfaden zur medizinischen Trainingsberatung. 2. A. Wien: Springer; 2005.

Kabitz HJ et al. Messung der Atemmuskelfunktion. Oberhaching: Dustri; 2014.

Kerti M, Bayer B, Tóth B et al. The effect of inspiratory muscle training in interstitial lung diseases. European Respiratory Journal 2020; 56: 99.

Koulopoulou M, Chua F, Koutoumanou E et al. Inspiratory muscle training (IMT) in interstitial lung disease (ILD)-A pilot study. European Respiratory Journal 2016; 48: PA1368.

Manifield J, Winnard A, Hume E et al. Inspiratory muscle training for improving inspiratory muscle strength and functional capacity in older adults: a systematic review and meta-analysis. Age and ageing 2021; 50 (3): 716–724.

Powell-Tuck J. Penalties of undernutrition. J R Soc Med 1997, 90: 8–11.

Schultz K, Vonbank K, Frey M (Hrsg.). Pneumologische Rehabilitation. Oberhaching: Dustri; 2018.

Similowski T, Yan S, Gauthier AP et al. Contractile properties of the human diaphragm during chronic hyperinflation. N Engl J Med 1991; 325: 917–923.

Wijkstra PJ, Hazenberg A, van Alfen N. Facioscapulohumeral muscular dystrophy and respiratory failure; what about the diaphragm? Respir Med Case Rep 2015; 14: 37–39.

Wijkstra PJ, Van Altena R, Kraan J, Otten V, Postma DS, Koëter GH. Quality of life in patients with chronic obstructive pulmonary disease improves after rehabilitation at home. Eur Respir J. 1994; 7 (2): 269–273.

KAPITEL

10 Atemtherapie in der Pädiatrie

Hannes Sucher

10.1 Anatomie und Physiologie des pädiatrischen Respirationstraktes . . . 133
10.1.1 Pränatale Lungenentwicklung . . . 133
10.1.2 Postnatale Lungenentwicklung . . . 134
10.1.3 Extrathorakale Atemwege . . . 134
10.1.4 Intrathorakale Atemwege . . . 136
10.1.5 Atemwege und Thorax bei Kindern und Erwachsenen . . . 137

10.2 Physiologie des pädiatrischen Respirationstraktes . . . 138
10.2.1 Atemmechanik . . . 138
10.2.2 Gasaustausch . . . 139

10.3 Pathophysiologie des pädiatrischen Respirationstraktes . . . 140
10.3.1 Obstruktive Ventilationsstörungen . . . 140
10.3.2 Restriktive Ventilationsstörungen . . . 140
10.3.3 Atelektasen . . . 140

10.4 Diagnostik und atemphysiotherapeutische Befunderhebung . . . 141
10.4.1 Befundblock: Allgemeiner Sichtbefund . . . 141
10.4.2 Befundblock: Anamnesegespräch . . . 141
10.4.3 Befundblock: Spezieller Sichtbefund – Atmung . . . 142
10.4.4 Befundblock: Husten und weitere Atemgeräusche . . . 142
10.4.5 Befundblock: Auskultation . . . 143
10.4.6 Befundblock: Haltungsstatus . . . 143
10.4.7 Befundblock: Nebendiagnosen mit respiratorischer Relevanz . . . 144
10.4.8 Befundblock: Medikamenteninhalation . . . 144

10.5 Besonderheiten der Inhalationstherapie bei Kindern . . . 144
10.5.1 Reinigung der oberen Atemwege . . . 145
10.5.2 Aerosolgröße . . . 145
10.5.3 Maskensitz . . . 145
10.5.4 Mundstück . . . 145
10.5.5 Inhalationstechnik . . . 146
10.5.6 Feuchtinhalation . . . 147
10.5.7 Inhalation mit Trockenpulverinhalatoren . . . 148

10.6 Atemphysiotherapeutische Maßnahmen in der Pädiatrie . . . 149
10.6.1 Kontaktatmung . . . 149
10.6.2 Lagerung . . . 149

10.6.3 Perkussion/Vibration . . . 150
10.6.4 Muskel- und Weichteiltechniken . . . 150
10.6.5 Active Cycle of Breathing Technique (ACBT) . . . 152
10.6.6 Assistierte autogene Drainage . . . 152
10.6.7 PEP-Therapie . . . 153
10.6.8 Oszillierendes PEP . . . 155
10.6.9 Spielerische Atemtherapie . . . 157
10.6.10 Husten . . . 157
10.6.11 Thoraxmobilität . . . 158

10.7 Erkrankungen des pädiatrischen Respirationstraktes . . . 158
10.7.1 Akute virale Bronchiolitis . . . 158
10.7.2 Obstruktive Bronchitis . . . 159
10.7.3 Pneumonie . . . 160
10.7.4 Dyspnoe . . . 161
10.7.5 Asthma bronchiale . . . 162
10.7.6 Zystische Fibrose . . . 163
10.7.7 Coronavirus-SARS-CoV-2-Infektion . . . 164

10.1 Anatomie und Physiologie des pädiatrischen Respirationstraktes

Die **Säuglingslunge** wird nicht als eine kleine Version der Erwachsenenlunge gesehen. Es gibt eine Reihe von Gründen, warum Säuglinge mit respiratorischen Beeinträchtigungen anders gefordert sind als Kinder und Erwachsene.

Die Lunge gewährleistet die Sauerstoffversorgung des Körpers über eine große Gasaustauschoberfläche. Der Atemstrom wird von proximal über den Bronchialbaum, der beim Menschen in durchschnittlich 23 Generationen ausgebildet ist, in die Peripherie geleitet, wo am distalen Ende der effektive Gasaustausch stattfindet. Dieses System ist ebenfalls intrauterin von proximal nach distal angelegt. Einerseits erfolgt eine Ausknospung des luftleitenden Röhrensystems als epitheliale Tubuli in das Mesenchym mittels dichotomer Teilung, andererseits vergrößern sich die Gasaustauschflächen der distalen Lufträume über die Ausbildung von sog. Sekundärsepten.

Der **Sauerstoffverbrauch in Ruhe** ist beim Säugling aufgrund des hohen Grundumsatzes 2-bis 3-mal höher als der eines Erwachsenen (6–7 ml/kg/min bei Geburt vs. 3–4 ml/kg/min beim Erwachsenen). Von Geburt an ändern sich die Proportionen des Kindes bis zum ca. 12. Lebensjahr. (Eifinger 2017, Bungeroth 2010, Tschanz et al. 2004, Hammer at al. 2020)

10.1.1 Pränatale Lungenentwicklung

Die pränatale Lungenentwicklung wird in vier Phasen unterteilt. Die Übergänge der einzelnen Phasen sind fließend.

Embryonale Entwicklungsphase

Die Lunge entwickelt sich aus dem entodermalen Keimblatt (Entoderm). Während der embryonalen Entwicklungsphase **(0–8. Woche)** wird ab dem 32. Tag nach der Befruchtung eine Teilung der Lungenknospe (➤ Abb. 10.1) in fünf kleine Säckchen beschrieben, welche sich später zu den Haupt- und Lappenbronchien entwickeln. Die künftigen Atemwege entstehen durch fortschreitende **dichotome Teilung** der **Epitheltubuli.** Diese wachsen in das umliegende Mesenchym ein, wodurch eine weitere Verzweigung angeregt wird. Parallel dazu werden in dieser Phase erste Gefäßstrukturen angelegt.

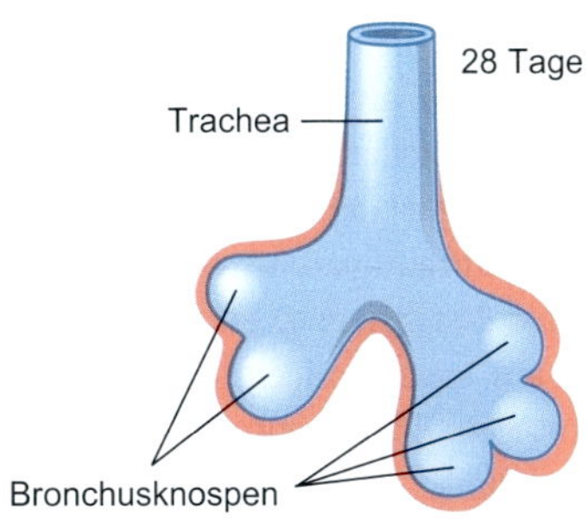

Abb. 10.1 Knospen der Lappenbronchien. [L157]

Fetale Entwicklungsphase

Die Weiterentwicklung der Lunge findet zwischen der **15.–17.** Woche während der **pseudoglandulären Entwicklungsphase** von zentral nach peripher statt. Die Verzweigungen im Atemwegsbaum zeigen bis zu 20 Generationen. In den zentralen Wandstrukturen entwickeln sich schon Knorpel- und Muskelzellen sowie Becherzellen und Zilien. Es kommt zur Ausbildung des Zwerchfells. Gegen Ende der pseudoglandulären Phase sind erstmals Atembewegungen erkennbar, die für die weitere Lungenentwicklung entscheidend sind.

Kanalikuläre Entwicklungsphase

In diesem Entwicklungszeitraum **(16.–26. Woche)** kommt es zur **Ausbildung** des Kapillarnetzes, der **Lufträume** (Canaliculi) und der **Alveolarepithelzellen.** Zudem wird in dieser Phase eine Differenzierung von Typ-1- (Blut-Luft-Schranke) und Typ-2-Pneumozyten (Vorstufe von Surfactant) beschrieben. Teile des Parenchyms sind gegen Ende dieser Phase so weit entwickelt, dass ein Gasaustausch erfolgen könnte.

Sakkuläre Entwicklungsphase

Von der **24. Woche bis zur Geburt** erfolgt eine **Erweiterung** der **Lufträume** durch dichotome Teilung und eine weitere Ausbildung der Sakkuli und letztendlich der Sacculi alveolares, welche eine Vorstufe der Alveolen darstellen. Die Sakkuli sind glattwandige Erweiterungen der luftführenden Tubuli. Die Wände des Luftraumparenchyms werden als sog. Primärsepten beschrieben. Die Primärsepten sind Einheiten aus netzförmigen elastischen Bindegewebsfasern, zwei Lagen von Kapillaren und einer sakkulären Wand.

Ungefähr ab der 34. Schwangerschaftswoche ist eine Sauerstoffversorgung ohne Unterstützung möglich.

10.1.2 Postnatale Lungenentwicklung

Alveoläre Phase

Die alveoläre Phase geht bis zum 6. Lebensmonat und darüber hinaus. Bereits intrauterin beginnt die Entwicklung der Alveolen. Es kommt zur Differenzierung von Pirmärsepten zu Sekundärsepten und dadurch zur **Alveolaroberflächenvergrößerung.** Die Mehrheit der Alveolen wird jedoch erst nach der Geburt ausgebildet. Bis zum 6. Monat vollzieht sich der Entwicklungsprozess dynamisch, danach langsam. In dieser Zeit wird auch das Kapillarnetzwerk komplex ausgebildet. Es kommt zur Bindegewebsreduktion zwischen den Strukturen und zur Ausbildung der Kohn-Poren.

Mikrovaskuläre Reifung

Die mikrovaskuläre Reifung vollzieht sich von der Geburt bis zum 5. Lebensjahr. Ein stetiger Abbau von septalem Bindegewebe führt dazu, dass die Septen dünner werden und die Kapillaren zu einer einfachen aber dichten Schicht fusionieren. Die alveolare Oberfläche nimmt weiter zu und so verdreifacht sich das Lungenvolumen von Reifgeborenen innerhalb des ersten Lebensjahres.

In dieser frühen Wachstumsphase reduziert sich der Gewebsanteil, es kommt aber zu einem **Zuwachs** des **Blut- und Luftanteils** im Parenchym. Eine Vertiefung der Lufträume und eine Vergrößerung der Alveolarseptenanzahl bedingt, dass der Luftanteil im Parenchym von 75 % bei der Geburt auf 86 % bis zum fünften Lebensjahr ansteigt. Ebenso erhöht sich der Kapillarblutanteil von 12 % auf 37 % im selben Zeitraum (bei der Erwachsenenlunge bis zu 42 %).

Späte Wachstumsphase

Ab dem dritten Lebensjahr erfolgt im Rahmen der späten Wachstumsphase v. a. ein Größenwachstum und die vollständige Ausbildung der Kollateralventilation (intraalveoläre Kohn-Poren, bronchoalveoläre Lambert-Kanäle ab dem sechsten Lebensjahr ➤ Abb. 10.2). Das Organ gleicht nun der Erwachsenenlunge in kleiner Form. Es wächst mit dem Körpergrößenwachstum mit. Alveolar- und Lungenwachstum enden gleichzeitig. (Tschanz et al. 2004, Schittny 2013, Hammer et al. 2020)

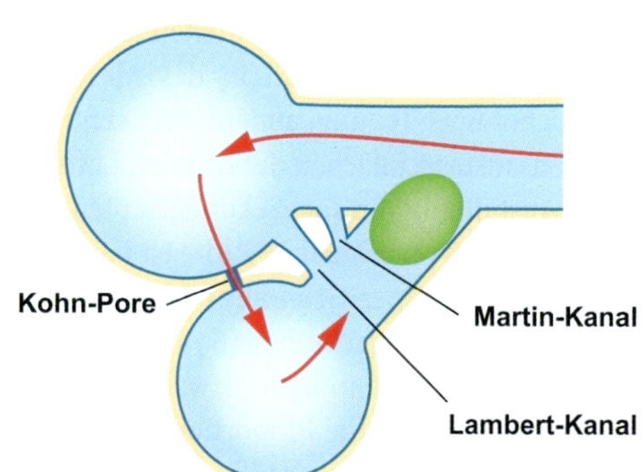

Abb. 10.2 Kollateralventilation. [P1206/L157]

10.1.3 Extrathorakale Atemwege

Die extrathorakalen (oberen) Atemwege des Säuglings zeigen im Vergleich zum größeren Kind und Erwachsenen einige Größen- und Lageunterschiede (➤ Tab. 10.1).

Besonderheiten der extrathorakalen Atemwege

- **Mundhöhle:** Die in der Mundhöhle gelegene Zunge ist vergleichsweise groß und kann die Mundatmung erschweren und eventuell sogar den Atemweg verlegen. Der Mundboden ist verformbar.

- **Larynx (Kehlkopf) Pharynx (Rachen):** Der Larynx steht im Vergleich zum Erwachsenen hoch. Beim Säugling bildet das Cricoid (Ringknorpel des Kehlkopfes) die engste Stelle der Atempassage beim Erwachsenen hingegen die Stimmritze. Die Epiglottis (Kehldeckel) ist u-förmig und relativ groß. Der Hypopharynx (Bereich von der Epiglottis bis zum Eingang des Ösophagus) ist beim Säugling auf Höhe C3 lokalisiert. Mit dem Wachstum senkt er sich bis auf eine Höhe von C7/C8 beim Erwachsenen ab. (Frey 2011, Dornberger 2013)

Säuglinge neigen zu einer höheren Speichelsekretion als Erwachsene.

Tab. 10.1 Unterschied der oberen Atemwege beim Erwachsenen und Kind (nach Dornberger).

	Erwachsener	Kind
Pharynx (Rachen)	Länge 13 cm	• Länge 3,5–6 cm • Zunge im Verhältnis größer wegen Saugfunktion
Larynx (Kehlkopf)	Steht auf Höhe C4/C5	Steht auf Höhe C2/C3. Durch den Kehlkopf-Hochstand ist gleichzeitiges Atmen und Saugen möglich
Trachealdurchmesser	15–25 mm	• Säugling ca. 5 mm • Kleinkind ca. 9 mm
Engste Stelle	Stimmritze	Cricoid (Ringknorpel)

Unterschiede der extrathorakalen Atemwege beim Erwachsenen und Kind

Anatomischer Hintergrund (➤ Abb. 10.3):

- Großer Kopf
- Prominentes Okziput
- Kurzer Hals
- Große Zunge
- Schmales nach hinten verschobenes Unterkiefer
- Hoher Larynx: ermöglicht eine Atem-Trink-Koordination!

GUT ZU WISSEN

- Es besteht eine erhöhte Anfälligkeit zur Obstruktion. (Werner 2017, Dörges 2010)
- Die enge Nasenpassage macht 30–50 % des totalen Atemwegswiderstandes aus, daher ist es besonders wichtig, die Nase frei zu halten.
- Schwellung oder Obstruktion können sich schwerwiegend auf die Atmung auswirken, da der Atemwegswiderstand dadurch erhöht wird.
- Nasenatmung bis zum 6. Monat – eine Obstruktion der Nase bis zum 6. Monat kann – bis zu dieser Zeit wird durch die Nase geatmet – die zu schwerwiegenden respiratorischen Problemen führen.
- Cricoid (Ringknorpel) = engste Stelle: unterhalb der Stimmbänder! Dies ist bei der Intubation von Kindern besonders zu beachten.

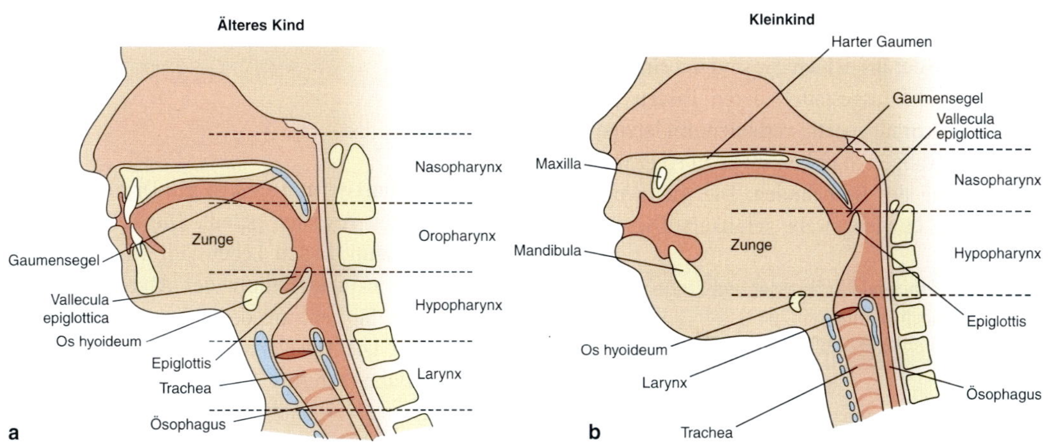

Abb. 10.3 Anatomischer Unterschied zwischen dem Kopf eines Erwachsenen (a) und eines Kinds (b). [G808-006]

10

10.1.4 Intrathorakale Atemwege

Die intrathorakalen Atemwege sind nach der Geburt in seiner Grundstruktur angelegt. Die Strukturen wachsen bis zum Ende des Körpergrößenwachstums mit.

Trachea

Die Trachea ist beim Säugling eng, kurz und weich (➤ Tab. 10.2). Sie misst vom Kehlkopf bis zur Carina ca. 4 cm. Der Durchmesser der Trachea ist ca. 6 mm.

Bronchialbaum

Der Bronchialbaum entsteht in der embryonalen Phase gemeinsam mit den Hauptbronchien aus den sog. Lungenknospen. Der Winkel der Hauptbronchusabgänge ist beim Säugling anfangs fast symmetrisch, wodurch eine **erhöhte Aspirationsgefahr** in beide Hauptbronchien besteht.

Die Bronchialschleimhaut des Säuglings ist dicker und mit mehr Becherzellen ausgestattet., weshalb es beim Säugling im Infektfall mitunter zu einer schnelleren Sekretretention kommen könnte. (Schenker 2000, Oczenski 2012)

Bronchiolen

Als Bronchiolen bezeichnet man die feineren Verzweigungen der Bronchien. Sie sind mit einer dünnen Muskelschicht ausgestattet, deren Fasern zirkulär, aber auch schraubenartig verlaufen. Im letzten Drittel der Schwangerschaft kommt es zu einer massiven Vermehrung der Bronchiolen. Die Atemwege sind zirkulär im Lungengewebe verankert. Diese Verankerung gewährleistet die Retraktionskräfte, die den Atemweg stabilisieren.

Tab. 10.2 Trachealdurchmesser und Länge im Altersvergleich (nach Dornberger 2013).

Alter	Länge; Durchmesser
Neugeborenes	4 cm; Ø 3–4 mm
1 Jahr	4,5 cm; Ø 6,5 mm
6 Jahre	6 cm; Ø 9 mm
12 Jahre	6,5 cm; Ø 10–12 mm

GUT ZU WISSEN

Ein Säugling besitzt noch eine geringe elastische Retraktionskraft, dadurch kann es bereits bei kleinen Lungenvolumina, wie z. B. bei einer Exspiration, zu einem Bronchialkollaps kommen.

Acinus

Als Acinus (lat. Beere ➤ Abb. 10.4) bezeichnet man die Anzahl der Lufträume, die von einem Bronchiolus terminales ausgehen. Er gilt als funktionelle Einheit des **Gasaustausches.** Ein Acinus beheimatet 200–300 Alveolen. (Bungeroth 2010)

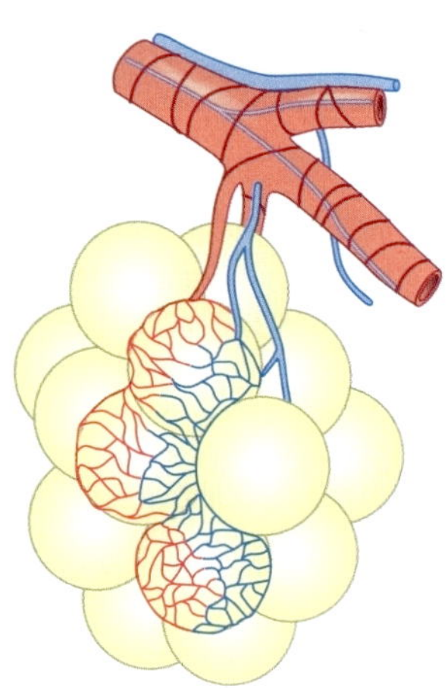

Abb. 10.4 Detailansicht des Acinus. [P1206/L157]

Alveole

Bis zum Geburtstermin sind ca. ein Drittel der rund 300 Millionen Alveolen gereift. Die Zeit nach der Geburt bis zum dritten Lebensjahr wird als wichtigstes Entwicklungsstadium der **Alveolenbildung** beschrieben. Sie geht mit der mikrovaskulären Reifung einher. Die Alveolarisation endet ca. mit dem 21. Lebensjahr. (Schittny 2013)

Die Alveole (➤ Abb. 10.5) besteht aus einem Typ-1- und einem Typ-2-Pneumozyt. Bereits im kanalikulären Stadium differenzieren sich diese Alveolarepithelzell-Typen.

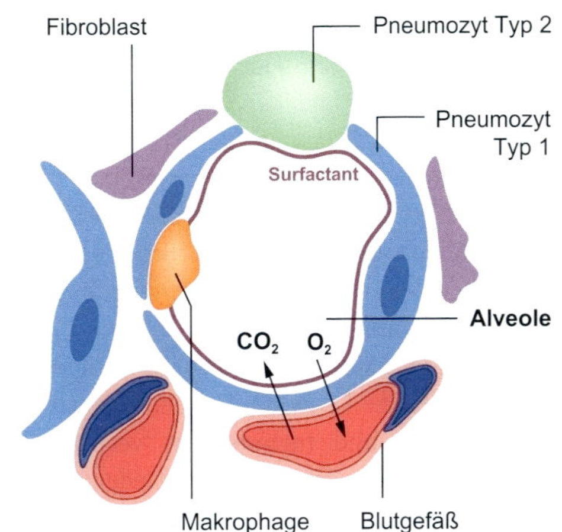

Abb. 10.5 Alveole. [P1206/L157]

- Während die Typ-2-Epithelzellen ihre Form behalten und mit der lebensnotwendigen Surfactantproduktion beginnen,
- flachen die Typ-1-Epitehelzellen ab und bilden über Tight Junctions mit dem Kapillarendothel an der Kontaktfläche eine Luft-Blutschranke.

In der Alveole sind die **Alveolarmakrophagen** für die Immunabwehr des Lungengewebes gegen Partikel, die die mukoziliäre Barriere überwunden haben, zuständig. Die Alveolarmembran ist zwischen 0,5 und 1 Mikrometer dick. Bei einer Entzündung, Infektion oder Fibrosierung wird die Membran dicker, es kommt zu einem größeren Abstand zwischen Alveole und Kapillarsystem und dadurch zu einer eingeschränkten Diffusion, die eine Hypoxie zur Folge haben könnte. In Summe haben die Alveolen beim Erwachsenen eine Fläche von bis zu 100 m^2. (Jones et al. 2016)

Surfactant

Der Surfactant (surface active agent) ist ein Gemisch aus Proteinen (10 %) und Phosphorlipiden (90 %). Er kleidet die Innenfläche der Alveole aus und **reduziert** die **Oberflächenspannung.** Die Surfactantproteine werden in A, B, C und D unterteilt.

- Die Proteine A und D spielen eine immunologische Rolle,
- während die Proteine B und C mit der Regulation der Oberflächenspannung in Verbindung gebracht werden. (Schob et al. 2013)

Durch die Ausbildung der Luft-Blutschranke im kanalikulären Stadium und die Aufnahme der Surfactant-Produktion durch die Typ-2-Epithelzellen, steht dem Kind eine geringe Gasaustauschkapazität zur Verfügung, welche für die Neonatologie von hoher Relevanz ist. Mit intensivmedizinischer Versorgung ist ein Überleben möglich. Die Surfactantbildung kann durch Kortisongabe beschleunigt werden. Der Surfactant hat eine Halbwertszeit von 14–24h. (Pansky 1982)

10.1.5 Atemwege und Thorax bei Kindern und Erwachsenen

Die Unterschiede der **Atemwege** zwischen Erwachsenen und Kindern sind in ➤ Tab. 10.3 dargestellt. Durch die besonderen anatomischen Eigenschaften der Atemwege beim Kind (z. B. kürzere Trachea, weichere Knorpelspangen) kann es bei Kindern mitunter leichter zu respiratorischen Krisensituationen kommen.

Bei Kindern ist der **Thorax** (➤ Tab. 10.4) noch nicht verknöchert, sondern knorpelig. Zudem stehen

Tab. 10.3 Unterschiede der oberen Atemwege beim Erwachsenen und Kind (nach Dornberger 2013, Schenker 2000).

Anatomische Struktur	Erwachsener	Kind
Trachea	Länge 10–12 cm	Länge (ca. 3,5–6 cm) Knorpelspangen weicher
Bronchialbaum	–	Im Verhältnis ↑ Schleimdrüsen ↑ glatte Ringmuskulatur
Alveolen	–	↓ Gasaustauschfläche
Compliance	–	↑↑↑

Tab. 10.4 Unterschiede des Thorax beim Erwachsenen und Kind (nach Mutius 2014).

	Erwachsener	Kind
Struktur	Knochen/Knorpel	Knorpelig (↑ Compliance)
Rippen	Senkrecht	Horizontal
Thoraxform	Queroval	Quadratisch

die Rippen horizontal und die Thoraxform gestaltet sich quadratisch. Bei der Auswahl der atemtherapeutischen Techniken sind diese anatomischen Besonderheiten zu berücksichtigen.

10.2 Physiologie des pädiatrischen Respirationstraktes

Mit dem Wachstum und dem Entwicklungsstand der kindlichen Lunge ändern sich auch die physiologischen Gegebenheiten, die in der Therapie berücksichtigt werden.

10.2.1 Atemmechanik

Die Atemmechanik stellt die Bewegung des Thorax und der Lunge bei der Ein- und Ausatmung dar. Bei der Atmung kommt es zu **Druckunterschieden** in den Atemwegen. Während der Einatmung vergrößert sich das intrathorakale Volumen, da durch den Einsatz der Atemmuskulatur Luft mittels Unterdruck in die Lunge Richtung Alveolen gesaugt wird. Die Ausatmung erfolgt passiv durch die Erschlaffung der Atemmuskulatur und die Retraktionskraft des Thorax und des Abdomens.

Die Atemmechanik der Lunge passt sich im Laufe der Entwicklung vom Säuglings- zum Erwachsenenalter den **anatomischen Gegebenheiten** an. Das Sternum ist anfangs stärker gewölbt, da es großteils knorpelig ist. Die Rippen stehen parallel und lassen wenig Expansion des Thorax zu. Eine Atemexkursion findet beim Neugeborenen anfangs durch das Anheben der 1.–5. Rippe statt. Die kaudalen Rippenanteile hingegen zeigen eher wenig Bewegung (Weitstellung der unteren Interkostalräume). Die Hauptatemarbeit übernimmt in den ersten Lebensmonaten das Zwerchfell. (Oczenski 2012, Hammer et al. 2020, Eifinger 2017)

Atemwegswiderstand (Resistance, R)

Ein Großteil des Atemwegswiderstandes, R_{AW}, wird bei Säuglingen durch die **kleinsten Atemwege** generiert. Je kleiner der Radius des Atemweges ist, umso höher ist der Atemwegswiderstand. Die Luftwege sind viel elastischer und können deshalb auch bei schnellen Atemmanövern, z. B. schreien, leichter kollabieren. Die Gesamtresistance des respiratorischen Systems beträgt beim Säugling ca. 50 %, bei älteren Kindern und Erwachsenen 10–20 %. Schon eine leichte Obstruktion kann somit zu einer großen Zunahme der Atemarbeit führen.

Die Atemluft selbst beeinflusst auch den Strömungswiderstand. Es wird zwischen **laminaren** (gleichmäßigen) und **turbulenten** (verwirbelten) **Luftströmen** in der Lunge unterschieden. Welche Strömungsform vorliegt, hängt von der Länge und Geometrie des Atemweges sowie von der dynamischen Viskosität und Dichte des Gases ab.

- Laminare Strömungen herrschen eher in den kleinen Atemwegen (Bronchiolen) mit wenig Strömungsgeschwindigkeit vor,
- turbulente bei großen Atemwegen, Abzweigungen und plötzlichen Änderungen des Atemwegsdurchmessers (z. B. Obstruktionen).

Grundsätzlich ist der Widerstand bei der Atmung durch den Mund geringer als bei der Atmung durch die Nase. Anatomisch bedingt (große Zunge, Lage und Größe der Epiglottis) ist bei **Säuglingen** die **Nasenatmung** begünstigt. So ist Saugen und Atmen gleichzeitig möglich.

GUT ZU WISSEN

Das Freihalten der Nase beim Säugling ist von großer respiratorischer Relevanz, da z. B. eine Rhinitis die Atmung massiv beeinträchtigen kann. Als die engste Stelle der oberen Atemwege gilt die Larynxebene, bei Säuglingen das Cricoid, beim größeren Kind und Erwachsenen die Stimmritze. (Hammer et al. 2020)

Dehnbarkeit (Compliance) der Lunge und des Thorax

Die **Lunge** hat aufgrund ihres hohen Anteils elastischer Bindegewebsfasern und der Oberflächenspannung in den Alveolen (Surfactant), die Tendenz sich zusammenzuziehen. Der **Thorax** hingegen, hat die Tendenz sich aufgrund seiner Bauweise auszudehnen. Durch das Vakuum im Pleuraspalt wird der Kollaps der Lunge verhindert.

Der Thorax eines Säuglings unterscheidet sich in Form und Elastizität erheblich von dem eines Erwachsenen. Die weichen und annähernd horizontal stehenden Rippen erlauben unter anderem wenig Atemexkursion. Dieser leicht deformierbare Thorax bietet wenig Gegenhalt und begünstigt somit einen endexspiratorischen Kollaps der kleinen Atemwege. Mit dem Ende der Pubertät ist das elastische Fasergerüst vollständig ausgebildet.

Der **Säuglingsthorax** ist im Vergleich zum Erwachsenenthorax im Querschnitt eher quadratisch. Bei erhöhter Atemarbeit sind **Einziehungen** zwischen den Rippen durch die Interkostalmuskulatur bei der Inspiration beobachtbar. Die Interkostalmuskulatur stabilisiert als Antagonist des Zwerchfells bei der Einatmung die untere Thoraxapertur. Im Vergleich zum Zwerchfell kann jedoch die Interkostalmuskulatur beim Säugling wenig zur Atemarbeit beitragen.

Da das **Zwerchfell** beim Säugling in einem stumpfen Winkel an der Thoraxwand ansetzt und noch wenig Wölbung zeigt, ist seine Arbeit mitunter wenig effizient. Bei erhöhter Atemarbeit kann es zur paradoxen Atmung kommen. Das flache Zwerchfell zieht die unteren Rippen bei der Inspiration nach innen, was eigentlich dem Bild einer Exspiration entsprechen würde.

Surfactant

Der Surfactant (Surface active agent) reguliert die Oberflächenspannung der Alveolen. Er tritt, je nach Größe der Alveolen nebeneinander, in unterschiedlichen Konzentrationsgradienten innerhalb der Alveolen auf. Ein funktionierendes Surfactant-System ist neben dem elastischen Bindegewebe für die Elastizität der Lunge verantwortlich. (Pansky 1982)

Zwerchfell

Das Zwerchfell setzt nahezu horizontal an der unteren Thoraxapertur an. Die **Zwerchfellkuppen** des Säuglings sind **abgeflacht.** Diese biomechanische Gegebenheit führt dazu, dass das Zwerchfell die unteren Rippen bei der Kontraktion statt nach außen, nach innen ziehen kann (paradoxe Atmung). Ein geblähtes oder volles Abdomen kann die Zwerchfellarbeit beim Säugling negativ beeinflussen. Deshalb sollte v. a. bei der respiratorischen Physiotherapie auf die Essenszeiten Rücksicht genommen werden.

GUT ZU WISSEN

Zum Zeitpunkt der Geburt besteht das Zwerchfell hauptsächlich aus schnellen Typ-2-Muskelfasern. Erst im ersten Lebensjahr werden im Zwerchfell die Typ-1-Muskelfasern ausgebildet, welche nicht so schnell ermüden und die hohe Atemarbeit besser bewerkstelligen können. Auch eine bessere Thoraxstabilität stellt sich mit dem Erreichen des ersten Lebensjahres ein.

10.2.2 Gasaustausch

Diffusion

Die Diffusionskapazität des eingeatmeten Atemgases geht mit der Größe der Alveolaroberfläche einher. Einem Neugeborenen stehen nach der Geburt ca. 2,8 m^2 **Gasaustauschfläche** zur Verfügung (Andel et al. 2008), einem Erwachsenen zwischen 80 und 100 m^2.

- Der Sauerstoffbedarf eines Säuglings liegt etwa bei 6–7 ml/kg/Körpergewicht pro Minute,
- der Bedarf des Erwachsenen bei etwa 3–4 ml/kg/Körpergewicht pro Minute.

Die Verteilung des Atemgases wird ab dem 2.–3. Lebensjahr durch die Kohn-Poren und ca. ab dem 6. Lebensjahr durch die Lambert-Kanäle erleichtert.

Der **physiologische Totraum** beträgt beim Säugling ca. 40 %, beim gesunden Erwachsenen 30 %. Er wird durch die Summe der Volumina der luftleitenden Strukturen und der Strukturen, die im Moment nicht am Sauerstoffaustausch beteiligt sind, erfasst. Grund dafür ist z. B. eine mangelnde Durchblutung oder Strukturschädigungen. Bei einem Atemnotsyndrom kann sich der physiologische Totraum auf bis zu 70 % erhöhen. (Nicolai 2004)

Regulationsmechanismen

Säuglinge haben im Vergleich zum großen Abdomen eine **relativ kleine Lunge**. Der hohen Retraktionskraft der Lunge wird, durch den noch weichen Thorax, wenig Gegenkraft geboten. Dieser Fakt begünstigt einen endexspiratorischen Bronchialkollaps. Die funktionelle

Residualkapazität (FRC), also das Volumen an Luft, das am Ende eines normalen Ausatemvorgangs in der Lunge bleibt, ist beim Säugling kleiner als beim Erwachsenen. Um einen **endexspiratorischen Bronchialkollaps** zu vermeiden, gibt es folgende Regulationsmechanismen, die dem Säugling helfen, die FRC auf einem höheren Niveau zu halten (Andel et al. 2008, Hammer et al. 2020):

- Erhöhung der Atemfrequenz, wodurch weniger Zeit für Ausatmung als für Einatmung verbraucht wird.
- Erhöhter Tonus der Atemmuskulatur, die passive Exspiration wird abgebremst, die Atemruhelage dadurch angehoben.
- Erhöhter Tonus der Stimmbänder bei der Ausatmung mit Stimmgebung, so wird eine Art Auto-PEEP (positiver endexspiratorischer Ausatemdruck) ähnlich einer Lippenbremse beim Erwachsenen erzeugt. Die Lunge entleert sich langsamer.
  Bei ateminsuffizienten Säuglingen wird dieser Vorgang als geräuschvolles „Grunting" (Stöhnen) hörbar.

Bei einer Hypoxämie reagieren Neugeborene und Säuglinge mit einer Hyperventilation, die sich relativ rasch erschöpft und in eine Apnoe übergeht. Durch die Unreife des Atemzentrums kann auch eine periodische Atmung (Wechsel zwischen schnellen Atemphasen und Atempausen) beobachtet werden. (Oczenski 2012, Poets 2010)

10.3 Pathophysiologie des pädiatrischen Respirationstraktes

Wie beim Erwachsenen unterscheidet man zwischen obstruktiven und restriktiven Ventilationsstörungen. Der Säugling reagiert bei beiden Störungen der Ventilation mit einer Erhöhung der Atemfrequenz (➤ 1.6).

10

10.3.1 Obstruktive Ventilationsstörungen

GUT ZU WISSEN

Die obstruktive Ventilationsstörung entsteht durch einen erhöhten Strömungswiderstand in den Atemwegen, gleichzeitig ist die Resistance erhöht. Obstruktive Ventilationsstörungen gestalten sich daher beim Säugling besonders problematisch, da er ein relativ enges Bronchialsystem besitzt, das mitunter auch kollapsgefährdet ist.

- **Ursachen:**
  - Sekretretention
  - Schleimhautschwellung
  - Bronchospasmus
  - Tracheomalazie
  - Fremdkörperaspiration
  - → einseitiges Atemgeräusch
- **Zeichen** (Oberwaldner 2000):
  - Erhöhte Atemfrequenz
  - Exspiratorisches Atemgeräusch (z. B. Giemen, Pfeifen, „Grunting")
  - Verlängerte Ausatmung
  - Erhöhte Atemarbeit (Atemhilfsmuskeleinsatz)
  - Einziehungen (Inspirationsdruck ↑)
  - Überblähung

10.3.2 Restriktive Ventilationsstörungen

Bei einer restriktiven Ventilationsstörung ist die Dehnbarkeit der Lunge oder des Thorax eingeschränkt, die **Compliance** ist **erniedrigt.** Eine komplette Füllung der Lunge und damit auch der Alveolen sind nicht möglich.
Es gibt folgende **Ursachen** für eine restriktive Ventilationsstörung (Oberwaldner, 2000, Oczenski 2012, Hammer et al. 2020):

- Verminderte Kraft der Atemmuskulatur (neurologische Erkrankungen)
- Thoraxdeformitäten (Skoliose)
- Lungenfibrose
- Geblähtes oder volles Abdomen beim Säugling

10.3.3 Atelektasen

Als Atelektasen werden minder- oder nichtbelüftete Lungenareale bezeichnet. Es können hier, definitionsgemäß, ein ganzer Lungenflügel, aber auch Lappen oder Segmente unterversorgt sein.

Es gibt folgende **Ursachen** für Atelektasen:
- Surfactantmangel oder -dysfunktion
- Sekretretention – Mucoid-Impaction (z. B. durch Asthma bronchiale oder Infektionen, CF)
- Aspirierter Fremdkörper
- Kompressionsatelektasen (in der Pädiatrie selten)

Bei Säuglingen werden im rechten Oberlappen häufig Atelektasen lokalisiert, da hier bei häufiger Rückenlagerung eine schlechte Sekretdrainage stattfinden kann. Atelektasen, die durch **aspirierte Fremdkörper** entstehen, sind bei größeren Kindern oft im rechten Mittellappen aufgrund des steilen Abgangswinkels beschrieben.

Großflächige Atelektasen sind anamnestisch durch eine geringere Atemexkursion im betroffenen Gebiet, durch ein abgeschwächtes Atemgeräusch oder in der Bildgebung durch scharf begrenzte Verschattung erkennbar. **Kleinflächige Atelektasen** bleiben mitunter symptomlos. (Freihorst 2021)

10.4 Diagnostik und atemphysiotherapeutische Befunderhebung

GUT ZU WISSEN

In der Pädiatrie ist es entscheidend, die Befundungssituation so angenehm wie möglich zu gestalten. Der Untersuchungsansatz sollte flexibel und an das Alter des Kindes, seine Persönlichkeit und an die Situation angepasst sein. Häufig reagieren Kinder in einer Untersuchungssituation oder im klinischen Setting verängstigt. Entspannte Situationen, z. B. beim Spielen im Warteraum oder im Krankenzimmer, können einen bedeutsamen Einblick auf die Klinik im Alltag geben.

Die Eltern oder betreuenden Personen spielen eine wichtige Rolle in der Anamnese und sollten in den Untersuchungsvorgang eingebunden werden. Bei längeren Beobachtungszeiträumen, z. B. bei stationärem Aufenthalt, können Eindrücke des gesamten Behandlungsteams gut in den Diagnoseprozess einfließen.

Im Idealfall werden im Rahmen der **Erstuntersuchung** alle diagnostischen Parameter in einem Setting erhoben. Je nach Situation ist es auch erforderlich, Informationen schrittweise einzuholen, z. B. wenn das Kind schläft oder noch mehr Vertrauen und Sicherheit braucht. Ein Teil der Befundung und die Reevaluation können im Rahmen der Therapie stattfinden.

Für alle Untersuchungen sollte gelten:
- Vorstellung mit **Namen** und **Funktion** bei Kind und Eltern
- Ankündigung der folgenden Untersuchung und deren Inhalt in **angepasster Sprache** für das Kind und die Eltern
- Rücksprache bezüglich des Einverständnisses zur Untersuchung

10.4.1 Befundblock: Allgemeiner Sichtbefund

Ziel des allgemeinen Sichtbefundes (➤ Tab. 10.5) ist ein erster **Eindruck** über den **Gesundheitszustand** des Kindes. Er bildet die Basis für das weitere anamnestische Vorgehen.

Tab. 10.5 Befundblock: allgemeiner Sichtbefund.

Säugling	Allg. Sichtbefund	Kleinkind
✓	Vigilanz und Aktivitätszustand	✓
✓	Erstbeobachtung der Atmung	✓
✓	Durchblutung	✓
✓	Hautfarbe: • Rosig • Marmoriert	✓
✓	Ernährungszustand/Gewicht	✓
	Finger: • Uhrglasnägel • Trommelschlägelfinger	✓ (bei chron. Erkrankung)

10.4.2 Befundblock: Anamnesegespräch

Im Anamnesegespräch (➤ Tab. 10.6) werden wichtige Informationen von den Betreuungspersonen erfasst. Abgesehen vom aktuellen Krankheitsverlauf und den Symptomen sollte man im Anamnesegespräch Erkenntnisse über **Vorerkrankungen,** die **Familienanamnese** und andere **relevante Faktoren** z. B. Allergenexposition oder andere Stressoren erlangen.

10

Tab. 10.6 Befundblock: Anamnesegespräch.

Säugling	Anamnesegespräch	Kleinkind
Symptomabklärung		
✓	• Was? • Seit Wann? • In welcher Form?	✓
Vigilanz und Aktivitätszustand		
✓	• Schlafverhalten • Laune • Kraft des Schreiens • Oftmalige Trinkpausen	
	• Spiellust • Aktivitätslevel (lässt sich das Kind lieber tragen anstatt selbst zu gehen?)	✓

10.4.3 Befundblock: Spezieller Sichtbefund – Atmung

Eine genaue Befundung der pulmonalen Situation (➤ Tab. 10.7) ist für die Entscheidung, ob und welche Therapieformen zum Einsatz kommen, wichtig. Da sich die respiratorische Situation rasch ändern kann, ist eine therapiebegleitende Reevaluation notwendig. In einigen Bereichen sind die Beurteilungskriterien für Säuglinge und Kleinkinder unterschiedlich, da bestimmte anatomische Unterschiede zu verschiedenen Hilfsaktivitäten führen.

Tab. 10.7 Befundblock: Atembefund.

Säugling	Atembefund	Kleinkind
Erhöhung der Atemfrequenz		
✓	Erhöhung der Atemfrequenz Säugling ⊥ Bis ca. 60 1–4 Jahre ⊥ Bis ca. 40	✓
Zyanosezeichen		
✓	• Lippen • Mund-Nasen-Dreieck • Finger	✓
Einsatz der Atemhilfsmuskulatur		
✓	• „Nasenflügeln" bei der Inspiration • Bauchatmung • „Kopfschwingen" (Einsatz des M. sternocleidomastoideus) • Halsmuskulatur	

Tab. 10.7 Befundblock: Atembefund. *(Forts)*

Säugling	Atembefund	Kleinkind
	• Halsmuskulatur • Abstützen mit den Händen oder Unterarmstütz • Bauchatmung	✓
✓	Verspannungen der Atemhilfsmuskulatur	✓
Einziehungen		
✓	• Sub- und interkostal • Supraklavikulär • Suprasternal	✓
Paradoxes Atemmuster		
✓	• Brustkorb geht bei der Einatmung nach innen, bei der Ausatmung nach außen	✓
✓	• Schwierigkeiten beim Sprechen oder Füttern	✓
Atemgeräusche		
✓	• Exspiratorisches Grunzen (Auto PEEP über die Stimmritzen um Alveolarkollaps zu vermeiden vgl. Lippenbremse beim Erwachsenen)	
	• Endexspiratorisches Giemen, Pfeifen, Keuchen	✓

PRAXISTIPP

Kinder, die unter chronischer Atemnot leiden, sind oft wortkarg oder geben bei Fragen Ein-Wort Antworten. Sie spielen häufig im Schneidersitz mit aufgestützten Unterarmen. Ein Belastungstest, z. B. der 6 Minuten-Gehtest, gibt einen guten Einblick in die momentane körperliche Leistungsfähigkeit des Kindes.

10.4.4 Befundblock: Husten und weitere Atemgeräusche

Die Hustenanamnese (➤ Tab. 10.8) gibt einen Einblick in den Krankheitsverlauf (z. B. trocken vs. produktiv) und auch in die Therapieoptionen z. B. Kochsalzinhalationen zur Sekretverflüssigung.

Atem- und **Hustengeräusche** können einen Hinweis auf zugrundeliegende Pathologien geben, z. B.

- **Husten mit Pfeifen („wheezing"):** Virusinfektion, Asthma

- **Produktiver Husten:** Infektion des unteren Respirationstraktes
- **Trockener Husten:** Allergie, Tuberkulose
- **Heisere Stimme:** Laryngitis
- **Akut auftretender Stridor:** Fremdkörper, Krupphusten, Tracheitis, Epiglottitis
- **Chronischer Stridor:** Laryngomalazie

Tab. 10.8 Befundblock: Husten.

Säugling	Husten	Kleinkind
✓	• Zeitpunkt • Häufigkeit • Dauer • Schwere • Produktivität • Sekret (Menge, Farbe, Konsistenz)	✓

10.4.5 Befundblock: Auskultation

Es kann hilfreich sein, dem Kind vor der Auskultation das Stethoskop zu zeigen und dieses am Kind selbst oder an einer Puppe, am Kuscheltier des Kindes anzuwenden (➤ Abb. 10.6).

PRAXISTIPP

Das Kind sich selbst (➤ Abb. 10.7) und auch die Bezugspersonen das Kind abhorchen lassen. Atemgeräusche können so noch besser erklärt und von den Betroffenen verstanden werden.

10.4.6 Befundblock: Haltungsstatus

Durch die Lage eines Säuglings im Bett, wie auch durch die Haltung eines Kindes (➤ Tab. 10.9), lassen sich **Rückschlüsse** auf die **respiratorische Situation** ziehen. Umgekehrt können Lageveränderungen die Atmung positiv beeinflussen.

Beim Säugling wird im Rahmen der Untersuchung auch ein Augenmerk auf die Spontanmotorik, das Reflexgeschehen und die Lageasymmetrien in Rücken- und Bauchlage gelegt. Auch die Bewegungsqualität, die Variabilität der Bewegung und der Muskeltonus sollten beachtet werden.

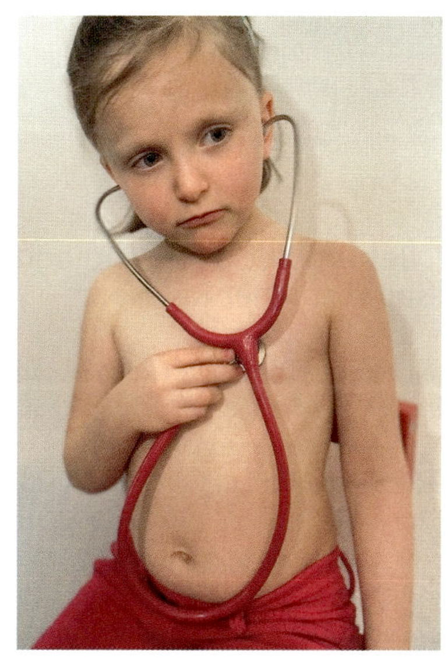

Abb. 10.7 Selbsterfahrung Auskultation. [P1206]

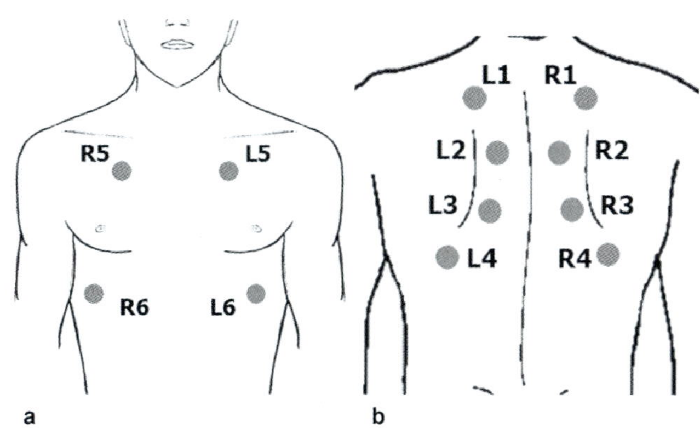

Abb. 10.6 Befundblock: Auskultationspunkte. [H263-001]

Tab. 10.9 Befundblock: Haltungsstatus.

Säugling	Haltungsstatus aus atemphysiotherapeutischer Sicht	Kleinkind
✓	• Kopf: – Überstreckung zur Erleichterung der Atemarbeit? – Lageasymmetrie?	
✓	• Thorax: – Thoraxform – Thoraxmobilität – Rippenstellung – Epigastrischer Winkel < 90°? – Überstreckung der Wirbelsäule für mehr Inspirium?	✓
	• Wirbelsäule: – Skoliose – Kyphotische Haltung?	✓
	Extremitäten: Unterarmstütz aufgrund von vermehrter Atemarbeit?	✓

10.4.7 Befundblock: Nebendiagnosen mit respiratorischer Relevanz

Es kommt vor, dass bestimmte Grunderkrankungen mit Atemproblemen einhergehen: Dies können u. a. Einschränkungen des Bewegungsapparates sein, wie z. B. eine Skoliose, aber auch Erkrankungen, die die Muskulatur betreffen, wie z. B. Muskeldystrophien oder auch Herzfehlbildungen, können sich auf die Atmung auswirken. Beispiele für weitere atmungsbeeinflussende Diagnosen sind:

- Syndrome, z. B. Pierre-Robin-Sequenz
- Neuromuskuläre Erkrankungen, z. B. spinale Muskelatrophie
- Progrediente Erkrankungen, z. B. zystische Fibrose
- Fehlbildungen, z. B. Choanalatresie

10

10.4.8 Befundblock: Medikamenteninhalation

Je nach klinischem Setting obliegt die Einschulung der Inhalationen unterschiedlichen Berufsgruppen. Die Medikation sowie die Kontrolle der Inhalationstechnik sollten auf jeden Fall im Rahmen der Atemphysiotherapie erfasst werden.

PRAXISTIPP

Da sich immer Fehler einschleichen können, ist eine Überprüfung der Inhalationstechnik und eine Reevaluierung der Verabreichungsform besonders bei chronischen Erkrankungen zu empfehlen. Für das Üben von Trockeninhalationen bieten einige Hersteller Placebos der Inhalationsgeräte an.

10.5 Besonderheiten der Inhalationstherapie bei Kindern

Wie auch in der Erwachsenenbehandlung ist in der Pädiatrie die Inhalationstherapie eine wichtige Säule der respiratorischen Physiotherapie. Die Anforderungen an Inhalationsgeräte und auch die Art der Durchführung variieren je nach Alter.

So hängt die Aerosolabgabe unter anderem von der Atemwegsgeometrie, dem Atemmuster und auch dem Verhalten des Säuglings ab.

- Da **Säuglinge Nasenatmer** sind, ist bis zum etwa 18. Lebensmonat eine Maskeninhalation empfehlenswert. Für diese Altersgruppe kommen nur die Feuchtinhalation mit Kompressoren und die Inhalation mit Dosieraerosolen mit Vorschaltkammer in Frage, da hier Maskenaufsätze eingesetzt werden können.
- Die **Umstellung** auf ein **Mundstück** soll jedoch so früh wie möglich stattfinden, im Idealfall bis zum 3. Lebensjahr, da hier ein sicherer Mundschluss gewährleistet ist.
- Bei größeren **Kindern** ab dem **8. Lebensjahr** wird der Einsatz von Trockenpulverinhalatoren empfohlen, da erst dann die geeigneten inspiratorischen Flussraten generiert werden können.
- Bei der Wahl des **Verneblersystems** sollte darauf geachtet werden, dass das produzierte Aerosol eine kinderlungengerechte Größe (< 3 Mikrometer) hat. Die Outputrate sollte zeiteffizient und das Gerät einfach in der Handhabung und in der Reinigung sein.

Die Lungendeposition des Aerosols hängt auch vom Atemmuster und von eventuellen Atemwegsverlegungen durch Sekret oder Atemwegsobstruktionen (Schwellung, Bronchospasmus) ab. Je enger das Rohr und umso schneller die Flussgeschwindigkeit sind, umso weniger können die Partikel in die Tiefe gleiten.

Ein waches Kind atmet unregelmäßig und schnell, dadurch kommt es mitunter zu einer höheren Impaktion, d. h. zu einem vermehrten Aufprall großer und schneller Teilchen des Aerosols in den oberen Atemwegen und deren Abzweigungen. Schreit das Kind, kann der Inspirationsfluss bis zu sechs Mal schneller sein. Die Impaktion ist demnach entsprechend höher.

PRAXISTIPP

Im Schlaf ist das Atemmuster am ruhigsten, daher ist insbesondere beim Säugling zu überlegen, ob eine Inhalation im Schlaf durchgeführt wird.

Im Rahmen der **Inhalationsschulung** sollten Eltern und Kindern das Gerät und die richtige Inhalationstechnik nähergebracht werden. Eine regelmäßige Wiederholung und Adaptierung der Inhalationsschulung ist empfehlenswert. (Lannefors et al. 2004, Ingelbo et al. 2014)

10.5.1 Reinigung der oberen Atemwege

Verlegungen der Nase, z. B. durch Nasensekret, führen bei Säuglingen oft zu obstruktiven Ventilationsstörungen. Aufgrund der Nasenatmung ist es bei Infekten besonders wichtig, diese frei zu halten. Das **Befreien** der **Nase** von **Sekret** durch **Spülen** oder **Absaugen** wird von Kinderärzten im Rahmen der Behandlung von Erkrankungen der oberen Atemwege empfohlen. Untersuchungen haben ergeben, dass z. B. das Absaugen von Nasensekret besonders während der Wintermonate die Atembeschwerden bei Kindern verringern kann. (Pizzulli et al. 2018) Allergie- und Sinusitissymptome bei Kindern werden durch Nasenspülungen mit einer physiologischen Kochsalzlösung gelindert. Besonders effektiv sind Verabreichungssysteme, die mit Druck arbeiten. (Wang et al. 2009, Oczenski 2012, Oberwaldner 2000, Chirico et al. 2014)

- **Möglichkeiten** der **Nasenreinigung:**
  - Nasentropfen
  - Absaugen
- **Möglichkeiten** der **Nasenreinigung** mit **Kochsalz:**
  - Quetschampullen
  - Sprays
  - Einmalspritzen
  - Nasenspülkannen
  - Vernebleraufsätze

10.5.2 Aerosolgröße

Als optimale Aerosolgröße für Kinder gilt eine Größe unter **3 Mikrometern,** insbesondere wenn eine Deposition in der Peripherie das Ziel ist. Die Konzentration der Teilchen in diesem Größenspektrum sollte so hoch wie möglich sein, um eine Impaktion (Aufprall in den Abzweigungen der Lungenwege) in den oberen Atemwegen so gering wie möglich zu halten. Da Kinder eine hohe Atemfrequenz und ein kleines Atemvolumen haben, sind neben der optimalen Größe der Partikel, für die Deposition ein geringer Einatemwiderstand, eine kurze **Verabreichungszeit** und ein geringer **Maskentotraum** (vgl. Totraum der Lunge) von Bedeutung.

10.5.3 Maskensitz

Für einen angenehmen Sitz müssen sich die **Gesichtsmasken** gut an die **Konturen** des **Säuglingsschädels** anpassen. Die Maske sollte daher leicht und flexibel sein und einen geringen Totraum gewährleisten. Weiche Maskenränder z. B. durch Luftpolster werden als besonders empfehlenswert beschrieben, da sie optimal abdichten. Die Maske sollte auch ein Ausatemventil haben, damit sich das Aerosol nicht mit der Ausatemluft vermischt (geringere Konzentration des Medikamentes beim nächsten Atemzug).

PRAXISTIPP

Um etwaige Reaktionen auf Medikamentenrückstände zu vermeiden, empfiehlt es sich, nach der Inhalation den Mund auszuspülen oder etwas nachzutrinken und nach einer Maskeninhalation das Gesicht zu waschen.

10.5.4 Mundstück

Die Umstellung auf ein Mundstück sollte ab einem Alter von 2–3 Jahren versucht werden, da die Inhalation deutlich effektiver wird. Mit zunehmendem Alter wird die Atmung auch ruhiger und tiefer.

PRAXISTIPP

Kleinere Kinder explorieren gerne das Mundstück mit der Zunge und atmen über die Nase während der Inhalationszeit ein. Es kann daher durchaus sinnvoll sein, bei der Umstellung von Maske zum Mundstück, eine Nasenklemme zu verwenden.

10.5.5 Inhalationstechnik

Die **Aerosolverteilung** in der Lunge ist abhängig vom **Atemzugsvolumen** und der **Einatemgeschwindigkeit**. Eine niedrige Einatemgeschwindigkeit führt zu einem geringeren inspiratorischen Flow und damit zu einer geringeren Impaktion an den Atemwegsabzweigungen. Zudem ist ein geringer Luftstrom weniger turbulent und kann so das Aerosol besser durch z. B. aekretverngte Atemwege führen. Weint das Kind bei der Inhalation, wird genau das Gegenteil erreicht. Es kommt zu einer schnellen Einatmung (hohe Impaktion v. a. in den oberen Atemwegen) und einer langen Ausatmung. Grundsätzlich ist die Ruheatmung bei der Inhalation mit Säuglingen immer anzustreben. (Schuepp 2009, Amirav 2014, Ari 2016, Muchao et al. 2010)

Inhalation mit dem Dosieraerosol

Besonders in der Pädiatrie ist die Inhalation mit dem **Dosieraerosol** in Kombination mit einer Vorschaltkammer **obligat.** Die Vorschaltkammer, manchmal auch Spacer genannt, dient dazu, die hohe Austrittsgeschwindigkeit des Aerosols abzubremsen. Der Inhalationsvorgang kann so bequem und getrennt vom Auslösen des Aerosols stattfinden.

Die meisten Hersteller bieten mittlerweile Kammern an, die innen beschichtet sind, um eine elektrostatische Aufladung zu verhindern. Dadurch entsteht kein Partikelverlust. Für die Inhalation mit Säuglingen sind die Vorschaltkammern mit Maskenaufsätzen in unterschiedlicher Größe verfügbar. Je nach Volumen der Vorschaltkammer und je nach Hersteller werden zwischen 5 und 10 Atemzüge empfohlen.

PRAXISTIPP

Besonders empfehlenswert sind Vorschaltkammern, die ein gut sichtbares Ein- und Ausatemventil besitzen, um die Tiefe der Atmung des Kindes besser beobachten zu können. Ebenfalls sind Kammern mit akustischem Feedback für ältere Kinder und Erwachsene erhältlich. Ist besondere Hygiene ein Thema, sollte die Vorschaltkammer gut zerleg- und reinigbar sein.

Inhalation mit Dosieraerosol und Maske

Diese Inhalationsform (➤ Abb. 10.8) kann bequem auf dem Arm oder bei Bedarf auch im Bett durchgeführt werden.

- Dosieraerosol vor Gebrauch schütteln.
- Maske dicht auf das Gesicht aufsetzen.
- Hub abgeben.
- 5–10 Atemzüge abwarten.
- Evtl. 2. Hub vornehmen, wenn verordnet.
- Wenn der Säugling schreit, weint oder sich wegdreht, Inhalation wiederholen.

PRAXISTIPP

Durch spielerisches Explorieren der Maske und der Vorschaltkammer wird den Kindern das Gerät vertrauter und sie tolerieren die Inhalation dann besser.

Inhalation mit Dosieraerosol und Mundstück

Sobald das Kind Atemmanöver selbstständig kontrolliert durchführen kann, ist es sinnvoll, auf die Inhalation mit Mundstück umzusteigen, da die **Aerosolverteilung** bei kontrolliertem Atemmanöver noch **effektiver** ist. Als Vorbereitung auf die Inhalation mit Mundstück können der Mundschluss und die Einatempausen spielerisch mit Pustespielen erarbeitet werden.

- Aufrecht sitzen oder stehen.
- Schutzkappe entfernen.
- Dosieraerosol schütteln.
- Dosieraerosol in die Vorschaltkammer stecken.
- Mundstück fest mit den Lippen umschließen (wenn möglich das Kind darauf hinweisen, die Zunge unter dem Mundstück abzulegen).

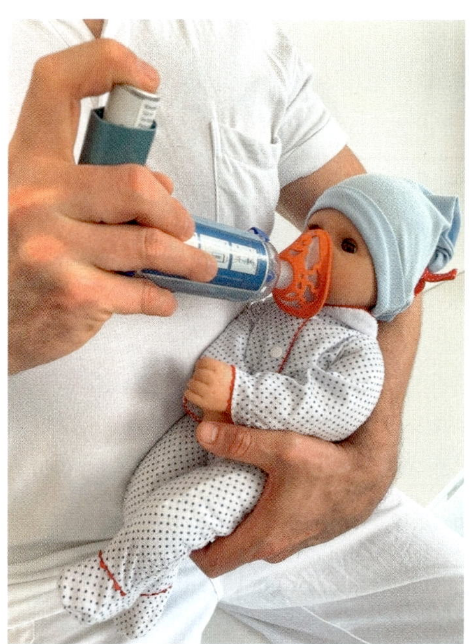

Abb. 10.8 Inhalation mit Dosieraerosol und Maske beim Säugling. [P1206]

- Tief in die Kammer ausatmen.
- Hub abgeben und gleichzeitig langsam und tief einatmen.
- Luft anhalten (5–10 Sekunden).
- Danach in die Vorschaltkammer ausatmen.
- 2–3 weitere, langsame Atemzügee vornehmen, je nach Alter des Kindes und Größe der Kammer.

Sollten mehrere Hübe verordnet worden sein, sind die oben genannten Punkte zu wiederholen.

PRAXISTIPP

Die Inhalation ist für viele Kinder eine koordinative Herausforderung, insbesondere wenn unterschiedliche Inhalationsformen angewendet werden sollen. Im Zweifelsfall kann man sich bei der Inhalation mit Dosieraerosolen und Vorschaltkammer mit einer Normalatmung (tidal breathing) als Atemmuster zufriedengeben, da diese als ausreichend beschrieben wird. (Voshaar 2005, Ziegler et al. 2013)

10.5.6 Feuchtinhalation

Bei der Feuchtinhalation stehen neben Kompressoren (auch **Jet-Vernebler** genannt) **Ultraschall-** und **elektronische Mesh-Vernebler** zur Verfügung. Die Aerosolqualität und die Vernebelungszeit differieren je nach Gerät und Technologie. In den ersten Lebensjahren werden vermehrt Kompressoren eingesetzt.

Um die Inhalation noch besser auf das Alter und die Bedürfnisse des Kindes abstimmen zu können, bieten Hersteller z. B. unterschiedliche Maskengrößen, einen Babywinkelaufsatz (➤ Abb. 10.9), Düseneinsätze mit unterschiedlicher Aerosolgrößenerzeugung oder Varianten zur atemzugsgetriggerterten Aerosolabgabe (➤ Abb. 10.10) an. (www.pari.com, trudellmed.com, Voshaar, 2005)

GUT ZU WISSEN

- Bei Kompressoren (Jet Vernebler) wird das Aerosol mittels Druckluft erzeugt, die das flüssige Medikament in einer Düse zerstäubt (Venturi-Prinzip).
- Ultraschallvernebler (piezoelektrischer Effekt) können aufgrund der Wärmeentwicklung nicht für alle Medikamentengruppen eingesetzt werden.
- Beim elektronischen Mesh - Vernebler wird die zu vernebelnde Flüssigkeit durch eine Art Sieb (Mesh) gedrückt. Sie sind geräuscharm und erzeugen keine Hitze.

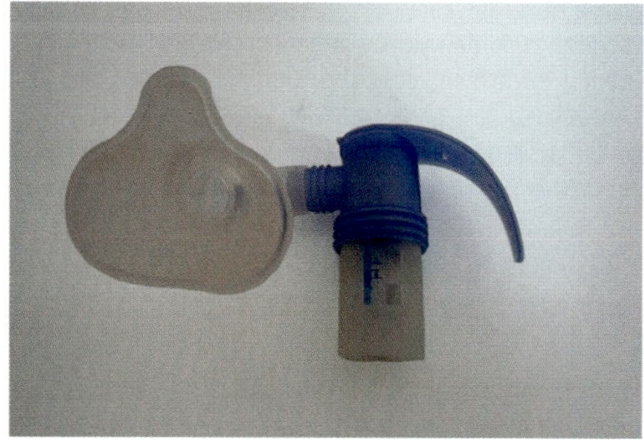

Abb. 10.9 Vernebler mit Babywinkel. [P1206]

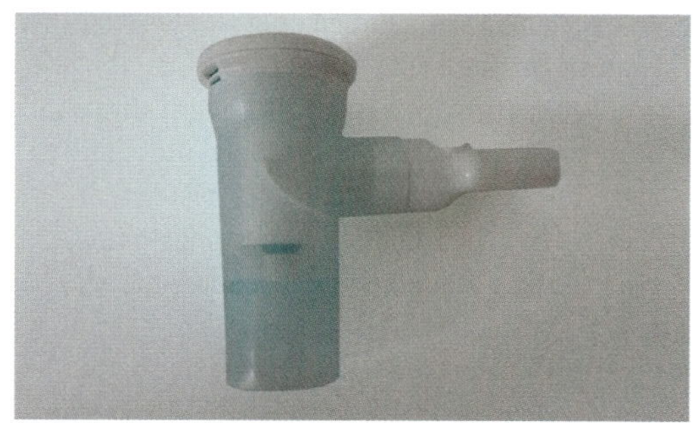

Abb. 10.10 Vernebler mit Atemzugstrigger. [P1206]

Feuchtinhalation mit Maske

Eine Feuchtinhalation wird v.a. bei sehr zähem Bronchialsekret vom Arzt verordnet, es können unterschiedliche Medikamente wie z.B. bronchienerweiternde Medikamente oder inhalative Antibiotika feucht inhaliert werden.

- Auf weiche, dicht sitzende Maske achten.
- Mit Maske und Babywinkel inhalieren.
- Das Kind soll bequem und möglichst aufrecht sitzen.
- Säuglinge können aber auch z.B. auf dem Arm liegend inhalieren.
- Maskensitz nachkontrollieren und nachkorrigieren.

PRAXISTIPP

Eine entspannte Atmosphäre, z.B. Bilderbuch anschauen, kann helfen, die Inhalationsdauer gut zu überbrücken.

CAVE

Oft sind Masken, Inhalationsaufsätze und Kompressoren unterschiedlicher Firmen miteinander kombinierbar. Je nach Hersteller kann das Ausatemventil in der Maske aber auch im Babywinkel integriert sein. Es ist dringend darauf zu achten, dass das Kind die Möglichkeit zur Ausatmung hat! Kombinationen unterschiedlicher Inhalationssysteme sollten daher genau kontrolliert bzw. vermieden werden.

Feuchtinhalation mit Mundstück

Die Inhalation mit einem Mundstück (➤ Abb. 10.11) und mit möglichst tiefen Atemzügen ist die intensivste Form der Inhalation, da sie auch die Verabreichung von Medikamenten erlaubt.

- Aufrechten Sitz einnehmen oder
  - an einem Tisch aufgestützt oder
  - angenehm mit Rücken und Schultern angelehnt.
- Mundstück mit Zähnen und Lippen umschließen, evtl. Zunge unter dem Mundstück platzieren.
- Tief in den Bauch atmen lassen (Ruheatmung).
- Bei kleineren Kindern evtl. Nasenklemme anbringen.

Individuell können, je nach Alter, Geschick und Mitarbeit des Kindes, folgende mögliche **Zusatzfunktionen** des Inhalationsaufsatzes genutzt werden:

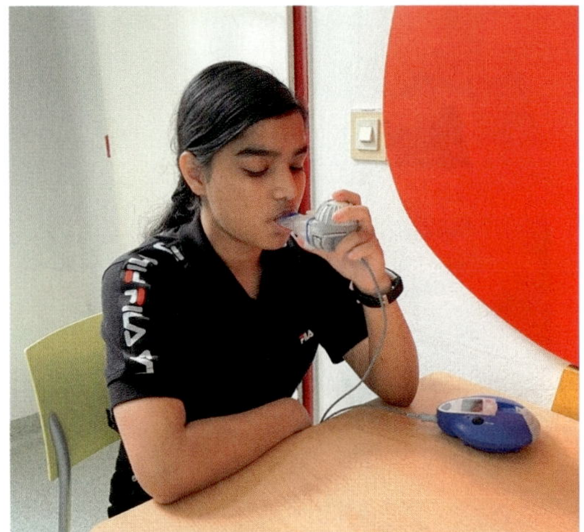

Abb. 10.11 Feuchtinhalation mit Mundstück. [P1206]

- Inhalationsaufsatz mit Unterbrechertaste, die Aerosolabgabe wird hier während der Einatmung manuell ausgelöst
- Inhalationsaufsatz mit atemzugsgetriggerter Aerosolabgabe, je nach Auslösekraft
- Kombination mit PEP-Systemen zur Atemtherapie
- Kombination mit oszillierendem PEP

10.5.7 Inhalation mit Trockenpulverinhalatoren

Der Einsatz von Trockenpulverinhalatoren wird bei Kindern, je nach Autor, zwischen dem **4.** und dem **8. Lebensjahr** empfohlen. Abhängig von Hersteller und System sind inspiratorische Flussraten zwischen 60 und 90 l/min notwendig. Diese müssen bereits bei Beginn der Einatmung generiert werden können. Darum sind Trockenpulverinhalatoren nicht als Abgabeform für den Notfall geeignet. Für die Inhalationsschulung von Trockenpulverinhalatoren ist ein Messsystem zur Kontrolle der optimalen Flussrate empfehlenswert (z.B. IN-Check Dial ➤ 7.3.2). Einige Hersteller bieten auch Placebogeräte mit akustischem Feedback an. Sie sind ideal für ein Üben zu Hause.

Inhalationstechnik mit Trockenpulverinhalatoren:

- Aufrechte Position einnehmen.
- Gerät laden.
- Neben dem Inhalator ausatmen.

- Mundstück mit den Lippen umschließen, ruhig und tief einatmen.
- Den Inhalator vom Mund nehmen und bis 10 zählen.
- Langsam ausatmen.

PRAXISTIPP

Da Feuchtigkeit zur Verklumpung des Pulvers führen kann, ist es wichtig, bei der Schulung darauf hinzuweisen, dass man nicht in das Gerät ausatmen soll. (Weinhofer 2013)

10.6 Atemphysiotherapeutische Maßnahmen in der Pädiatrie

Unter der Berücksichtigung von anatomischen, physiologischen und psychosozialen Aspekten können die meisten atemphysiotherapeutischen Maßnahmen, die beim Erwachsenen zum Einsatz kommen, auch in der Pädiatrie umgesetzt werden. So wird bei einer Asthmatherapie mit einem Kind eher auf Entspannung und Atemwahrnehmung geachtet, während ein Kind mit CF und viel Sekret eher von aktiveren, „wilderen" Techniken profitiert. Die atemphysiotherapeutischen Möglichkeiten wachsen mit dem Kind mit.

10.6.1 Kontaktatmung

Die Kontaktatmung ist eine **passive Technik.** Durch den Handkontakt auf den Thorax können die Atembewegungen begleitet und therapeutisch geführt werden. Bei der Führung kann durch leichten Druck in die Ausatmung eine Vergrößerung der Atembewegung erreicht werden. So kann man therapeutisch Einfluss auf die Atemfrequenz, -tiefe und die Thoraxmobilität nehmen.

Die Kontaktatmung wird bevorzugt eingesetzt, wenn man die Atemfrequenz beeinflussen oder die Atemwahrnehmung schulen möchte. Als passive Technik ist sie auch besonders bei Säuglingen gut einsetzbar. (Saemann et al. 2010)

10.6.2 Lagerung

Die Lagerung ist eine grundlegende Technik in der Atemphysiotherapie. Je nach Situation kann die Lagerungstherapie in der Pädiatrie als **Einzelintervention** oder **in Kombination** mit anderen Techniken am Schoß, auf Matten, im Bett oder im Inkubator durchgeführt werden.

Anatomische und **physiologische Unterschiede** zum Erwachsenen, z. B. der weiche Thorax, die flach stehenden Rippen, das flache Zwerchfell und das ausladende Abdomen finden in der atemunterstützenden Lagerung bei Säuglingen und Kleinkindern ebenso eine besondere Beachtung, wie die unterschiedlichen Größen und Längenverhältnisse der Extremitäten und des Kopfes. Zu beachten ist auch, dass das Zwerchfell des Säuglings im Verhältnis mehr schnelle Typ-2-Muskelfasern besitzt und weniger langsame Typ-1-Muskelfasern (zuständig für die Ausdauer). Dadurch ist der Säugling respiratorisch mitunter schneller erschöpft als der Erwachsene. (Lannefors et al. 2004, Preeti 2014, Bhuyan 1989, Oberwaldner, 2000)

GUT ZU WISSEN

Besonders relevant ist bei der Lagerung von Säuglingen, dass die oben liegenden Lungenabschnitte in Rücken- als auch in Seitenlage (➤ Abb. 10.12) mehr belüftet sind als die unteren Lungenabschnitte. Diese Luftverteilung wird bis zum Eintreten der Pubertät beschrieben.
Die Bauchlage wird nur in monitorüberwachtem Setting empfohlen, sonst eignen sich abwechselnde Seiten- und Rückenlage gut für eine Belüftungsverbesserung. Wenn man den Oberkörper hoch lagert, sollte man dringend darauf achten, dass ein einnickender Kopf nicht die Atemwege verengt.

Die **Perfusionsverteilung** ist beim Säugling und beim Erwachsenen gleich. Es werden immer die unteren Lungenabschnitte mehr durchblutet. Je nach Position wird das Zwerchfell aktiviert, der Sekrettransport unterstützt oder Atemarbeit erleichtert. Lagerungen können auch zur Pneumonieprophylaxe eingesetzt werden.

Drainagelagerungen

Die Drainagelagerungen (engl. Postural Drainage, PD) werden v. a. im Zusammenhang mit der Atemtherapie

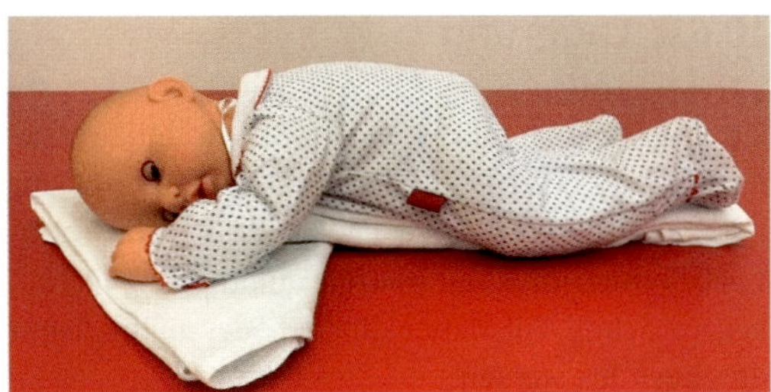

Abb. 10.12 Atemerleichternde Lagerung beim Säugling im monitorüberwachten Setting – eine Stoffwindel- oder ein Handtuchsteg gibt dem Säugling als Widerlager Unterstützung bei der Atmung. In Seitlage gewährleistet die Unterlagerung des Beins die Schienung des Hüftgelenks bei sehr kleinen Kindern. [P1206]

bei zystischer Fibrose erwähnt. Ziel ist die **Elimination** von sehr **zähem Bronchialsekret.**

Die Drainagelagen (➤ Tab. 10.10) berücksichtigen den Aspekt der Schwerkraft und der Anatomie des Bronchialbaumes zur Entfernung des sehr zähen Sekrets bei zystischer Fibrose. Oftmals wird die PD in Kombination mit der Perkussion erwähnt. In einer Therapieeinheit werden die Positionen alle 3–5 Minuten gewechselt.

Modified Postural Drainage (MPD)

Die MPD (➤ Abb. 10.13) kommt v. a. in der Therapie mit **Säuglingen** zum Einsatz, da bei dieser Technik **keine aktive Mitarbeit** erforderlich ist. Als MPD bezeichnet man Drainagelagerungen (PD), die Varianten mit Kopftieflage bleiben ausgespart. Dadurch soll die Aspiration oder ein gastroösophagealer Rückfluss bei Säuglingen vermieden werden. Die Positionen sollen zwischen 3–5 Minuten eingenommen werden. Die Lagen können, je nach Thoraxfestigkeit, mit Vibrationen, Perkussion oder atemvertiefenden Maßnahmen kombiniert werden. (Lee et al. 2017, Lannefors et al. 2004)

Tab. 10.10 Drainagelagen.

Position	Lage	Lungenareale
Kopf hoch	Rückenlage	Obere vordere Areale
Kopf hoch	Bauchlage	Obere hintere Areale
Horizontal	Rückenlage	Mittlere vordere Areale
Horizontal	Bauchlage	Mittlere hintere Areale
Kopf tief	Rückenlage	Untere vordere Areale
Kopf tief	Bauchlage	Untere hintere Areale
Kopf tief	Seitenlage rechts	Seitliche Areale links
Kopf tief	Seitenlage links	Seitliche Areale rechts

10.6.3 Perkussion/Vibration

In der Pädiatrie wird die Technik der **Perkussion** (➤ Abb. 10.14) abgestimmt auf die Thoraxgröße des Kindes, oft mit den Fingerkuppen oder Gesichtsmasken (➤ Abb. 10.15) mit weichem Rand beschrieben. Man geht davon aus, dass sich der Reiz durch den weichen Thorax des Kindes in dessen Atemwege fortsetzt, wodurch es zu einer Sekretlockerung kommt. Bei einem hyperreagiblen Bronchialsystem wird von dieser Technik abgeraten.

Zu dieser weit verbreiteten Technik gibt es im Hinblick auf die Wirkung und die Wirkungsmechanismen in der Physiotherapie etwas konträre Ansichten. Bei der **Vibrationstechnik** wird die Vibration über die flache Hand auf den Thorax des Kindes weitergegeben. Man kann die Ausatmung mit Vibrationen begleiten und auch mit einer leichtern Thoraxkompression kombinieren.

Für größere Kinder und Erwachsene werden auch **mechanische Systeme** angeboten, die Vibrationen auf den Thorax übertragen. Beispielsweise werden beim System der High-Frequency Chest Wall Oscillation (HFCWO) Vibrationen mittels einer der Größe angepassten Rüttelweste appliziert. Passive, mechanische Systeme sind bislang mit hohen Anschaffungskosten verbunden.

10.6.4 Muskel- und Weichteiltechniken

Neben der Massage, die sich auf mehreren Ebenen positiv auf die Atmung, die Entwicklung und verschiedene Krankheitsbilder auswirkt, finden u. a. folgende Techniken, je nach Alter und Gesundheitszustand, Anwendung in der **Atemphysiotherapie:**

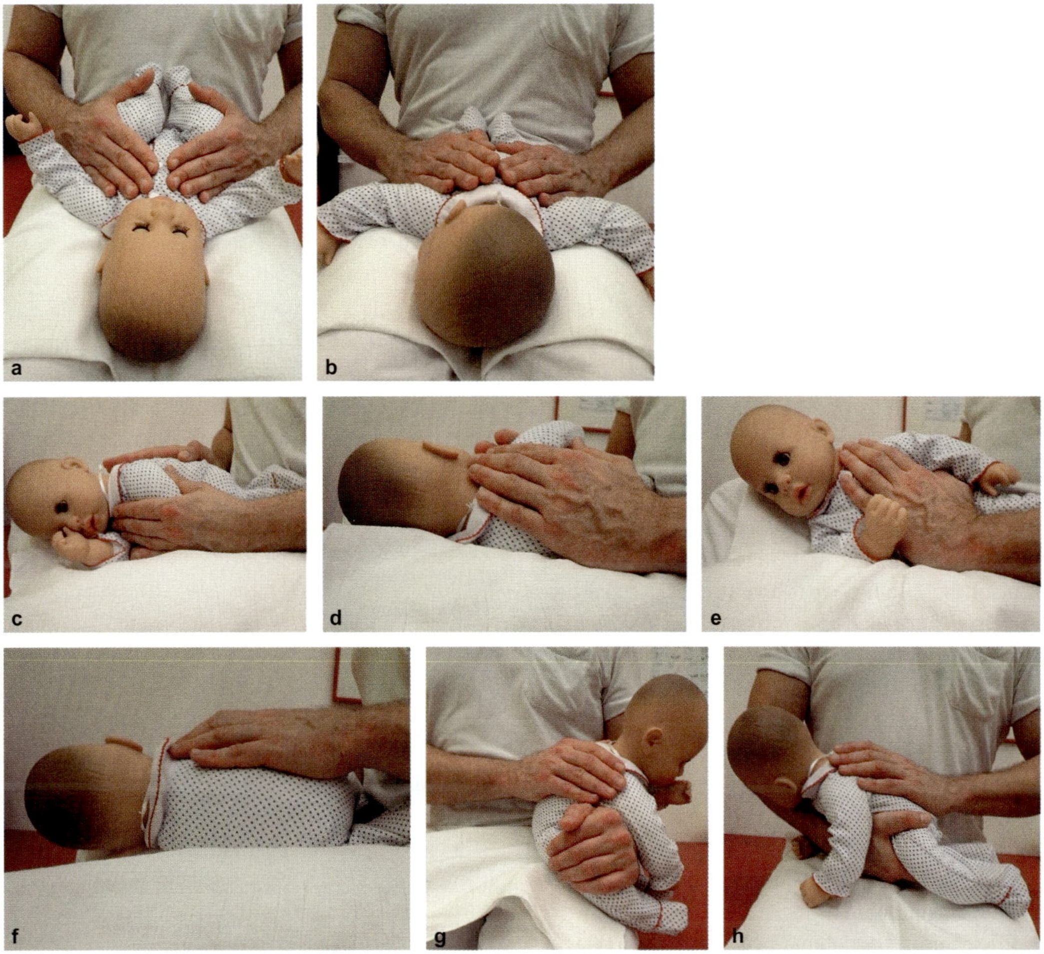

Abb. 10.13 Positionen der MPD: Je nach Position des Oberkörpers und der Hand können Ober-und Mittellappen (a–d) sowie Lingulabereich (e–f) und die Unterlappen (g–h) erreicht werden. [P1206]

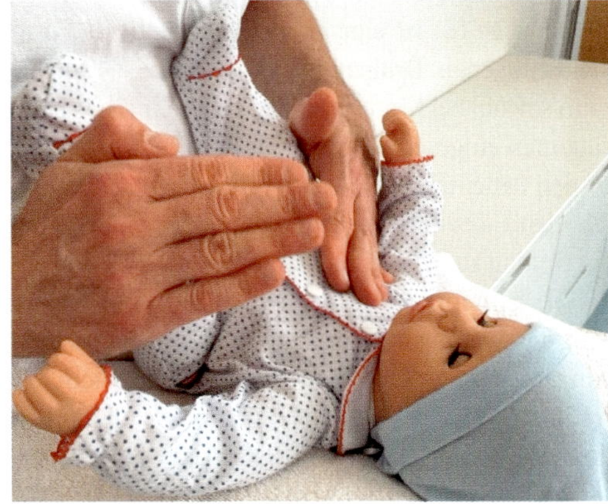

Abb. 10.14 Die Perkussion sollte locker und nicht zu fest vorgenommen werden. [P1206]

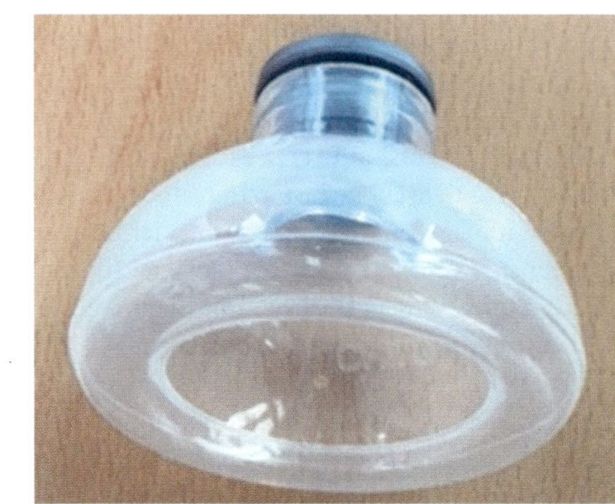

Abb. 10.15 Gesichtsmaske. [P1206]

- Sanfte, flächige Techniken aus der Bindegewebsmassage
- Ausstreichen der Interkostalräume
- Dehnungen
  - Dehnlagen
  - Dehnstellungen
  - Quer- und Längsdehnungen von Muskelsträngen
- Packegriffe
- Hautrollungen
- Wärmeanwendungen

10.6.5 Active Cycle of Breathing Technique (ACBT)

Die ACBT ist eine **aktive Atemtherapietechnik,** welche die Elemente Atemzugskontrolle (breathing control BC), Thoraxexpansion (thoracic expansion exercises TEE) und die forcierte Ausatemtechnik (forced expiration technique, FET) beinhaltet. Die Technik kann aber auch, abgewandelt, passiv durchgeführt werden (➤ 11.9.1).

Die ATBC kommt bevorzugt zur Anwendung bei einer Sekret- und Minderbelüftungsproblematik. Ziele der ACBT sind:

- Sekretmobilisation
- Rekrutierung minderbelüfteter Areale
- Entblähende Wirkung
- Erleichterung der Atemarbeit

Die klassische ACBT beinhaltet drei Komponenten:

1. **Breathing Control:** Bei der Breathing Control (Atemzugskontrolle) wird der therapeutische Fokus auf eine sanfte, entspannte Atmung im normalen Atemzugsvolumen (Tidalatmung) gelegt.
2. **Thoracic Expansion Exercises:** Diese sind durch eine tiefe aktive Inspiration aber passive Exspiration gekennzeichnet. Nach einer Einatempause von ca. 3 Sek soll mit offener Glottis ausgeatmet werden. Die langsame Einatmung über das Atemzugsvolumen hinaus ermöglicht theoretisch eine Kollateralventilation. Man geht davon aus, dass über eine Kollateralventilation mehr Luft hinter das Sekret gelangt und dadurch der Sekrettransport unterstützt werden kann. (**Cave:** Säuglinge haben noch keine Kollateralen.)
3. **Forced Expiration Technique (FET):** Die Kombination aus Huff und Breathingcontrol kann bei unterschiedlichen Lungenvolumina durchgeführt werden. Sie wird mit einer aktiven Exspiration, einer offenen Glottis und einem runden Mund angeleitet.

Die ACBT kann ab dem vierten Lebensjahr angewendet werden. (Mc Ilwaine 2007, Pryor 2019)

PRAXISTIPP

An Säuglinge adaptierte ACBT

Diese, an den Säuglingsthorax angepasste und somit passive, Variante der ACBT (➤ Tab. 10.11) hat sich in der Praxis als gute Alternative zu den klassischen Therapieformen erwiesen.
Je nach Sekretsituation kann der Zyklus individuell begonnen werden. Es hat sich bewährt, bei schon bereits auskultiertem oder spürbarem Sekret mit der FET, den Zirkel zu starten.

Tab. 10.11 Säuglingsadaptierte ACBT.

Breathing Control	Kontaktatmung/Begleitung der Atmung mit den Händen
Thoracic Expansion Exercises	Sanfte Thoraxkompression mit schnellem Loslassen
Forced Expiration Technique (FET)	Forcierte Ausatmung mit sanfter Thoraxkompression

10.6.6 Assistierte autogene Drainage

Die Assistierte Autogene Drainage (AAD ➤ Abb. 10.16) ist eine an Kinder adaptierte Form der Autogenen Drainage (AD ➤ Kap. 8.4.5). Sie kann sowohl bei Kindern als auch bei sehr schwachen Patienten eingesetzt werden. Ziel der Behandlung ist es, den Patienten in die Lage zu versetzen, das Sekret schonend abzuatmen, ohne das Bronchialsystem übermäßig zu belasten.

Mit sanftem manuellen Druck auf den Thorax wird die Atmung begleitet und so zum gewünschten Lungenvolumen bzw. zur gewünschten Atemlage geführt. Dadurch wird die Einatmung allmählich sanft eingeschränkt und das Kind sowohl zu vermehrter Aus- als auch Einatmung geführt. Das Fühlen und Hören der Sekretbewegung, sowie Geduld spielen hier eine Schlüsselrolle.

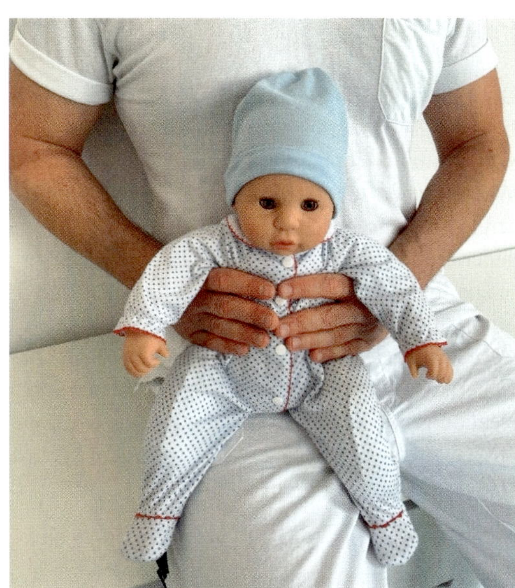

Abb. 10.16 Assistierte Autogene Drainage. [P1206]

Die AAD kann mit Hoppern, z. B. auf einem Gymnastikball, kombiniert werden. Semielastische Gurte können ebenso eingesetzt werden, um die Atemmuskulatur zu unterstützen, die Form der Atempumpe zu optimieren und die Atmung in bestimmte Lungenareale zu lenken.

10.6.7 PEP-Therapie

Wie bereits beschrieben (➤ 8.6.9), behilft man sich bei der PEP-Therapie (Positive Expiratory Pressure [PEP]-Therapie) eines Staudrucks, der als positiver endexspiratorischer Druck bezeichnet wird und bronchialwandstabilisierend wirkt. Dadurch werden der Sekrettransport unterstützt und durch den erhöhten intrabronchialen Druck die Kompression oder Kollaps der Atemwege v. a. der mittleren und kleinen Bronchien verhindert.

Mit dem Effekt der Kollateralventilation ist in der Pädiatrie nur bedingt zu rechnen (➤ 10.1.2). Dennoch ist die PEP Therapie sowohl bei Säuglingen als auch bei Kindern eine äußerst wirkungsvolle Therapiemethode.

Folgende Therapieziele können mit der PEP-Therapie verfolgt werden:

- Rekrutierung minderbelüfteter Areale
- Entblähung
- Sekretmobilisation
- Erhöhung des SpO_2

Baby-PEP-Therapie

Das Baby-PEP (= adaptiertes Infant-PEP) (➤ Abb. 10.17, ➤ Abb. 10.18) wird vorzugsweise bei einem **entspannten Säugling** eingesetzt – ebenfalls, um Bronchialsekret zu fördern, die Atemwege zu stabilisieren, einer Überblähung der Lunge entgegenzuwirken und/oder auf minderbelüftete Areal Einfluss zu nehmen.

Die Position des Kindes ist individuell zu wählen (z. B. Rückenlage am Schoß, im Arm liegend oder im Sitz). Je nach Alter und motorischem Entwicklungsgrad ist die Kopfkontrolle zu unterstützen.

- Die Maske soll gut sitzen und die Atemwege so bedecken, dass die Augen frei sind.
- Nach einer Eingewöhnungsphase an die Maske und das PEP soll versucht werden, die Maske im einminütigen On-Off-Rhythmus auf das Gesicht des Kindes zu drücken. Kommt das Kind mit der

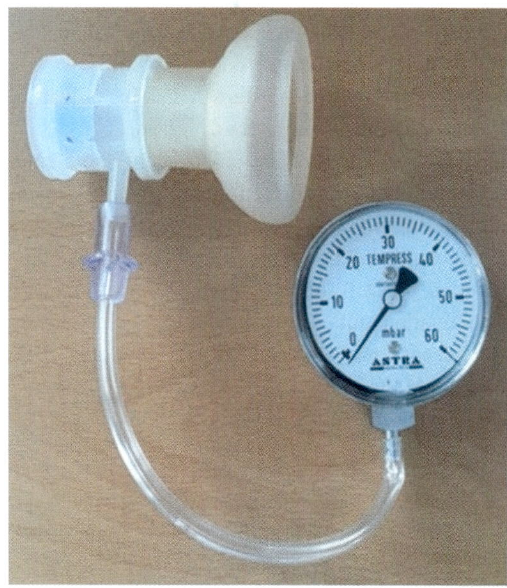

Abb. 10.17 Baby-PEP-Therapie (Kombination aus einem klassischen Pari PEP mit einer weichen Rundmaske). [P1206]

10

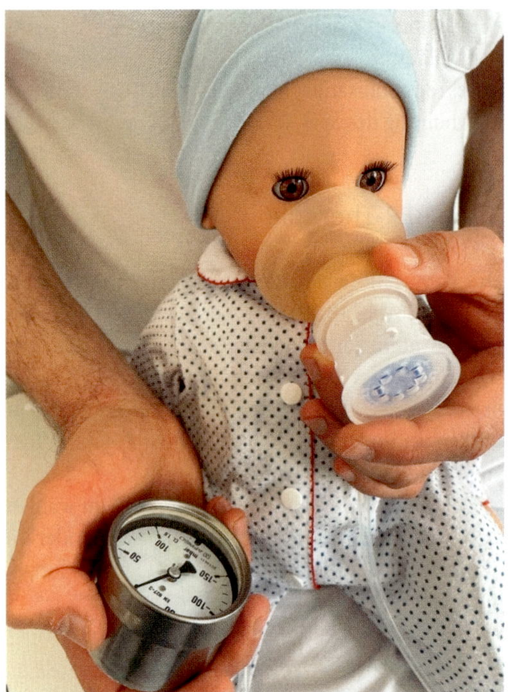

Abb. 10.18 Baby-PEP-Therapie in Anwendung. Auf festen Maskensitz für den nötigen Druckaufbau achten. Beim Ausatmen gegen den entstehenden Widerstand werden die Atemwege geschient und so ein Sekrettransport erleichtert. [P1206]

Maske gut zurecht, kann das PEP-Intervall entsprechend verlängert werden.

- Einsatzfrequenz: mindestens 1-mal/Tag (Great Ormond Street Hospital for Children, 2014).

Eine (Baby-)PEP-Therapie sollte immer mit einer **entblähenden Technik** zum Sekrettransport **beendet** werden, wie z. B. einer FET (forced expiration techinque) bei der ACBT. Adaptiert an den Säugling könnten das z. B. leichte Thoraxkompressionen in Kombination mit Hoppern oder ein gemeinsames Hüpfen auf dem Gymnastikball sein. (Lee et al. 2017, www.gosh.nhs.uk)

CAVE

In der Literatur wird zur Stenosengrößebestimmung ein Ausatemdruck von 10–20 mbar bei Kindern angegeben, dieser sollte bei Säuglingen keinesfalls erwartet werden!

Infant-PEP

Die Infant-PEP-Therapie wird mit **Maske** durchgeführt, meist in Kombination mit **körperlicher Aktivität** wie z. B. Hüpfen auf dem Pezziball. Auf diese Weise können unterschiedliche Atemzugsvolumina erreicht werden, welche Kinder nicht auf Kommando generieren können.

Die Infant-PEP-Therapie zielt auf eine Umverteilung der Volumina und eine Stabilisierung der Atemwege durch den positiven Ausatemdruck ab. Das Generieren von unterschiedlichen Ausatemdrücken steht aufgrund der noch gering ausgeprägten kollateralen Atemwege nicht im Vordergrund. (Main & Denehy, 2016)

Klassisches PEP

Die klassische PEP-Therapie (Positive Expiratory Pressure) wird mit einer Maske oder einem Mundstück und einem Einwegventil durchgeführt. Durch die Umverteilung der Ventilation über die Kollaterale kann mehr Luft hinter die Sekretretention gebracht werden und so bei der Ausatmung gegen den Widerstand das **Sekret** in die **größeren Atemwege transportiert** werden. Zusätzlich werden kollapsgefährdete Atemwege durch den Ausatemwiderstand geschient (Darbee, Ohtake, Grant, & Cerny, 2004).

Ein Manometer kann zur Ermittlung des idealen Ausatemdruckes von 10–20 cmH_2O hinzugeschalten werden (Elkins et al. 2006, Lannefors et al. 2019).

Elemente der PEP-Atmung:

- Langsames, tiefes Einatmen
- Atempause
- Langes, aktives Ausatmen

PRAXISTIPP

Die PEP-Therapie darf nicht zu anstrengend sein. Die Ausatmung soll fließen und nicht gepresst werden. Gegen Ende der Ausatmung sollte der Druckabfall sanft sein. Im Idealfall atmet man über Bauch und Brust gleichzeitig sanft aus.

High-Pressure-Therapie (HI-PEP)

Die Hochdruck-PEP-Therapie (High-Pressure-PEP-Therapie) wird v. a. mit der Behandlung der **zystischen Fibrose** in Verbindung gebracht. Sie wird mit der **PEP-Maske** durchgeführt.

- Der Patient sitzt mit den Ellenbogen am Tisch abgestützt und mit hochgezogenen Schultern, um die Lungenspitzen zu schützen.
- Nach 8–10 leicht vertieften Ruheatemzügen folgen eine tiefe Einatmung (bis zur Inspirationsreserve) und ein forciertes Ausatemmanöver gegen die Stenose.

Bei der Hi-PEP-Therapie werden Exspirationsdrücke zwischen 40–100 cmH_2O erreicht. Es wird u. a. Sekret aus den niedrigen Lungenvolumina mobilisiert. Die Stenosengröße wird täglich neu bestimmt. Ausschlaggebend ist ein homogener Ausatemfluss (Fluss/Volumenkurve). Die Therapie kann ab dem 4. Lebensjahr durchgeführt werden. Voraussetzungen sind allerdings eine gute Einschulungsphase, eine gute Mitarbeit und eine kräftige Atemmuskulatur.

10.6.8 Oszillierendes PEP

Bei oszillierenden PEP-Geräten werden beim Ausatmen **Druck-** und **Flussschwankungen** erzeugt, die festes **Bronchialsekret lösen.** Die Oszillationsfrequenz und die Flussamplitude hängen vom Widerstand und der Ausatemkraft ab. Die Oszillation wird ja nach Gerät mittels unterschiedlicher Technologie erzeugt (siehe nachfolgende Beispielgeräte).

Nach einer leicht vertieften Einatmung und einer Einatempause soll eine verlängerte, aber nicht komplette Ausatmung mit Hilfe der Bauchmuskeln durch das Gerät erfolgen. Spürt man die Vibration im Brust- und Oberbauchbereich, ist die ideale Frequenz erreicht. Nach 10–15 Wiederholungen sollte das Sekret kontrolliert abgehustet werden. Ist dies nicht möglich, sollte ein Huffing erfolgen. Ein Huffing ist eine schonende Hustenalternative. Die Luft wird durch den weit geöffneten Mund schnell und hauchend ausgeatmet. Am letzten Drittel der Ausatmung wird auf „ffff“ intoniert. So ergibt sich ein „Houffff“-Geräusch, das schonend Sekret befördert. Durch Räuspern kann dann das Sekret in die Mundhöhle weitertransportiert werden.

Die Anwendungsfrequenz und die Anzahl der Zyklen des oszilliernden PEP können individuell angepasst werden. Die Wahl des Gerätes hängt von den jeweiligen Geräteeigenschaften wie Reinigung, Lageabhängigkeit, Kombinierbarkeit mit Inhalation, Widerstandsverstellmöglichkeit und Anwendungsfreude des Kindes ab. (Olsen et al. 2015)

PRAXISTIPP

Kinder haben beim Einschulen auf ein oszillierendes PEP oft die Tendenz, das Ausatemmanöver zu schnell und zu fest durchzuführen. Dabei könnten sie sich überblähen. Es muss daher auf eine lange und langsame Ausatmung geachtet werden. Anfangs ist es mitunter notwendig, die Wangen zu schienen, da sie mitvibrieren könnten.

Bottle-PEP/Bubble-PEP

Beim Bottle-PEP wird mit einer zur Hälfte gefüllten **Wasserflasche** und einem Schlauch mit großem Durchmesser ein **positiver Ausatemdruck** erzeugt. Es kann als spielerische Alternative zum Infant-PEP angeboten werden.

Je tiefer der Schlauch oder Strohhalm im Glas steckt, umso größer ist der Widerstand. Die Höhe der Wassersäule bestimmt das PEP, die entstehenden Wasserblasen erzeugen eine Oszillation in den Atemwegen. Für mehr Therapiespaß kann das Wasser mit Spülmittel und Lebensmittelfarbe versetzt werden.

VRP1 Desitin (Vario -Resistance Pressure; Flutter)/Pari OPEP/GeloMuc

Durch die **Ausatmung** in das Gerät (➤ Abb. 10.19) wird eine **Metallkugel** in **Bewegung gesetzt.** Die dadurch entstehenden Fluss-Druckschwankungen lösen wandständiges Bronchialsekret. Das Gerät ist lageabhängig, d. h. es soll im aufrechten Sitz oder Stehen angewendet werden. Mit dem Kippwinkel am Mund kann die Frequenz zwischen 8 und 26 Hz variiert werden. Die empfohlene Therapiezeit beträgt 5–15 Minuten. (Sutter 2021, Clement-Clarke-International 2021)

- **Geräteaufbau:**
  - Korpus mit Mundstück
  - Plastiktrichter

- Metallkugel
- Perforierter Deckel
- **Geräteeigenschaften:**
  - Einfache Handhabung
  - Einfacher Aufbau
  - Robust
  - Einfache Reinigung (in kochendem Wasser oder Autoklav)
- **Kontraindikationen** (lt. Hersteller):
  - Hämoptysen
  - Tuberkulose
  - Pneumothorax

Acapella und -Acapella-Choice

Beim acapella® und acapella®-Choice (➤ Abb. 10.20) wird die Oszillation (13–30 HZ) bei der Ausatmung in das Gerät mittels eines Magneten, der auf einer Plastikwippe (Rocker-Mechanismus) sitzt, erzeugt. Die empfohlene Therapiedauer beträgt laut Herstellerangaben 20–30 Ausatemmanöver.

- **Geräteaufbau:**
  - Mundstück oder Maske
  - Gehäuseoberschale
  - Gehäuseunterschale
  - Wippeneinsatz
- **Geräteeigenschaften:**
  - Einfache Handhabung
  - Lageunabhängig
  - Ausatemwiderstand mit Verstellrad regelbar
  - Einfache Reinigung (in kochendem Wasser oder Autoklav (bis zu 30 Zyklen) bei Acapella Choice)
  - Möglichkeit einer Kombitherapie mit Inhalation mittels Adapterstück (Smith-Medical-International 2021)

RC-Cornet/RC-Cornet-plus

Beim RC-Cornet (➤ Abb. 10.21) wird die Oszillation mittels eines Schlauches, der in einem gekrümmten Gehäuse liegt, erzeugt. Das Gerät bietet **verschiedene Widerstandseinstellungen** für PEP und Oszillation. Der RC-Cornet plus kann auch zur Reinigung

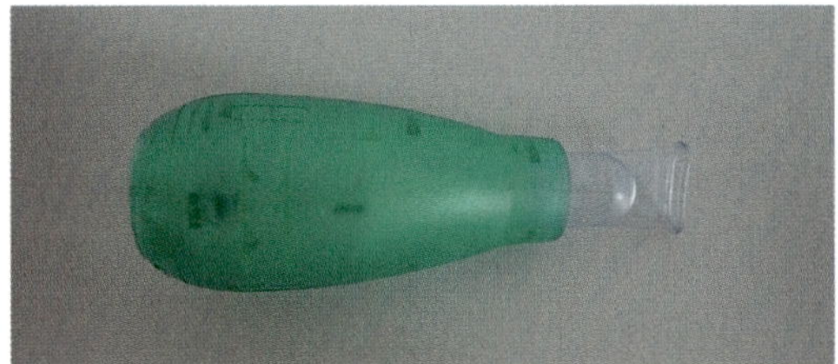

Abb. 10.20 Acapella®. [P1206]

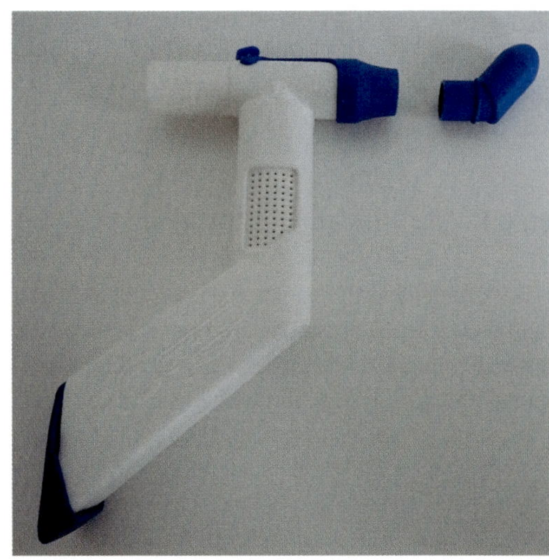

Abb. 10.21 RC Cornet Plus mit Nasenaufsatz. Dieser kann gesondert auf das Gerät gesteckt werden zur Behandlung der Nasenebenhöhlen). [P1206]

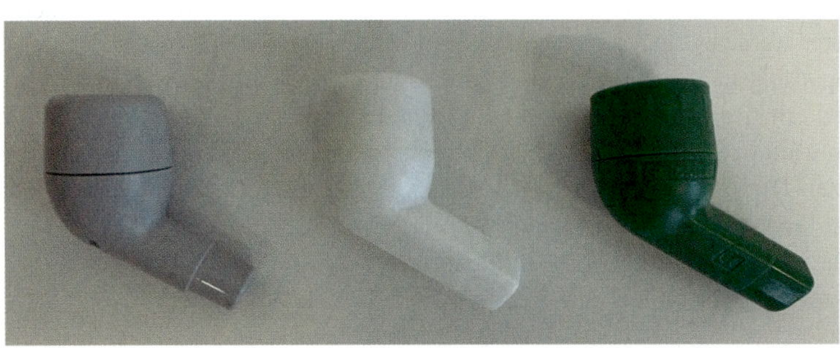

Abb. 10.19 Pari O-PEP, VRP1 Desitin, Gelo-Muc. [P1206]

der oberen Nasennebenhöhlen eingesetzt werden. die empfohlene Therapiedauer beträgt 3-mal täglich für mindestens 2 Minuten. (Cegla 2021)

- **Geräteaufbau:**
  - Mundstück (+ Nasenaufsatz bei RC Cornet Plus)
  - Adapter mit integriertem Vernebleransatz
  - Einatemventil
  - Schlauch
  - Gehäuse
  - Gehäusedeckel
  - Reinigungshilfe
- **Geräteeigenschaften:**
  - Reinigung in kochendem Wasser und Autoklav (bis 134 °C) möglich
  - Lageunabhängig
  - PEP und Oszillation getrennt verstellbar
  - Möglichkeit einer Kombitherapie mit Inhalation

Aerobika

Beim Aerobika (➤ Abb. 10.22) wird die Oszillation mittels eines Ventilsteckmoduls im Gerät erreicht. Die empfohlene Therapiedauer beträgt bis zu 20 Minuten (Trudell-Medical 2021).

- **Geräteaufbau:**
  - Mundstück
  - Gehäuse
  - Gehäusedeckel
  - Ventilsteckmodul

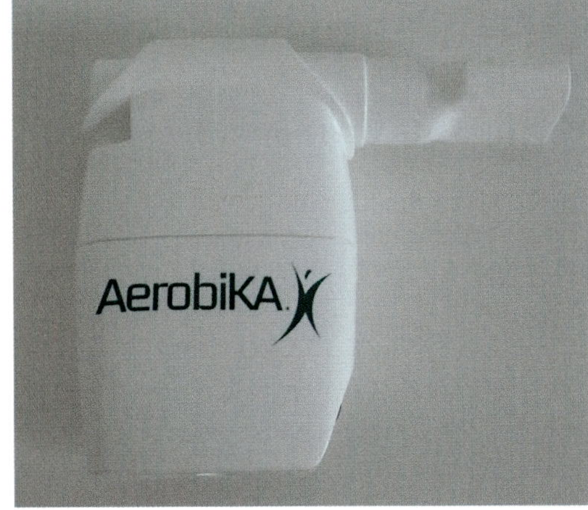

Abb. 10.22 Aerobika. [P1206]

- **Geräteeigenschaften:**
  - Einfache Handhabung
  - 5 Widerstände wählbar
  - Lageunabhängig
  - Möglichkeit einer Kombitherapie mit Inhalation
  - Reinigung in kochendem Wasser, Dampfsterilisation (Babyflaschensterilisator), Einlegen in Desinfektionslösung möglich

10.6.9 Spielerische Atemtherapie

Pustespiele (➤ Abb. 10.23) vermitteln kindgerecht Atemtechniken und Atemmanöver. Sie können gut zur Vorbereitung für aktive Atemtherapietechniken eingesetzt werden. Die langsame, tiefe Einatmung, aber auch die verlängerte Ausatmung kann z. B. mit Seifenblasen, Windrädern gut gelernt werden. Unter Berücksichtigung des Widerstandes sind Instrumente wie Pfeifen oder Musikinstrumente (Flöte, Trompete) gute Alternativen.

PRAXISTIPP

Für ein variantenreicheres Therapieerlebnis sind Gesellschaftsspiele mit atemtherapeutischem Hintergrund empfehlenswert.

10.6.10 Husten

Der Husten zählt zu einem der wichtigsten angeborenen **Schutzreflexe.** Der Hustenreflex ist beim Frühgeborenen noch schwächer ausgebildet als beim reifgeborenen Kind. Die Hustenrezeptoren liegen im Larynx, Pharynx und Trachealbaum. Bei Asthma bronchiale, viralen Infekten der oberen Atemwege oder bei gastroösophagealem Reflux wird die Sensitivität der Rezeptoren hochgeregelt. Der Husten besteht aus der inspiratorischen, der komprimierenden und exspiratorischen Phase.

Der Husten kann auch manuell durch **Thoraxkompression** unterstützt werden. Neben der Reizung der Hustenrezeptoren durch Sekret kann der Hustenreflex auch durch leichten Druck auf die Trachea oberhalb des Sternums ausgelöst werden.

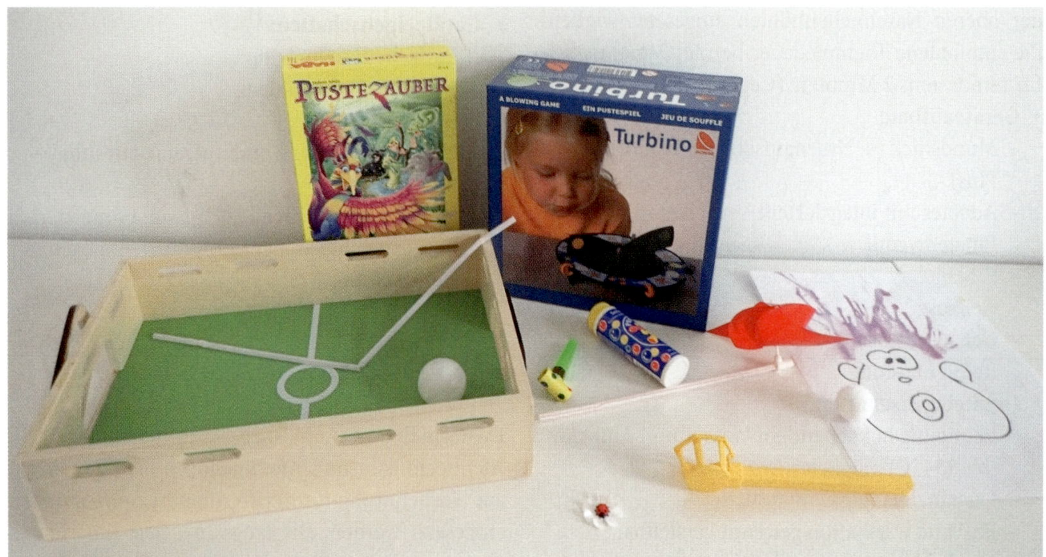

Abb. 10.23 Atemtherapiespiele. [P1206]

Bei zu **geringer Hustenkraft** (z. B. bei neuromuskulären Erkrankungen) kann eine mechanische Hustenhilfe, z. B. der Cough Assist®, eingesetzt werden (Messung des Peak-Cough-Flow ➢ 4.6.5, Alsubaie et al. 2015, Zach et al. 2008).

10.6.11 Thoraxmobilität

Besonders bei **chronischen Krankheitsverläufen** kann es zur Einschränkung der Atemarbeit durch eine eingeschränkte Beweglichkeit des Brustkorbes kommen. Das therapeutische Ziel ist die Beweglichkeit zu erhalten und zu verbessern. Die Übungsvielfalt variiert mit dem Alter. Therapeutische Ansätze könnten sein:

- Lagerungen
- Therapeutische Körperstellungen (Schraube, Halbmond, etc.)
- Atemübungen mit und ohne manueller Kompression
- Übungen aus dem Yoga etc.
- Gymnastik

10.7 Erkrankungen des pädiatrischen Respirationstraktes

Die Krankheitsbilder der kindlichen Lunge unterscheiden sich in vielen Aspekten von denen der erwachsenen Lunge. Sie sind zum Teil abhängig vom der Reife- und Entwicklungsgrad des Organsystems. Die Auswahl der Therapieoptionen orientiert sich ebenfalls an der Erkrankung, Symptomatik und am Entwicklungsstand des Kindes. Bei der Behandlung sind die jeweiligen Krankenhaushygienerichtlinien und Schutzmaßnahmen zu beachten.

10.7.1 Akute virale Bronchiolitis

Akute virale Bronchiolitis: häufige Erkrankung der unteren Atemwege im Säuglingsalter mit einer Häufung zwischen dem 4. und 6. Lebensmonat. Ursache ist in den meisten Fällen eine Infektion mit dem respiratorischen Syncytial-Virus (kurz RS-Virus).

Während ältere Kinder und Erwachsene nur Erkältungssymptome zeigen, kann die RSV-Bronchiolitis, wie sie auch genannt wird, Säuglinge in eine schwerwiegende respiratorische Krise bringen. Als weiterer häufiger Erreger gilt das humane Rhinovirus. Schwere Verläufe sind besonders in **sehr frühem Säuglingsalter** beschrieben. Als Ursache dafür wird die **immunologische Unreife** gesehen. In 2–3 % der Fälle ist eine Hospitalisierung notwendig.

Für die Obstruktion bei der Bronchiolitis sorgt in erster Linie eine entzündliche Schleimhautschwellung der kleinsten Atemwege, sowie Sekret, welches auch Zelldetritus aus nekrotischem Bronchialepithel beinhaltet. Anamnestisch charakteristisch für die Bronchiolitis ist ein auskultatorisch hörbares Knisterrasseln. Die Bronchiolitis tritt vermehrt in den Wintermonaten auf. (Barben et al. 2014)

Symptome

- Vermehrtes Bronchialsekret (weiß, schaumig, blasig), Rhinitis
- Trinkschwäche mit Zyanose
- Bei sehr jungen Säuglingen: Apnoe, Tachypnoe
- Nasenflügeln
- Einziehungen (thoakal, iugulär, interkostal)
- Lungenüberblähung
- Endinspiratorisches Knisterrasseln (charakteristisch), in manchen Fällen Pfeifen, Giemen oder „Wheezing“
- Atelektasen

Bei schweren Verläufen kann es zur respiratorischen Erschöpfung kommen.

Diagnostik

- Klinik des Kindes beurteilen
- Labor: Schnellnachweis auf RSV über Nasopharyngealsekret oder PCR je nach vorhandenen Ressourcen
- Thoraxröntgen: Überblähung bds., evtl. peribronchiale Infiltrate/Atelektasen
- Elektrolyt- und Blutgasanalyse zur Beurteilung einer respiratorischen oder metabolischen Entgleisung, sofern klinisch der Hinweis besteht

Therapieoptionen

- Minimales Handling, d. h. den Säugling so wenig wie möglich mit Interventionen irritieren
- Flüssigkeitszufuhr sicherstellen (kranke Kinder sind trinkfaul)
- Bei Bedarf Sauerstoff oder Atemunterstützung (High Flow, CPAP) vornehmen
- Nasentoilette ausführen und damit die Nasenatmung sicherstellen
- Vor Tabakrauch und anderen aerogenen Belastungen schützen
- Der Einsatz von inhalativer Medikation (bronchienerweiternde Medikamente, Hypertone Kochsalzlösung) ist in der Literatur unterschiedlich beschrieben

Physiotherapeutische Maßnahmen

- Elterninformation/Elternanleitung
- Inhalationsschulung (Bronchodilatoren, hypertone Saline)
- Atemerleichternde Lagerung
- Inspirationsvertiefung durch Lagerung vornehmen

GUT ZU WISSEN

Die Studienlage rät von physiotherapeutischen Techniken, die den Thorax betreffen, wie z. B. FET, Percussion und Vibration, ab. (Roqué i Figuls et al. 2016)

PRAXISTIPP

Das Wissen, den Zustand des Kindes durch eigenes Fehlverhalten (z. B. Verkühlen nach dem Baden) nicht selbst verursacht zu haben, ist für die besorgten Eltern oft eine große Erleichterung. Darum hat sich gute und genaue Elternaufklärung über das Krankheitsbild und den Krankheitsverlauf als wichtiger Teil der physiotherapeutischen Betreuung bei RSV-Bronchiolitis erwiesen. Mit dem Anleiten von atemunterstützender Lagerung und einer Inhalationsschulung erlangen die Eltern Eigenkompetenz und fühlen sich in der Behandlungssituation nicht mehr so hilflos.

10.7.2 Obstruktive Bronchitis

Obstruktive Bronchitis: meist virusinduziert und eine der häufigsten Erkrankungen der unteren Atemwege. Bis zum dritten Lebensjahr macht jedes dritte Kind eine obstruktive Bronchitis durch.

Besonders bei Kleinkindern ist die anamnestische Abgrenzung zum erkältungsbedingtem Husten oder Asthma bronchiale schwierig. Beginnend mit trockenem Husten, Schnupfensymptomen und

exspiratorischem Pfeifen als Leitsymptom wird ein Erkrankungsverlauf von 7–14 Tagen beschrieben, in dem es auch zu einem hellen, schleimigen, bei bakterieller Besiedelung eitrigen Auswurf kommen kann. In dieser Zeit ist auch die Lungenfunktion eingeschränkt. Die bronchiale Übererregbarkeit kann jedoch über Wochen oder Monate nach der Virusinfektion weiter beobachtet werden. (Barben et al. 2014, Bungeroth 2010)
Es gibt folgende **prädisponierenden Faktoren:**
- Gestörte Atemwegsentwicklung (Frühgeburtlichkeit, bronchopulmonale Dysplasie)
- Überproportionale Gewichtszunahme/Adipositas
- Prä- und postnatale Tabakexposition

Symptome

- Husten
- Tachypnoe
- Einziehungen (jugulär, thorakal)
- Lungenüberblähung
- Endexspiratorisches Giemen (wheezing)
- Fieber
- Eingeschränktes Trinkverhalten
- Bei schweren Episoden: Sättigungsabfall

Diagnostik

- Klinik
- Lungenfunktionsdiagnostik: Cave – diese ist eingeschränkt während den Episoden
- Differenzialdiagnosen ausschließen (zystische Fibrose, Ziliendyskinesie, Lungenentwicklungsstörungen)

Therapieoptionen

Je nach Symptomatik stehen folgende Maßnahmen im Vordergrund:
- Nasenhygiene
- Fiebersenkende Medikation
- Sauerstoffgabe
- Medikamenteninhalation (Bronchienerweiterung, Sekretverflüssigung)

Physiotherapeutische Maßnahmen

- Inhalationsschulung und regelmäßige Nachschulung
- Altersgerechte, sekretfördernde Maßnahmen
- Atelektasen behandeln
- Atemerleichternde Lagerung (➤ 9.6.2)
- Elternschulung: Informationen zur Inhalation, Atemphysiotherapie, Aufklärung über das Krankheitsbild

10.7.3 Pneumonie

Pneumonie: akute Infektion der unteren Atemwege, ausgelöst durch Viren, Bakterien aber auch Pilze. Die Übertragung erfolgt meist über Tröpfcheninfektion.

Die klinischen Hauptmerkmale sind Fieber, respiratorische Symptome und nachweisbare Infiltrate im Röntgen. Im Säuglingsalter und bei Kleinkindern wird die Grenze zwischen Bronchiolitis und Pneumonie als fließend beschrieben. Die Hospitalisierungsrate liegt in Europa zwischen 26,1 und 33,8/10000 Kindern bei den unter Fünfjährigen (Buben > Mädchen). Im Säuglings- und Kleinkindalter sind größtenteils Viren (RSV, Rhinoviren, etc.) Auslöser der Pneumonie. Ab dem Schulalter werden u. a. *Mycoplasma pneumoniae* und *Chlamydia pneumoniae* als Auslöser genannt. Die Datenlage zeigt keinen Vorteil einer Atemphysiotherapie bei Kindern mit Pneumonie bezüglich des Krankheitsverlaufs. (Chaves, et al. 2019, Möller 2014)
Unterschieden werden folgende **Formen:**
- **Ambulant erworbene Pneumonie** (communitiy-acquired pneumonia, CAP)
- Im **Krankenhaus (nosokomial) erworbene Pneumonie** (hospital-acquired pneumonia, HAP): = Pneumonien, die nach mehr als 48h eines Krankenhausaufenthaltes auftreten

Da die Erreger mittels Tröpfcheninfektion übertragen werden ist eines frühzeitiges Schulen von Hygiene (z. B. Hustenetikette, Einsatz von Taschentüchern) empfehlenswert. Weiters können Prädispositionsfaktoren (➤ Tab. 10.12) beim Erwerb einer Pneumonie eine Rolle spielen.

Symptome

- (Hohes) Fieber
- Tachypnoe (zw. 40–60/min; je jünger das Kind, umso höher die Atemfrequenz)
- Tachykardie
- Blässe

Tab. 10.12 Prädispositionsfaktoren der Pneumonie.

Prädispositionsfaktoren		
Externe bzw. Umwelt-faktoren	Nikotinexposition	Sozio-ökonomischer Status der Familie
Grunderkrankungen	Zystische Fibrose	Primäre Ziliendyskinesie
	Bronchopulmonale Dysplasie	Asthma bronchiale
	Neuromuskuläre Erkrankungen	Sichelzellenanämie
	Fehlbildungen des Respirationstraktes	Kongenitale Herzfehler
Mechanische Faktoren	Aspiration	Invasive Beatmung
Systemische Virale Infekte	Masern	Influenza

- Nasenflügeln und exspiratorisches Stöhnen bei Säuglingen
- Interkostale Einziehungen
- Rasselgeräusche
- Husten mit Auswurf
- Brust- und Bauchschmerzen
- Trinkunlust

Diagnostik

- Klinik
- Auskultation (feuchte Rasselgeräusche)
- Röntgen
  - Bronchopneumonie: Beteiligung Atemwege + angrenzendes Parenchym
  - Lobär- oder Segmentpneumonie: abgegrenzte Struktur betroffen
- Bluntuntersuchung (CRP, Blutbild)
- Evtl. Erregernachweis

Therapieoptionen

- Sauerstoffgabe bei Hypoxie (< 93 % wach; < 90 % im Schlaf)
- Je nach Erreger Antibiose
- Hydration – kranke Kinder sind oft trinkfaul
- Schmerztherapie
- fiebersenkende Medikation

Physiotherapeutische Maßnahmen

- Elternanleitung/Elternaufklärung z. B. über Krankheitsbild, Atemtherapie, Inhalation
- Atemerleichternde Lagerung abgestimmt auf das Alter und den Krankheitsverlauf z. B. Oberkörper hoch
- Sekretelimination, wenn das Kind fieberfrei ist und die Entzündungszeichen rückläufig sind.

10.7.4 Dyspnoe

Dyspnoe: erschwerte oder gestörte Atmung mit dem Gefühl eines Lufthungers oder der Beklemmung. Die Atemstörung kann in Abweichungen der Tiefe, des Rhythmus und der Frequenz erkennbar sein.

Symptome

- Nasenflügeln
- Zyanose
- Einziehungen (interkostal. thorakal und jugulär)
- Erkennbarer Einsatz der Atem- und Atemhilfsmuskulatur
- Atemfrequenzsteigerung
- Bradykardie

Diagnostik

- Klinik
- Anamnese: Dauer, bisheriger Verlauf, Allergien, Psyche, Familienanamnese
- Sicht- und zählbare Tachypnoe: in Ruhe, im Schlaf
- Paradoxe Atmung (bei schwerer Erschöpfung), Inspiratorischer Stridor (auch ohne Auskultation hörbar)
- Monitoring (Pulsoxymetrie)
- Überblähungszeichen des Thorax
- Blutgasanalyse

Therapieoptionen

- Sauerstoffgabe
- Reduzieren der enteralen Ernährung, um ein geblähtes Abdomen zu vermeiden
- Je nach Diagnose:
  - Atemunterstützung
  - Abschwellende Therapie (Laryngitis subglottica)
  - Inhalation (Asthmaanfall)

Physiotherapeutische Maßnahmen

- Atemunterstützende Lagerung
- Notfallmanagement bei Atemnot

10.7.5 Asthma bronchiale

Asthma bronchiale: chronisch entzündliche Atemwegserkrankung, die mit einem hyperreagiblen Bronchialsystem und/oder einer reversiblen Bronchokonstriktion einher geht. Ursache für die Klinik ist eine Entzündung der Bronchialschleimhaut mit Inflammation, Schleimhautödem und Sekretion.

In Westeuropa zählt Asthma bronchiale zu den häufigsten chronischen Erkrankungen im Kindesalter (10 %). Zur genauen Bestimmung des Phänotyps braucht es mitunter lange Beobachtungszeiträume. Ca. 30 % aller Kinder leiden in den ersten Lebensjahren an rezidivierenden Bronchitiden, zu Asthmatikern wird nur die Hälfte davon.

Auslösende Faktoren können Allergenkontakte, Infekte (viral, bakteriell), körperliche Belastung sowie inhalative Reize (Zigarettenrauch, Parfum, Kälte) sein.

Eine anamnestische Abgrenzung im Säuglings- und Kindesalter zwischen einer virusinduzierten rezidivierenden Bronchitis und einem Asthma bronchiale ist oft schwierig.

Symptome

- Husten
- Pfeifen
- Giemen (Wheezing)
- Atemnot
- Reversible Bronchokonstriktion bzw. Bronchospasmus
- Bronchiale Hyperreagibilität

10

Diagnostik

- Anamnese
- Lungenfunktionsdiagnostik mit Bronchospasmolysetest, FeNO-Messung
- Allergiediagnostik (Pricktest)
- Differenzialdiagnostik (Bronchitis, Fremdkörperaspiration)
- Klassifizierung des Asthmas, z. B. allergisches Asthma, belastungsinduziertes Asthma)

Therapieziel

- Beschwerdefreiheit
- Normale Lungenfunktion
- Normale bronchiale Reagibilität
- Optimales Selbstmanagement
- Sicherheit im Notfall

Physiotherapeutische Maßnahmen

- **Schulung:**
  - Elternschulung: Eltern sind oft sehr unsicher bezüglich der Langzeitwirkung der Inhaltsstoffe der Inhalationen und bedürfen Aufklärung von mehreren Seiten des Behandlungsteams.
  - Inhalationsschulung
  - Individuelles Notfallmanagement
    - Eigeneinschätzung des Schweregrades (Atmung, Sprache, Peak-Flow-Meter)
    - Atemtechnik (z. B. Lippenbremse)
    - Bedarfsinhalation
    - Atemerleichternde Position
    - Weitere Selbsteinschätzung
    - Ggf. Notfallkontakt/Hilfe holen
- **Angepasste Atemtherapie mit folgenden Wirkungen:**
  - Reduziert Atemfrequenz
  - Entbläht
  - Entspannt
- **Training:**
  - Körperliches Training
  - Atemmuskeltraining
- **Entspannung:**
  - Entspannung der Atemhilfsmuskulatur
  - Entspannungstechniken
  - Sekretmanagement

Kinder mit Asthma bronchiale und deren Familien bedürfen einer Langzeitbetreuung und Begleitung. Das Überprüfen und Anpassen der Inhalationstechnik an das jeweilige Alter und die Inhalationsform sind ein wichtiger Bestandteil der Betreuung. Auch das Erlernen der Selbsteinschätzung der eigenen pulmonalen Situation (Selbstbeobachtung, Selbstmonitoring mit z. B. einem Peak-Flow-Meter) ist für den Krankheitsverlauf wichtig. Der Therapieerfolg und der Krankheitsverlauf lassen sich, neben der Spirometrie, mittels der Asthmakontrolltabellen (➤ Tab. 10.13) besser beurteilen.

PRAXISTIPP

- Kleinere Kinder nehmen Atemnot bei Belastung oft als solche gar nicht wahr. Anamnestisch ist man hier auf die Beobachtungen der Betreuungspersonen angewiesen.
- Insbesondere im Teenageralter ist die Scham, im sozialen Umfeld die Inhalation durchzuführen, ein Grund für die mangelnde Adhärenz. Dieser Fakt sollte im Beratungsgespräch berücksichtigt werden, um etwaige Strategien gemeinsam erarbeiten zu können. (Bruurs et al. 2013, Hamelmann et al. 2014, de Simoni et al. 2017, Atemwegsliga 2020)

Tab. 10.13 Grade der Asthmakontrolle (nach Mutius 2014).

Kontrollübersicht	Gut kontrolliert	Teilweise kontrolliert	Unkontrolliert
Kriterium	Kein Kriterium erfüllt	1–2 Kriterien erfüllt	3–4 Kriterien erfüllt
Symptome tagsüber	Nein	Ja	
Nächtliches Erwachen durch Asthma	Nein	Ja	
Bedarfsmedikation/Notfallbehandlung	Nein	Ja	
Aktivitätseinschränkung durch Asthma	Nein	Ja	
Lungenfunktion PEF oder FEV1	Normal	< 80 % des Sollwertes oder des persönlichen Bestwertes (PEF)	
Exazerbation	Nein	Eine oder mehrere/Jahr	Eine/Woche (= unkontrolliertes Asthma)

10.7.6 Zystische Fibrose

Zystische Fibrose: autosomal-rezessiv vererbte genetische Multisystemerkrankung. Ursache ist eine Mutation des Cystic Fibrosis Transmembrane Conductance Regulator-Gens (CFTR), welches auf dem langen Arm des Chromosoms 7 liegt.

Die sekretfördernden Drüsen des Körpers sondern bei der CF ein hochvisköses Sekret ab. Betroffen sind, je nach Mutation, v. a. die Lunge, der Verdauungstrakt (Bauchspeicheldrüse, Leber, Darm) sowie die Keimdrüsen und die Schweißdrüsen der Haut in unterschiedlicher Ausprägung. Derzeit sind 2103 Mutationen auf der CF-Database angeführt. (CF) (www.genet.sickkids.on.ca)

Symptome

- Postpartaler Mekoniumileus
- Gedeihstörung
- Rezidivierende Bronchitiden
- Chronischer Husten über drei Monate
- Auffällige Bildgebung (Überblähungen, Bronchiektasen, etc.)
- Zähes Bronchialsekret

Diagnostik

- Klinik
- Familienanamnese
- Neugeborenenscreening
- Schweißtest
- Gentest

Physiotherapeutische Maßnahmen

- Begleitende Elternanleitung und Einschulung
- Schulung
  - Inhalation
  - Atemtherapie
    - Lagerung
    - Sekretförderung
    - Entblähung
  - Hygiene
- Motorische Entwicklungsförderung
- Sportempfehlungen

PRAXISTIPP

Da bei der CF ein sehr konsequentes, aber auch zeitaufwendiges Inhalations- und Atemtherapieregime notwendig ist, sollte hier die Kombination von Inhalation und Atemtherapieaufsätzen für die Feuchtinhalation erwogen werden. Eine fortlaufende Physiotherapie mit Nach- und Neuschulungen erscheint, wie bei allen chronischen Lungenerkrankungen, besonders sinnvoll und wichtig.

10.7.7 Coronavirus-SARS-CoV-2-Infektion

Coronavirus-SARS-CoV-2-Infektion: schweres akute respiratorische Syndrom, das durch ein neuartiges Coronavirus verursacht wird. Die Übertragung des hochansteckenden Virus erfolgt von Mensch zu Mensch über Tröpfcheninfektion.

Die Symptome treten ungefähr 2–10 Tage nach Ansteckung auf. Im Moment geht man davon aus, dass Kinder dem Virus gegenüber weniger empfänglich sind als Erwachsene. Einerseits scheinen Kinder eine geringere Dichte und unreifere Varianten der ACE2-Rezeptoren an den Epithelzellen der Atemwege und im Darm zu haben, welche als Kontaktstelle für das SARS-CoV-2 gelten. Andrerseits besteht die Theorie, dass Kinder vor schwereren Krankheitsverläufen geschützt sind, da sie mehr Gedächtnis-B-Zellen besitzen als Erwachsene, die breiter wirksame Antikörper vom IgM-Typ bilden.

Infizierte Kinder zeigen eher einen symptomfreien oder milden Verlauf und benötigen keine Hospitalisierung. Kinder mit Vorerkrankungen der Lunge, z. B. Asthma und CF scheinen kein höheres Risiko für schwere Krankheitsverläufe zu haben. (Moeller & al., 2020) Aufnahmen auf einer pädiatrischen Intensivstation (PICU) aufgrund einer Covid Infektion werden als sehr selten beschrieben. Berichten zufolge kann im Zusammenhang mit Covid-19 bei Kindern auch ein gehäuftes Auftreten eines akuten hyperinflammatorischen Syndroms mit Multiorganbeteiligung (Pediatric Inflammatory Multisystem Syndrom – PIMS) auftreten.

Symptome

- Fieber
- Infektion der unteren Atemwege wie
  - Bronchitis
  - Bronchiolitis
- Radiologisch bestätigte Pneumonie
- Gastrointestinale Symptome (Durchfall, Erbrechen)
- Sepsis

Diagnostik

- Reverse Transkriptase – Polymerase-Kettenreaktion (RT-PCR) über Nasen- oder Rachenabstrich
- Röntgen

Therapieoptionen

- Sauerstoffgabe
- High-Flow Sauerstofftherapie
- Nichtinvasive und invasive Beatmung mit endotrachealer Intubation

Aufgrund der Datenlagen orientiert sich die medikamentöse Therapie bislang an der Therapie von Erwachsenen.

Physiotherapie

Die respiratorische Physiotherapie richtet sich auch in der Pädiatrie nach der Klinik und den Begleiterkrankungen. Sie spielt eine wichtige Rolle in der multidisziplinären Versorgung von Patientinnen und Patienten mit SARS-CoV-2 und bei der Mitentwicklung von Präventions-, Rehabilitations- und Genesungsstrategien. (Zylka-Menhorn et al. 2020, Silva 2020, Marraro et al. 2020, Kluge et al. 2021)

PRAXISTIPP

Erfahrungsgemäß zeigen Post-Covid-Kinder in der Anamnese mitunter eine geringe Einatemkraft (MIP-Messung). Mit einem Atemmuskeltraining können eben diese geringen MIP-Werte positiv beeinflusst werden.

LITERATURVERZEICHNIS

Alsubaie H, Al-Shamrani A, Alharbi A et al. Clinical practice guidelines: Approach to cough in children: The official statement endorsed by the Saudi Pediatric Pulmonology Association (SPPA). Int J Pediatr Adolesc Med. 2015; 2 (1): 38–43.

Amirav IE. Nasal Versus Oral Aerosol Delivery to the Lungs in Infants and Toddlers. Pediatric Pulmonology 2014: 2–8.

Andel H, Werba A. Beatmung im Neugeborenen-/Säuglings- und Kindesalter. In: W. Oczenski W (Hrsg.) Atmen-Atemhilfen. Stuttgart: Thieme, 2008.

Ari A. Drug delivery interfaces: A way to optimize inhalation therapy in spontaneously breathing children. World Journal of Clinical Pediatrics,2016; 8: 281–287.

Deutsche Atemwegsliga (Hrsg.). Asthma-Management 2020. Unter: www.atemwegsliga.de/tl_files/eigene-dateien/asthma/2020-Praesentation%20zur_NVL-Asthma.pdf (letzter Zugriff: 16.02. 21).

Barben J, Frey U. Obstruktive Bronchitis. In: von Mutius E, Gappa M, Eber E (Hrsg.) Pädiatrische Pneumonie. Berlin/Heidelberg: Springer; 2014.

Barben J, Hammer J. Akute virale Bronchiolitis. In: von Mutius E, Gappa M, Eber E (Hrsg.) Pädiatrische Pneumonie. Berlin/Heidelberg: Springer; 2014.

Bhuyan U. Effects of posture on the distribution of pulmonary ventilation and perfusion in children and adults. Thorax 1989; 44: 480–484.

Bruurs M, van der Giessen L, Moed H. The effectiveness of physiotherapy in patients with asthma: A systematic review of the literature. Respiratory Medicine 2014; 107 (4): 483–494.

Bungeroth U. Pneumologie. München: Urban und Fischer/Elsevier; 2010.

Cegla Medizintechnik: RC-Cornet® PLUS. Unter: www.cegla.de/produkte/atemtherapie/rc-cornet-plus (letzter Zuzgriff: 16.02.21).

Chaves GS, Freitas DA, Santino TA et al. Chest physiotherapy for pneumonia in children. Cochrane Database Syst Rev. 2019; 1 (1): CD010277.

Chirico G, Quaratrone P, Mallefet P. Nasal congestion in infants and children: a literature review on efficacy and safety of non-pharmacological treatments. Minerva Pädiatrica 2014; 66 (6): 549–557.

Darbee JC, Ohtake P, Grant JB et al. Physiologic evidence for the efficacy of positive expiratory pressure as an airway clearance technique in patients with cystic fibrosis. Journal of Physiotherapy 2004; 84 (6): 524–37.

De Simoni A, Horne R, Fleming L et al. What do adolescents with asthma really think about adherence to inhalers? Insights from a qualitative analysis of a UK online forum. BMJ Open 2017; 7 (6): e015245.

Dörges V. Atemwegsmanagement bei Kindern. In: Dörges V, Byhahn C, Crier C (Hrsg.): Memorix AINS: Atemwegsmanagement Stuttgart: Thieme, 2010.

Dornberger I. Klinische Besonderheiten bei Kindern. In: Dornberger I. Schwieriges Atemwegsmanagement bei Erwachsenen und Kindern. Stuttgart: Thieme, 2013.

Eifinger F. Anatomie der Atmungsorgane im Kindesalter. In: Humberg E, Herting W et al. Beatmung in Pädiatrie und Neonatologie Stuttgart: Thieme, 2017.

Elkins J, van der Schans S. Positive exspiratory pressure physiotherapy for airway clearance in people with cystic fibrosis. The Cochrane Database of systematic Reviews, Cochrane Database Syst Rev. 2004; (1):CD003147.

Freihorst J. Atelektasen bei Kindern und Jugendlichen In: Hoffmann G, Lentze M, Spranger J et al. (Hrsg.) Pädiatrie. Heidelberg: Springer; 2015.

Frey S. Anatomie der schluckrelevanten Strukturen. München: Elsevier 2011.

Great Ormond Street Hospital for Children. Cystic fibrosis infant physiotherapy. Unter: www.gosh.nhs.uk/medical-information-0/procedures-and-treatments/cystic-fibrosis-infant-physiotherapy (letzter Zugriff: 18.01.2018).

Hamelmann E, Hansen G, Horak E et al. Asthma bronchiale. In: von Mutius E, Gappa M, Eber E (Hrsg.) Pädiatrische Pneumonie. Berlin/Heidelberg: Springer; 2014.

Hammer J, Frey U. Atemphysiologie bei Säuglingen, Kindern und Jugendlichen. In: Hoffmann G, Lentze M, Spranger J et al. (Hrsg.) Pädiatrie. Heidelberg: Springer; 2015 Pari GmbH (Hrsg.), Hintergrundwissen zur Inhalation. Unter: www.pari.com/de/inhalation/hintergrundwissen/ (letzer Zugriff: 23. 01 2021).

Ingelbo K, Wildhaber J. Inhalationstherapie. In: von Mutius E, Gappa M, Eber E (Hrsg.) Pädiatrische Pneumonie. Berlin/Heidelberg: Springer; 2014.

Jones M, Harvey A, Main E. (2016). Anatomy and Physiology of the Respiratory and Cardiac System. In: Main E, Denehy L. Cardiorespiratory Physiotherapy. Elsevier.

Kluge S, Janssens U, Welte T et al.. S3-Leitlinie Empfehlungen zur stationären Therapie von Patienten mit COVID-19. AWMF-Register-Nr. 113/001 Unter: www.awmf.org/uploads/tx_szleitlinien/113-001LGl_S3_Empfehlungen-zur-stationaeren-Therapie-von-Patienten-mit-COVID-19_2022-03.pdf (letzter Zugriff: 12.06.22).

Lannefors L. Positive Exspiratory Pressure PEP. Physiotherapy for people with cystic fibrosis: from infant to adult 2019: 12–14.

Lannefors L, Button B, Mc Ilwaine M. Physiotherapy in infants and young children with cysticfibrosis. Journal of the Royal Society of Medicine2004; Vol. 97: 9–25.

Lee, A, Button, B, & Tannenbaum, E. Airway-Clearance Techniques in Children and Adolescents with Chronic Suppurative Lung Disease and Bronchiectasis. Front Pediatr 2017; 24; 5: 2.

Main E, Denehy L. Cardiorespiratory Physiotherapy Adults and Paediatrics. London: Elsevier, 2016.

Maine E, Lee A, McCarren B et al. Physiotherapy Interventions. In: Main E, Denehy L. Cardiorespiratory Physiotherapy Adults and Pediatrics. London: Elsevier; 2016.

Maine E. Spittle A. Physiotherapy Management of Ventilated Infants and Children. In: Main E, Denehy L. Cardiorespiratory Physiotherapy Adults and Pediatrics. London: Elsevier; 2016.

Marraro G, Spada C. Consideration of the respiratory support strategy of severe acute respiratory failure caused by SARS-CoV-2 infection in children. Zhongguo Dang Dai Er Ke Za Zhi 2020; 22 (3): 183-194.

Mc Ilwaine M. Chest physical therapy, breathing techniques andexercise in children with CF. Paediatric respiratory reviews 2007; (8): 8–16.

Menzl Medizintechnik. VRP1-Flutter. Unter: www.menzl.com/images/pdfs/Flutter_BDA.pdf (letzter Zugriff: 06.02.21).

Möller A, Thanikkel L, Dujjts L. COVID-19 in children with underlying chronic respiratory diseases: survey results from 174 centres. ERJ Open Research 2020 6: 00409-2020.

Möller A. Pneumonie und Pleuropneumonie. In: von Mutius E, Gappa M, Eber E (Hrsg.). Pädiatrische Pneumonie. Berlin/Heidelberg: Springer; 2014.

Muchao FP, da Silva Filho LV. Advances in inhalation therapy in pediatrics. Jornal de Pediatria 2010; (86): 367–376.

Nicolai T. Gasaustausch. In: Rieger C, von der Hardt H, Sennhauser F et al. (Hrsg.). Pädiatrische Pneumologie. Berlin/Heidelberg: Springer; 2004.

Oberwaldner B. Physiotherapy for Airway Clearance in Paediatrics. European Respiratory Journal 2000: 196–204.

Oczenski W. Atemmechanik. In: W. Oczenski, Atmen-Atemhilfen. Stuttgart: Thieme, 2012a.

Oczenski W. Beatmung in der Neonatologie und Pädiatrie. In: Oczenski W. Atmen-Atemhilfen Stuttgart. New York: Thieme, 2012b.

Olsen M, Lannefors L, Wedersdahl E. Positive exspiratory pressure – Common clinical applications and physiological effects. Respiratory Medicine 2015; 9 (3): 279–307.

Pansky B. Development of The Lower Respiratory System: Surfactant and Respiratory Movements. In: Pansky B. Review of Medical Embryology. Alameda: Embryome Sciences, Inc. 1982.

Pizzulli A, Perna S, Bennewiz A et al. The impact of nasal aspiration with an automatic device on upper and lower respiratory symptoms in wheezing children: a pilot case-control study. Ital J Pediatr. 2018 ; 44 (1): 68.

Poets C. Atemregulation. In: Rieger C, von der Hardt H, Sennhauser F et al. (Hrsg.). Pädiatrische Pneumologie. Berlin/Heidelberg: Springer; 2004.

Preeti S. Chest Physiotherapy for Infants. International Journal of Physiotherapy and Research 2014; 2: 699–705.

Pryor J. Active Cycle of Breathing Techniques. Physiotherapy for People with Cystic Fibrosis: from Infant to Adult 2019; 7: 5–7.

Roqué i Figuls M, Giné-Garriga M, Granados Rugeles C et al. Chest physiotherapy for acute bronchiolitis in paediatric patients between 0 and 24 months old. Cochrane Database Syst Rev. 2016 Feb 1;2 (2): CD004873.

Saemann H, Dautzenroth A, Maurer A. Physiotherapie bei Mukoviszidose. In. Hüter-Becker M, Dölken A. (Hrsg.), Physiotherapie in der Pädiatrie. Stuttgart: Thieme, 2010.

Schenker A. Analytische Atemtherapie. Bern: Edition Phi, 2000.

Schittny JC. Strukturelle Entwicklung – von der Anlage zur adulten Lunge. In: von Mutius E, Gappa M, Eber E (Hrsg.) Pädiatrische Pneumonie. Berlin/Heidelberg: Springer; 2014.

Schob S, Schicht M, Sel S et al. The Detection of Surfactant Proteins A, B, C and D in the Human Brain and Their Regulation in Cerebral Infarction, Autoimmune Conditions and Infections of the CNS. PLoS One. 2013 Sep 30;8(9):e74412.

Schuepp K. Aerosol delivery of nebulised budesonide in youngchildren with asthma. Respiratory Medicine 2009; (103): 1738–1745.

Silva C Evidence-based Physiotherapy and Functionality in Adult and Pediatric Patients with COVID-19. Journal of Human Growth,2020; 30 (1): 148–155.

Smith-Medical-International. Clearing Your Airways to Help You Breathe with the acapella® Vibratory PEP Therapy System. Unter: https://www.smiths-medical.com/-/media/M/Smiths-medical_com/Files/Import-Files/RE194309GL-022015_LR.pdf (letzter Zugriff 6.2.21).

Stevens PA. Das Surfactantsystem. In Wauer RR (Hrsg.). Surfactanttherapie Stuttgart: Thieme, 2020.

Sutter P. Oscillating Pep-Therapie Unter: www.ecfs.eu/sites/default/files/general-content-files/working-groups/IPG%20CF_Blue%20Booklet_7th%20edition%202019.pdf (letzter Zugriff 12.06.2022).

Trudell-Medical International. Aerobika* Oscillating Positive Expiratory Pressure Device. Unter: www.trudellmed.com/products/aerobika-opep-device (letzter Zugriff: 06.02.21).

Tschanz S, Burri P. Prä- und postnatale Entwicklung und Wachstum der Lunge. In: Rieger C, von der Hardt H, Sennhauser F et al. (Hrsg.). Pädiatrische Pneumologie. Berlin/Heidelberg: Springer; 2004.

Ginderdeuren van F. Assisted Autogenic Drainage (AAD). European Cystic Fibrosis Society, 2019; p. 11.

Voshaar T. Therapie mit Aerosolen. Bremen: Uni-Med, 2005.

Cystic fibrosis Western Australia. Airway Clearance Techniques: Baby PEP. Unter: https://www.cfwa.org.au/wp-content/uploads/2020/01/Baby-PEP.pdf (letzter Zugriff: 20.02.2021).

Wang Y, Yang C, Ku M. et al. Efficacy of nasal irrigation in the treatment of acute sinusitis in children. International Journal of Pediatric Otorhinolaryngology 2009; (73): 1696–1701.

Weinhofer B. Inhalationstherapie obstruktiver Atemwegserkrankungen:Devices und Technik (Best Practice). Journal für Pneumologie 2013; (1): 11–14.

Werner G. Beatmung von Säuglingen und Kleinkindern: Was ist besonders? Retten! 2017; (03): 210–217.

Cystic Fibrosis Mutation Database. Unter: www.genet.sickkids.on.ca. (letzter Zugriff: 16. 02 2021).

Great Ormond Street Hospital for Children NHS. Cystic fibrosis infant physiotherapy. Unter: (letzter Zugriff: 22.01.2021).

Trudell Medical International. AEROECLIPSE* BAN* Nebulizer and OMBRA* Compressor Systems. Unter: https://www.trudellmed.com/aeroeclipse-breath-actuated-nebulizer (letzter Zugriff: 05.03.21).

Zach M, Oberwaldner B. Chest Physiotherapy. Pediatric Respiratory Medicine 2008: 241–251.

Ziegler M, Angerer A, Kappler M et al. Prinzipien der physiotherapeutischen Atemtherapie. In: Griese N, Nicolai T (Hrsg.). Praktische Pneumologie in der Pädiatrie-Therapie. Stuttgart/New York: Thieme; 2013.

Zylka-Menhorn V, Gunert D. SARS-CoV-2-Infektion: Kinder reagieren auf Viren anders als Erwachsene. Dtsch Arztebl 2020; 117(29-30): A-1435 / B-1233.

KAPITEL

11

Jasmin Schmucker

Atemphysiotherapie auf der Intensivstation

11.1 Pathophysiologie des Respirationstraktes beim beatmeten Patienten ... 169

11.2 Grundbegriffe der Beatmung ... 169
11.2.1 PEEP ... 169
11.2.2 Druckunterstützung ... 170
11.2.3 FIO_2 ... 170
11.2.4 Inspiratorische Anstiegszeit ... 170
11.2.5 Endinspiration ... 170
11.2.6 Trigger ... 170
11.2.7 Verhältnis zwischen Inspiration und Exspiration ... 171

11.3 Atemphysiotherapeutische Befundung auf der Intensivstation ... 171
11.3.1 Klinische Untersuchung ... 171
11.3.2 Monitoring ... 171
11.3.3 Lungen- und Zwerchfellultraschall ... 172
11.3.4 Atemmuskelkraft messen ... 173
11.3.5 Lungenröntgen ... 175
11.3.6 Blutgasanalyse ... 175

11.4 Lagerung als physiotherapeutische Intervention ... 175
11.4.1 Rückenlage ... 175
11.4.2 Oberkörperhochlage ... 175
11.4.3 Seitenlage ... 175
11.4.4 Bauchlage ... 176
11.4.5 Inkomplette Bauchlage ... 176
11.4.6 Frühmobilisation ... 176

11.5 Nasal-High-Flow-Sauerstofftherapie ... 176
11.5.1 Wirkung des NHFOT ... 177
11.5.2 Inspiratorische Sauerstofffraktion (FiO_2) ... 177
11.5.3 Flow ... 177
11.5.4 Temperatur ... 177

11.6 Nichtinvasive Beatmung ... 178
11.6.1 Voraussetzungen ... 178
11.6.2 Vor- und Nachteile ... 178
11.6.3 Indikationen ... 178
11.6.4 Kontraindikationen ... 178

11.6.5 Erfolgs- und Abbruchkriterien ... 179
11.6.6 Interfaces – der Weg zur richtigen Maske ... 179
11.6.7 Physiotherapeutischer Einsatz ... 181
11.6.8 Beatmungseinstellungen bei nichtinvasiver Beatmung ... 181

11.7 Der künstliche Atemweg über Endotrachealtubus und Trachealkanüle ... 182
11.7.1 Endotrachealtubus ... 182
11.7.2 Tracheotomie ... 183
11.7.3 Inhalation über den künstlichen Atemweg ... 187
11.7.4 Einsatz von Atemtherapiegeräten über den künstlichen Atemweg ... 187
11.7.5 Absaugen/Sekretevakuierung über den künstlichen Luftweg ... 189

11.8 Grundlagen der invasiven Beatmung ... 192
11.8.1 Kontrollierte Beatmung ... 192
11.8.2 Assistierte/Augmentierte Beatmung ... 192
11.8.3 Spontanatmung ... 193

11.9 Atemphysiotherapie bei beatmeten Patienten ... 193
11.9.1 Active Cycle of Breathing Technique (ACBT) ... 194
11.9.2 Thoraxkompression ... 194
11.9.3 Atemmuskeltraining ... 195
11.9.4 Hyperinflation/Bagging ... 196
11.9.5 Mobilisation von beatmeten Patienten ... 196

11.10 Weaning von der Beatmungsmaschine ... 196
11.10.1 Vorgehen ... 197
11.10.2 Prädiktoren für ein erfolgreiches Weaning ... 197

11.11 Atemphysiotherapie beim Spontanatmenden ... 198
11.11.1 Inspirationsvertiefende Maßnahmen ... 198
11.11.2 Sekretfördernde Maßnahmen ... 198
11.11.3 EzPAP (Easy positive airway pressure system) ... 199
11.11.4 Mechanischer In- und Exsufflator (Cough Assist) ... 199

11.12 Ausgewählte Krankheitsbilder in der Intensivmedizin ... 200
11.12.1 Ventilatorinduzierte diaphragmale Dysfunktion ... 200
11.12.2 Ventilatorassoziierte Pneumonie (VAP) ... 200
11.12.3 Akutes Atemnotsyndrom (ARDS) ... 201
11.12.4 Coronavirus-SARS-CoV-2-Infektion ... 202
11.12.5 Long-COVID ... 203
11.12.6 Pneumothorax ... 203

11.1 Pathophysiologie des Respirationstraktes beim beatmeten Patienten

Wie bereits beschrieben, kommt durch die Expansion von Lunge und Thorax ein Unterdruck in den Alveolen zustande, der die Luft in die Lunge zieht. Bei einem beatmeten Patienten entsteht die **Inspiration** allerdings nicht durch den beschriebenen Druckgradienten von atmosphärischem zu alveolärem Druck, sondern durch einen vom Beatmungsgerät erzeugten **Überdruck.** Dieser reduziert den venösen Rückstrom zum Herzen. Infolge **der umgekehrten Druckverhältnisse** kommt es zwangsläufig auch zu einer Änderung der Physiologie. Die Ventilation beim beatmeten Patienten ist in den oben liegenden Lungenabschnitten, da sich die mit Überdruck eingebrachte Luft den Weg mit geringstem Widerstand sucht.

Unter maschineller Beatmung kommt es, in Rückenlage, durch die vermehrte Belüftung der ventralen Lungenbereiche und einer verminderten Zwerchfellbewegung in den dorsalen Lungenarealen vermehrt zu Atelektasen (Oczenski 2017).

Die Exspiration ist bei spontaner bzw. maschineller Beatmung ein passiver Vorgang der durch die elastischen Retraktionskräfte von Lunge und Thorax entsteht. Die Exspiration während der Beatmung (assistiert oder kontrolliert) fällt auf ein voreingestelltes Druckniveau (PEEP) zurück (Bremer 2011).

Durch das Fehlen der Erwärmung über den Nasen-/Rachenraum würde die Schleimhaut austrockenen und die Flimmerhärchen verkleben. Um eine funktionsfähige mukoziliäre Clearance zu erhalten, soll die Atemluft über den Respirator erwärmt und angefeuchtet werden. Eine relative Luftfeuchtigkeit von 100 % und eine Temperatur von 37° Celsius soll angestrebt werden. (Al Ashry und Modrykamien 2014)

11.2 Grundbegriffe der Beatmung

Prinzipiell stellen alle reversiblen Einschränkungen des pulmonalen Gasaustauschs und/oder der Atemmechanik eine Indikation zur Beatmung dar, wenn primäre Maßnahmen wie z. B. die Sauerstofftherapie oder Physiotherapie nicht erfolgreich bzw. erfolgversprechend sind.

Die **Einteilung** der **Beatmungsverfahren** kann unter verschiedenen Gesichtspunkten erfolgen. Je nachdem, welchen **Anteil** der **Atemarbeit** das Beatmungsgerät übernimmt, und in Abhängigkeit von der **Interaktion zwischen Patient und Beatmungsgerät** kann man folgende Beatmungsformen unterscheiden,

- spontan,
- unterstützt (augmentiert, assistiert),
- kontrolliert oder mandatorisch (= erzwungen).

Eine weitere Einteilung berücksichtigt den **Zugangsweg** bzw. die **Invasivität** der Beatmungsverfahren,

- nicht-invasive Beatmung (NIV)
- invasive Beatmung.

Für kritisch kranke Patienten mit unzureichendem Atemantrieb können kombinierte Beatmungsverfahren (z. B. BIPAP) eingesetzt werden, die dem Patienten die Möglichkeit der Spontanatmung geben.

Die Steuerung der maschinellen Beatmung erfolgt anhand verschiedener Parameter.

11.2.1 PEEP

In der Beatmung bedeutet PEEP (positiv endexspiratory pressure, positiver endexspiratorischer Druck) einen bei der Beatmung in der Lunge **erzeugten positiven Druck,** der am Ende der Exspiration gemessen wird. Diese Druckeinstellung im Beatmungsgerät wirkt auf das Exspirationsventil und verhindert das Absinken des Atemwegsdruck am Ende der Exspiration .

Diese Einstellung ist in der Beatmung zwingend erforderlich, da es den **Kollaps** der **Atemwege** verhindert und dadurch gefährdete Lungenareale offenhält. Der PEEP erwirkt durch das Offenhalten der Alveolen eine Vergrößerung der FRC (funktionalen Residualkapazität). Die eröffneten Alveolen können durch den PEEP besser am Gasaustausch teilnehmen. Es wird ein erhöhter Druck im Thorax erzeugt, der den venösen Rückfluss zum Herzen vermindert, was zu einer Abnahme der Organperfusion führen kann. Die Einstellung des PEEP muss auf den Patienten und seine Situation abgestimmt werden. (Bremer 2011)

11.2.2 Druckunterstützung

Um dem Patienten die Atemarbeit zu erleichtern, wird zum PEEP-Niveau eine maschinelle Unterstützung zur **Erhöhung** des **Atemzugs** eingestellt. Der Patient löst am Beginn der Einatmung durch den aufgebrachten Atemzug am Inspirationsventil die maschinelle Druckunterstützung aus. Der eingestellte Druck bleibt vom Auslösen des Atemhubes bis zum Ende der Inspiration gleich. Je nach Stärke des Atemzuges variiert das Atemzugsvolumen. Wenn der inspiratorische Fluss unter den im Beatmungsgerät eingestellten minimalen Flow (die Geschwindigkeit des Gasflusses) sinkt, öffnet das Exspirationsventil und ermöglicht dadurch die Exspiration. (Bremer 2011)

11.2.3 FIO_2

Die **inspiratorische Sauerstofffraktion** (FIO_2) – der Anteil des Sauerstoffs im Inspirationsgas – wird am Beatmungsgerät eingestellt und spiegelt die inspiratorische Sauerstoffkonzentration wider. Eine FiO_2 von >60 % (0,6) über 24 Stunden kann zur toxischen Lungenschädigung führen. Daher wird immer so wenig wie möglich, aber so viel wie notwendig, appliziert. (Oczenski 2017)

11.2.4 Inspiratorische Anstiegszeit

Die auch als Rampe (P) bezeichnete inspiratorische Anstiegszeit beschreibt die Steilheit der Druckanstiegsgeschwindigkeit des Beatmungshubs. Das bedeutet die Zeit vom Auslösen des Beatmungshubes bis zum Erreichen des Druckplateaus.

- Eine kurze Anstiegssteilheit bedeutet eine steile Rampe
- und eine länger eingestellte Anstiegszeit ist mit einer flachen Rampe gleichzusetzen.

Die **einstellbare Anstiegszeit** liegt beim Erwachsenen zwischen 0 und 0,4 sec. Je nach Bedürfnis des Patienten kann die Rampe steil oder flach gestellt werden. Eine flache Rampe führt dazu, dass das vorgegebene Druckniveau erst spät oder gar nicht erreicht wird, was auf Kosten der Exspiration die Inspiration verlängert. Dies ist bei Patienten mit einer restriktiven Lungenerkrankung von Vorteil, da sich dadurch die Lunge besser an den Beatmungshub anpassen kann. Bei einem COPD-Patienten führt dies zu einer Zunahme der Atemarbeit. Bei einem **hohen inspiratorischen Fluss** des Patienten sollte die Rampe steil eingestellt werden, um die Atemarbeit des Patienten nicht unnötig zu erschweren (Oczenski 2017). Um in der kurzen Zeit den vorgegebenen Druck zu erreichen, erhöht sich der inspiratorische Flow, was zu höheren Scherkräften führt.

11.2.5 Endinspiration

Die Endinspiration markiert im Beatmungshub den Punkt, ab dem von **Inspiration** auf **Exspiration** umgestellt wird. Sollte der Inspirationsflow unter einen eingestellten Wert fallen, wechselt das Beatmungsgerät auf Exspiration. Der Wert wird als Prozentsatz des maximalen Flows angegeben (Getinge 2018).

11.2.6 Trigger

Der Trigger kommt in der assistierten Beatmung zum Einsatz, hier erkennt das Beatmungsgerät die Inspirationsanstrengung des Patienten und reagiert auf die Anstrengung mit einem Beatmungshub. Die Triggereinstellung muss richtig gewählt werden. Ist die Triggerschwelle zu schwer eingestellt, muss sich der Patient sehr anstrengen, um einen Beatmungshub zu bekommen. Dies kann in weiterer Folge zu einer Erschöpfung des Patienten führen. Bei einem zu leicht eingestellten Trigger kann es zu Autotriggern kommen, was bedeutet, dass durch kleine Manipulationen am Schlauchsystem ein Beatmungshub ausgelöst werden kann.

Grundsätzlich kann man zwischen einem Flow- und einem Drucktrigger unterscheiden.

- Bei einem **Flowtrigger** registriert die Beatmungsmaschine eine Flowerhöhung im Beatmungssystem durch eine Inspirationsbemühung des Patienten und reagiert mit dem Beatmungshub. Der Flowtrigger wird in l/min angegeben und ist leichter auszulösen als der Drucktrigger, daher wird er standardmäßig bei assistierten Beatmungsformen eingestellt. Die Sensibilität des

Beatmungsgerätes auf die Inspirationsbemühung kann unterschiedlich stark eingestellt werden.
- Bei einem **Drucktrigger** wird der eingestellte Wert in mbar vom PEEP abgezogen und der Patient muss durch seine Inspirationsanstrengung diesen Wert als negativen Sog gegen das Beatmungsgerät aufbringen. Als Belohnung für die Anstrengung wird der Beatmungshub abgegeben. Diese Funktion wird für Atemmuskeltraining herangezogen.

Zwischen den verschiedenen Beatmungsgeräten gibt es unterschiedliche Bezeichnungen für die Stärke des Triggers (Bremer 2011).

11.2.7 Verhältnis zwischen Inspiration und Exspiration

Im Normalfall ist die **Inspiration** kürzer als die **Exspiration**, das **Verhältnis** beträgt meist **1:2.** In der Beatmungseinstellung wird daher auch versucht, eine doppelt so lange Exspiration wie Inspiration einzustellen. Das direkte Verhältnis lässt sich jedoch nur in einer kontrollierten Beatmungsform einstellen. Durch Einstellen des I:E Verhältnisses und der Atemfrequenz pro Minute wird die Zeit für Inspiration und Exspiration von der Beatmungsmaschine vorgegeben.

Als eine **inverse Beatmung** bezeichnet man ein umgekehrtes I:E-Verhältnis, also eine längere Inspiration als Exspiration. Hier kann es zu einer besseren Oxygenierung durch eine längere und bessere regionale Belüftung kommen, es muss jedoch eine Überblähung vermieden werden (Bremer 2011).

11.3 Atemphysiotherapeutische Befundung auf der Intensivstation

Auf der Intensivstation gibt es selten die Möglichkeit, ein Anamnesegespräch mit den Patienten zu führen. Hier ist die klinische Untersuchung besonders wichtig.

11.3.1 Klinische Untersuchung

Sichtbefund

Auch der Intensivpatient wird inspiziert. Für die Einschätzung des Patienten werden seine Zugänge mit betrachtet. Besondere Aufmerksamkeit erfordern die invasiven Zugänge, wie künstlicher Atemweg, Venen- und Arterienkatheter sowie Hirndrucksonden oder Thoraxdrainagen. Über die Invasivität des Monitorings kann auf den Allgemeinzustand des Patienten geschlossen werden.
- Inspektion (➤ 4.4)
- Zugänge:
  - Künstlicher Atemweg
  - Zentralvenöser Zugang (ZVK)
  - Dialysekatheter
  - Arterieller Zugang
  - Erweitertes Hämodynamisches Monitoring
  - Hirndrucksonden
  - Pulmonaliskatheter
  - Magensonde/PEG-Sonde
  - Bülau-Drainage
  - Pleuradrainage
- EKG-Messung
- Pulsoxymetrie

Palpation und Auskultation

- **Palpation:** Bei Sekretproblematik wird eine Palpation des Thorax (➤ 4.5) zur Identifizierung der Lage des Sekrets im Atemweg vorgenommen.
- **Auskultation:** Die Auskultation (➤ 4.5) eines Intensivpatienten erfolgt je nach Zustand des Patienten in der vorgefunden Lagerung. Daher können meist nur die freizugänglichen Lungenabschnitte auskultiert werden.

11.3.2 Monitoring

Ein Intensivpatient wird in allen Vitalparametern monitiert, wodurch während und vor der Therapie eine stetige Überwachung gegeben ist. Pulsoxymetrie, EKG-Messung und Blutdruckmessung gehören zum **Standardmonitoring** auf den Intensivstationen.

- Der **Blutdruck** kann invasiv über einen arteriellen Zugang, der gleichzeitig zur Blutabnahme genutzt werden kann, oder nicht invasiv über eine Manschette gemessen werden. Hämodynamisch instabile Patienten können über den ZVK und den arteriellen Zugang erweitert monitiert werden und der Flüssigkeitshaushalt der Patienten überwacht werden.
- Die **Pulsoxymetrie** wird über einen Fingersensor gemessen, kann aber auch über einen Ohr- oder Stirnsensor abgenommen werden.
- Die **Ableitung des EKG** kann durch die Expansion des Thorax die Atemfrequenz messen.

Je nach Krankheitsbild und Zugängen gibt es weitere Parameter, die überwacht werden müssen. Bei beatmeten Patienten kann eine CO_2 Messung in der Ausatemluft überwacht werden. Eine Hirndrucksonde ist eine invasive Methode den intrakraniellen Druck zu messen, dies ist insbesondere bei Patienten nach einem Schädelhirntrauma wichtig und kann für die Physiotherapie ein limitierender Faktor sein.

11.3.3 Lungen- und Zwerchfellultraschall

Echtzeitultraschall lässt sich als Diagnostiktool in der Atemphysiotherapie einsetzen. Mit dem gezielten Einsatz von **Lungenultraschall** kann man Atelektasen oder Pleuraergüsse vor und nach der Therapie untersuchen. Der Ultraschall lässt sich schneller und einfacher durchführen als ein Lungenröntgen und man kann den Einsatz von Lagerungstechniken sowie Thoraxkompressionen nach dem Befund des Ultraschalls gezielt einsetzen (Le Neindre et al. 2016).

Der **Zwerchfellultraschall** kann eine Atrophie des Zwerchfells aufdecken und es kann mit einem inspiratorischen Muskeltraining gegengesteuert werden.

- Die Untersuchung des Zwerchfells erfolgt auf der **rechten Thoraxhälfte** am besten in Oberkörperhochlagerung (Ferrari et al. 2014).
- Bei der Untersuchung des Zwerchfells kann man die **Dicke** des **Zwerchfell**s und die Bewegung bei der Inspiration messen. Aus der Dicke bei Inspiration und Exspiration kann die Thickening fraction berechnet werden.

Zwerchfelldicke

Um die Dicke des Zwerchfells zu messen, wird mit einem linearen Schallkopf in einem **B-Mode** in den **Interkostalräumen** zwischen der 8. und 10. Rippe in der vorderen Axillarlinie das Zwerchfell detektiert. Bei tiefer Inspiration wird die Zwerchfellbewegung in 1,5–3 cm Schalltiefe untersucht.

Das Zwerchfell zeigt sich als eine **dreischichtige Struktur**, die sich aus zwei echogenen (hellen) Linien, das sind Pleura und Peritoneum, und einer echoärmeren (dunklen) Struktur, das ist der Muskel selbst. Meist findet man in der Mitte des Muskels eine dünne weiße Linie. Die Messung der Dicke (➤ Abb. 11.1, ➤ Tab. 11.1) erfolgt in der Exspiration, deshalb wird das Ultraschallbild in der Endexspiration angehalten und der Bereich zwischen den helleren Strukturen gemessen (➤ Abb. 11.2).

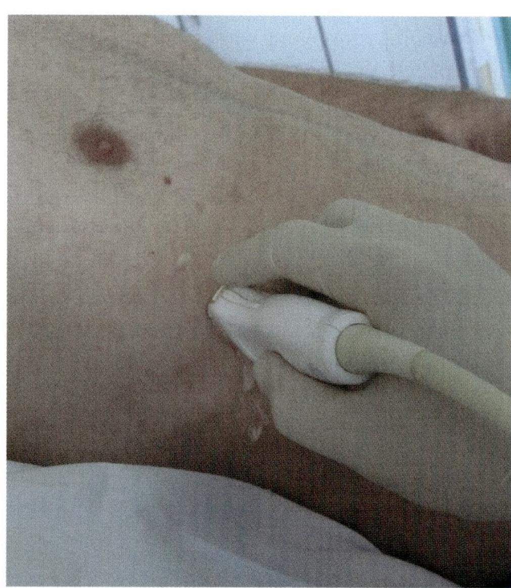

Abb. 11.1 Zwerchfellmessung: Anlage des Schallkopfes an der rechten Thoraxhälfte in Höhe der 8.–10. Rippe. [P1207]

Tab. 11.1 Referenzwerte Zwerchfelldicke.

	Referenzwert	Cut-Off-Wert (Atrophie)
Männer	1,9 ± 0,4 mm	< 1,4 mm
Frauen	1,5 ± 0,3 mm	< 1,2 mm

11

Für die Berechnung der **Thickening Fraction** (➤ Tab. 11.2) wird in einen M-Mode am Ultraschallgerät gewechselt und ebenfalls in der vorderen Axillarlinie auf Höhe der 8.–10. Rippe geschallt. Es werden drei Atemzüge aufgenommen und die Dicke von Exspiration und Inspiration gemessen und dann berechnet wie folgt:

Thickening fraction = (end-inspiration − end-exspiration)/end-exspiration * 100 %

Zwerchfellbewegung

Die Zwerchfellbewegung wird unter dem Rippenbogen der rechten Thoraxhälfte gemessen (➤ Abb. 11.3). Dafür wird am Ultraschallgerät der **M-Mode** und eine **Schalltiefe** von 15–25 cm eingestellt. Das Zwerchfell wandert bei der Inspiration zum Schallkopf hin. Es wird die Bewegung des Zwerchfells aufgenommen und die Amplitude von In- und Exspiration gemessen.

Eine Bewegungsamplitude von 2–3 cm ist der **Referenzwert** für eine Ruheatmung. Bei forcierter Atmung kann das Zwerchfell bis zu 9 cm Weg zurücklegen.

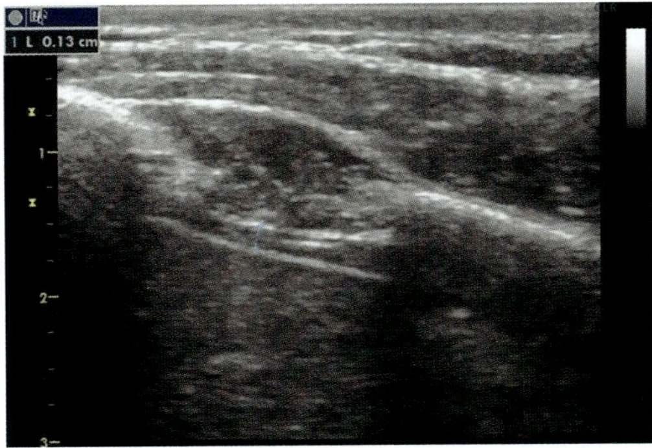

Abb. 11.2 Zwerchfelldicke im Ultraschall, die Dicke der abgebildeten dreischichtigen Struktur lässt sich am Ultraschallgerät messen. [P1207]

Tab. 11.2 Thickening fraction.

	Referenzwert	Cut-Off-Wert (Atrophie)
Ruheatmung	25–40 %	
Maximale Inspiration	50–200 %	< 20 %

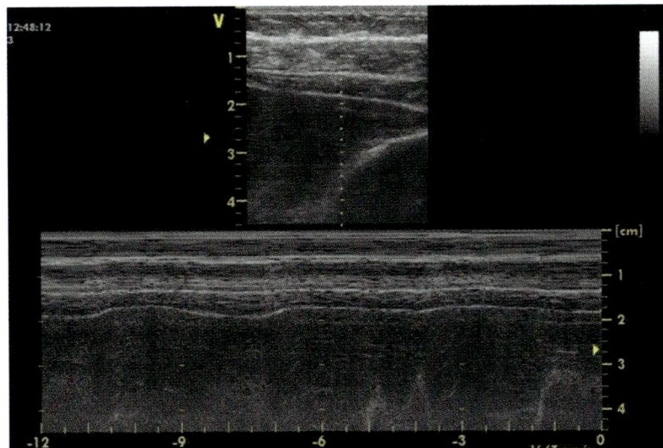

Abb. 11.3 Messung der Zwerchfellbewegung. Die Bewegungsamplitude wird während der In- und Exspiration gemessen.

GUT ZU WISSEN

Zwerchfelldicke und Thickening fraction

- Bei einer Dicke unter dem Cut-off-Wert (➤ Tab. 11.2) kann eine Schwäche oder eine Atrophie des Zwerchfells vorliegen.
- Bei einer Thickening fraction unter 15 % liegt möglicherweise eine Schwäche der Atmung vor.
- Bei einer Thickening fraction über 50 % kann von einem erhöhtem Atemantrieb ausgegangen werden → frühes Zeichen eines beginnenden respiratorischen Versagens.

Zwerchfellexkursion

- Eine Verschiebung des Zwerchfells ≥ 1,1 cm soll als Prädiktor für eine erfolgreiche Extubation gesehen werden.
- Bei einer einseitigen Zwerchfelllähmung kommt es zu einer paradoxen Zwerchfellbewegung, hier entfernt sich das Zwerchfell bei der Inspiration vom Schallkopf.
- Bei weniger als 4 cm Bewegung bei forcierter Atmung geht man von einer ausgeprägten Schwäche aus.

GUT ZU WISSEN

Für die Interpretation des Ultraschalls bedarf es an Übung, um den Unterschied in den Strukturen zu erkennen und zu deuten.

11.3.4 Atemmuskelkraft messen

Um eine Aussage über die **inspiratorische Muskelkraft** und dadurch die **Zwerchfellfunktion** zu bekommen, soll der MIP bei einem invasiv beatmeten oder atemunterstützen Patienten gemessen werden.

Die Atemmuskelkraft, die MIP-, MEP- und die PCF-Messung können je nach Bedarf und

Weaningstrategie (Entwöhnungsprotokoll) der Intensivstation vor einer Extubation erhoben werden und eine Aussage über den Extubationserfolg geben (➤ 10.2).

MIP-Messung (Maximum Inspiratory Pressure)

Die Maximale Einatemkraft gibt den maximalen Inspirationsdruck der Atemmuskulatur an.

- Für die MIP-Messung (➤ Abb. 11.4) wird der Manometer über ein Richtungsventil, an dem Inspirationsschenkel, und ein T-Stück an den Tubus oder die Kanüle angeschlossen.
- Die offene Seite des T-Stücks wird verschlossen und der Adapter für den Manometer okkludiert und der Patient wird aufgefordert, so stark er kann einzuatmen.
- Durch die Okklusion am Adapter entsteht ein unüberwindbarer Widerstand und es zeigt sich die maximale Kraft der Inspiration.

Der Beste von drei Versuchen wird gezählt. Die Ausatmung erfolgt über den Ausatemschenkel des Richtungsventils.

MEP-Messung (Maximum Exspiratory Pressure)

Die **maximale Ausatemkraft** gibt den maximalen Druck an, den der Patient bei einer forcierten Ausatmung aufbringen kann.

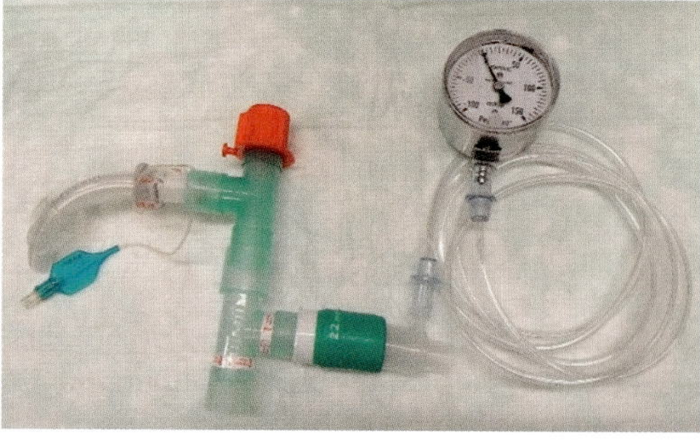

Abb. 11.4 MIP-Messung. Variante der Messung über ein Richtungsventil an einer Trachealkanüle. Der Manometer wird mit einem Konnektor am „In-Schenkel" des Richtungsventils angeschlossen. Der T-Konnektor des Manometers muss für die Messung verschlossen werden. [P1207]

Die MEP-Messung (➤ Abb. 11.5) erfolgt wie die MIP-Messung – mit dem Unterschied, dass der Manometer über den Adapter an das Ausatemventil des Richtungsstücks angeschlossen und der Patient aufgefordert wird, so stark er kann auszuatmen. Der Beste von drei Versuchen wird gewertet.

PCF-Messung (Peak-Cough-Flow)

Mit der Messung des Hustenspitzenflusses (➤ Abb. 11.6) kann eine Aussage über die Hustenkraft gemacht werden.

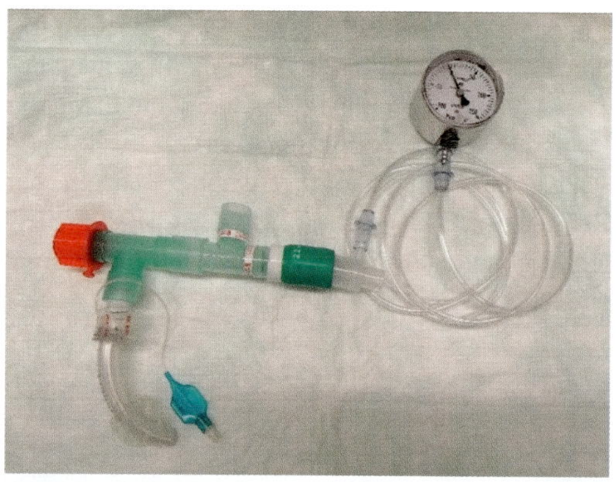

Abb. 11.5 MEP-Messung. Variante der Messung über ein Richtungsventil an einer Trachealkanüle. Der Manometer wird mit einem Konnektor am „Out-Schenkel" des Richtungsventil angeschlossen. Der T-Konnektor des Manometers muss für die Messung verschlossen werden. [P1207]

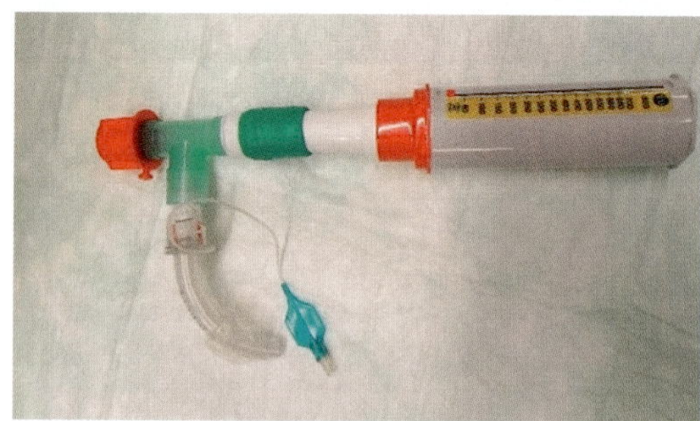

Abb. 11.6 PCF-Messung. Variante der Messung einer Trachealkanüle. Der T-Konnektor des Manometers muss für die Messung verschlossen werden. [P1207]

- Der PCF-Meter, mit dem die Hustenkraft gemessen wird, wird ebenso über ein T-Stück direkt am Tubus oder der Kanüle angeschlossen.
- Der Patient wird aufgefordert tief einzuatmen und dann kräftig zu husten.

Das Manöver wird dreimal wiederholt und der Beste Wert wird dann gezählt. Da durch den Tubus oder die Trachealkanüle kein Glottisschluss durchführbar ist, spricht man eher von einem PEF, einem Peak-Exspiratory-Flow.

Die zu erfüllenden Referenzwerte für eine Extubationsentscheidung liegen deutlich unter den Normalwerten. In ➤ Tab. 11.3 sind die Vergleiche ersichtlich.

11.3.5 Lungenröntgen

Da die Mobilität der meisten Intensivpatienten eingeschränkt ist, werden die Lungenröntgen auf der Intensivstation im **Bett** durchgeführt. Daher erfolgen die Aufnahmen in a/p, in Oberkörperhochlagerung, hier kann kaum eine Aussage über den retrokardialen Raum gegeben werden. Eine gezielte In- und Exspirationsstellung der Lunge kann durch die fehlende Mitarbeit bei beatmeten und sedierten Patienten nicht aufgenommen werden.

Zusätzlich zu den Befundungskriterien (➤ 7.7.1) werden die invasiven Zugänge im Thoraxbereich mitbefundet.

11.3.6 Blutgasanalyse

Auf den Intensivstationen kann das Blut aus dem arteriellen Zugang abgenommen werden. Zu den Interpretation ➤ 7.7.4.

Tab. 11.3 Atemmuskelkraftmesswerte.

	Extubationswerte	Normwerte
MIP cmH_2O	20	80–120
MEP cmH_2O	25	90–150
PCF l/min	60 (160 Dekanülierung)	> 360

11.4 Lagerung als physiotherapeutische Intervention

11.4.1 Rückenlage

In der flachen Rückenlage verringert sich die funktionelle Residualkapazität (FRC), das Zwerchfell wird durch die Bauchorgane nach oben gedrängt und verliert an Beweglichkeit. Durch die **reduzierte FRC** können kleinere Atemwege komprimiert werden und durch die Bildung von Atelektasen nimmt die Gasaustauschfläche ab. Unter Berücksichtigung der Pathophysiologie des beatmeten Patienten (➤ 11.1) ist zu erkennen, dass die flache Rückenlage für den Intensivpatienten nicht geeignet ist. (Bein et al. 2015)

11.4.2 Oberkörperhochlage

Als Oberkörperhochlagerung versteht man eine Position des Patienten, in der der **Oberkörper höher** als der **Körperstamm** gelagert ist und dieser Winkel mehr als **30°** beträgt. Die Positionierung in der Oberkörper - Hochlagerung kann durch ein Anti-Trendelenburg-Lagerung des flachgestellten Bettes oder eine Sitzposition des Bettes erfolgen. In der sitzenden Position unterscheidet man zwischen einer klassischen Sitzposition mit abgewinkelten Hüftgelenken und gebeugten oder gestreckten Kniegelenken.

Bei einer **Oberkörperhochlagerung** von über **45°** kommt es zu einer signifikanten Verringerung von ventilatorassoziierten Pneumonien (VAP). Zwischen 20 und 45° kommt es zu einer Steigerung der Oxygenierung und zu einer vertieften Atmung. Bei Patienten im schwierigen Weaning kommt es zu einer Reduktion der aufzuwendenden Atemarbeit.

Bei adipösen Patienten führt eine Oberkörperhochlagerung über 45° zu einer Verbesserung der Atemmechanik. (Bein et al. 2015)

11.4.3 Seitenlage

Durch die abwechselnde Seitenlagerung sollen pulmonale Komplikationen verhindert und der **Gasaustausch verbessert** werden. Bei beatmeten

Patienten kommt es zu einer verbesserten Ventilation der obenliegenden Lungenabschnitte, weshalb bei der Therapie die schlechte Lunge oben gelagert werden sollte.

Bei einer **beidseitigen Lungenschädigung** in Folge eines Traumas kann eine kontinuierliche laterale Rotationstherapie (KLRT) über ein Bettensystem durchgeführt werden. Diese Betten werden motorbetrieben in der Längsachse bis zu 62° seitlich geschwenkt. Ein Schwenkzyklus dauert ungefähr 7 Minuten. Für die Durchführung ist auf die Zugänge und die Stabilität des Patienten zu achten. Der Patient wird in flacher Rückenlage mit seitlichen Stützpölstern fixiert und vor einem Verrutschen gesichert (Bein et al. 2015).

11.4.4 Bauchlage

In der Intensivmedizin spricht man von Bauchlage, wenn der Patient um 180° von der Rückenlage gedreht wird. Durch die Umlagerung soll der **pulmonale Gasaustausch verbessert** werden. Da sich in der maschinellen Beatmung die Luft den Weg des geringsten Widerstandes sucht, kommt es in der Bauchlage zu einer besseren Belüftung der dorsalen Lungenabschnitte.

GUT ZU WISSEN

Die Fläche des am Gasaustausch teilnehmenden Lungenareals wird vergrößert und minderbelüftete Areale reduziert. In der Bauchlage kommt es zu einer Verbesserung der Oxygenierung. Eine Bauchlagerung sollte für mindestens 16h angestrebt werden, um einen positiven Effekt zu erzielen.

Die Bauchlage bringt einige **Komplikationen** mit sich. Ödeme und Druckstellen im Bereich des Gesichts, der Augen, der Knie, des Beckens, der Mamillen und der Tibiakante zählen zu den häufigsten. Die Toleranz der Lagerung muss in den meisten Fällen **medikamentös unterstützt** werden. Auch ist die Gefahr der Diskonnektion oder der Verlust des Atemweges während des Drehens oder der Lagerung gegeben (Bein et al. 2015).

11.4.5 Inkomplette Bauchlage

Oftmals ist eine komplette Bauchlage um 180° nicht möglich, weshalb eine inkomplette Bauchlage in **135°-Lagerung** angewendet wird. Die Oxygenierung lässt sich in der kompletten Bauchlage deutlicher verbessern und sollte daher eher angewandt werden. Die inkomplette Bauchlage bringt **weniger Nebenwirkungen** mit sich und es kann abwechselnd eine Seite höher gelagert und entlastet werden, die schlechtere Seite ist hier bevorzugt oben zu lagern (Bein et al. 2015).

11.4.6 Frühmobilisation

Unter Frühmobilisation versteht man Maßnahmen zur **Förderung** der **Bewegungsfähigkeit** innerhalb der ersten 72 h nach Aufnahme auf der Intensivstation. Hierzu zählen passive Bewegungen, passives Bettfahrrad, passive vertikale Mobilisierung, assistive Bewegungen, assistiertes Bettfahrrad bis hin zu aktiven Übungen und Mobilisieren aus dem Bett inklusive Stehversuchen und Gangschulung (Bein et al. 2015).

In einer aufrechten Position können Atelektasen in Mittel- und Unterlappen eröffnet werden. Es kommt zu einer Erhöhung des Minuten- und des Atemzugvolumens. Durch das erhöhte Volumen kommt es über kollaterale Verbindungeng zu einer Umverteilung der Luft. Dies kann Atelektasen eröffnen. (McIlwaine et al. 2017)

11.5 Nasal-High-Flow-Sauerstofftherapie

Mittels der Nasal-High-Flow-Sauerstofftherapie (Nasal high flow Oxygen therapy NHFOT) kann erwärmtes, befeuchtetes Luft-/Sauerstoffgemisch mit einem erhöhten Fluss dem Patienten verabreicht werden. Die Applikationsarten reichen von großlumigen **Nasenbrillen** (Optiflow), in verschiedenen Größen für Kinder und Erwachsene bis zu einem **Trachealkanülenanschluss.** Mittels einer High-Flow-Maske kann der befeuchtete Sauerstoff appliziert werden, es fallen jedoch die positiven Eigenschaften des hohen Flusses wie Co_2-Auswaschung oder PEEP-Erzeugung weg.

Durch die Möglichkeit, einen erhöhten Sauerstoffprozentsatz in der Einatemluft zu erzielen und anwenden zu können, hat sich in den letzten Jahren die Nasale High Flow Therapie bei der Behandlung von hypoxämischen respiratorischen Insuffizienzen bewährt. (Frat et al. 2015)

11.5.1 Wirkung des NHFOT

Durch den einstellbaren Flowbereich von 20–60 l kann man das **CO_2** im physiologischen Totraum der Atemwege **„auswaschen“ (CO_2-Wash-out),** wodurch es zu weniger CO_2-Rückatmung in der nächsten Inspiration kommt. Ein geringer exspiratorischer positiver Atemwegsdruck und die Verringerung des funktionellen Totraums sind positive Eigenschaften des Nasalen High Flow. In Ruheatmung generiert man bis zu 30 l/min Flow, in der forcierten Atmung weit über 40 l/min.

Um die **Atemarbeit** zu **reduzieren,** muss der Flow höher eingestellt werden (Bräunlich, 2018). Das Atemzugvolumen kann durch den erhöhten Fluss zunehmen, während die Atemfrequenz sinkt. Dies hat zur Folge, dass die alveoläre Ventilation und Oxygenierung verbessert werden.

11.5.2 Inspiratorische Sauerstofffraktion (FiO_2)

Diese umfasst den Volumenanteil von Sauerstoff am inspiratorischen Gasgemisch (Angabe entweder in Prozent oder als Dezimalzahl). Dem Gerät muss Sauerstoff über eine Wandleitung zugeführt werden, hier ist es wichtig, einen Flowmeter mit hoher Durchflussrate zu verwenden. Da das Gerät über eine eigene Wasserkammer verfügt, die mittels Aqua befüllt wird, muss der Sauerstoff ohne Zwischenschaltung eines Kaltluftsprudlers „Aquapak“ angeschlossen werden.

Durch den hohen Fluss der Atemluft, kann **inspiratorische Arbeit abgenommen** werden und gleichzeitig wird weniger Raumluft mit eingeatmet.

- Der FiO_2 wird durch den zugeführten Sauerstoff und den eingestellten Flow selbst generiert (Bräunlich 2018).
- Der FiO_2 wird abhängig von der Oxygenierung eingestellt.

11.5.3 Flow

Eine High-Flow-Therapie kann nur mittels einer Nasenkanüle (Optiflow) erfolgen (➤ 10.5). Mit Maske dient es nur zur Befeuchtung.

- **Anlegen des Optiflows:** Für eine bessere Toleranz der Patienten den Optiflow zuerst anlegen und dabei darauf achten, dass die Nasenkanülen ca. 75 % der Nasenlöcher ausfüllen, dann den Flow aufdrehen.
- **Floweinstellung:** Diese erfolgt je nach medizinischer Indikation (die unten angeführten Beispiele dienen nur als Richtwert):
  - Leicht bis mäßige hypoxämische respiratorische Insuffizienz: 35 l/min/♀, 40 l/min/♂ (Parke et al. 2011)
  - Bei akut respiratorischer Insuffizienz: 50 l/min (Sztrymf et al. 2011)
  - Bei Intubation: 50 l/min und 100 % FiO_2
  - Nach Extubation bei respiratorischer Insuffizienz: 50 l/min (Maggiore et al. 2014)
  - Bei Tracheostoma (gecufft): 45 l/min

Bei einem erhöhtem $paCO_2$, wird durch das Prinzip des CO_2-Wash-out der Flow gesteigert.

11.5.4 Temperatur

Wenn die Atemluft zu kalt ist, trocknen die Flimmerhärchen nicht nur aus, sie erfahren dadurch auch eine Lähmung (➤ 1.7.2). Bei einer eingestellten Temperatur von 37 °C sind 100 % relative Luftfeuchtigkeit gegeben. (Williams et al. 1996)

- Bei einem Flow über 40 l/min sollten 37 °C eingestellt werden, dadurch wird der hohe Flow besser toleriert.
- Beim Einsatz über eine Trachealkanüle müssen immer 37 °C eingestellt werden, da die Erwärmung und Befeuchtung über den Nasenraum fehlt und sonst das Bronchialsystem Schaden nehmen kann.

11.6 Nichtinvasive Beatmung

Unter nichtinvasiver Beatmung (NIV) versteht man jegliche Form der Atemhilfe, die ohne einen endotrachealen Tubus/Kanüle mit positivem Druck verabreicht wird. (Oczenski 2017). Als Atemhilfe zählt jede Intervention, welche die Atmung positiv beeinflusst. Die Beatmung ist eine Form der Atemhilfe, welche die aktiv die inspiratorische Atemmuskulatur entlastet.

Eine nicht **invasive positive Druckbeatmung** kann mittels Helm oder Teil- bzw. Vollgesichtsmasken durchgeführt werden. Hier ist auf einen guten Sitz zu achten, da die Wirksamkeit durch zu große Leckagen herabgesetzt wird (Bremer 2011). Der Erfolg der nicht invasiven Beatmung ist maßgeblich von der Erfahrung des Behandlungsteams und der optimalen Ausstattung (Maske und Beatmungsgeräte/-form) abhängig.

11.6.1 Voraussetzungen

- Wach und kooperationsfähige Patienten
- Erhaltener Atemantrieb
- Aufklärung des Patienten über die Beatmungsmaske und Situation der Überdruckbeatmung
- Hämodynamisch stabile Patienten
- Erhaltene Schutzreflexe (Schlucken und Husten möglich)
- Dichtsitzende Maske oder Helm

(Bremer 2011, Oczenski, 2017)

11.6.2 Vor- und Nachteile

- **Vorteile:**
  - Vermeidung der Intubation und damit eine kurze Beatmungszeit
  - Sekretevakuierung durch aktives Husten möglich
  - Kommunikation möglich
  - Nahrungsaufnahme ist möglich
  - Leichtere Mobilisation
  - Erhalten der Zwerchfellfunktion durch Spontanatmung
  - Ventilatorassoziierte Pneumonien geringer
  - Weniger Sedierung notwendig (Medikamente zur Tolerierung der Maskenbeatmung)
  - Keine trachealen Schäden
  - Durch physiologische Atemgasbefeuchtung keine Beeinträchtigung der mukozilliären Clearance (Oczenski 2017)
- **Nachteile:**
  - Aspirationsgefahr
  - Aerophagie möglich (Überdruckbeatmung kann vermehrt Luft in den Magen blasen)
  - Druckstellen
  - PEEP kann nicht gehalten werden bei Leckage
  - Angstzustände
  - Agitiertheit/Compliance (Oczenski 2017)

11.6.3 Indikationen

- Hyperkapnische akute respiratorische Insuffizienz
- Hypoxämische akute respiratorische Insuffizienz
- Postoperative respiratorische Insuffizienz
- Weaning (Entwöhnung) vom Respirator
- Chronische respiratorische Insuffizienz
- Zeichen einer akuten respiratorischen Insuffizienz: Respiratory Rate (RR) > 24/min mit Einsatz der Atemhilfsmuskulatur und/oder paradoxe Atmung
- Zeichen einer Gasaustauschstörung:
  - $PaCO_2 > 45$ mmHg
  - pH < 7,35 (je niedriger der pH-Wert ist, desto schneller muss die Beatmung erfolgen)
  - $PaO_2/FiO_2 < 200$

(Oczenski, 2017)

11.6.4 Kontraindikationen

- **Absolute Kontraindikationen:**
  - Fehlende Spontanatmung, Schnappatmung
  - Verlegte Atemwege
  - Gastrointestinale Blutungen oder Ileus
  - Nicht hyperkapnisch bedingtes Koma
  - Frisches SHT
  - Gesichtstraumata
- **Relative Kontraindikationen:** Es muss im Einzelfall entschieden werden, ob ein Versuch der nichtinvasiven Beatmung sinnhaft ist. Hier sollte eine Intubationsbereitschaft für kritische Situationen zur Verfügung stehen (Bremer 2011).

11

- Hyperkapnisch bedingtes Koma (nur wenn sich im Laufe der nicht invasiven Beatmung der Vigilanzzustand bessert)
- Massive Agitation
- Sekretverhalt
- Schwere Hypoxämie oder Azidose (pH < 7,1)
- Anatomische Interface-Inkompatibilität
- Aspirationsgefahr
- Rezente chirurgische Eingriffe im Oberbauch

11.6.5 Erfolgs- und Abbruchkriterien

- **Erfolgskriterien** – eine erfolgreiche NIV-Behandlung kann folgende Kriterien aufweisen**:**
  - Rückgang der Atemfrequenz
  - pH-Wert ausgeglichen
  - PaO_2 steigt
  - $PaCO_2$ sinkt (bessere alveoläre Ventilation)
  - Besserung der Dyspnoe
  - Vigilanzverbesserung (Oczenski 2017)
- **Abbruchkriterien** – NIV-Behandlungen sollten bei Auftreten einer der folgenden Komplikationen abgebrochen werden:
  - Kooperationsprobleme
  - Bewusstseinsverschlechterung unter NIV
  - Unzureichende Schutzreflexe
  - Steigender $PaCO_2$
  - Keine Besserung der Hypoxämie
  - Hohe Leckage ohne Möglichkeit der Maskenadaptierung
  - Aspiration
  - Auftreten der oben genannten Kontraindikationen (Oczenski 2017)

11.6.6 Interfaces – der Weg zur richtigen Maske

Ziel der richtigen Maskenauswahl ist es, den größtmöglichen Patientenkomfort bei der geringsten Leckage angepasst zu ermöglichen.

PRAXISTIPP

Die Maske muss an den Bewusstseinsgrad und die Compliance des Patienten angepasst sein. Durch die unterschiedlichen Hersteller und Modellvarianten kann man die Masken nach der Gesichtsform (Distanzhalter, verstellbare Winkel) auswählen.

Im Akutstadium der respiratorischen Insuffizienz atmen Patienten meist durch den Mund, weshalb in dieser Situation eine NIV über eine Mund-Nasenmaske, Full-Face-Maske oder einen Helm indiziert ist.

Auswahlkriterien

Um eine optimal sitzende Maske auszuwählen, gibt es von den verschiedenen Herstellern Schablonen, um die richtige Größe auszuwählen. Die **Passform** der Maske sollte so gewählt sein, dass die Maske parallel zum Konterfei aufliegt. In der akuten respiratorischen Insuffizienz ist am ehesten eine Maske zu wählen, die den Mund miteinschließt.

- Die **Oronasalmasken** (➤ Abb. 11.7) reichen vom Nasenrücken bis zum Kinn. Am Kinn gibt es die unterschiedlichen Anlageformen von der Kinngrube bis unters Kinn. Je nach Gesichtsform und dem Vorhandensein von Zähnen muss hier die richtige Anlageform gewählt werden. Bei fehlenden unteren Zähnen kann eine Maske, die nur bis zur Kinngrube reicht nach oben rutschen und dadurch eine Leckage erzeugen. Durch einen Platzhalter am oberen Ende der Maske lassen sie sich optimal an die Gesichtsform anpassen.

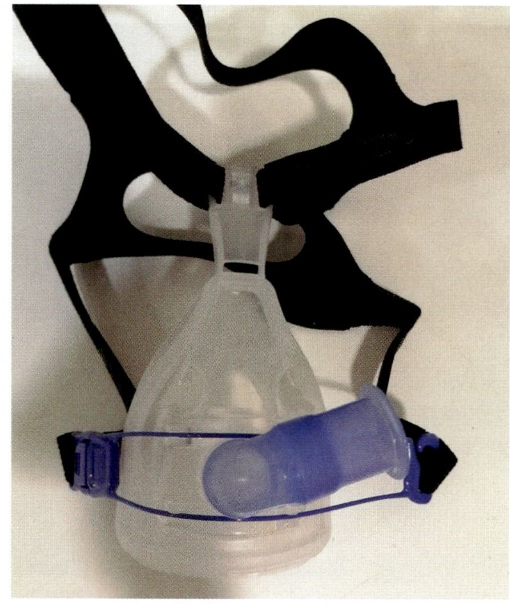

Abb. 11.7 Oronasale Masken sind bei der schweren respiratorischen Insuffizienz das Mittel der Wahl. [P1207]

- **Nasenmasken** (➤ Abb. 11.8) können nur bei complianten Patienten eingesetzt werden. Da diese Masken den Mund nicht miteinschließen kann man sie nicht bei der akuten respiratorischen Insuffizienz einsetzen.
- **Full-Face-Masken** (➤ Abb. 11.9) umschließen fast das ganze Gesicht, sie gehen meist von der Kinngrube bis über die Augen zur Stirn. Diese Masken nehmen den Druck vom Nasenrücken und können damit zur Abwechslung und Entlastung der Haut eingesetzt werden.

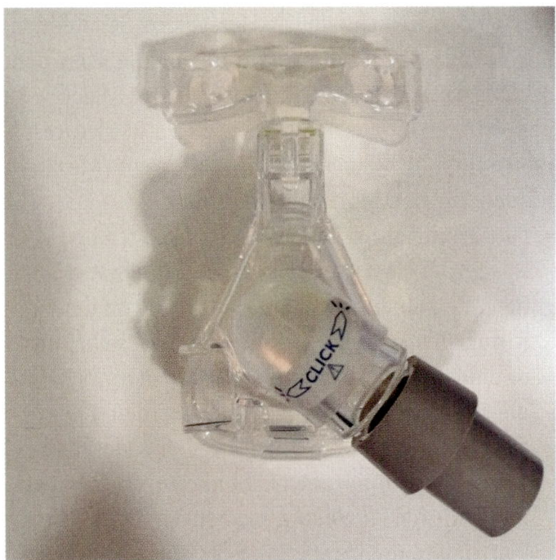

Abb. 11.8 Nasenmasken sind nur bei complianten Patienten einsetzbar. [P1207]

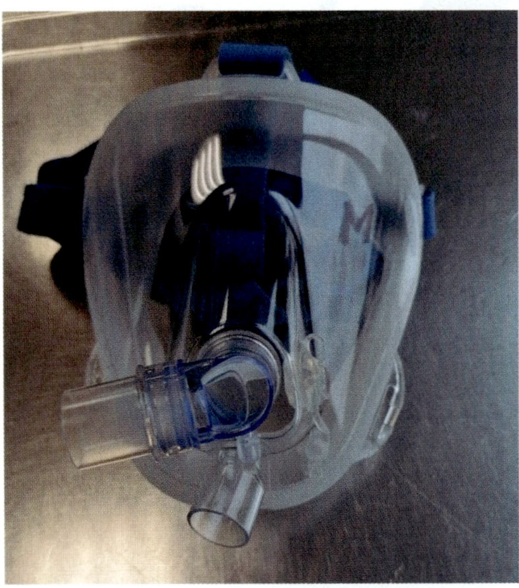

Abb. 11.9 Die Full-Face-Maske oder Vollgesichtsmaske kann im Wechsel mit Mund-Nasenmasken eingesetzt werden, um Druckstellen zu vermeiden. [P1207]

Als Alternative zu Beatmungsmasken kann eine Beatmung mittels **Beatmungshelm** (➤ Abb. 11.10) durchgeführt werden. Der aus weichem Kunststoff bestehende Helm wird mit ausgepolsterten Achselgurten am Körper fixiert, wodurch die durch Masken in Mitleidenschaft gezogenen Hautpartien geschont werden. Mit dem Helm kann ein höheres PEEP-Niveau gehalten werden, das für die Behandlung der akut hypoxämischen respiratorischen Insuffizienzen notwendig ist.

GUT ZU WISSEN

Durch den hohen Totraum ist der Beatmungshelm für die Behandlung von hyperkapnischen Lungenversagen nicht indiziert.

Zudem sinkt durch das hohe Volumen im Helm die Triggerempfindlichkeit, was zu einem Triggerversagen und somit zu einer Erschöpfung führen kann.

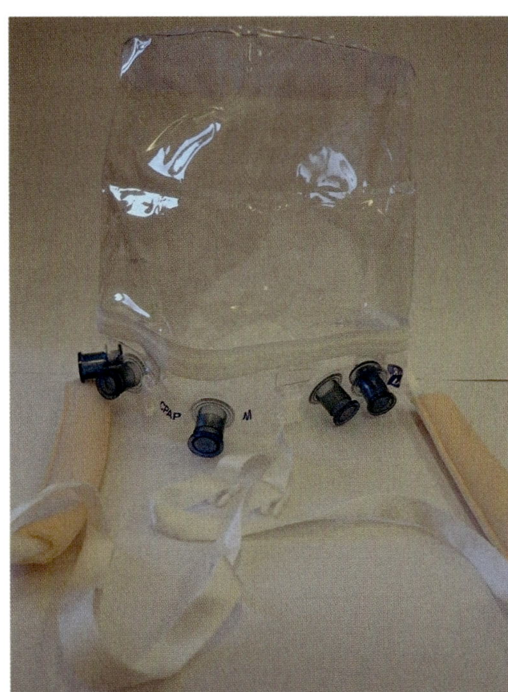

Abb. 11.10 Der Beatmungshelm hat das größte Totraumvolumen, wodurch die Elimination des CO_2 erschwert wird. [P1207]

11

Anlegen der Interfaces

Beim Anlegen der NIV-Maske sollte dem Patienten eine Gewöhnungsphase gegeben werden, dies geht jedoch nur, wenn keine Akutsituation vorliegt. Vor der Anlage der Maske ist es von Vorteil, mittels den mitgelieferten Schablonen die richtige Größe und Passform in Erfahrung zu bringen.

- Bei der Anlage der Maske hat sich bewährt, die Maske erstmals ans Gesicht des Patienten zu halten und eine Gewöhnungsphase zu ermöglichen.
- Wenn dies gut vertragen wird, kann die Maske mit den Haltebändern fixiert werden. Hierbei sollte die Maske vom Kinn nach oben hin fest gemacht werden.
- Wenn die Maske einen Distanzhalter am oberen Ende hat, sollte dieser auch als solcher genutzt und nicht plattgedrückt werden. Lässt sich der Winkel zwischen dem Mund-/Nasen-Stück und dem Stirn-Stück verstellen, so sollte die Maske parallel zur Gesichtsform eingestellt werden.
- Die Maske sollte dicht, aber nicht zu fest sitzen, sodass sie keine Druckstellen erzeugen kann.

Um Undichtigkeiten aufgrund einer Magensonde auszugleichen, gibt es Gelpolster oder Masken mit einem extra Auslass dafür. Die Leckage kann anhand der Differenz zwischen inspiratorischem und exspiratorischem Tidalvolumen berechnet werden. Dies erfolgt bei den meisten Intensivrespiratoren automatisiert und wird in Prozent angegeben.

11.6.7 Physiotherapeutischer Einsatz

Bei der Behandlung von Patienten mit nichtinvasiver Beatmung ist ein erhöhter Personalbedarf gefordert, da die Eingewöhnung und die Einstellungen auf die nichtinvasive Beatmung in den ersten Stunden der respiratorischen Insuffizienz sehr zeitintensiv ist.

PRAXISTIPP

Als respiratorischer Physiotherapeut ist man maßgeblich am Erfolg der Atemunterstützung beteiligt. Zu den Aufgaben gehört hier die Auswahl und Anpassung des richtigen Interfaces sowie das Heranführen an die Beatmung und die Atemvertiefung. Um den Patienten an die Beatmung zu gewöhnen, wird erstmals die Maske angehalten und mit niedrigem Druck gestartet. Bei guter Toleranz wird die Maske mit den Haltebändern fixiert und langsam an die gewünschte Druckeinstellung angepasst.

11.6.8 Beatmungseinstellungen bei nichtinvasiver Beatmung

Die maschinelle Beatmung soll dem Patienten die Atemarbeit erleichtern. Die Einstellung der Beatmung sollte grundsätzlich von den Ärzten vorgenommen werden, nachfolgend sind einige grundlegende Punkte aufgeführt, die zum Verständnis der Therapie beitragen.

Mit der Einstellung des PEEP können die Atemwege in der Exspiration länger offengehalten werden, weshalb mehr eingeatmet werden kann. Dies wiederum hat eine positive Auswirkung auf die Sauerstoffsättigung. Bei Adipositas kann es durch einen zu niedrig eingestellten PEEP zur Ausbildung von Atelektasen kommen. Um den paO_2 zu senken, muss das Tidalvolumen gesteigert werden. Dafür muss die Druckunterstützung erhöht werden.

GUT ZU WISSEN

Bei Adipositas	Mehr PEEP
Je weniger paO_2	Mehr PEEP und FIO_2
Je mehr $paCO_2$	Mehr DU/PS
Je mehr Atemarbeit	Mehr DU/PS

PRAXISTIPP

Bei der COPD ist auf Folgendes zu achten:

- Die inspiratorische Anstiegszeit soll recht kurz gehalten werden, damit der Beatmungshub schnell beim Patienten ankommt. Durch die schnellere Erreichung des Spitzendrucks wird die Atemarbeit vom Patienten reduziert.
- Die Endinspiration soll so verstellt werden, dass der Patient früher in die Exspiration gehen kann. Dies verhindert ein Airtrapping und senkt die Atemarbeit.
- Zur Entlastung der inspiratorischen Atemmuskulatur soll eine Druckunterstützung gegeben werden.

11.7 Der künstliche Atemweg über Endotrachealtubus und Trachealkanüle

Das Einbringen eines künstlichen Atemweges kann geplant erfolgen, wenn absehbar ist, dass es zu einer respiratorischen Erschöpfung kommt und/oder der Versuch mittels NIV kein zufriedenstellendes Ergebnis lieferte. Um die gestörte Eigenatmung des Patienten zu unterstützen oder zu ersetzen, sollte der Arzt einen **sicheren** und **freien Atemweg** schaffen. Bei einer geplanten Intubation ist der Patient meistens nüchtern oder es wird über eine Magensonde der Mageninhalt abgesaugt und der Patient wird für die Intervention sediert und relaxiert. Als künstlicher Atemweg kann zuerst ein Endotrachealtubus eingebracht und in weiterer Folge kann eine Tracheotomie notwendig werden.

Bei einer rapiden Verschlechterung oder einer kritischen Situation kann es zu einer **Notintubation** kommen. Im Gegensatz zur geplanten Intubation kann es sein, dass der Patient nicht nüchtern ist. In diesem Fall können während der Einleitung der Narkose Erbrechen mit nachfolgender Aspiration auftreten.

PRAXISTIPP

Ein eingespieltes Team und eine klare Absprache wer wofür zuständig ist, sind in beiden Fällen äußerst wichtig.

11.7.1 Endotrachealtubus

Der Endotrachealtubus ist ein dünner Schlauch, meist aus PVC, der an beiden Seiten offen ist. Knapp über dem unteren Ende befindet sich ein Ballon (Cuff) aus Silikon. Dieser Cuff wird über einen an der Wand des Tubus liegenden Schlauch von außen aufgeblasen, um die Lage in der Trachea zu fixieren und ein Eindringen von Sekret in die Lunge zu vermindern. Um die Füllung des Cuffs zu überprüfen, gibt es am äußeren Ende des zum Cuff führenden Schlauches einen Kontrollballon, über den der Druck mittels Manometer gemessen werden kann. Am oberen Ende des Endotrachealtubus befindet sich ein genormter Anschluss, auf den Beatmungsschläuche sowie Beatmungsbeutel passen. Die Größe des Endotrachealtubus wird in Millimeter des Innendurchmessers angegeben.

Es gibt die Möglichkeit, **orotracheal** oder **nasotracheal** zu intubieren. Für die Intubation wird der Patient präoxygeniert mit Sauerstoffmasken, nasalem High Flow oder Maskenbeatmung mit Beatmungsbeutel. Danach wird der Patient sediert und muskelrelaxiert.

Orotracheale Intubation

Bei der orotrachealen Intubation wir mit einem Laryngoskop die Zunge nach oben verdrängt, um Sicht auf den Kehlkopf zu erhalten. Nach Identifizierung der Stimmbänder wird der **Tubus** durch die **Stimmritze** vorgeschoben. Nach Positionieren des Tubus wird der Cuff aufgeblasen. Die regelrechte Lage des Tubus wird mittels Auskultation der Lunge bei einem Beatmungshub überprüft, zusätzlich sollte eine CO_2-Messung installiert werden. Die Fixierung des Endotrachealtubus ist wichtig, um eine Lageveränderung des Tubus und somit einen Verlust des Atemwegs zu verhindern. (Knapp, Popp 2016)

Die orotracheale Intubation ist ein **schneller** und einfacher Weg zur **Sicherung des Atemweges.** Es können großlumige Tuben mit subglottischer Absaugung verwendet werden. Beim Intubieren kann es zu Schäden der Zähne oder Verletzungen der Schleimhäute, Epiglottis und Stimmbänder kommen. Nachfolgend können Druckläsionen im Mund und Rachenraum entstehen. Der durch den Tubus entstehende Reiz wird von den meisten Patienten im wachen Zustand nicht so gut toleriert.

Nasotracheale Intubation

Eine nasotracheale Intubation ist eine Sonderform der Intubation und erfolgt meist bei Eingriffen im **Unterkiefer, Mundboden** oder **Zungenbereich.** Daher ist diese Variante nur selten auf Intensivstationen zu finden. Hier wird nach Lagerung und Sedierung des Patienten laryngoskopiert und bei gut einsehbarerer Glottisebene wird der Tubus über ein Nasenloch vorgeschoben, unter leichten Drehbewegungen kann man die Biegung des Tubus durch den Epi- und Mesopharynx unterstützen. Wenn der Tubus im Rachenraum sichtbar ist, kann er entweder gleich weiter bis zur Glottis vorgeschoben werden oder mittels Magill-Zange gefasst und besser positioniert werden. Kontrolle und Lagerung des Tubus erfolgen wie bei der orotrachealen Intubation. Alternativ kann die nasotracheale Intubation unter bronchoskopischer Führung erfolgen. Hierbei wird über die Nase bronchoskopiert und der Tubus über das Bronchoskop vorgeschoben und platziert.

Durch den Weg über die Nase, kann die Mundpflege leichter durchgeführt werden. Die Patienten tolerieren den Tubus in der Nase besser. Die Nasotrachealtuben sind meist kleiner, weicher und flexibler als die orotrachealen und es kann zu Verletzungen und Druckstellen an Conchen, Rachenwand, Rachentonsillen und Nasensepten kommen. (Laux 2019)

GUT ZU WISSEN

Zu Intubationsspätfolgen gehören Granulome im Bereich der Stimmlippen, Heiserkeit, Zensierung durch überschießende Schleimhautwucherungen im Bereich der Trachea und Kehlkopf sowie eine Tracheomalazie.

11.7.2 Tracheotomie

Sollte das Entwöhnen vom Endotrachealtubus und der Beatmungsmaschine nicht gelingen, wird eine Tracheotomie durchgeführt. Hierfür gibt es zwei gängige Varianten, die **chirurgische Tracheotomie** und die **perkutane Dilatationstracheotomie (PDT)**. Mit Tracheotomie wird die operative Eröffnung der Luftröhre (umgangssprachlich auch Luftröhrenschnitt) von außen und als Tracheostoma die dadurch entstanden Öffnung bezeichnet. Eine Tracheostomie ist eine Unterform der Tracheotomie und bezeichnet ein epithelisiert plastisch angelegtes Tracheostoma. (Schwegler, 2020)

Eine Tracheotomie kann zum Schutz der Atemwege bei chronischer Sekretretention und Hustenschwäche angelegt werden. Als Aspirationsschutz dient der Cuff der Trachealkanüle nicht. Selbst wenn der Cuff korrekt ($30cmH_2O$) befüllt ist, kann dünnflüssiges Sekret wie Speichel, Nahrung oder Erbrochenes am Cuff vorbei in die tiefen Atemwege gelangen. Ein Übercuffen kann zu Druckschäden in der Trachea führen und bietet nicht mehr Schutz. (Schwegler 2020)

- **Vorteile der Tracheotomie:**
  - Patientenkomfort erhöht
  - Sedierungsreduktion
  - Nahrungsaufnahme möglich
  - Geringer Atemwegswiederstand
  - Totraumreduktion durch kürzeren Atemweg
  - Mundpflege erleichtert
  - Kanülenwechsel möglich
  - Mobilisation erleichtert
  - Kommunikation mittels Sprechventil und Multifunktionskanüle
  - Entwöhnung von Beatmungsmaschine erleichtert (Beyer et al. 2016)
- **Nachteile der Tracheotomie:**
  - Evtl. operativer Eingriff notwendig
  - Blutungsgefahr
  - Risiko der Verletzungen der Trachealhinterwand
  - Fistelbildungen
  - Narbenbildung nach Dekanülierung

Perkutane Dilatationstracheotomie

Die **perkutane Dilatationstracheotomie (PDT)** wurde 1955 durch Shelden beschrieben. 1985 wurde die „klassische Ciaglia-Methode", die auf einer Seldingertechnik basiert, weiter verbreitet. Diese Methode wurde beibehalten, die Techniken zur Dilatation teilweise abgewandelt. Eine PDT kann im Rahmen der Intensivstation durchgeführt werden, es benötigt jedoch geschultes Personal.

- Über den Trachealtubus wird ein Bronchoskop vorgeschoben und unter Sicht der Tubus zurückgezogen so dass er oberhalb des zweiten bis vierten Trachealringes ist, denn dort wird dann die Punktion stattfinden.
- Die Haut wird mittig über der Trachea inzidiert, je nach Literatur wird der Hautschnitt auch erst nach der Punktion durchgeführt.
- Die Punktion der Trachea erfolgt mittels einer mit Kochsalzlösung teilgefüllten Spritze. Die Nadel wird unter Aspiration vorgeschoben und sobald man die Trachea erreicht hat, kann Luft aspiriert werden.

- Die Spritze wird entfernt und über die liegende Nadel wird ein Führungsdraht in die Trachea Richtung Carina vorgeschoben. Über den Führungsdraht wird dann ein konischer Dilatator vorgeschoben und das umliegende Gewebe gedehnt, bis die gewünschte Öffnung erreicht ist.

Es gibt auch die Möglichkeit, mittels einer Kunststoffschraube die Trachea unter Drehen zu dehnen. Dies bezeichnet man dann als **Rotations-Tracheotomie**. Nach dem Aufdehnen wird der Dilatator entfernt und die Kanüle über den Draht eingebracht. Die Kanüle wird aufgecufft und der Draht entfernt. Der Beatmungsschlauch wird mit der Kanüle verbunden und die Kanüle über eine Halterung fixiert. Die Kanülenlage in der Trachea wird mit dem Bronchoskop überprüft und gegebenenfalls die Halteplatten am oberen Ende der Trachealkanüle adaptiert. Danach wird der Tubus entfernt. (Schneider-Stickler & Kress 2018)

Zu den **Vorteilen** der **PDT** zählen die einfache Handhabung auf der Intensivstation und die geringere Öffnung auf der Haut, die eine Folge der kleineren Schnittführung ist und zu weniger Sekretaustritt und einer meist kleinen punktförmigen Narbe führt.

Diese Technik hat jedoch auch **Nachteile,** so können durch die Dilatation Trachealspangen verletzt werden, die dann in die Trachea reinstehen oder beim Einführen der Kanüle den Cuff beschädigen können. Beim Kanülenwechsel kann es zu einer „false route“ kommen, da es keinen geschienten Weg von außen in die Trachea gibt.

Zu den **Kontraindikationen** der PDT zählen (Schneider-Stickler & Kress, 2018):

- Anatomische Anomalien und dadurch schlecht zu identifizierende Strukturen der Hals Region
- Pathologien im Halsbereich
- Gefäßstrukturen im Eingriffsbereich
- Instabile HWS
- Adipositas (kurzer, dicker Hals)
- Operationen oder Bestrahlungen im Halsbereich
- Schwieriger Atemweg
- Hoher Beatmungsaufwand mit Oxygenierungsstörung
- Therapeutische Antikoagulation
- Blutungsneigung
- Infektionen im Eingriffsbereich
- Erhöhter Hirndruck

Nach der Dekanülierung, d. h. dem Entfernen der Trachealkanüle, verschließt sich das dilativ angelegte Tracheostoma in 90 % spontan. Die Länge des Schrumpfungsprozesses ist von der Tragedauer und der Größe des Tracheostomas sowie etwaigen Komorbiditäten abhängig. Für den Zeitraum der Wundheilung ist ein möglichst luftdichter Verband anzulegen, damit Sprechen, Schlucken und Atmen gewährleistet sind.

Chirurgische Tracheotomie

Ein chirurgisch angelegtes Tracheostoma hat das Ziel, eine kreisrunde, flache epithelisierte Öffnung von Haut und Trachea zu bilden. Ein Vorteil der chirurgischen Tracheotomie ist das Epithelisieren des Wundrandes, das bedeutet das Vernähen von Haut mit der Trachea, wodurch eine **primäre Wundheilung** entsteht und **Granulationsbildung verhindert** wird. Bei nicht epithelisierten Bereichen kann es zu Wundheilungsstörungen und vermehrter Sekretion kommen.

Durch den geschienten Weg eines epithelisierten Tracheostomas ist ein Kanülenwechsel einfach durchzuführen und daher auch für Langzeitkanülenträger indiziert.

Das chirurgisch angelegte Tracheostoma muss in der Regel auch chirurgisch verschlossenen werden. Hierfür werden mehrere Gewebsschichten über die Öffnung in der Trachea vernäht und so luftdicht abgedeckt. Hier ist wichtig, nach innen keine Stenosen zu bilden und einen Luftaustritt aus der Trachea ins Gewebe zu verhindern. Abschließend wird die Haut vernäht. (Schneider-Stickler & Kress, 2018)

Bestandteile der Trachealkanülen

Die Trachealkanüle besteht aus einem **Kanülenrohr,** das aus festem oder weichem Material besteht. Bei den Kanülen aus festem Material ist die Biegung vorgegeben, Kanülen aus weichem Material können sich der Anatomie besser anpassen. An der **oberen Krümmung** des Kanülenrohres kann bei einer **Multifunktionskanüle** (Sprechkanüle) eine Phonationsöffnung vorhanden sein. Diese ermöglicht es, dass der Luftstrom bei der Ausatmung nach oben zu den Stimmbändern entweichen kann. (Schwegler, 2020)

Innenkanülen, oder auch Seelen genannt, schließen passgenau mit der Außenkanüle (der Trachealkanüle) ab. Der Vorteil von Innenkanülen ist die einfache Reinigung des Atemweges, da sie entfernt werden kann und die Außenkanüle in Situ bleibt. Hierdurch kann immer ein freier Atemweg hergestellt werden. (Schwegler, 2020)

Am **unteren Ende** des Kanülenrohrs befindet sich wie bei einem Endotrachealtubus der **Cuff**. Im gecufften (aufgeblasenen) Zustand verhindert der Cuff das nach oben Entweichen der Luft unter Beatmung und hält die Kanüle schwimmend in der Trachea. Entcufft (ausgelassen) wird der Cuff, um Sprechen oder Schlucken zu ermöglichen. Der Cuff sollte immer mit einem Manometer aufgeblasen werden, um den Druck zu überprüfen. Beim Anstecken des Manometers (➤ Abb. 11.11) entweicht immer ein wenig Luft, weshalb ein mehrmaliges Überprüfen einen Druckverlust des Cuffs anzeigt, das hat aber nichts mit einem undichten Cuff zu tun (Schwegler, 2020). Eine ausreichende Cuff-Füllung der Niederdruckmanschette ist üblicherweise bei 20–25 cm H_2O erreicht, höhere Drücke können zu Mukosaschädigungen führen und sollten vermieden werden, der verwendete Cuffdruck muss regelmäßig, mindestens 1-mal pro Schicht, kontrolliert werden.

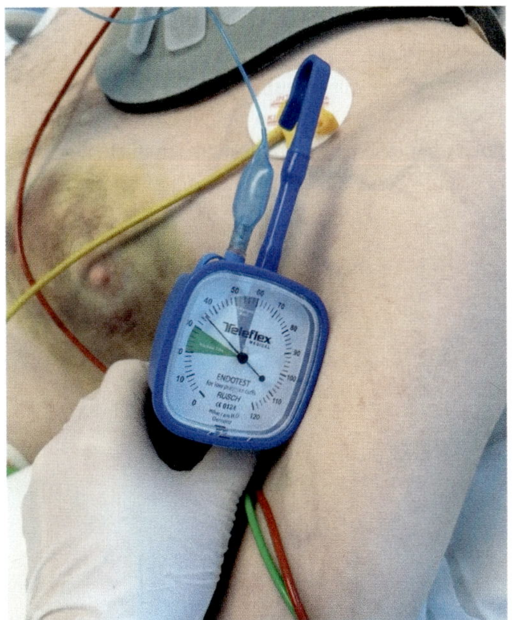

Abb. 11.11 Cuffdruckmessung. Beim Anstecken des Cuffdruckmanometers entweicht anfänglich Druck, wenn der Zeiger kontinuierlich sinkt, kann von einem undichten Cuff ausgegangen werden. [P1207]

Der Cuff wird wie beim Endotrachealtubus über einen dünnen Schlauch mit dem Kontrollballon verbunden. Über den Kontrollballon sieht man auf einen Blick ob gecufft oder entcufft ist. (Schwegler, 2020)

Das **Kanülenschild** hält die Kanüle von außen an Ort und Stelle. Es verhindert ein Hineinrutschen der Kanüle bzw. wird über das Halteband das Herausrutschen blockiert. Hier ist wichtig, dass das Halteband eng, aber nicht einschnürend am Hals anliegt, ähnlich einer gut sitzenden Krawatte. Bei flexiblen Kanülen ist das Kanülenschild meist verstellbar, wodurch die optimale Lage der Kanüle in der Trachea gegeben ist. Hier muss auf einen korrekten Verschluss der Fixierung geachtet werden, dass die Kanüle nicht verrutschen kann. Auf dem Kanülenschild findet man die Bezeichnung sowie die Größe der Kanüle. (Schwegler, 2020)

Der **Konnektor** am äußeren Ende der Trachealkanüle hat einen 15 mm Außendurchmesser, der durch seine Norm zu den Beatmungsschläuchen, Beatmungsbeutel, Sauerstoffinsufflatoren oder anderen Adaptern passt. (Schwegler, 2020)

Kanülenarten

Kanülen mit einem **geschlossenen Außenrohr** (➤ Abb. 11.12) und mit **Cuff** werden in der Regel bei der Tracheotomie eingesetzt. Sie werden

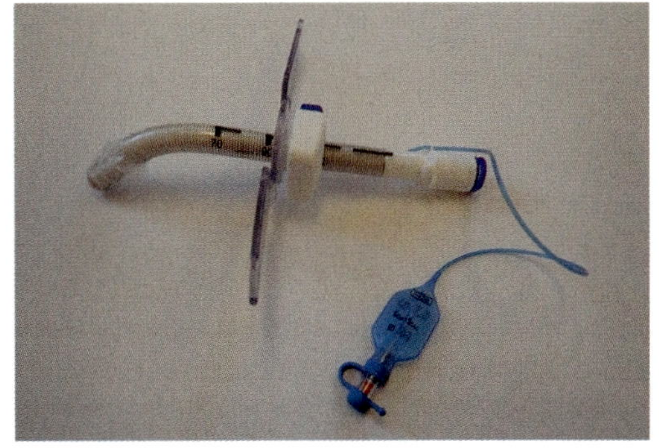

Abb. 11.12 Geschlossene spiralisierte Kanüle. Sie ist flexibel und wird deshalb besser toleriert. [P1207]

hauptsächlich für die Beatmung verwendet, da sie durch ihre Form und den Cuff dem Beatmungsdruck standhalten und die Luft nirgends hin entweichen kann. Die Erstkanüle ist meist eine geschlossene Kanüle. Spiralisierte Kanülen sind flexibler und werden von den Patienten anfangs besser toleriert.

Eine Multifunktionskanüle (➤ Abb. 11.13) besteht aus einer Außenkanüle mit Phonationsöffnung und zwei verschiedenen Innenkanülen – aus einer geschlossenen und einer gefensterten oder gesiebten Innenkanüle.

- Die **geschlossene Innenkanüle** verschließt von innen die Öffnung der Außenkanüle und kann somit in einer Beatmungssituation mit aufgeblasenem Cuff oder bei reiner Sauerstoffinsufflation mittels künstlicher Nase eingesetzt werden.
- Die **gefensterte Innenseele** hat ihre Öffnung an derselben Stelle der Krümmung wie die Außenkanüle, wodurch ein Ausströmen der Atemluft in Richtung Stimmbänder gegeben ist.

Um phonieren zu können, muss zusätzlich der Cuff ausgelassen sein und ein Sprechventil auf den Konnektor der Kanüle angebracht werden. Das Sprechventil öffnet bei der Einatmung eine Membran, wodurch eingeatmet werden kann und beim Ausatmen verschließt sich die Membran und Luft kann durch die Öffnung der Kanüle und zwischen Kanüle und Trachea nach oben zu den Stimmbändern entweichen. Um ein sicheres Arbeiten mit dieser Form der Kanüle zu gewährleisten, muss immer der Status des Cuffs, die Art der Innenkanüle und der Aufsatz an der Trachealkanüle überprüft werden.

GUT ZU WISSEN

Sprechen ist nur ENTCUFFT möglich, mit gefensterter Innenseele und Sprechventil möglich!

Sollte das Sprechen nicht möglich sein, kann es mehrere Gründe geben. Es ist immer zu überprüfen, ob der Cuff ausgelassen ist, die gefensterte Innenkanüle und das Sprechventil verwendet werden. Sollte dies nicht der Fall sein, kann es für den Patienten gefährlich werden, da er nicht ausreichend atmen kann. Durch die Funktion des Sprechventils wird die Inspiration ermöglicht, aber die Exspiration muss über die Fenestrierung der Kanüle und an der Kanüle vorbei erfolgen. Wenn der Patient nicht ausatmen kann, kann er in weiterer Folge weniger Luft einatmen. Es kommt zu einem Airtrapping (Überblähen der Lunge) und das Atmen fällt dem Patienten zunehmend schwerer.

Zudem könnten die Fenster der Kanüle mit Sekret verlegt sein, wodurch die Luft nicht nach oben strömen kann. Hier erstmals die Innenkanüle entfernen und gegebenenfalls reinigen und aus der Außenkanüle absaugen.

Kanülen mit **subglottischer Absaugung** (➤ Abb. 11.14) verfügen neben dem Cuffschlauch noch über einen zweiten dünnen Schlauch, der meist oberhalb des Cuffs eine Öffnung besitzt und am

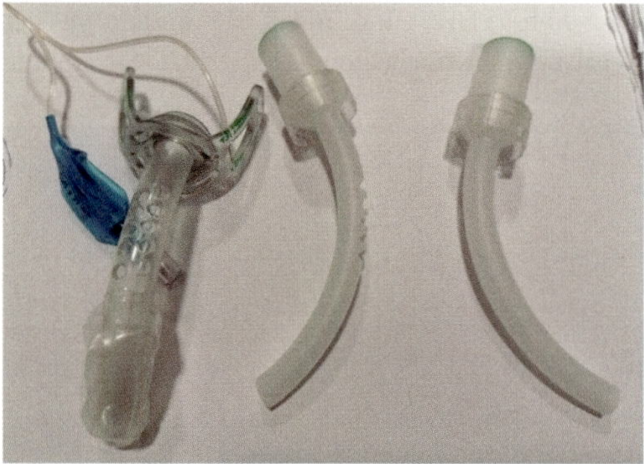

Abb. 11.13 Aufbau einer Multifunktionskanüle. Sie besteht aus einem gebogenen Kanülenrohr, einer Halteplatte, einem Cuff, einem kleinen Schlauch mit Ventil für den Cuff, einem zweiten kleinen Schlauch für die Absaugung, 2 Innenkanülen und einem Stöpsel. [P1207]

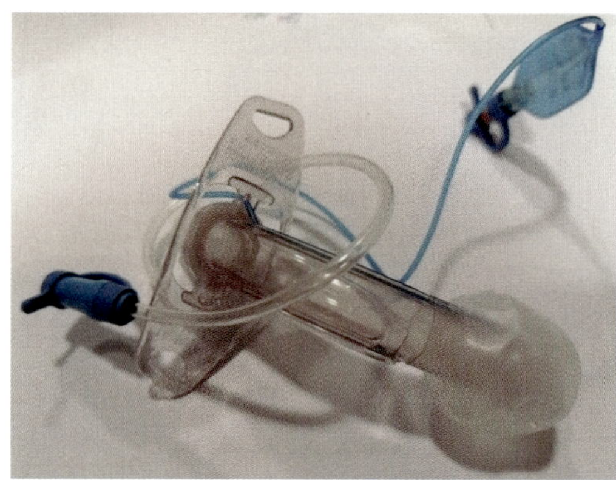

Abb. 11.14 Subglottische Absaugkanüle durch eine über dem Cuff befindliche Öffnung wird das Sekret über einen in der Kanülenwand eingelassenen Schlauch abgesaugt. [P1207]

anderen Ende ein Ansatzstück für ein Absauggerät oder eine Spritze hat. Hierdurch wird Sekret, das sich oberhalb des Cuffs ansammelt, abgesaugt. Durch die Absaugung des Sekrets wird die Menge an Sekret, welches am Cuff vorbeifließen kann, reduziert.

Kanülenauswahl und Wechsel

Die Auswahl der Kanüle muss an die Bedürfnisse und den Wachheitsgrad des Patienten angepasst werden.

Die **erste Kanüle,** die der Patient **nach** der **Tracheotomie** bekommt, ist meist eine geschlossene Kanüle. Hier ist es ratsam eine Kanüle mit Innenkanüle zu verwenden, damit sie einfach gereinigt werden und somit ein freier Atemweg gewährleistet werden kann.

7–10 Tage nach der **Tracheotomie** kann die Kanüle gewechselt werden. Die Auswahl der neuen Kanüle wird dann auf die Fähigkeiten und Bedürfnisse des Patienten abgestimmt.

- Ist absehbar, dass der Patient weiterhin beatmet werden wird, bleibt es bei einer geschlossenen Kanüle.
- Ist der Patient in einem wachen spontanatmenden Zustand und wird er demnächst sprechen können, kann auf eine Multifunktionskanüle gewechselt werden.

Bei vermehrter Sekretion aus dem oropharyngealen Raum oder einer Dysphagie sollte auf eine Kanüle mit subglottischer Absaugung gewechselt werden.

11.7.3 Inhalation über den künstlichen Atemweg

Bei der **Inhalation** mit einem **Dosieraerosol** über einen Endotrachealtubus oder eine Trachealkanüle muss wie beim spontanatmenden Patienten eine Vorschaltkammer aufgesetzt werden. Diese kann in das Beatmungsschlauchsystem eingebaut werden oder sie kann direkt auf den Tubus oder die Trachealkanüle angesetzt werden. Bei der Inhalation mit einer Vorschaltkammer kommt es gegenüber einer Inhalation mit einem Ellbogenadapter oder einem im Schlauchsystem eingebauten Applikationsansatz zu einer 4–6-fach besseren Aufnahme des Aerosols (Guideline., 1999). Zudem ist eine 2-fach höhere Dosierung als bei oraler Inhalation notwendig (Schenk et al. 2016).

Für die **Verneblung** von **Inhalationslösungen** können in das Beatmungssystem Vernebler eingebaut werden oder auf die Trachealkanüle beim beatmeten Patienten eine Verneblermaske vor die Trachealkanüle befestigt werden.

Eine Inhalation mit Pulverinhalatoren z. B.:Handihaler, Diskus ist nicht möglich.

11.7.4 Einsatz von Atemtherapiegeräten über den künstlichen Atemweg

Über T-Stücke und Konnektoren kann man die üblichen Atemtherapiegeräte an das Ansatzstück des Tubus oder der Trachealkanüle (➤ Abb. 11.15) adaptieren. So können über ein Richtungsventil, inspiratorisch oder exspiratorisches Training, sowie sekretfördernde Maßnahmen erfolgen. Über einen Winkeladapter kann ein Gerät, welches in- und exspiratorische Flüsse benötigt, angeschlossen werden.

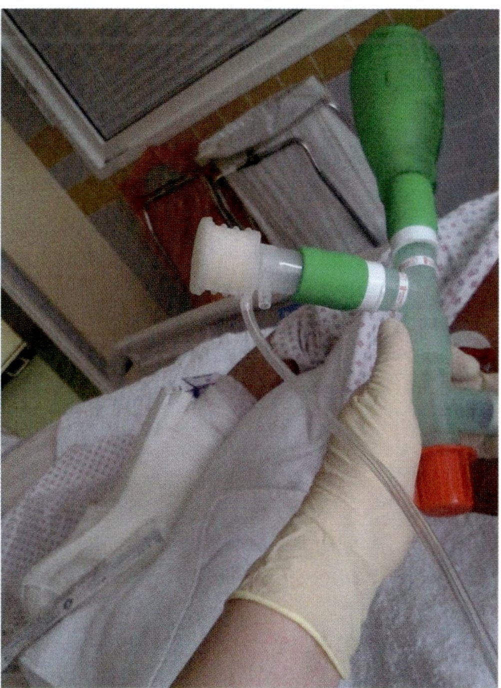

Abb. 11.15 Acapella an Trachealkanüle. Das oszillierende PEP kann über den exspiratorischen Schenkel des Richtungsventils zur Sekretförderung angeschlossen werden. [P1207]

Bei ausreichender Spontanatmung über eine **„künstliche Nase"** kann diese am inspiratorischen Schenkel des Richtungsventils montiert werden und am exspiratorischen Auslass wird das gewünschte Atemtherapiegerät montiert. Das T-Stück mit Richtungsweisung wird an ein T-Stück mit einem passenden Ansatz für die Trachealkanüle angesteckt und das zweite Ende des offenen T-Stückes wird verschlossen. Um Atemtherapiegerät und „künstliche Nase" zu applizieren, benötigt man elastische Konnektoren, die sich an die Geräte anpassen lassen. Zwischen der „künstlichen Nase" und dem Konnektor wird noch ein weiterer Adapter benötigt, der dieselbe Öffnung wie die Trachealkanüle hat, um sie darauf befestigen zu können.

Bei nicht ausreichender Inspiration kann statt der „künstlichen Nase" auch ein **Beatmungsbeutel** angeschlossen werden. Hier ist eine gute Kommunikation mit dem Patienten wichtig, um in Absprache mit ihm einen Atemhub zu applizieren und genügend Zeit (ca. 4–6 sec) für die Exspiration über das Atemtherapiegerät zu geben und ein Überblähen zu verhindern.

Da es unterschiedliche Formen der T-Stücke gibt, sind die Abbildungen nur als Beispiel bzw. zur besseren Vorstellung gedacht. Statt dem Acapella kann jegliche Form der PEP Geräte angeschlossen werden.

Bei der Verwendung eines **EzPAP-Systems** (Positive Airway Pressure Therapy System, Atemwegs-Überdrucktherapiesystem ➤ 11.11.3, ➤ Abb. 11.16) ist die Voraussetzung, dass durch das Gerät ein- und ausgeatmet wird. Hier kann mittels einem Winkeladapter, das Gerät an die Trachealkanüle angeschlossen werden. Um ein Austrocknen der Bronchialschleimhaut, aufgrund der im Gerät benötigten hohen Flussrate des Sauerstoff-/Luftgemisches zu verhindern, muss zwischen dem Winkeladapter und dem Gerät ein HME-Filter eingebaut werden.

Beim Einsatz von Geräten und Konnektoren über den künstlichen Atemweg ist auf die Hygienerichtlinien der Hersteller und des eigenen Krankenhauses zu achten, um eine etwaige Keimbesiedelung zu vermeiden.

Für inspiratorisches Atemmuskeltraining kann ein **Treshold IMT** (Atemmuskeltrainer für die Inspiration ➤ 11.9.3) an die verschiedenen T-Stücke und Konnektoren angeschlossen werden (➤ Abb. 11.17). Für das Training muss vorab der MIP (➤ 8.2) gemessen werden und der Trainingswiderstand wird auf mindestens 30 % des MIPs eingestellt. Wenn der Patient mit seiner Inspiration den

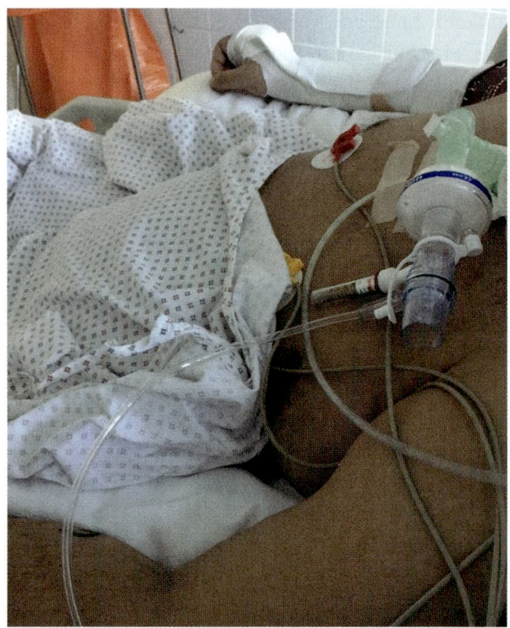

Abb. 11.16 EzPAP über Trachealkanüle. [P1207]

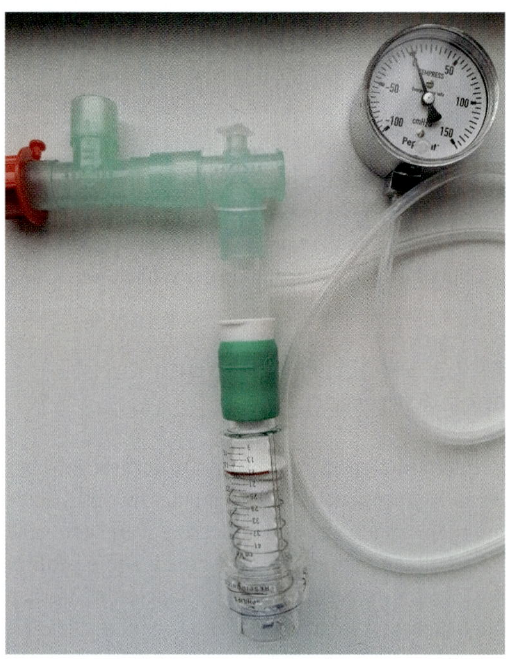

Abb. 11.17 IMT-Treshold für künstlichen Atemweg. [P1207]

vordefinierten Widerstand überwunden hat, ist eine Inspiration mit einem gleichbleibenden Widerstand möglich (Göhl et al. 2016).

GUT ZU WISSEN

Für die Durchführung der Atemtherapie mit einem Gerät über eine Trachealkanüle soll eine geschlossene Kanüle und ein insufflierter Cuff verwendet werden, damit die Luft nicht anderweitig entweichen kann.

11.7.5 Absaugen/Sekretevakuierung über den künstlichen Luftweg

Da der Patient das Atemwegssekret nicht aktiv abhusten kann, ist es notwendig, dieses aus dem künstlichen Luftweg zu entfernen. Hierfür wird mit einem Absaugkatheter das Sekret innerhalb des künstlichen Luftweges abgesaugt. Das endotracheale Absaugen hat das Ziel, den Atemweg frei zu halten, um den pulmonalen Gasaustausch aufrechtzuerhalten und eine Verlegung des künstlichen Atemweges zu verhindern (Schneider-Stickler & Kress, 2018).

Um keine Verletzungen der Bronchialschleimhaut zu erzeugen, ist es wichtig, die Länge des künstlichen Atemweges zu kennen, da nur innerhalb des künstlichen Zuganges abgesaugt werden soll, um die Schleimhaut nicht zu verletzen.

Der Absaugvorgang sollte nach Indikationsstellung wie Sekretansammlung im künstlichen Luftweg, zur Diagnostik oder nach Aspiration erfolgen. Grundsätzlich gilt – so selten wie möglich, aber so oft wie notwendig –, um die Schleimhaut nicht übermäßig zu reizen.

Geschlossenes Absaugsystem

Das geschlossene Absaugsystem besteht aus einem **Absaugkatheter** in einer **sterilen Plastikhülle,** der mit einem Konnektor direkt im Schlauchsystem der Beatmungsmaschine integriert ist. Dieses System kann für ein gewisses Zeitintervall im geschlossenen Kreis des Beatmungsschlauches bestehen bleiben, und daher mehrmals für den Patienten verwendet werden.

Durch das geschlossene System kommt es im Rahmen des Absaugvorgangs zu **geringeren Schwankungen** in den **Beatmungs**- und **Atemwegsdrücken,** dies verhindert ein Kollabieren der kleinen Atemwege. Zudem kann infektiöses Sekret oder Keime aus dem Bronchialsekret nicht in die Umgebungsluft abgegeben werden und gleichzeitig kommt es nicht zum Verschleppen von Keimen in das Bronchialsekret.

GUT ZU WISSEN

Der Einsatz des geschlossenen Saugsystems hat sich bei Patienten mit hohen Beatmungseinstellungen (hoher PEEP) und bei Patienten in Bauchlage bewährt (Schneider-Stickler & Kress 2018).

Das geschlossene Absaugsystem hat am Ende einen Konnektor, an den der Absaugschlauch verbunden wird. An diesem Konnektor ist ein Absaugventil, wenn dieses gedrückt wird, wird der Sog vom Absauggerät weitergeleitet in den Absaugkatheter. Dieses Ventil ist arretierbar und muss für den Saugvorgang geöffnet werden.

Praktische Durchführung des Absaugvorgangs:

- Präoxygenierung über das Beatmungsgerät vornehmen
- Konnektieren des Saugerschlauchs mit dem geschlossenen System, Absaugventil öffnen
- Absaugkatheters ohne Sog (Länge des künstlichen Atemweges nicht überschreiten) vorschieben
- Durch Gedrückthalten des Absaugventils kommt der Sog zustande
- Katheter langsam zurückziehen
- Durchspülen des Absaugkatheters über einen Port am geschlossenen System
- Absaugventil verriegeln
- Abziehen des Saugerschlauchs und durchspülen

Offenes Absaugsystem

Ein offenes Absaugen sollte unter sterilen Bedingungen erfolgen, um eine Kontamination des Saugkatheters und somit einer Verschleppung von Keimen ins Bronchialsystem zu verhindern. Ein offenes Absaugen ist bei **tracheotomierten Patienten** mit künstlicher Nase oder Sprechventil notwendig, kann aber auch bei beatmeten Patienten vorkommen.

Zur Durchführung des Absaugvorgangs ➤ Tab. 11.4.

Tab. 11.4 Zur Durchführung des Absaugvorgangs. [P1207]

Abbildung	Vorgehen
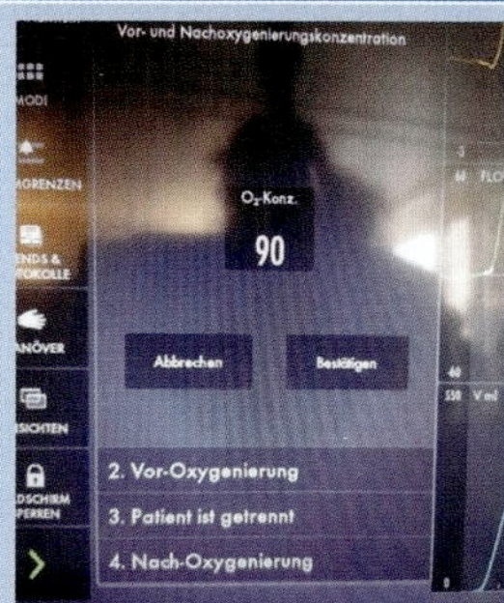	Präoxygenierung/Diskonnektionseinstellung über das Beatmungsgerät betätigen (Beatmungsgerät macht eine Präoxygenierung, stoppt die Beatmung bei Diskonnektion und nach Konnektion startet die Beatmung wieder)
Absaugschlauch mit dem Saugkatheter über Fingertip (Verbindungsstück) unter aseptischen Bedingungen verbinden	
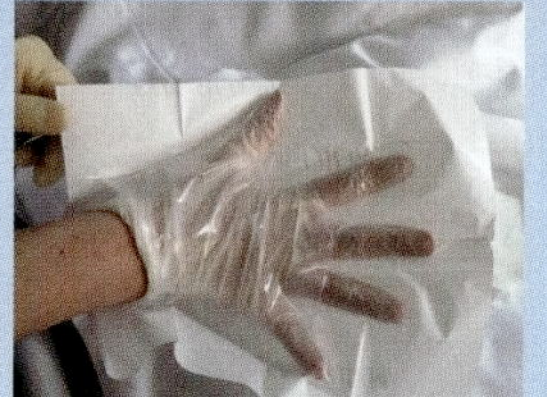	Sterilen Handschuh überziehen, hierbei nur die Verpackung angreifen und keinesfalls die Oberfläche des Handschuhs
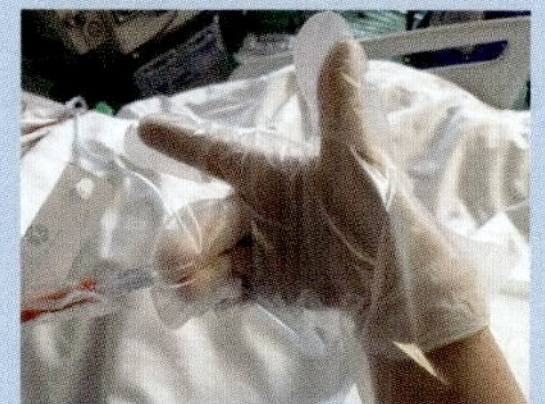	Den Saugerschlauch zwischen Ring- und kleinem Finger einklemmen
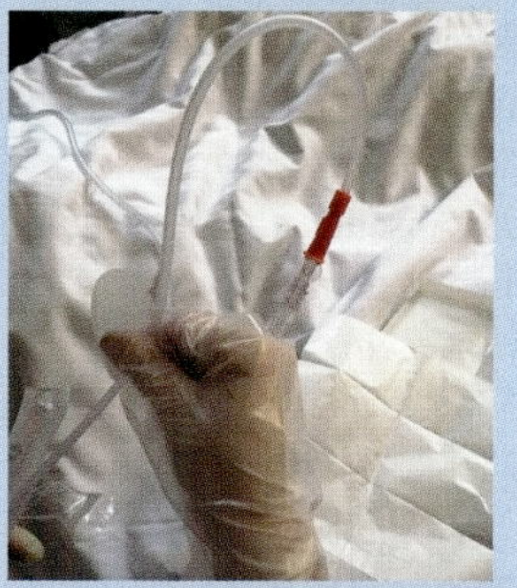	Den Absaugkatheter mit den restlichen 3 Fingern der sterilen Hand schlaufenfömig aus der Verpackung ziehen
Diskonnektieren des Beatmungsschlauches/künstlicher Nase mit der unsterilen Hand	
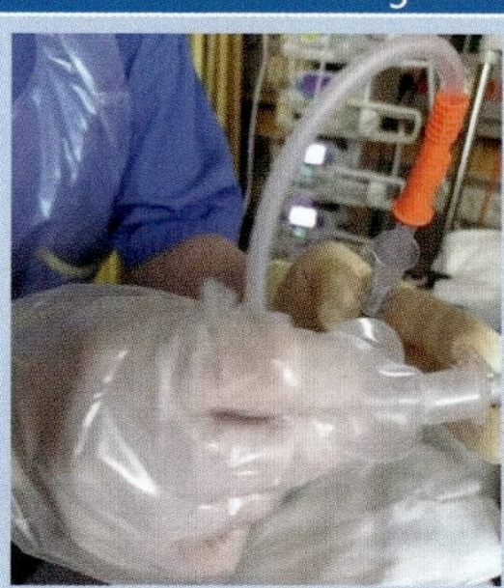	Vorschieben des Absaugkatheters ohne Sog mit der sterilen Hand (Länge des künstlichen Atemweges nicht überschreiten)

11

Tab. 11.4 Zur Durchführung des Absaugvorgangs. [P1207] (*Forts.*)

Abbildung	Vorgehen
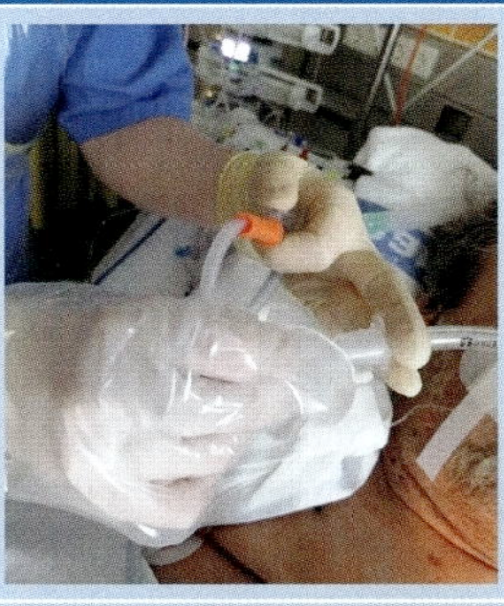	Sog mit der unsterilen Hand über Fingertip aufbringen
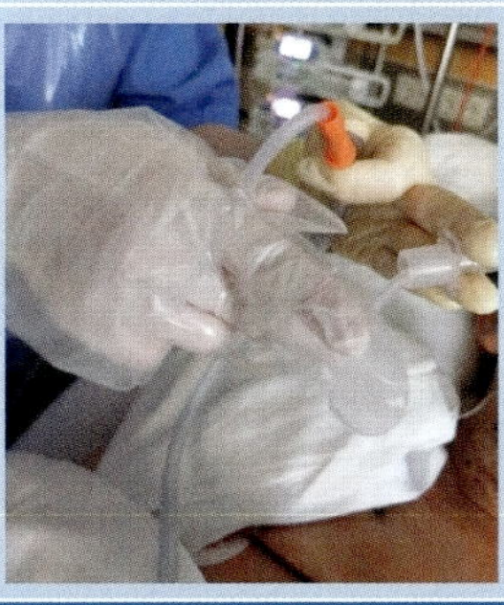	Langsames Zurückziehen des Katheters unter Drehbewegung zwischen Daumen und Zeigefinger oder kreisförmiger Bewegung im Handgelenk, um Sekret von Wand mitzusaugen
Anschließen des Beatmungsschlauches/künstliche Nase	
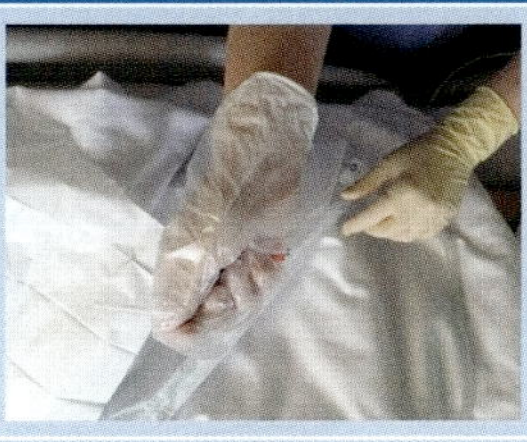	Verwerfen des Absaugkatheter und des sterilen Handschuhs (für jeden Absaugvorgang einen neuen verwenden)
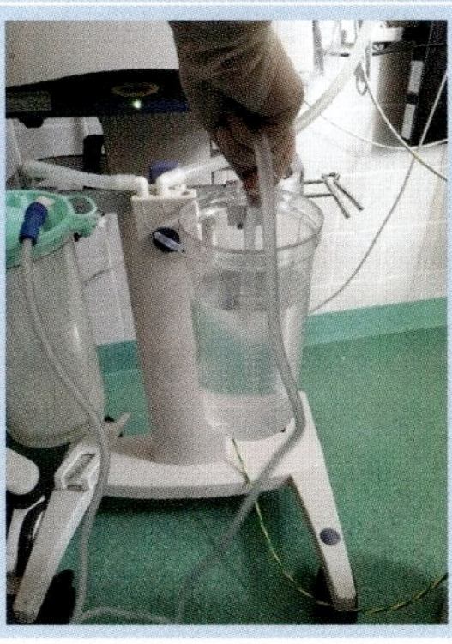	Saugerschlauch durchspülen

11.8 Grundlagen der invasiven Beatmung

Bei der invasiven Beatmung wird unterschieden zwischen kontrollierter und assistierter Beatmung und der Spontanatmung an der Beatmungsmaschine. Die Bezeichnungen der einzelnen Modi sind von Typ und Hersteller des Respirators abhängig und können daher variieren.

11.8.1 Kontrollierte Beatmung

Durch die fehlende Spontanatmung wird in dieser Beatmungsform der Atemzyklus von der Beatmungsmaschine übernommen. Dies entlastet die Atemmuskulatur des Patienten, kann jedoch zu einer Dysfunktion der Atemmuskeln oder deren Atrophie führen.

- **Pressure Controlled Ventilation (PCV** – druckkontrollierte Beatmung) bedeutet eine druckkontrollierte Beatmung. Bei dieser Einstellung sind der FIO_2, der PEEP, der Druck über PEEP, die Atemfrequenz und die Inspirations- und Exspirationszeit vorgegeben. Als freie Variabel findet sich hier das Volumen.
- **Volume Controlled Ventilation (VCV** – volumenkontrollierte Beatmung) sprich: eine volumenkontrollierte Beatmung. Hier sind der FIO_2, der PEEP, das Volumen, die Atemfrequenz und die Inspirations- und Exspirationszeit vorgegeben. Variabel ist hier der Spitzendruck, was für die Therapie von großer Bedeutung ist. Der Respirator gibt einen Beatmungshub mit variablem Druck ab, damit das vorgegebene Volumen erreicht wird. Wird nun eine Thoraxhälfte komprimiert, aufgrund der Therapie oder der Lagerung, wird in die andere Hälfte mit erhöhtem Druck das Volumen befördert. Bei einem Spitzendruck (Ppeak) von über 30mbar kann es zu einem Barotrauma kommen.
- **Pressure regulated volume controlled ventilation (PRVCV)**: Die druckregulierte volumenkontrollierte Beatmung)ist eine Mischung aus der PCV und der VCV. Es handelt sich um eine druckregulierte Beatmungsform mit Volumengarantie. Bei dieser Beatmungsform werden zusätzlich zum FIO_2 das Atemhubvolumen und die Atemfrequenz eingestellt. Ziel ist es, das Atemhubvolumen mit dem geringstmöglichen inspiratorischen Druck zu erreichen.
- **Biphasic Positiv Airway Pressure** (BIPAP, Bilevel, DuoPAP Bi-Vent): Die druckkontrollierte Beatmung auf zwei unterschiedlichen Druckniveaus kann als kontrollierte aber auch assistierte Beatmungsform eingesetzt werden. Hier werden zusätzlich zum FIO_2 zwei Drücke und zwei Zeiten eingestellt. Der p tief und der p hoch, die t tief und die t hoch. Der p tief entspricht einem PEEP und der p hoch dem Inspirationsdruck. Die t hoch ist die Zeit die auf dem p hoch Niveau geatmet wird und die p tief die Zeit auf dem p tief Niveau. Die Einstellung der Zeit auf den zwei Niveaus entspricht in etwa einer I:E Einstellung. I ist hier die Zeit auf p hoch und E die Zeit auf p tief. Die Atemfrequenz ist vorgegeben und der Patient hat die Möglichkeit zu den Einstellungen mit zu atmen. Wird manchmal auch als BiVent bezeichnet (Bremer, 2011).

Bei einigen Respiratoren gibt es die Möglichkeit, Patienten, die sich in der Aufwachphase befinden, zu der vorgegebenen Atemfrequenz der kontrollierten Beatmungsform dazu zu atmen, und sich durch Auslösen des Triggers den Beatmungshub zu holen. Wenn jeder Beatmungshub über einen längeren Zeitraum vom Patienten selbst ausgelöst wird, kann die Beatmungsform gewechselt werden.

11.8.2 Assistierte/augmentierte Beatmung

Bei der assistierten oder augmentierten Beatmung muss der Patient den Trigger auslösen, um den Beatmungshub zu bekommen.

- Die **Pressure Support Ventilation (PSV)**, Druckunterstützung kennt man unter verschiedenen Namen: ASB (assisted spontaneous Breathing) oder CPAP/Druckunterstützung. Eingestellt werden die inspiratorische Druckunterstützung, der PEEP, die Druckanstiegsgeschwindigkeit (oder inspiratorische Anstiegssteilheit), die Triggerschwelle und der FiO_2. Das ist eine druckgeregelte, patientengetriggerte Atemhilfe, bei der jeder Atemzug vom Patienten ausgelöst wird und von der Beatmungsmaschine unterstützt wird. Der

Patient löst durch Fluss oder Druckerzeugung den Beatmungshub aus und bekommt die eingestellte Druckunterstützung über den PEEP. Der eingestellte Druck wird über die gesamte Inspiration gehalten. Der Wechsel in die Exspiration, also das Öffnen des Exspirationsventils, wird durch unterschreiten eines von der Beatmungsmaschine voreingestellten Inspirationsflow getriggert.

- **Volumen Support Ventilation (VSV)** ist eine volumenunterstützte Beatmungsform, die flowgesteuert und patientengetriggert ist. Hier werden der PEEP, das Atemhubvolumen, die Triggerschwelle und der FiO_2 eingestellt. Der Spitzendruck in dieser Beatmungsform variiert bei jedem Atemzug.

11.8.3 Spontanatmung

Als **Continuous Positive Airway Pressure (CPAP** Kontinuierlicher Positiver Atemwegsdruck) bezeichnet, ist dies eine Spontanatmungsform mit vorgegebenem PEEP und FiO_2. Es gibt hier keine maschinelle inspiratorische Druckunterstützung. Der Patient atmet selbstständig oberhalb eines eingestellten PEEP-Niveaus.

In ➤ Tab. 11.5 sind kurz die wichtigsten Parameter, die für eine Beatmung eingestellt werden müssen, angeführt. Diese Werte dienen nur als Beispiel zur besseren Darstellung. Die Angabe für das Tidalvolumen ergibt sich aus der lungenprotektiven Beatmung und bezieht sich auf kg Körpergewicht des Idealgewicht des Patienten, nicht auf das tatsächliche Gewicht, da die Lung bei adipösen Patienten nicht mitwächst.

11.9 Atemphysiotherapie bei beatmeten Patienten

Die **Ziele** einer respiratorischen Physiotherapie in der Intensivmedizin sind die Verbesserung der Lungenbelüftung, Sekretclearance (das Entfernen von Sekret), das Reduzieren der Atemarbeit, der Erhalt der inspiratorischen Muskelkraft und das Wiedererlangen der Spontanatmung. Bei beatmeten Patienten können physiotherapeutische Behandlungen wie die manuelle Hyperinflation, ein modifizierter ACBT und Thoraxkompressionen angewandt werden. Die Sekretevakuierung erfolgt über endotracheales Absaugen. Zur Verbesserung der inspiratorischen Muskelkraft kann Atemmuskeltraining über den Respirator oder einem Tresholdgerät durchgeführt werden.

Die Anzahl und Reihenfolge der Techniken sind individuell an den Patienten anzupassen. Die Lokalisation von Sekret oder eines minderbelüftete Areals

Tab. 11.5 Beatmungsmodi.

	Kontrollierte Beatmung				Assistierte Beatmung		Spontanatmung
Beatmungsmodi	Druckkontrolliert	Volumenkontrolliert	Druck reguliert Volumen kontrolliert	BiVent	Pressure support	Volume support	CPAP
FIO2 in %	50	50	50	50	40	40	30
Muss immer eingestellt werden							
PEEP in mbar	6–12	6–12	6–12	Ptief	6–12	6–12	6–12
Muss immer eingestellt werden							
AF/min	12	12	12	12			
Druck über PEEP in mbar	9	Variable*	Druck variabel, aber reguliert durch Ppeak*	phoch	7	Variable*	0
Tidal-volumen	Variable*	6 ml/kg KG	6 ml/kg KG		Variable*	6 ml/kg KG	Variable*
Automode	Pat kann den Beatmungshub auslösen						

* Dieser Wert die Variable und verändert sich bei jedem Atemzug.

wird durch Auskultation und Begutachtung des Röntgenbildes festgestellt und daraufhin die Therapie abgestimmt. Wenn Sekret zentral genug ist, muss es mittels eines Absaugkatheters aus dem künstlichen Atemweg entfernt werden, da der Patient es nicht aktiv hochhusten kann und es sonst den Atemweg verlegt.

11.9.1 Active Cycle of Breathing Technique (ACBT)

Der ACBT ist, wie der Name nahelegt, eine Form der Atmung, die vom Patienten aktiv durchgeführt werden kann. Dieser **Zyklus** lässt sich **einteilen** in eine kontrollierte Ruheatmung (BC), eine forcierte Ausatmung (FET oder Huff) und eine vertiefte Einatmung mit Dehnung (TEE) und endinspiratorischer Atempause. In der Intensivmedizin lässt sich dieser Zyklus bei spontanatmenden Patienten gut einsetzen und bei beatmeten Patienten durch Tätigkeit des Physiotherapeuten anpassen.

Da der maschinell beatmete Patient den ACBT nicht selbstständig durchführen kann, wird die Technik von Physiotherapeuten abgewandelt und mittels Thoraxkompression und einer inspiratorischen Atempause über den Respirator ersetzt. Für die **„passive" Form** des **ACBT** ist es wichtig, die Thoraxgegebenheiten des Intensivpatienten zu kennen, da mit viel Druck auf die Rippen bzw. das Sternum eingewirkt wird. In ➤ Tab. 11.6 wird der Unterschied der Technik dargestellt.

Tab. 11.6 Unterschied des Active Cycle of Breathing (ACB)T bei spontan atmenden und beatmeten Patienten.

Spontanatmende Patienten	Beatmete Patienten
Vertiefte Inspiration	Halten einer Thoraxkompression mit schnellem loslassen
Endinspiratorische Atempause für 2–3 Sekunden	Drücken der Inspiratory hold Taste am Respirator für 2–3 Sekunden
Forcierte Exspiration/Huff	Schnelle Thoraxkompression
Abhusten des Sekrets	Absaugen des Sekrets über den künstlichen Atemweg

Für die **Thoraxkompression** hat es sich bewährt, mit der flachen Hand im Verlauf der Rippen oder des Sternums den Druck auszuüben. Je nach Position des Therapeuten wird Zug oder Druck ausgeübt . Wichtig ist die Richtung, beim Zusammenführen der Rippen oder Bewegen des Sternums nach kaudal, dadurch werden das Sekret und die Exspirationsluft in der Lunge nach kranial geschoben. Wenn eine Thoraxkompression nicht möglich ist, kann auch über eine Kompression des Abdomen oder einen epigastrischen Schub ein Huffen oder Husten imitiert werden.

Für eine vertiefte Inspiration wird nach einer Thoraxkompression der Druck auf dem Thorax schnell losgelassen (Recoil), wodurch ein Unterdruck entsteht und die Luft vom Respirator eingesaugt wird. Am Respirator kann man den Erfolg anhand des inspiratorischen Tidalvolumens überprüfen, dies sollte bei dieser Technik ansteigen.

Um eine Umverteilung der Luft in der Lunge in verschlossene Areale zu ermöglichen, wird eine endinspiratorische Atempause benötigt. Dies lässt sich über die Intensivrespiratoren mittels Gedrückthalten der Taste für den Inspiratory Hold ermöglichen. Um dies durchführen zu können, muss während der Inspiration die Taste gedrückt und für die Dauer der Pause gehalten werden. Durch das Drücken der Taste am Ende der Inspiration werden die inspiratorischen und exspiratorischen Ventile im Beatmungsgerät verschlossen und die Luft wird angehalten. Nach dem Loslassen der Taste öffnen sich die Ventile und die Luft kann wieder entweichen. Im kontrollierten Beatmungsmodus folgt auf die Atempause eine Exspiration. Ein assistiert beatmeter Patient kann versuchen eine neuerliche Inspiration auszulösen, hier ist es dann wichtig, den Patienten mit einer Thoraxkompression in die Exspiration zu führen, damit er sich nicht überbläht.

Bei Patienten nach einem Schädelhirntrauma soll keine endinspiratorische Atempause erfolgen, da dadurch der intrakranielle Druck ansteigen kann.

11.9.2 Thoraxkompression

Durch gezielte Thoraxkompression lässt sich **Luft** in der **Lunge umverteilen** und so können minderbelüftete Areale **besser belüften** werden.

Bei einer **gehaltenen Thoraxkompression** über mehrere Atemhübe auf der nicht betroffenen Seite, kann die durch die Beatmungsmaschine abgegebene Luft besser in die verschlossenen Areale strömen. Hier ist auf die Beatmungseinstellungen zu achten, da in einer volumenkontrollierten Beatmungsform das eingestellte Volumen ohne Abregelung des Spitzendruckes in die nicht komprimierte Lunge strömt. Bei einem zu hohen Spitzendruck über längeren Zeitraum kann es zu einer Verletzung der Lunge kommen.

Durch eine gehaltene Thoraxkompression mit **anschließendem Recoil** über einem minderbelüfteten Lungenareal, lässt sich die Einatemluft dorthin lenken und somit kann der Abschnitt besser belüftet werden.

CAVE

Bei einer volumenkontrollierten Beatmung geht das ganze Volumen in die nicht komprimierten Lungenareale. Es besteht Verletzungsgefahr.

11.9.3 Atemmuskeltraining

Bei einem Treshold (Atemmuskeltrainingsgerät ➤ 10.7.4) muss der voreingestellte Schwellenwert überschritten werden, damit der Atemfluss durchgängig ist. Das Gerät ist flussunabhängig und kann somit für Intensivpatienten standardisiert und einfach eingesetzt werden (Bissett et al. 2018).

Für die Durchführung des Atemmuskeltrainings, kann ein Treshold (➤ 11.7.4) an den künstlichen Atemweg angeschlossen werden oder wenn eine Diskonnektion vom Beatmungsgerät nicht möglich ist, kann dies auch mit dem Respirator durchgeführt werden.

Als **Indikation** für ein Atemmuskeltraining bei einem beatmeten Patienten stehen das prolongierte Weaning und ein MIP zwischen 0 und -20cm H_2O im Vordergrund.

Atemmuskeltraining am Respirator

Wenn eine Diskonnektion von der Beatmungsmaschine nicht möglich ist, da noch eine assistierte Beatmung notwendig ist, kann an den Respiratoren ein Atemmuskeltraining durchgeführt werden. Hierfür wird der Trigger, der den Beatmungshub auslöst, so verstellt, dass der Patient einen Unterdruck erzeugen muss. Es wird von einem Flow gesteuerten Trigger auf einen **Unterdrucktrigger** umgestellt. Intensität und Dauer des Trainings am Respirator sind von der Toleranz des Patienten abhängig und reichen von wenigen Atemzügen bis zu Minuten. Die Unterstützung des Beatmungshubes bleibt während des Trainings gleich.

PRAXISTIPP

Mit einem leichten Drucktrigger beginnen und das Atemzugsvolumen beobachten: Wenn dies gleich bleibt, ist ein größerer Widerstand möglich. Zwischen den Trainingssätzen, die Einstellung wieder zurückstellen und dem Patienten Erholungsphase lassen.

Atemmuskeltraining mit Treshold

Mit einem Treshold IMT (inspiratorischer Atemmuskeltrainer) können die Kraft und Ausdauer der Atemmuskulatur gestärkt werden. Beim Einatmen durch den Threshold IMT erzeugt ein Federventil einen Widerstand, der durch das Überwinden des Widerstandes die Atemwegsmuskulatur trainiert.

Für das Training der Maximalkraft werden dann **80 % des MIP** am **Treshold** eingestellt: Der Treshold wird mit einem Manometer verbunden und direkt an den Tubus oder die Trachealkanüle angesteckt. Mit dem Manometer kann dann der inspiratorische Druck überwacht werden. Wenn der Patient bei drei aufeinanderfolgenden Wiederholungen die 80 % nicht erreicht, ist der Satz beendet. Es sollen 3 Sätze durchgeführt werden und in den Pausen der Patient wieder an die Beatmungsmaschine genommen werden

Bei einem High Intensity Training wird der Widerstand des Treshold auf das vom Patienten maximal erreichbare Level (MIP) gedreht und der Patient aufgefordert, 6–10 Atemzüge durchzuführen. Eine 2-minütige Pause an der Beatmungsmaschine wird zwischen den 4 Sätzen (Martin et al. 2011) eingehalten.

Schon ein moderates inspiratorisches Atemmuskeltraining mit 50 % des MIP hat einen positiven Einfluss auf die Extubationsrate (Gosselink et al. 2011).

PRAXISTIPP

Mit einem 2-mal täglichen 5 minütigem Training mit einer Intensität von 30 % des MIP lässt sich der MIP bei älteren Intubierten steigern (Cader et al. 2010). Zwischen den Sätzen soll sich der Patient wieder erholen können. Vor jedem Training soll der MIP gemessen werden, um die Einstellungen zu adaptieren.

11.9.4 Hyperinflation/Bagging

Eine manuelle Hyperinflation oder Bagging ist eine **gewollte Überblähung** mittels Beatmungsbeutel zur Sekretförderung, Ventilations- und Complianceverbesserung und Rekrutierung von minderbelüfteten Lungenbezirken. Hier wird ein Beatmungsbeutel direkt an den Tubus oder die Trachealkanüle angeschlossen.

- Für die **manuelle Hyperinflation** wird ein langsamer Beatmungshub abgegeben und die Exspiration durch eine Okklusion des Ausatemventils des Beatmungsbeutels verhindert. Es kommt am Ende der Inspiration für 2–3 Sekunden zu einer kurzen Atempause, damit sich die Einatemluft auch in verschlossene Areale der Lunge verteilen kann. Durch ein rasches Öffnen des Ausatemventils wird der Ausatemfluss erhöht. Die Exspiration kann noch über eine manuelle Thoraxkompression durch einen Physiotherapeuten unterstützt werden (Gosselink et al. 2011).
- Eine weitere Form der Hyperinflation ist das **Airstacking.** Hier wird die Inspiration 2-bis 3-mal-mal wiederholt und erst danach wird die Exspiration zugelassen. Hierdurch können verschlossene Lungenareale wieder belüftet werden.

Bei beiden Techniken ist es wichtig, einen Manometer zwischenzuschalten, um den aufgebrachten Druck, der in der Lunge ankommt, zu messen. Dieser Druck sollte einen Spitzendruck von 40 mbar nicht übersteigen (Berney und Denehy 2006).

Es besteht auch die Möglichkeit, eine Hyperinflation über den Respirator durchzuführen, hierfür wird eine volumenkontrollierte Beatmungsform ausgewählt. Hierfür wird die Beatmung so eingestellt, dass ein erhöhtes Zugvolumen bis zu einem Spitzendruck von maximal 40 cmH_2O erreicht wird. Diese Beatmungseinstellung wird für 6 Atemzüge beibehalten, nach jeder Inspiration folgt eine endinspiratorische Pause von ca. 2 Sekunden und dann wird die Beatmungsmaschine für eine Erholungspause wieder in die ursprüngliche Einstellung zurückgestellt. Nach der Erholung wird das Manöver wiederholt (Berney und Denehy, 2006).

11.9.5 Mobilisation von beatmeten Patienten

Durch physische Aktivität wie aktiv-assistive Bewegungsübungen kann es zu einer **Vertiefung** der **Atemzüge** und dadurch zu einer besseren Oxygenierung, Sekretclearance sowie Rekrutierung von verschlossenen Lungenarealen kommen (Gosselink et al. 2008). Ziel der Frühmobilisation auf der Intensivstation ist es, den Patienten in eine aufrechte Position, wie Sitzen an der Bettkante, Stand oder Transfer in einen Sessel, zu bekommen.

In sitzender Position lässt sich die funktionelle Residualkapazität und Oxygenierung verbessern und die Atemarbeit bei beatmeten Patienten reduzieren. Ein positiver Effekt des Minutenvolumen, des Tidalvolumens und der Atemfrequenz lässt sich auf die veränderte Lage des Thorax zurückführen. Durch die Lageänderung kommt es zu einem vergrößerten Lungenvolumen, das am Gasaustausch teilnimmt (Myung et al. 2019).

Bei der Mobilisierung eines **Intensivpatienten** ist auf die erhöhte Anzahl an Zugängen und Drainagen zu achten. Besondere Aufmerksamkeit muss auf den künstlichen Atemweg gelegt werden, um eine Diskonnektion des Beatmungsschlauchs oder einen Verlust des Atemwegzuganges zu verhindern.

11.10 Weaning von der Beatmungsmaschine

Weaning von der Beatmungsmaschine bezeichnet das schrittweise Entwöhnen des Patienten von der maschinellen Unterstützung. Hierfür werden die Beatmungseinstellungen reduziert bis eine suffiziente Spontanatmung möglich ist (Oczenski 2017).

11.10.1 Vorgehen

Für das Weaning von der Beatmungsmaschine wird zwischen 40 % (Esteban et al. 1995) bis hin zu 60 % (Powers et al. 2009) der gesamten Beatmungszeit auf der Intensivstation verwendet. Eine zu frühe Extubation unter subjektiven Entscheidungskriterien führt in 10–20 % der Fälle zu einer Reintubation (Castro et al. 2012).

Ab 24 Stunden Beatmungsdauer hat es sich bewährt, nach einem Weaningprotokoll vorzugehen (Girard et al. 2017). Das Weaning beginnt mit der ersten Reduktion der Beatmungseinstellungen und endet 48 Stunden nach Extubation oder Dekanülierung (Oczenski 2017).

Die Zeitspanne des Weanings vom ersten Spontanatemversuch (Spontaneaous breathing trial SBT) bis hin zur Extubation lässt sich in drei Gruppen einteilen und wird in „simple", „difficult" und „prolonged" klassifiziert. Als SBT wird eine Zeitspanne zwischen 30 und 120 Minuten ohne bzw. geringe Druckunterstützung am Tubus oder der Kanüle bezeichnet. Treten in dieser Zeit Abbruchkriterien wie Tachypnoe, Schaukelatmung oder ein Abfall der Sauerstoffsättigung ein, werden die Beatmungseinstellungen wieder erhöht und der SBT in den nächsten 24 Stunden wiederholt (Oczenski 2017).

Wie in ➤ Tab. 11.7 ersichtlich, ist im **Simple Weaning** (einfaches Entwöhnen) nur ein SBT bis zur Extubation erforderlich. Bei der schwierigen Entwöhnung, dem **Difficult Weaning** (schwieriges Entwöhnen) vergehen vom ersten SBT bis zur Extubation noch zwei weitere Versuche und bis zu sieben Tage. Wenn man von einem **Prolonged** Weaning (prolongiertes Entwöhnen) spricht, braucht man mehr als 7 Tage und über 3 SBT's bis zur Extubation oder eine Tracheotomie ist notwendig (Tonnelier et al. 2011).

Tab. 11.7 Weaningklassifikation nach Schmucker.

Weaning Klassifikation	SBT bis zur Extubation	Zeit bis zur Extubation
Simple Weaning	1 SBT	
Difficult Weaning	Bis zu 3 SBT's	Innerhalb von 7 Tagen
Prolonged Weaning	Über 3 SBT's	Mehr als 7 Tage

Um den Weaningprozess starten zu können, sollten **keine akuten Infektionen** vorhanden und der Grund für die Intubation ausgeheilt sein. Ein suffizienter Hustenstoß PCF von mindestens 60 l/min und keine vermehrte Sekretion werden ebenfalls vorausgesetzt. Zudem sollten folgende Bedingungen gegeben sein: Atemmechanik und Gasaustausch mit einer Sauerstoffsättigung ≥ 90 % oder einem Horowitzindex > 150, eine Atemfrequenz ≤ 35/min, ein Tidalvolumen von > 5 ml/kg Körpergewicht und ein Rapid Shallow Breathing Index < 105 (Schönhofer et al. 2015). Weitere Voraussetzungen bzw. für das Weaning erforderliche Kriterien sind: hämodynamische Stabilität, ausgeglichene bzw. negative Flüssigkeitsbilanz, ausgeglichener Säure-Basen- und Elektrolythaushalt sowie eine stabile Stoffwechselsituation. Gezielte Kontaktierbarkeit und Kooperationsfähigkeit sowie Motivation gehören zu den neurologischen Weaningkriterien (Oczenski 2017).

11.10.2 Prädiktoren für ein erfolgreiches Weaning

Um eine erfolgreiche Extubation vorherzusagen, gibt es einige objektive Parameter, die von Physiotherapeuten überprüft und gemessen werden können.

Rapid Shallow Breathing Index (RSBI)

Der RSBI (Frequenz-Volumen-Index) wird von der Beatmungsmaschine angezeigt. Es ist ein errechneter Wert aus Atemfrequenz dividiert durch das Atemzugsvolumen in Liter. Liegt dieser Wert unter 80–100, kann von einer erfolgreichen Extubation ausgegangen werden. Bei einem Wert > 105 kann man von einem Versagen des Weanings ausgehen (Oczenski 2017).

Okklusionsdruck (P0.1)

In den ersten 100 ms einer Inspiration gegen die noch geschlossenen In- und Exspirationsventile der Beatmungsmaschine wird der Atemwegsokklusionsdruck gemessen. Am Beginn und nach 100 ms der Inspiration wird der Unterdruck auf das PEEP-Niveau gemessen. Der Wert, der sich am Respirator ablesen lässt, ist die Differenz vom zweiten minus dem ersten gemessenen Druck. In der Norm liegt er zwischen 1 und 4 mbar, wenn er über 6 mbar ergibt, kann von einem **Weaningversagen** oder einer drohenden **respiratorischen Erschöpfung** wegen einer zu hohen Anstrengung ausgegangen werden. Unter 1 mbar liegt ein **verminderter zentraler Atemwegsantrieb** vor (Oczenski 2017).

Maximum Inspiratory Pressure (MIP)

Um den MIP (➤ 10.3.4), die maximale Einatemkraft, bei einem intubierten oder kanülierten Patienten zu messen, muss ein Manometer über ein T-Stück direkt an den Tubus angeschlossen werden (Castro et al. 2012). Bei einem MIP, der zwischen 0 und -20 cmH_2O liegt, kann von einem **Extubationsversagen** ausgegangen werden. Für ein erfolgreiches Weaning muss der MIP zumindest -20cmH_2O erreichen (Yang & Tobin 1991). Wenn der Patient der Aufforderung der tiefen Inspiration folgen kann, wird er angehalten, drei tiefe Atemzüge zu machen und der Beste der drei wird gewertet. Kann der Aufforderung nicht nachgekommen werden, wird das Messgerät für 20 Sekunden okkludiert, sodass ein unüberwindbarer Widerstand entsteht und es wird der beste Wert in diesen 20 Sekunden gezählt (Chao et al. 2017).

Maximaler Exspiratorischer Druck (MEP)

Die MEP-Messung (➤ 10.3.4), die maximale Ausatemkraft, erfolgt wie die MIP-Messung – nur wird der Manometer über den Adapter an das Ausatemventil des Richtungsstücks angeschlossen und der Patient aufgefordert, so stark er kann, auszuatmen. Der beste von drei Versuchen wird gewertet

Peak-Cough-Flow (PCF)

Der Peak-Cough-Flow Meter wird, wenn möglich, direkt an den Tubus oder mittels T-Stück angeschlossen und gibt eine Aussage über die **Hustenkraft** nach **Extubation** oder **Dekanülierung.** Er wird mit 60 l/min für die Extubation (Schönhofer et al. 2015) und 160 l/min für die Dekanülierung (Schneider-Stickler et al. 2018) angegeben.

11.11 Atemphysiotherapie beim Spontanatmenden

11.11.1 Inspirationsvertiefende Maßnahmen

Die beste inspirationsvertiefende Maßnahme ist die Mobilisation (➤ 11.9.5). Durch die Vertikalisierung des Patienten kommt es zu einer Vergrößerung der FRC, einer Verbesserung der Oxygenierung und einer Abnahme der Atemarbeit. Meist ist jedoch die Mobilität der Patienten auf der Intensivstation eingeschränkt und so können inspirationsvertiefende Maßnahmen durch Geräte oder durch Hilfestellung des Therapeuten durchgeführt werden. Für die Intensivstation können inspiratorische Maßnahmen, wie in ➤ Kapitel 8 aufgezeigt, genauso durchgeführt werden.

Mit einem Incentive-Manometer gibt man dem Patienten eine visuelle Kontrolle über den Stand seiner Inspiration und somit einen Anreiz tiefer zu atmen. Sobald die Möglichkeit besteht den Patienten zu aktivieren, sollte eine andere inspirationsvertiefende Maßnahme gewählt werden.

Für eine Wiederbelüftung von verschlossenen Lungenarealen hat sich das Air Stacking bewährt. Hierbei wird der Patient angeleitet, mehrmals hintereinander einzuatmen ohne zwischenzeitliche Ausatmung.

11.11.2 Sekretfördernde Maßnahmen

Wie auch bei den inspirationsvertiefenden Maßnahmen können die im ➤ Kapitel 8 angeführten Techniken zur Sekretförderung auf der Intensivstation angewendet werden.

11.11.3 EzPAP (Easy positive airway pressure system)

Beim EzPAP (Easy positive airway pressure system) handelt es sich um einen einfach zu applizierenden **positiven Atemwegsdruck,** der in allen Phasen des Atemzyklus positiv bleibt. Das Gerät wird über eine Line direkt an den Sauerstoff- oder Druckluftflowmeter angeschlossen. Bei der Inspiration kommt es zu einer Unterstützung, der Patient bekommt das Gefühl, aufgebläht zu werden – bei der Exspiration muss gegen den positiven Atemwegsdruck ausgeatmet werden. Die Verlängerung des Gasflusses durch die besondere Form entspricht dem Coanda-Effekt. Durch die Ausatmung gegen den erhöhten Luftstrom soll ein geringer PEEP entstehen, damit dieser auch wirken kann, sollen die Lippen während der In- und Exspiration gut um das Mundstück geschlossen gehalten werden. Zum Einsatz über eine Trachealkanüle (➤ 11.7.4).

Das Gerät findet seinen Einsatz in der **Atelektasenbehandlung, Sekretförderung** und im Frühstadium der **respiratorischen Insuffizienz.**

Durch das Miteinatmen von Umgebungsluft durch das Gerät vermischt sich der Sauerstoff, so dass laut Vertreiber nicht mehr als 40 % FiO_2 zustande kommt.

Als **Kontraindikation** gelten der Pneumothorax, eine Magen- oder Ösophagusoperation in den letzten 10 Tagen, ein frisches Schädelhirntrauma, Verletzungen im Pharynx, Sinusitis sowie eine Trommelfellruptur.

Atelektasenbehandlung

- Hoher Einatemfluss
- 9–15 l Sauerstoff/Druckluft
- Patient muss das Gefühl haben, restluft nicht ausatmen zu können
- Instruktion: beim Einatmen aufblasen lassen, entspannt ausatmen

Sekretförderung

- Niedriger Einatemfluss
- 5–8 l Sauerstoff/Druckluft
- Ausatemlänge maximal 5 Sekunden ruhiger Atemrhythmus
- Instruktion: tiefes Einatmen-Atempause-kräftiges langes Ausatmen

Beim mitgelieferten Manometer soll bei der Ausatmung ein Zielbereich von 10–20 cmH_2O erreicht werden.

11.11.4 Mechanischer In- und Exsufflator (Cough Assist)

Der Cough Assist war anfänglich für Patienten mit neuromuskulären Erkrankungen und Rückenmarksverletzungen indiziert. Jedoch lässt sich die Anwendung auch bei **akutem Atemwegsinfekt** mit Schleimverlegung zur Vermeidung der Intubation einsetzen. Auch bei Thoraxwanddeformitäten/Kyphoskoliose kann das Gerät das **Abhusten des Sekrets erleichtern,** da es durch die Fehlstellung zu einem verminderten AZV und Kraftdefizit kommen kann.

Der Cough Assist kann mittels Mundstück, Nasen-/Mund-Maske oder über eine Trachealkanüle angewendet werden. Das „abgehustete" Sekret muss umgehend entfernt werden, um eine wiederholte Einatmung zu verhindern.

- **Indikationen:** Als primäre Indikation für die Hustenunterstützung mittels Cough Assist gilt eine ausgeprägte Hustenschwäche mit PCF-Werten < 220–270 l/min und auf jeden Fall bei Werten < 160 l/min.
- **Kontraindikationen** sind:
  - Kollabierende Atemwege
  - Emphysem
  - Pneumothorax
  - ARDS
  - Akute Lungenverletzung
  - Lungenödem
  - COPD als relative Kontraindikation aufgrund der instabilen Atemwege

Um das Gerät verwenden zu können, muss das Atemmanöver mitgemacht werden können. Der Patient muss angeleitet werden, fest mitzuhusten. Es wird mit Überdruck eine höheres Atemzugsvolumen appliziert, um danach einen raschen negativen Druck aufzubauen, um Husten zu simulieren. (Myung et al. 2019)

Für die Einstellung gibt es kein Kochrezept.

- Begonnen wird mit niedrigen Druckwerten, um sich langsam an die gewünschte Einstellung zu titrieren.
- Wichtig ist eine längere Exspiration als Inspiration, beim Erwachsenen 1–2 sec zu 2–4 sec beim Kind 0,8–1,5 sec zu 1–2,5 sec.
- Es lässt sich auch eine endinspiratorische Pause einstellen (1–2 sec).
- Den Druck langsam rauftitrieren, bis inspiratorische 15–25 mbar beim Erwachsenen und 10–20 mbar beim Kind erreicht sind.

PRAXISTIPP

Der Sog in der Exspiration kann als unangenehm empfunden werden, daher langsames gewöhnen. Bei Erwachsenen 35–45mbar, beim Kind-15–30mbar. In Inspiration und Exspiration kann eine Oszillation eingestellt werden, um die thixotrophen Eigenschaften des Sekrets zu verändern.

Das Gerät sollte 2-bis 4-mal tgl. mit jeweils 3-mal 3–5 Sequenzen angewendet werden.

11.12 Ausgewählte Krankheitsbilder in der Intensivmedizin

11.12.1 Ventilatorinduzierte diaphragmale Dysfunktion

Ventilatorinduzierte diaphragmale Dysfunktion: (Ventilator induced Diaphragma Dysfunktion VIDD): Dysfunktion des Zwerchfells durch (mit Beatmungsdauer korrelierende) muskuläre Atrophie und Dystrophie. VIDD tritt insbesondere bei (invasiver) kontrollierter maschineller Beatmung auf.

Die Bedeutung des Zwerchfells für eine suffiziente Spontanatmung, das 60–80 % der inspiratorischen Atemarbeit übernimmt, ist eindeutig (Noh et al. 2014). Durch eine lebensnotwendige kontrollierte Beatmungssituation kann es durch die Inaktivität der inspiratorischen Muskulatur zu einer VIDD kommen (DiNino et al. 2013). Nach 12–24 Stunden Beatmungszeit kann eine VIDD auftreten und die Muskelabnahme schreitet mit bis zu 6 % pro Tag fort (Zambon et al. 2016).

Auch bei **assistierter Beatmung** kommt es durch die reduzierte Aktivität zu einer Abnahme der Zwerchfellfunktion (Goligher et al. 2015). Die durch einen langen Intensivstationsaufenthalt oft verursachte Critical-Illness-Polyneuropathie führt zu einer Ganzkörperschwäche, die auch die Atemmuskelkraft beeinflusst (Jung et al. 2016). Durch die stetige Abnahme der Muskelkraft verlängert sich die Beatmungsdauer (Demoule et al. 2013) und in 20–25 % kommt es zu einem „difficult" bis „prolonged" Weaning (Vassilakopoulos und Petrof 2004).

Ziel der Beatmungsstrategie sollte daher eine schnellstmögliche Spontanatmung des Patienten sein, um der Abnahme der Zwerchfellfunktion entgegenzuwirken. Physiotherapeutischer Ansatz ist eine Aktivierung der inspiratorischen Muskulatur durch Atemmuskeltraining und körperliche Aktivität. Mobilisation und dadurch erforderliche Rumpfstabilität kräftigen das Zwerchfell und wirken sich positiv auf dessen Funktion bei der Atmung aus.

11.12.2 Ventilatorassoziierte Pneumonie (VAP)

Ventilatorassoziierte Pneumonie (Ventilator associated Pneumonia (VVAP): Im Krankenhaus während einer invasiven Beatmung erworbene Lungenentzündung. Die zu den nosokomialen Infektionen gehörende VAP ist eine der häufigsten und vermeidbaren Infektionen beim beatmeten Patienten. Sie ist mit einer hohen Letalität behaftet.

Wie der Name bereits aufzeigt, ist die VAP eine durch maschinelle Beatmung hervorgerufene Pneumonie, wobei sie bei invasiver Beatmung häufiger vorkommt als bei nichtinvasiver Beatmung. Die VAP ist eine ernstzunehmende nosokomiale Infektion. Das Risiko daran zu erkranken, steigt um 1 % pro Beatmungstag und innerhalb der ersten 5 Tage sogar um 3 %. (Dembinski & Rossaint 2008)

Eine ernste und sehr häufig auftretende Komplikation bei beatmeten Patienten ist die ventilatorassoziierte Pneumonie. Die Sterblichkeit von VAP-Patienten liegt bei 10–47 %. Eine schlechte Prognose besteht bei folgenden Faktoren: schwere Grunderkrankung, Auftreten der VAP 5 Tage nach Intubation, Bakteriämie ohne adäquate Antibiotikatherapie (Rosseau et al. 2013).

Um einer VAP vorzubeugen, gibt es viele Überlegungen, bewährt hat sich in den letzten Jahren die **Vermeidung** von **Mikroaspirationen** durch die Längsfalten am Cuff. Hierfür ist die regelmäßige Kontrolle des Cuffdrucks ausschlaggebend. Durch den richtigen Cuffdruck passt sich der Cuff an die Trachealwand an, wodurch weniger Sekret am Cuff vorbeikommt.

Um die Sekretmenge, die sich über dem Cuff ansammelt, zu reduzieren, hat sich der Einsatz von **subglottischen Absaugtuben** etabliert. Durch die Evakuierung des Sekrets kommt es zu weniger Mikroaspiration am Cuff vorbei in den unteren Respirationstrakt und somit zu einer Reduktion der VAP. Der PEEP als Gegendruck der Lunge zum Cuff verhindert auch eine Mikroaspiration von Sekret oberhalb des Cuffs.

Eine **Reduktion** der **Keimbesiedelung** im oropharyngealen Raum durch bestimmte Mundpflege wird auf den Intensivstationen angestrebt. Durch regelmäßiges Absaugen wird der Biofilm im Endotrachealtubus reduziert und somit auch die VAP-Rate (Vetter et al. 2017).

Eine rasche Entwöhnung von der Beatmung zählt zu den **präventiven Maßnahmen,** um einer VAP vorzubeugen. In der Beatmungsstrategie hat sich die lungenprotektive Beatmung mit einem niedrigem Tidalvolumen, einem PEEP und ehestmöglicher Spontanatmung bewährt. Eine Rückenlage mit Oberkörper-Hochlagerung von 45° führt zu weniger Regurgitationen und somit zu weniger Mikroaspirationen (Dembinski & Rossaint, 2008).

Da eine VAP meist aufgrund von Mikroaspirationen zustande kommt, ist eine **respiratorische Physiotherapie** durchaus indiziert. Aus physiotherapeutischer Sicht können eine sekretfördernde Therapie und Lagerung bei der Behandlung der VAP eingesetzt werden. Mittels modifiziertem ACBT kann die Belüftung und die Sekretförderung bei beatmeten Patienten unterstützt werden. Mit Thoraxkompression kann eine Umverteilung der Luft in betroffene Bezirke stattfinden.

11.12.3 Akutes Atemnotsyndrom (ARDS)

Akutes Atemnotsyndrom (Acute Respiratory distress Syndrom ARDS): Akute respiratorische Insuffizienz zuvor lungengesunder Patienten durch direkte oder indirekte Lungenparenchymschädigung. Klinisch besteht eine zunehmende Dyspnoe. Trotz intensivmedizinischer Maßnahmen bleibt die Prognose schlecht (Letalität bis ca. 50 %).

Das ARDS ist ein Syndrom, also kein eigenständiges Krankheitsbild, das mehrere Symptome zusammenfasst.

Für die Diagnose und Definition entscheidend sind die Schwere der Oxygenierungsstörung (anhand des Horowitzindex beschrieben), der akut auftretende Beginn, die bilateralen Infiltrate im Röntgen und der pulmonalarterielle Verschlussdruck (PCWP $\leq 18\,mmHg$) . Der Horowitzindex (PaO_2/FiO_2) unterscheidet nach seinem Ergebnis, ob es sich um ein ARDS oder um einen akuten Lungenschaden (acute lung injury ALI) handelt. Ein $PaO_2/FiO_2 \leq 300\,mmHg$ spricht für ein ALI ein $PaO_2/FiO_2 \leq 200\,mmHg$ zeigt ein ARDS. Diese**Definition** der **Amerikanisch-Europäischen Konsensus-Konferenz** unterscheidet sich von der Berlin-Definition dadurch, dass PEEP und der eingestellte FIO2 nicht berücksichtigt werden (Oczenski, 2017).

In der **Berlin-Definition** wird das ARDS eingeteilt in ein mildes, moderates und schweres ARDS und zudem der eingestellte PEEP ≥ 5cmH2O berücksichtigt. Bestimmend für diese Definition sind das Auftreten oder eine Verschlechterung der respiratorischen Symptome innerhalb einer Woche, bilaterale Trübungen im Röntgen, Lungenödem und der Horowitzindex.

- Ein mildes ARDS wird durch einen Horowitzindex zwischen 200–300 mmHg bei einem PEEP oder CPAP ≥ 5 cmH2O beschrieben.
- Einem moderaten ARDS wird ein $100 < PaO_2/FiO_2 \leq 200\,mmHg$ mit einem PEEP $\geq 5\,cmH_2O$ zugeschrieben.
- Ein schweres ARDS wird mit einem $PaO_2/FiO_2 < 100\,mmHg$ bei einem PEEP $\geq 5 cmH_2O$ definiert (Ferguson et al. 2012).

Durch eine pulmonale Entzündungsreaktion kommt es zu einer Schädigung der alveolokapillären Membran und dadurch zu einer erhöhten

Membrandurchlässigkeit was ein Lungenödem zur Folge hat. Durch die vermehrte Ansammlung von Flüssigkeit im Interstitium und das dadurch erhöhte Eigengewicht der Lunge werden die dorsobasalen Lungenareale in Rückenlage komprimiert und es bilden sich Atelektasen (Oczenski 2017).

Intensivmedizinische Therapie

Als Behandlungsstrategien des ARDS kommt die **lungenprotektive Beatmung** zum Einsatz. Hierbei werden der Plateaudruck bei ≤30mbar und das Tidalvolumen bei 6 ml/kg KG bei einem adäquaten PEEP gehalten. Bei der lungenprotektiven Beatmung kann es sein, dass Normalwerte in den Blutgasen nicht erreicht werden, jedoch gibt es eine signifikante Verbesserung in der Überlebensrate durch den geringeren mechanischen Stress aufs Lungengewebe. Bei der ARDS Beatmung kann auch eine Inverse-Ratio-Ventilation, also eine umgekehrtes I:E-Verhältnis zum Einsatz kommen. Hierdurch dehnt sich die Lunge in der Inspiration länger und es kann zu einer besseren Oxygenierung kommen.

Durch die Kompression der untenliegenden Lungenkompartimente, kommt es in den ventralen Lungenarealen zu einer besseren Belüftung und evtl. Überdehnung was zu einem Baro-/Volutrauma führen kann. In den dorsalen, abhängigen Lungenbereichen kann es zu Atelektasen und in den Übergangsbereichen zwischen kollabierten und ventilierten Lungenabschnitten u erhöhten Scherkräften und damit zu Entzündungsreaktionen kommen (Oczenski, 2017). Mit einem Lung-Recruitment-Manöver versucht man die komprimierten Lungenbereiche wiederzueröffnen und mit einem angepassten PEEP offen zu halten. Wenn die Veränderungen in der Beatmung nicht ausreichen kann eine extrakorporale Oxygenierung notwendig werden (Hammermüller, 2012).

Physiotherapie

Aus physiotherapeutischer Sicht ist eine **Lagerungstherapie** mit Bauchlagerung und Seitenlage für eine bessere Belüftung der atelektatischen Lungenbereiche indiziert. Durch die Lageveränderung von Rückenlage in Bauchlage kann es zu einer Optimierung des Perfusions-/Ventilationsverhältnisses kommen. Da die „offenen“ ventralen Lungenabschnitte durch die 180°-Bauchlagerung besser durchblutet werden, kann es zu einer Steigerung der Oxygenierung kommen. Gleichzeitig öffnen sich die „verschlossenen“ Alveolen in den dorsobasalen Bereichen der Lunge und es findet eine bessere Ventilation und evtl. bessere **Sekretclearance** (Hammermüller, 2012) statt.

Bei mildem bis moderatem Verlauf des ARDS kann eine **frühzeitige Therapie** aus Lagerung in Bauchlage und NHFOT oder nicht invasiver Beatmung zum Einsatz kommen, um eine Intubation zu vermeiden (Ding et al. 2020). Durch den modifizierten ACBT kann die Belüftung und die Sekretförderung bei beatmeten Patienten unterstützt werden. Sollte eine Lagerung nicht möglich sein, kann mittels Thoraxkompressionen eine Umverteilung der Luft in betroffene Bezirke stattfinden.

11.12.4 Coronavirus-SARS-CoV-2-Infektion

Coronavirus-SARS-CoV-2-Infektion: Virale Lungenerkrankung durch das SARS-Coronavirus-2 (SARS-CoV-2). Typisch sind Fieber, trockener Husten und andere Erkältungssymptome, seltener schwere Verläufe mit Atemnot, Pneumonie und Lungenversagen.

Die Indikation für eine intensivstationäre Aufnahme beschreibt die S3-Leitlinie „Empfehlung zur stationären Therapie von Patienten mit Covid-19“ mit Dyspnoe bei erhöhter Atemfrequenz mit daraus folgendem Sauerstoffsättigungsabfall und Hypoxämie trotz Sauerstoffgabe. In der Regel kommt es zu einer Aufnahme auf der Intensivstation sechs Tage nach Symptombeginn und die invasiv beatmeten Patienten bleiben im Durchschnitt 18 Tage intensivpflichtig. Durch eine ausgeprägte Ventilations-/Perfusions-Störung kommt es zu ausgeprägten Hypoxämien, die in ein ARDS münden können. 50 % der intensivpflichtigen Patienten werden invasiv beatmet.

Im Vordergrund steht die **Behandlung** der Hypoxämie mit **Sauerstoff** über die unterschiedlichen Devices, wie Nasenbrille, Maske oder High Flow System. Unterstützend kann hier die Mobilisation und Lagerungstherapie eingesetzt werden, um eine Ventilationsverbesserung in den betroffenen Lungenarealen zu erreichen. Eine Bauchlagerung, zumindest aber Seitenlage sollte beim wachen Patienten mehrmals täglich durchgeführt werden. Hierdurch lassen sich die Oxygenierung verbessern, die Atemfrequenz senken und eine Intubation herauszögern. Bei weiterer Verschlechterung der Oxygenierung ist eine Therapie mit nichtinvasiver Beatmung zu versuchen. Auch hier lassen sich mit Lagerung positive Effekte erzielen. Zusätzlich kann während der Behandlung mit NIV ein Active Cycle of Breathing durchgeführt werden.

Nach Notwendigkeit einer Intubation wird der Patient je nach Schweregrad des Verlaufs in Bauchlage gebracht, um die dorsalen Lungenbereiche besser belüften zu können. In diesem Fall, kann ein Active Cycle of Breathing in Bauchlage durchgeführt werden.

Die ausgeführten physiotherapeutischen Maßnahmen variieren je nach Schwere des Verlaufs.

Um einer Dekonditionierung und einer Intensive Care Unit Acquired Weakness (ICU-AW) vorzubeugen, sollen die Patienten so lange und so rasch wie möglich, aktiv an der Therapie teilhaben und eine Mobilisation aus dem Bett stattfinden. (Kluge et al. 2021)

11.12.5 Long-COVID

Long-COVID: Vielfältige Langzeitfolgen einer Sars-CoV-2-Infektion mit über 4 Wochen persistierenden oder nach 4 Wochen neu auftretenden Symptomen. Bestehen Symptome länger als 12 Wochen, wird dies als post-COVID-19-Syndrom bezeichnet. Die beschriebenen Symptome umfassen z. B. Fatigue (steht deutlich im Vordergrund) und Dyspnoe. Therapiert wird symptomatisch.

Folgeerscheinungen einer Covid-19-Erkrankung sind **vielseitig** und können sich in pulmonalen, motorischen, neurologischen und mentalen Einschränkungen zeigen sowie als allgemeine Schwäche und Fatigue.

Bei Covid-19-Patienten, die nach Genesung noch intensivpflichtig sind, liegt das Hauptaugenmerk in der Behandlung der allgemeinen Dekonditionierung und motorischen Einschränkungen sowie der **Wiedererlangung** der **Lungenfunktion.**

In Folge der schweren Pneumonie mit maschineller Beatmung mit reduzierter Zwerchfellaktivität kommt es zu einer restriktiven Ventilationsstörung mit Diffusionsstörung und inhomogener Belüftung der basalen Lungenabschnitte. Eine aus der Beatmung resultierende Atemmuskelschwäche und die allgemeine Dekonditionierung können zu einer verminderten Sekretclearance führen. Es kann nach Abklingen der akuten Pneumonie zu vermehrter Sekretbildung kommen.

Physiotherapeutische Behandlungsansätze: Atemmuskeltraining, Mobilisation, Lagerung, PEP-Geräte zu Sekretclearance. (Krenek et al. 2020)

11.12.6 Pneumothorax

Pneumothorax: Luftansammlung im Pleuraspalt.

Durch den teilweisen oder vollständigen Kollaps der betroffenen Lungenareale können diese minderbelüftet werden. Die physiotherapeutische Behandlung orientiert sich an der Wiedereröffnung kollabierter Lungenabschnitte und der Sekretclearance.

Die Behandlung von Patienten mit Pneumothorax richtet sich nach dem Krankheitsverlauf und der ärztlichen Versorgung des Patienten. Hier wird unterschieden, ob der Patient spontanatmend oder intubiert ist und ob er mittels Thoraxdrainagesystem (meist Bülaudrainage) entlastet ist.

- **Intubierter Patient:**
  - Luftumverteilung in den kollabierten Bereich durch Lagerung oder manuelle Techniken wie ACBT
  - Sekretclearance durch ACBT und Absaugen
- **Nicht intubierter Patient:**
  - Inspirationsvertiefende Maßnahmen wie Air Stacking oder Incentive-Spirometer
  - Mobilisation zur Ventilationsverbesserung
- **Versorgung mit Thoraxdrainage (intubiert und nicht intubierter Patient):**
  - Einsatz von PEP Geräten zur Sekretclearance solange die Drainage nicht geklemmt ist
  - Inspirationsvertiefende Maßnahmen
  - Mobilisation und Lagerung zur Ventilationsverbesserung

CAVE

Keine PEP Geräte verwenden, wenn die Drainage geklemmt ist. Nach Entfernen der Drainage soll 48 Stunden kein PEP Gerät eingesetzt werden.

LITERATUR

Al Ashry HS. Modrykamien AM. Humidification during Mechanical Ventilation in the Adult Patient. BioMed Research International. BioMed Research International 2014; 1:715434.

Bein T et al. Kurzversion S2e-Leitlinie- Lagerungstherapie und Frühmobilisation zur Prophylaxe oder Therapie von Pulmonalen Funktionsstörungen. Anaesth Intensivmed, Band 2015; 56: 428–458.

Berney S, Denehy L. A comparison of the effects of manual and ventilator hyperinflation on static lung compliance and sputum production in intubated and ventilated intensive care patients. Physiotherapie Research International 2006; 2: 100–108.

Beyer C et al. Von der Tracheotomie zur Dekanülierung. Ein transdiszipliäres Handbuch. Berlin: Lehmanns Media; 2016.

Bissett B et al. 2018. Inspiratory muscle traning for intensive care patients: A multidisciplinary practical guide for clinicians. Australian Critical Care 2018; 32: 249–255.

Bräunlich J. Nasale High-Flow-Therapie bei respiratorischer Insuffizienz. Bruchhausen: CME-Verlag; 2018.

Bremer F. Einmaleins der Beatmung. 3. A. Berlin: Lehmanns media; 2011.

Cader SA et al. Inspiratory muscle training improves maximal inspiratory pressure and may assist weaning in older intubated patients: a randomised trial. Journal of Phystiotherapy, 2010; 56 (3): 171–177.

Castro AA. et al. Respiratory Muscle Assessment in Predicting Extubation Outcome in Patients with Stroke. Archivos de Bronconeumologia 2012; Juli, 48 (8): 274–279.

Chao C-M et al. Establishing failure predictors for the planned extubation of overweight and obese patients. PLOS ONE 2017: 1–10.

Dembinski R, Rossaint R. Ventilatorassoziierte Pneumonie. Anaesthesist, 2008; 57: 825–842.

Demoule A et al. Diaphragm Dysfunctio on Admission to he Intensive Care Unit Prevalence, Risk Factors, and Prognostic Impact – A Prospective Study. American ournal of Respiratory and Critical Care Medicine 2013; 18(2): 213–219.

Ding L, Wang L, Ma W et al. Efficacy and safety of early pronepositioning combined with HFNC or NIV inmoderate to severe ARDS: a multi-centerprospective cohort study. Critical Care 2020 Jan 30;24(1):28.

DiNino E, Gartman EJ, Sethi JM et al. Diaphram ultrasound as a predictor of successful extubation from mechanical ventilation. Thorax 2014; 69: 423–427.

Esteban A. et al. A comparison of four methods of weaning patients from mechanical ventilation. The New England Journal of Medicine 1995; 332 (6): 345–350.

Ferguson ND et al. The Berlin definition of ARDS: an expended rationale, justification, and supplementary material. Intensive Care Med, 2012; 38: 1573–1582.

Ferrari G et al. Diaphragm ultrasound as a new inde of discontinuation from mechanical ventilation. Critical Ultrasound Journal 2014; 6: 8.

Frat J et al. 2015. High-Flow Oxygen through Nasal Cannula in Acute Hypoxemic Respiratory Failure. The New england journal of medicine 2015; 372 (23): 2185–2196.

Getinge.com. Bedienungsanleitung SERVO-i BEATMUNGS-SYSTEM V8.0. Unter: www.getinge.com/dam/hospital/documents/german/servoi_operman_6691525_r08_v8dot0_180708-de-non_us.pdf (letzter Zugriff: 31.01.2021).

Girard TD et al. An official american thoracic sociey/american college of chest physicans clinical guidline: liberation from mechanical ventilation in critically ill adults rehabilitation protocols, ventilator liberation protocols, an cuff leak tests. American Journal of Respiratory and Critical Care Medicine 2017; 195 (1): 120–133.

Göhl O. et al. Atemmuskeltraining: State-of-the-Art. Pneumologie 2016; 70: 37–48.

Goligher EC et al. Evolution of diaphragm thickness during mechanical ventilation impact of inspiratory effor. American Journal of Respiratory and Critical Care Medicine 2015; 192 (9): 1080–1081.

Gosselink R. et al. Physiotheapy in the Inensive Care Unit. Neth J Crit Care 2011; 2: 66–75.

Gosselink R. et al. Physiotherapy for adult patients with critical illness: recommendations of the Europe Respiratory Society of Intensive Care Medicine Task Force on Physiotherapy for Critically Ill Patients. Intensive Care Medicine 2008; 34: 1188–1199.

Guideline. ACP Selection of device, administration of bronchodilator, and evaluation of response to therapy in mechanically ventilated patients. Respir Care 1999; 1: 105–123.

Hammermüller S. Die komplette Bauchlagerung. Intensiv 2012: 182–185.

Jung B et al. Diaphragmatic dysfunction in patients with ICU-acquired weakness and its impact on extubation failure. Intensive Care Med 2016; 42: 853–861.

Knapp J, Popp. E. Die endotracheale Intubation. Notfallmedizin up2date 2013; 8 (4): 246-250.

Laux G. Nasotracheale Intubation. In: Rossaint R, Werner C, Zwißler B. (eds). Die Anästhesiologie. Springer Reference Medizin. Berlin/Heidelberg: Springer; 2019.

Le Neindre A, Mongodi S, Philippart F. et al. Thoracic ultrasound: Potential new tool for physiotherapists in respiratory management. A narrative review. Journal of Critical Care 2016; 1: 101–109.

Maggiore SM, Idone FA, Vaschetto R. Nasal high flow versus venturi mask oxygen therapy after extubation. Effects on oxygenation, comfort and clinical outcome. Am J Respir Crit Care Med 2014; 190 (3): 282–288.

Martin AD et al. Inspiratory muscle strength training improves weaning outcome in failure to wean patients: a randomized trial. Critical Care 2011; 15 (2): R84.

McIlwaine M, Bradley J, Elborn SJ et al. Personalising airway clearance in chronic lung disease. Eur Respir REv. 2017; 26: 160086.

Myung H J, Myung-Jun S, Yong BS. Pulmonary and physical Rehabilitation in Critically Ill Patients. Acute and Critical Care 2019; 34 (1): 1–13.

Noh DK, Lee JJ, You JH. Diaphragm breathing movement measurement using ultrasound and radiographic imaging: a concurrent validity. Bio-Medical Materials and Engineering 2014: 24 (1): 947–952.

Oczenski W. Atmen – Atemhilfen Atemphysiologie und Beatmungstechnik. 9. A. Stuttgart: Thieme; 2017.

Parke R, McGuiness S, Eccleston M. A preliminary randomized controlled trial to assess effectiveness of nasal high-flow oxygen in intensive care patients. Resp Care 2011; 56 (3): 265–270.

Powers SK, Kavazis AN, Levine S. Prolonged mechanical ventilation alters diaphragmatic structure and function. Crit Care Med 2009; 37: 347–353.

Rosseau S, Schütte H, Suttorp N. Ventilatorassoziierte Pneumonie. Internist 2013; 54: 954–962.

Schenk P et al. Nichtinvasive und invasive außerklinische Beatmung beim chronisch respiratorischen Versagen Konsensus-Report des Arbeitskreises für Beatmung & Intensivmedizin der Österreichischen Gesellschaft für Pneumologie. Wien Klin Wochenschr 2016; 28 [Suppl 1]: S1–S36.

Schneider-Stickler B, Kress P. Tracheotomie und Tracheostomaversorgung. Wien: Springer, 2018.

Schönhofer B et al. S2k-Guidline „Prolonged Weaning". Pneumologie 2015; 69: 595–607.

Schwegler H. Trachealkanülenmanagement: In sicheren Schritten Richtung Dekanülierung. Idstein: Schulz-Kirchner, 2020.

Sztrymf B, Messika J, Bertrand F. Beneficial effects of hunidified high flow nasal oxygen in critical care patients. Intensiv Care Med, 2011; 37 (11): 1780–1786.

Thieme Themenwelten – Ärzte in Weiterbildung. Endotracheale Intubation. Unter: www.thieme.de/de/aerzte-in-weiterbildung/endotracheale-intubation-97588.htm (letzter Zugriff: 12.06.2022].

Tonnelier A. et al. Clinical relevance of classification according to weaning difficulty. Respiratory Care 2011; 5 (5): 583–590.

Vassilakopoulos T, Petrof BJ. Ventilator-induced Diaphragmatic Dysfunction. American journal of respiratory and critical care medicine 2004; 169: 336–340.

Vetter L, Konrad C, Schüpfer G et al. Ventilatorassozierte Pneumonie (VAP) Bereits ein Thema bei der Narkoseeinleitung. Anaesthesist 2017; 66: 122–127.

Williams R. et al. Relationship between the humidity and temperature of inspired gas and the function of the airway mucosa. Critical Care Medicine 1996; 24 (11): 1920–1929.

Yang KL, Tobin MJ. A prospective study of indexes predicting the outcome of trials of weaning from mechanical ventilaion. The New England Journal of Medicin 1991; 324 (21): 1445–1450.

Zambon M. et al. Mechanical Ventilation and Diaphragmatic Atrophy in Critically Ill Patients: An Ultrasoud Study. Critical Care Medicine 2016; 44 (7): 1347–1352.

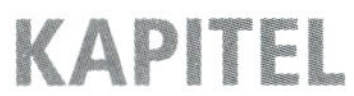

12

Stefan Nessizius

20 Fragen zur Physiotherapie auf der COVID-Intensivstation

12.1 Was ist COVID-19? ... 209

12.2 Wieso kommen manche COVID-Patienten auf die Intensivstation? ... 209

12.3 Wie sieht die Behandlung mit Sauerstoff aus? ... 210

12.4 Warum hat die künstliche Beatmung negative Folgen? ... 210

12.5 Was bedeute Weaning? ... 211

12.6 Wozu werden Physiotherapeuten auf der Intensivstation gebraucht? ... 211

12.7 Was ist der Unterschied zwischen Frührehabilitation und Frühmobilisation? ... 212

12.8 Wie sicher ist die Frühmobilisation von Intensivpatienten? ... 212

12.9 Gibt es langfristige Folgen durch den Aufenthalt auf der COVID-Intensivstation? ... 214

12.10 Was ist eine ICUAW? ... 214

12.11 Wie entsteht ein Delir auf der Intensivstation (Intensiv-Delir)? ... 215

12.12 Wozu werden Physiotherapeuten auf der COVID-Intensivstation benötigt? ... 216

12.13 Gibt es validierte Assessments für die „intensive" Physiotherapie? ... 216
12.13.1 Frailty-Index ... 217
12.13.2 Richmont Agitation and Sedation Scale (RASS) ... 217
12.13.3 Intensive Care Delirium Screening Checklist (ICDSC) ... 217
12.13.4 Confusion Assessment Method Intensive Care Unit (CAM-ICU) ... 218
12.13.5 Numeric Rating Scale (NRS) ... 218
12.13.6 Behavoiral Pain Scale (BPS & BPS-NI) ... 218
12.13.7 Beurteilung der Belastungsfähigkeit ... 219

12.14 Wieso müssen COVID-Intensivpatienten gelagert werden? ... 220

12.15 Sollen sich Physiotherapeuten in das Weaning mit einbringen? ... 221

12.16 Wie kann die Atemphysiotherapie bei COVID-Intensivpatienten gestaltet werden? ... 221

12.17 Bewegungstherapie bei COVID-Intensivpatienten – wie soll das gehen? 222

12.18 Kann Frühmobilisation und Bewegungstherapie zur Delir-Prävention eingesetzt werden? 223

12.19 Wie kann ein interprofessionelles Mobilisationskonzept aussehen 223

12.20 Was haben wir aus COVID-19 gelernt? 224

12.1 Was ist COVID-19?

Laut Definition der WHO handelt es sich bei „SARS-COv-2“ um das neuartige Coronavirus, dessen klinisches Bild und Erkrankung als „COVID-19“ (Coronavirus Disease 2019) bezeichnet wird. Im Dezember 2019 wurden die ersten Fälle in China bekannt und breiteten sich als Pandemie weltweit aus. Frauen und Männer sind in etwa gleich oft betroffen (52 % vs. 48 %), wenngleich Männer von schweren intensivpflichtigen Verläufen bevorzugt betroffen sind und zweimal häufiger schwer an COVID-19 erkranken. Außerdem haben sie ein insgesamt höheres Sterberisiko. Patienten, die eine stationäre Aufnahme benötigen, zeigen häufig Komorbiditäten in Form von Herz-Kreislauf-Erkrankungen (insbesondere arterielle Hypertonie), Diabetes mellitus, chronischen Lungenerkrankungen und Adipositas.

Symptomatisch zeigt sich eine Infektion der Atemwege mit den **Leitsymptomen** Fieber und Husten und bei 10–20 % der Patienten tritt eine Störung des Geruch- und Geschmacksinns auf. Die Krankheit verläuft bei 81 % der Patienten mild, bei weiteren 14 % schwer und etwa 5 % der Betroffenen sind kritisch krank.

12.2 Wieso kommen manche COVID-Patienten auf die Intensivstation?

Wie aus ➤ Abb. 12.1 ersichtlich ist, führt häufig die **Dyspnoe** mit erhöhter Atemfrequenz zur Aufnahme auf eine Intensivstation. Die **Hypoxämie** steht dabei meist im Vordergrund. Ebenso zeigen sich bereits zu diesem Zeitpunkt erste pulmonale Infiltrate bzw. Konsolidierungen. Folgende Faktoren führen dann zur Aufnahme auf einer COVID-19 Intensivstation:

- Hypoxämie $SpO_2 < 90\,\%$ (während Low Flow O_2) und Dyspnoe
- Atemfrequenz > 25–30/Min
- Systolischer Blutdruck ≤ 100mmHg
- Erhöhte Laktatwerte

Intensivpatienten durchleben sehr **unterschiedliche Verläufe** ihrer COVID-19-Erkrankung. Die eine Gruppe schafft es – durch nichtinvasive Atemunterstützung in Form einer High-Flow-Sauerstofftherapie bzw. nicht-invasiver Beatmung in Verbindung mit geeigneten Lagerungen (z. B. Awake Proning ➤ 12.14) und medikamentöser Unterstützung – eine Intubation zu vermeiden. Bei der anderen Gruppe entwickelt sich ein schweres Lungenversagen (ARDS – acute respiratory distress syndrom) mit der Indikation zur künstlichen Beatmung. Weitere mögliche Komplikationen sind Herzrhythmusstörungen und myokardiale Schädigungen, Lungenembolien sowie ein akutes Nieren- oder Multiorganversagen.

Vom Beginn der Symptome bis zur Aufnahme auf die Intensivstation vergehen meist 10 Tage. Die tatsächliche Verweildauer auf der Intensivstation liegt median bei 9 Tagen ohne Beatmung und bei ca. 18 Tagen für Patienten, die beatmungspflichtig sind. Es gibt aber auch Fälle mit einer Aufenthaltsdauer von über 100 Tagen.

In der **Bildgebung** zeigen sich oft bilaterale Infiltrate im Röntgen sowie im weiteren Verlauf in der Computertomografie bilaterale bzw. subpleural imponierende Milchglastrübungen und eine Konsolidierung von einzelnen Lungenabschnitten.

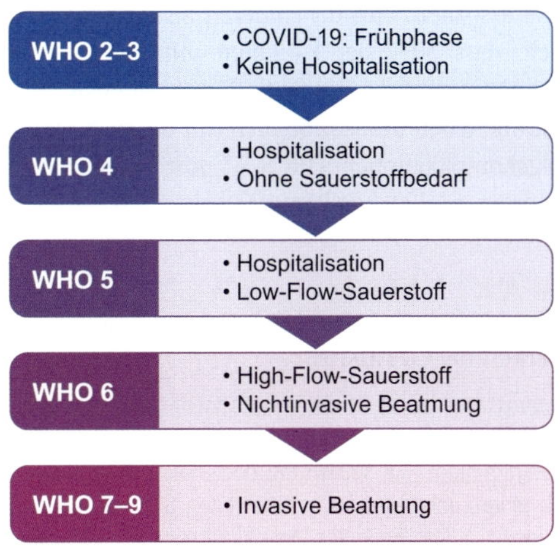

Abb. 12.1 Klassifizierung COVID-19 nach WHO. [W1194-001]

12.3 Wie sieht die Behandlung mit Sauerstoff aus?

COVID-Intensivpatienten benötigen häufig Sauerstoff (O_2) zur Behandlung der **hypoxämischen respiratorischen Insuffizienz.** Wie auch bei Non-COVID-Patienten müssen Zielwerte definiert werden, um einen zielgerichteten Einsatz der O_2-Therapie gewährleisten zu können. Initial wird mit der Gabe von Lowflow-Sauerstoff über eine Nasenbrille oder eine Venturi-Maske begonnen. Bei erfolgloser Lowflow-O_2-Therapie wird dann mit einer High-Flow-Sauerstofftherapie (HFNOT – *High-flow nasale oxygen therapy*) versucht, die Hypoxämie zu behandeln. Laut Kluge et al. (2022) sollte ab einem PaO_2 von weniger als 55 mmHG bzw. einer Atemfrequenz von mehr als 30 Atemzügen pro Minute der Einsatz der Highflow-O_2-Therapie erwogen werden.

Das Ziel der O_2-Therapie ist die adäquate Oxygenierung mit einer $SpO_2 \geq 90\%$ bzw. einem paO2 > 55 mmgHg. Die HNFOT kann die Notwendigkeit einer Intubation reduzieren, wenngleich die Sterblichkeit nicht signifikant beeinflusst wird. Zu beachten ist, dass der Einsatz der **nichtinvasiven Beatmung** (NIV – Non invasive ventilation) beim mittelschweren sowie schweren ARDS zu einem Therapieversagen in mehr als 50 % der Fälle führt. Das ist bei schwerem ARDS mit Mortalitätsraten von fast 50 % assoziiert. Auf der anderen Seite bedeutet das auch, dass 50 % der Patienten mit nichtinvasiven Maßnahmen ohne Intubation den Intensivaufenthalt überleben und somit auch mit deutlich weniger Folgekomplikationen (PICS – post intensive care syndrom ➤ 12.9.) zu kämpfen haben.

PRAXISTIPP

Einschätzung der physiotherapeutischen Belastbarkeit bei COVID-19

Interessanterweise ist die Selbsteinschätzung bei mitteilungsfähigen Patienten bei COVID-19-Patienten massiv beeinträchtigt. Sie spüren die bestehende Atemnot erst ab einem sehr weit fortgeschrittenen Stadium („Happy Hypoxia"). Das bedeutet, dass die bevorzugt eingesetzten Assessments wie z. B. die Borg-CR10-Skala zur subjektiven Beurteilung der Dyspnoe wenig geeignet sind. Vielmehr sind Physiotherapeuten bei COVID-Patienten gefordert, die Risikostratifizierung bezüglich der momentanen Belastbarkeit durch andere passende Assessments einzuschätzen.

In der Praxis hat sich hier die Beurteilung des Atemmusters bezüglich der Atemfrequenz, der Einatembemühung sowie der Atemarbeit (WOB – work of breathing) sehr bewährt. Zusätzlich ist der sogenannte ROX-Index eine wichtige Entscheidungshilfe, ob die pulmonale Reserve ausreichend ist, um die Patienten weiter zu belasten. Ein ROX-Index von unter 4,88 bietet einen Hinweis auf eine massive Atemanstrengung und in diesem Fall ist von einer Steigerung der Belastung im Rahmen der Physiotherapie dringendst abzuraten (➤ 12.13).

12.4 Warum hat die künstliche Beatmung negative Folgen?

Wenn die nichtinvasiven Maßnahmen zur Behandlung der hypoxämischen respiratorischen Insuffizienz nicht ausreichen, keine Therapieeinschränkungen bestehen und die Patienten einwilligen, werden sie intubiert und **künstlich beatmet.** Diese Therapieerweiterung bringt im besten Fall den Patienten Zeit, ihre COVID-19-Erkrankung soweit auszuheilen, dass sie nach erfolgreicher Extubation wieder selbstständig atmen können – nicht mehr, aber auch nicht weniger. Dabei darf nicht vergessen werden, dass die künstliche Beatmung eine Reihe an **negativen Folgen** mit sich bringt:

- Der Endotrachealtubus und die künstliche Beatmung können die Entwicklung von **ventilator-assoziierten Pneumonien** (VAP) fördern.
- Bedingt durch die notwendige Sedierung und u. U. auch Relaxierung kann das Atemzentrum das Zwerchfell nicht mehr aktivieren. Dadurch erfolgt auch keinerlei aktive An- und Entspannung der Muskelfibrillen. Ebenso kommt es – aufgrund der reduzierten Zwerchfellspannung, durch den Druck der Bauchorgane und ggf. eine flachen Rückenlage – zu einer sehr ungünstigen Atemsituation. Damit einher geht eine **Minderbelüftung** besonders der dorsobasalen Areale. Intubierte COVID-19-Patienten werden deshalb häufig in Bauchlage gelagert (➤ 12.14).
- Eine weitere negative Folge der inaktiven Inspirationsmuskulatur ist der **beatmungsassoziierte Muskelschwund** in Form einer ventilatorinduzier-

ten diaphragmalen Dysfunktion (VIDD [Ventilator induced diaphragmetic dysfunction]) mit folgender Reduktion der inspiratorischen Atemmuskelkraft. Bedingt durch ein starkes Entzündungsgeschehen (z. B. COVID) kommt es zu einer massiven Ausschüttung entzündungsfördernder Botenstoffe (Interleukine). Diese sind bei vollständig passiv beatmeten kritisch kranken Patienten für die hepatische Glukoneogenese verantwortlich, wobei Protein direkt aus den Zwerchfellfibrillen ausgelagert wird und es damit zu einem massiven Abbau der Zwerchfellmuskulatur kommt.

- Die menschliche Lunge ist für den inspiratorischen Sogmechanismus durch Anspannung des Zwerchfells konstruiert. Die positive Druckbeatmung, bei der die Lunge mit verschieden hohe Druckniveaus aufgedehnt wird, ist unphysiologisch und zeigt sich in **beatmungsassoziierten Lungenschäden** Durch die künstliche Beatmung kommt es zu Schädigungen des Lungenparenchyms.

GUT ZU WISSEN

Beatmungsformen

In der Beatmungsmedizin werden viele unterschiedliche Beatmungsmodi eingesetzt. Diese sind je nach Respirator und Hersteller unterschiedlich benannt (Patentschutz). Insofern ist es für Neulinge auf der Intensivstation sehr schwierig, einen Überblick über die gängigsten Beatmungsformen zu bekommen. Anhand der Dräger©-Respiratoren soll hier ein Denkmodell zum besseren Verständnis der Beatmungsmodi dargestellt werden. Grundsätzlich kann die Beatmung in drei Bereiche eingeteilt werden. Stellen Sie sich dazu zwei Fragen:

1. Ist das Atemzentrum meines Patienten aktiv?
2. Arbeitet die Beatmungsmaschine mit einem oder zwei Druckniveaus?

Aus den Antworten auf diese beiden Fragen ergeben sich dann folgende Konstellationen (➤ Tab. 12.1).

Tab. 12.1 Beatmungsformen.

Modus	Spontanatmung	Druckniveaus		Beatmungsform
SPN/CPAP	JA	1	PEEP	Unterstützte Spontanatmung mit einem Druckniveau
SPN/ CPAP-PS	JA	2	PEEP & PS	Unterstützte Spontanatmung mit zwei Druckniveaus
PC-BIPAP	NEIN	2	P_{tief} & P_{hoch}	Vollkontrollierte passive Beatmung mit zwei Druckniveaus

SPN: spontaneous; CPAP: continous positive airway pressure; PS: pressure support; PC: pressure control; BIPAP: biphasic positve airway pressure; PEEP: positive end exspiratory pressure; P: pressure, P_{tief} : unteres Druckniveau, P_{hoch}: Oberes Druckniveau

12.5 Was bedeute Weaning?

Mit dem Begriff Weaning wird in der Beatmungsmedizin die **Entwöhnung von der Beatmung** beschrieben. Entwöhnungsphase eines beatmeten Patienten vom Respirator mit fließendem Übergang von der maschinellen Beatmung über unterstützende Beatmungsmodi zur Spontanatmung. Etwa 40 % der intensivmedizinischen Patienten werden beatmet, davon erleben wiederum ca. 40 % ein schwieriges oder prolongiertes Weaning.

Nach der S2k-Leitlinie zum prolongierten Weaning besteht ein **Weaning-Erfolg** bei einer Extubation ohne nachfolgendeventilatorische Unterstützung für mindestens 48 Stunden. Damit geht auch die Entwöhnung von allen Medikamenten einher, die eine atemdepressive Wirkung haben und somit das Atemzentrum negativ beeinflussen (z. B. Sedierung). In derselben Leitlinien finden sich auch die Klassifikation der Weaning-Kategorien nach WIND (➤ Tab. 12.2):

Das Weaning wird im Optimalfall durch ein interprofessionelles Team durchgeführt. Das bedeutet, alle intensivmedizinischen Berufsgruppen müssen zumindest die Grundlage des Weanings verstehen.

12.6 Wozu werden Physiotherapeuten auf der Intensivstation gebraucht?

Der Einsatz von Physiotherapie im Setting der Intensivstation führt zu einem frühzeitigen Einsatz

Tab. 12.2 Weaningkategorien nach WIND.

Gruppe	Bezeichnung	Details
0	No Weaning	Kein Entwöhnungsversuch
1	Short Weaning	Erster Separations-Versuch mündet in einer Beendigung der Beatmung (Weaning-Erfolg oder früher Tod)
2	Difficult Weaning	Weaning beendet mehr als 1 Tag, aber weniger als 1 Woche, nach dem ersten Separationsversuch (Weaning-Erfolg oder Tod)
3	Prolonged Weaning	Weaning noch nicht beendet 1 Woche nach dem ersten Separationsversuch (Weaning-Erfolg oder Tod)
3a		Mit Weaning-Erfolg
3b		Ohne Weaning-Erfolg

frühmobilisierender Maßnahmen und bringt darüber hinaus eine ganze Reihe von weiteren Vorteilen. Als Experten für **Bewegung, Mobilisation** und **Atemphysiotherapie** können sie unter der Voraussetzung eines vorhandenen intensivmedizinischen Wissens ein wertvoller Teil des Intensivteams sein.

Hermes et al. haben in ihrer Umfrage verschiedene intensivmedizinische Berufsgruppen anhand von zehn fiktiven Patientenbeispielen gefragt, wie weit sie bei der Mobilisation dieser Menschen gehen würden. Physiotherapeuten schätzten die Mobilisierbarkeit am höchsten ein.

12.7 Was ist der Unterschied zwischen Frührehabilitation und Frühmobilisation?

Die **Frührehabilitation** bezeichnet nach Nessizius (2017) die frühestmögliche kombinierte akut- und rehabilitationsmedizinische Behandlung von Intensivpatienten im interprofessionellen Team. Der Einsatz der Frührehabilitation reduziert die Beatmungs- sowie die Aufenthaltsdauer, verbessert das funktionelle Outcome zum Zeitpunkt der Entlassung aus der Intensivstation und fördert damit die körperliche und soziale Funktionsfähigkeit. Das bedeutet nicht weniger, als dass die interprofessionelle Frührehabilitation die Lebensqualität nach überstandenen kritischen Erkrankungen positiv beeinflusst. Dies mündet in reduzierten Rehabilitationszeiten, früherer funktioneller Unabhängigkeit und in einer früheren Wiedereingliederung ins Berufsleben.

Die **Frühmobilisation** beschreibt die Behandlung von Intensivpatienten. Sie sollte laut der S2e-Leitlinie spätestens 72 h nach Aufnahme auf die Intensivstation beginnen und zweimal täglich mit einer Dauer von mindestens je 20 Minuten für die Dauer des Intensivaufenthalts durchgeführt werden. Empfohlen wird ein stufenweises Vorgehen, das je nach Patienten-Ressourcen mit passiven Maßnahmen und Mobilisationen beginnt und je nach Entwicklung der Ressourcen assistiv bzw. aktiv weitergeführt wird. Dem heutigen Stand der Wissenschaft entsprechend ist ein interprofessionelles Mobilisationskonzept angezeigt, das auf die jeweiligen Gegebenheiten der Station bezüglich Patienten, personeller Ressourcen und technischem Equipment abgestimmt sein muss. Grundsätzlich soll die Frühmobilisation bei allen intensivmedizinisch behandelten Patienten durchgeführt werden, für die keine Ausschlusskriterien (vgl. Ampelsystem ➤ 12.8) gelten.

GUT ZU WISSEN

Frührehabilitation und Frühmobilisation

Die Frührehabilitation bezeichnet den gesamten Prozess der Rehabilitation von Intensivpatienten in der Intensivstation. Die Frühmobilisation beschreibt die interprofessionellen Möglichkeiten und Maßnahmen, die mit Intensivpatienten durchgeführt werden.

12.8 Wie sicher ist die Frühmobilisation von Intensivpatienten?

Die Frühmobilisation von intensivpflichtigen Patienten ist als sehr sicher einzustufen. Hodgson et al. haben in einer Metaanalyse anhand von 43 Studien zeigen können, dass bei knapp 14.000 Mobilisation weniger als 2 % relevante potenzielle Sicherheitsereignisse stattgefunden haben. Dazu zählten beispielsweise Blutdruckabfall, Sättigungseinbrüche oder auch Dislokationen von intensivmedizinischen Leitungen oder des Beatmungszugangs. Es kam zu lediglich zwei ungewollten Extubationen. Voraussetzung für eine sichere Durchführung ist ein **adäquates Risikomanagement** mit eingehender Risikostratifizierung und vernünftiger Therapievorbereitung. Dafür ist das Wissen über die intensivmedizinischen Leitungen und Zugänge unbedingt notwendig (und nicht verhandelbar).

GUT ZU WISSEN

Die Physiotherapie inklusive Frühmobilisation ist somit bei allen COVID-19-Intensivpatienten durchführbar, die eine gewisse kardiopulmonale Stabilität unter laufender intensivmedizinischer Versorgung (inkl. ggf. Katecholamine) aufweisen.

Zur Planung der physiotherapeutischen Maßnahmen können sich Kollegen folgende zwei Fragen stellen:

- Was will ich machen?
- Wieviel Spielraum brauche ich?

Es macht einen großen Unterschied in der Risikostratifizierung, ob es sich um das passive Bewegen aller Extremitäten im Bett handelt oder ob eine aktive Mobilisation aus dem Bett heraus geplant ist. Auf alle Fälle ist es wichtig, sich ausreichend Zeit zu lassen! Alle Leitungen müssen VOR der geplanten Intervention so positioniert sein, dass genug Spielraum vorhanden ist.

Zur interprofessionellen Risikostratifizierung eignet sich das **Ampelsystem** von Hodgson et al. Dabei werden die Bedingungen zur Mobilisation im interprofessionellen Team definiert und abgestimmt. In groben Zügen bedeutet

- **Grün,** dass die Vorteile überwiegen und das Risiko der geplanten Maßnahmen gering ist.
- **Gelb** zeigt an, dass die Risiken u. U. die Vorteile überwiegen und deshalb eine zeitnahe genaue interprofessionelle Absprache durchgeführt werden muss.
- **Rot** bedeutet für diesen Moment Stopp: Die Risiken überwiegen die Vorteile.

Allerdings kann zeitnah, also noch am selben Tag, eine neuerliche Risikostratifizierung erfolgen.

Dieses Ampelsystem kann an die Intensivpatienten der jeweiligen Fachrichtungen genau angepasst werden. In ➢ Tab. 12.3 wurde das Ampelsystem an die Bedürfnisse von COVID-19-Patienten angepasst.

PRAXISTIPP

Betthöhe verstellen – Augen auf!

In der physiotherapeutischen Arbeit ist es enorm wichtig, das Intensivbett auf eine ergonomisch sinnvolle Höhe einzustellen. Damit ist ein rückenschonendes Arbeiten möglich, das v. a. bei adipösen Patienten und in Verbindung mit COVID (erschwerte Arbeitsbedingungen durch die notwendige persönliche Schutzausrüstung) zum Tragen kommt.

Die arterielle Blutdruckmessung erfolgt über den sogenannten Transducer, der auf Herzhöhe positioniert sein muss, damit die Blutdruckmessung während der physiotherapeutischen Maßnahmen verwertbar ist. Somit ist diese Messung von der Betthöhe abhängig.

Tab. 12.3 Ampelsystem für COVID-19-Patienten.

Farbe	Kriterien	COVID-assoziierte Kriterien
Rot	Risiko zu groß	• Fehlende kardiopulmonale Kompensation (z. B. nicht intubierte Patienten, mit massiven respiratorischen Problemen) • Pulmonale Instabilität (z. B. Häufiges „Pressen" gegen die Beatmung) • Kardiale Instabilität (z. B. laufende Blutdruckschwankungen und/oder auffälliges EKG) • Stark reduzierte Gerinnung (z. B. im Rahmen der ECMO-Therapie)
Gelb	Risiko vs. Vorteile abwägen	• Reduzierte kardiopulmonale Kompensation (z. B. Patienten mit starken respiratorischen Problemen, aber adäquater noninvasiver Atemunterstützung mittels HFNOT oder NIV) • Unruhige Patienten im Weaning (z. B. RASS + 1) • Einsatz von Organersatzverfahren (z. B. ECMO oder Hämofiltration)
Grün	Vorteile überwiegen	• Ausreichende kardiopulmonale Reserve unter laufender intensivmedizinischen Maßnahmen (invasiv oder noninvasiv) • Intubierte stabile Patienten • Nicht intubierte stabile Patienten

Während des Verstellens der Betthöhe müssen v.a. der Beatmungszugang sowie der Beatmungsschlauch ständig beobachtet werden. Ebenso ist auf venöse Zugänge, andere Perfusoren-Lines sowie etwaige großlumige Katheter zur Blutwäsche (Hämofiltration oder Dialyse) bzw. zur Extracorporalen Membran Oxygenierung (ECMO) zu achten. Die ECMO ist v.a. bei schweren COVID-Verläufen an geeigneten Zentren häufig im Einsatz, da die Beatmung dann nicht mehr für eine ausreichende Oxygenierung reicht.
Eine weitere Stolperfalle können Harnkatheter und Fäkalsammelsystem sowie die EKG-Ableitung (Elektrokardiogramm) oder das Pulsoxymeter sein. Weitere Leitungen bzw. Zugänge wie z.B. Hirndrucksonden oder auch andere Drainagen müssen ebenfalls beachtet werden.
Sinnvoll ist es, Sicherheitsschlaufen der Leitungen so zu positionieren, dass bei einem unbeabsichtigten Ziehen nur diese Schlaufe und nicht die tatsächlichen Katheter, der Beatmungstubus oder Ähnliches disloziert wird.

12.9 Gibt es langfristige Folgen durch den Aufenthalt auf der COVID-Intensivstation?

Bis zu 80 % der Menschen, die eine kritische Erkrankung (z.B. einen intensivpflichtigen Verlauf einer COVID19-Erkrankung) überleben, entwickeln ein oder mehrere Symptome aus dem sogenannten **Post-Intensive-Care-Syndrom (PICS)**. Das PICS ist seit vielen Jahren als Folgewirkung des Intensivaufenthalts bekannt und hat einen massiven Einfluss auf den weiteren Lebensweg ehemaliger Intensivpatienten. Je stärker die Ausprägung des PICS ist, desto größere Einschränkungen bezüglich der Lebensqualität müssen diese Postintensivpatienten bewältigen.

GUT ZU WISSEN

Nicht alles, was intensivmedizinisch möglich ist, ist ethisch auch richtig und medizinisch sinnvoll! Der Intensivaufenthalt ist für Intensivpatienten grundsätzlich ungesund. Die Intensivmedizin kann viele lebensnotwendige Funktionen für einen gewissen Zeitraum erhalten, damit der Körper Zeit hat, der Grunderkrankung zu begegnen. Dabei kommt es aber auch zu unerwünschten Nebenwirkungen. Eine vernünftige Risiko-Nutzen-Analyse sollte bei jedem Intensivpatienten durchgeführt werden.

Das Ausmaß der Beeinträchtigungen des PICS beginnt bei physischen Symptomen und reicht weiter über kognitive bis hin zu mentalen Problemen.

- Zu den **physischen Beeinträchtigungen** zählen die Muskelschwäche (ICUAW – Intensive Care Unit Acquired Weakness) und verschiedene Funktionsstörungen des Bewegungsapparats. Sie alle haben Auswirkungen auf die funktionelle Unabhängigkeit und Selbstständigkeit im Alltag (ADL – activities of daily life).
- Bei dem Symptomenkomplex der **kognitiven Beeinträchtigungen** finden sich Gedächtnisstörungen, eine fehlende bzw. reduzierte Aufmerksamkeit und in weiterer Folge auch eine reduzierte Geschwindigkeit im Verarbeitungsprozess von Informationen. Das bedeutet gerade im Zusammenhang mit COVID-19, dass zuvor kognitiv voll belastbare Menschen (z.B. die Spitzenmanagerin) nach ihrer schweren Erkrankung nicht mehr in der Lage sind, einfachste Probleme im Alltag zu lösen. Es kommt also zu massiven Schwierigkeiten der Problemlösung.
- Zuletzt beinhalten die **mentalen Beeinträchtigungen** depressive Symptome, Angststörungen oder auch eine posttraumatische Belastungsstörung (Post-traumatic Stress Disorder – PTSD).

12.10 Was ist eine ICUAW?

Die **erworbene Muskelschwäche** des **kritisch Kranken** (Intensive Care Unit Acquired Weakness ICUAW) wird auch als intensivstationsassoziierte Muskelschwäche bezeichnet und tritt häufig bei Intensivpatienten auf (bei COVID-19 bis zu 100 %). Sie ist direkt von der Krankheitsschwere, der Beatmungsdauer, der Sedierungstiefe, der Dauer der Immobilisation und der Verweildauer auf der Intensivstation abhängig. Da es sich bei intensivpflichtigen COVID-19-Erkrankungen um ein sehr schweres kritisches Krankheitsgeschehen handelt, entwickeln diese Patienten sehr häufig eine ICUAW.

GUT ZU WISSEN

ICUAW und Sepsismarker

Interessanterweise besteht eine direkte Korrelation zwischen der Höhe verschiedener Sepsismarker (Interleukine), die eine schwere Entzündung im Körper anzeigen, und einer ICUAW. So konnten Witteveen et al. (2017) anhand von 204 Patienten nachweisen, dass hohe Werte von Interleukin-6, Interleukin-8 und Interleukin-10 in den ersten vier Tagen des Intensivaufenthalts die Entwicklung einer ICUAW verstärkten.

Der **pathophysiologische Ablauf** einer ICUAW ist besorgniserregend, da es zu massiven metabolischen Veränderungen des Energieumsatzes während einer schweren Erkrankung oder Verletzung kommt. Das Immunsystem fordert über humorale Regelprozesse Energie für die Versorgung primär glukoseabhängiger Organe (in diesem Fall das Immunsystem) an. Die Leber stellt diese Energie (ATP – Adenosintriphosphat) mittels hepatischer Glukoneogenese und unter starker Laktatproduktion zur Verfügung. Als Grundstoff benötigt die Leber Protein (Aminosäuren). Über weitere humorale Prozesse kommt es deshalb zur Freisetzung von Aminosäuren aus der Extremitätenmuskulatur und (bei vollkontrolliert passiv beatmeten Patienten) aus dem Zwerchfell. Es besteht ein starkes Ungleichgewicht an anabolen und katabolen Hormonen. Manche Autoren sprechen auch von einem egoistischen Immunsystem, das sich im Rahmen eines „High Urgent" evolutionären Überlebensprogramm insulinunabhängig (Insulinresistenz) und damit ernährungsunabhängig Energie sichert.

GUT ZU WISSEN

Je länger die Inaktivitätsdauer von Intensivpatienten ist und je schwerer sie erkrankt sind, desto stärker ist die Ausprägung der ICUAW. COVID-19 ist für dieses Geschehen ein zusätzlicher Trigger.

PRAXISTIPP

Physiotherapie zur ICUAW-Prävention

Die Physiotherapie im Intensivsetting kann einen wertvollen Beitrag zur Reduktion bzw. Vermeidung einer ICUAW leisten. Regelmäßiges, im Optimalfall passives, assistives und aktives Bewegen aktiviert die Muskulatur und deren innervierende Nervenfasern. In einzelnen Studien konnte auch nachgewiesen werden, dass sowohl passive als auch aktive Bewegungstherapie einen positiven Einfluss auf Interleukine im Rahmen des Sepsisgeschehens hat.

Eine ebenso wichtige Rolle spielt im Rahmen der interprofessionellen Zusammenarbeit eine kooperative Sedierung. Das bedeutet, dass die Intensivpatienten möglichst oberflächlich sediert sind, eine gute Toleranz der intensivmedizinischen Leitungen aufweisen (v. a. Tubustoleranz) und somit sich selbst in ihre Frührehabilitation und Physiotherapie aktiv miteinbringen können. Insbesondere bei COVID-19-Patienten ist diese kooperative Sedierung allerdings oft nur sehr schwer erreichbar, da die Toleranz der Beatmung und des Beatmungszugangs gerade hier extrem schlecht ist und diese Patienten immer wieder tief sediert und teilweise auch relaxiert werden müssen.

12.11 Wie entsteht ein Delir auf der Intensivstation (Intensiv-Delir)?

Das Intensiv-Delir hat eine Prävalenz bis zu 80 % bei beatmeten Intensivpatienten und bis zu 40 % bei nicht-beatmeten Patienten. Es tritt im Rahmen des Aufwachprozesses oder im weiteren Verlauf des Intensivaufenthalts auf und ist einer der größten Einflussfaktoren für ein negatives Outcome. Pro Delirtag steigt bei älteren ICU-Patienten (> 60 Jahre) die 1-Jahres Mortalität um 10 %. Ebenso kommt es zu längeren und komplikationsreicheren Krankenhausaufenthalten. Im Leben nach der Intensivstation zeigen diese Menschen schlechtere kognitive Fähigkeiten, sie sind häufiger und früher pflegebedürftig und entwickeln öfter eine Demenz. All diese Gegebenheiten verursachen zusätzliche, vermeidbare Kosten für das Gesundheitssystem.

Das ICU-Delir ist multifaktoriell, wobei bei den meisten Intensivpatienten mehr als zehn **Risikofaktoren** bestehen. Zu den Risikofaktoren gehören z. B. eine zu tiefe Sedierung, das Lebensalter, eine bereits bestehende Multimorbidität und Gebrechlichkeit sowie eine bereits bestehende Medikamentenabhängigkeit. Zusätzlich dient eine inadäquate Schlafhygiene als Substrat zur Entwicklung eines Delirs. Ebenso konnte nachgewiesen werden, dass – ähnlich wie bei der ICUAW – IL-6-, IL-8- und IL-10-Werte sowie des Tumornekrosefaktor-α (kurz: TNF-α) zu Beginn des Aufenthalts auf der Intensivstation das Auftreten eines ICU-Delirs begünstigen.

Insgesamt entwickelt sich v. a. ein Ungleichgewicht der Neurotransmitter Serotonin, Acetylcholin und Dopamin. Diese Heterostase resultiert in einer Funktionsstörung des ZNS.

GUT ZU WISSEN

„Müde Patienten trainieren ineffektiv!"

Das ICU-Delir zeigt sich in Form von **Störungen** des **Bewusstseins** und der **Wahrnehmung.** Zudem kommt es zu einer reduzierten oder fehlenden Aufmerksamkeit und weiteren kognitiven Problemen. Es hat auch Auswirkung auf die Schlafqualität, da es zu einem gestörten Schlaf-wach-Rhythmus und dadurch zu fehlenden Erholungsphasen kommt.

GUT ZU WISSEN

ICU-Delir und COVID-19

COVID-19-Intensivpatienten haben ein erhöhtes Risiko zur Entwicklung eines Delirs. Einerseits kommt es zu einer direkten, virusassoziierten Beteiligung des ZNS mit einhergehender Aktivierung von Entzündungsmediatoren und andererseits triggern die Auswirkungen von COVID-bedingten tiefen Sedativastrategien das prolongierte Weaning und eine längerfristige Immobilisierung. Ein weiterer wichtiger Punkt ist die soziale Isolation und Quarantäne ohne Familie, die wiederum die Delirinzidenz steigert.

12.12 Wozu werden Physiotherapeuten auf der COVID-Intensivstation benötigt?

Die Physiotherapie im intensivmedizinischen Setting hat in den letzten 20 Jahren einen Aufschwung erfahren. Waren es damals nur einige wenige Intensivstationen, die eine fixe physiotherapeutische Betreuung hatten, werden heutzutage immer mehr feste Physiotherapiestellen auf Intensivstationen geschaffen. Die Notwendigkeit der „intensiven" Physiotherapie ist auch wissenschaftlich nachgewiesen. Bereits 2009 haben Schweickert et al. in einer kontrollierten Studie gezeigt, dass der Beginn mit **frühmobilisierenden Maßnahmen** innerhalb von 72 Stunden (vs. Therapiestart erst nach einer Woche) einen wesentlichen funktionellen Nutzen bei Entlassung aus dem Krankenhaus bringt und Delirtage halbiert. Folgestudien haben diese Ergebnisse bestätigt. Auch in Verbindung mit COVID-19 hat sich bestätigt, dass aufgrund des langwierigen Verlaufs gerade diese Patienten wesentlich von frühzeitiger Physiotherapie profitieren. Damit spielen Physiotherapeuten eine wesentliche Rolle bei der interprofessionellen Behandlung von COVID-19-Intensivpatienten. Sie sind Experten bezüglich körperlicher Bewegung und Atmung und werden damit von Beginn an in alle frührehabilitativen Aktivitäten miteinbezogen bzw. sie sind federführend an der Umsetzung beteiligt.

Das Denkmodell für den evidenzbasierten physiotherapeutischen Behandlungsablauf ist der physiotherapeutische Prozess. Nach der Evaluierung der Ist-Situation (physiotherapeutischer Befund) und Entwicklung einer physiotherapeutischen Diagnose wird ein Therapieplan erstellt, anhand dessen die Physiotherapie durchgeführt wird. All diese Schritte geschehen unter Einbeziehung der rezenten wissenschaftlichen Literatur und natürlich auch unter dem Gesichtspunkt bisheriger Erfahrungen. Am Ende steht die Reevaluierung und ggf. Anpassung der Maßnahmen. Im Intensivsetting ist es notwendig, viele Aspekte der Intensivmedizin in den physiotherapeutischen Prozess miteinzubeziehen. Dafür ist der Einsatz von spezifischen Assessments unabdingbar.

12.13 Gibt es validierte Assessments für die „intensive" Physiotherapie?

Die Anzahl an physiotherapeutischen Assessments ist zahlreich und es ist die Aufgabe der Physiotherapeuten, die geeigneten Befundungsinstrumente zu identifizieren.

In ➤ Tab. 12.4 finden sich die wichtigsten Assessments zur validen Beurteilung, Therapieplanung und Reevaluierung der durchgeführten physiotherapeutischen Maßnahmen mit Fokus auf COVID-19-Intensivpatienten.

Tab. 12.4 Wichtigste Assessments zur validen Beurteilung.

Kriterium	Assessment	Name/Beschreibung	Werte
Gebrechlichkeit (vor ICU)	Frailty-Index	Frailty-Index	1-9
Vigilanz	RASS	Richmont Agitation and Sedation Scale	-5 bis +4
Delir	ICDSC	Intensive Care Delirium Screening Check List	0-8
	CAM-ICU	Confusion Assessment Method Intensive Care Unit	Positiv Negativ
Schmerz	NRS	Numeric Rating Scale	0-10
	BPS & BPS-NI	Behavoiral Pain Scale (intubiert & nicht intubiert)	3-12
Belastbarkeit	Atemmuster	Visuelle & palpatorische Beurteilung	Physiologisch Abnorm
	P0.1	Inspiratorische Einatembemühung (Okklusionsdruck)	< 1 mbar > 4 mbar
	RSB	Rapid Shallow Breathing Index	< 10 > 60
	ROX	ROX-Index	< 4,88
	WI	Weaning-Index	< 100
Kraft	MRCSS	Medical Research Council Sum Score	0-60
Funktion	CPAx-GE	Chelsea Physical Assessment Tool - German	0-50

12.13.1 Frailty-Index

Der Frailty-Index beschreibt die **Gebrechlichkeit von Menschen** vor dem **Intensivaufenthalt** und beginnt bei der Stufe 1 „sehr fit", wobei diese Personen im Alltag funktionell unabhängig sind und regelmäßig Sport betreiben. Die Skala wird bis zur Stufe 9 „todkrank" fortgesetzt. Diese Patientengruppe ist vor dem Intensivaufenthalt bereits **multimorbid,** in ihren Alltagstätigkeiten auf **fremde Hilfe** angewiesen und hat per Definition eine Lebenserwartung von weniger als 6 Monaten.

Für die mittelfristige Zielsetzung der Physiotherapie im Intensivsetting ist es wichtig zu wissen, ob dieser Patient vor dem Intensivaufenthalt funktionell unabhängig oder vollzeitpflegebedürftig war. Ein zuvor bettlägeriger Patient wird nach dem Intensivaufenthalt trotzdem nicht wieder gehen können. Andererseits ist das Therapieziel für einen zuvor funktionell unabhängigen Menschen das Wiedererlangen der funktionellen Unabhängigkeit. Außerdem erlaubt die bereits vorhandene Frailty vor dem Intensivaufenthalt eine Prognose über die 1-Jahres-Mortalität.

12.13.2 Richmont Agitation and Sedation Scale (RASS)

Die RASS ist eines der meist verwendeten Intensivassessments – der Goldstandard für das **Monitoring** der **Sedierungstiefe** in der Intensivmedizin – und beschreibt die momentane Vigilanz der Patienten. Die Skala reicht von -5 (tief sediert/komatös) über 0 (wach und orientiert) bis zu +4 (sehr aggressiv, fremdgefährdend). Für die „intensive" Physiotherapie ist die Vigilanz ein wesentliches Entscheidungsmerkmal im Hinblick auf die mögliche aktive Teilnahme.

12.13.3 Intensive Care Delirium Screening Checklist (ICDSC)

Zur Einschätzung des **Delirs** bieten neben dem CAM-ICU (➤ 12.13.4) auch die ICDSC eine Möglichkeit, die Ausprägung eines bestehenden Delirs festzustellen. Die ICDSC wird bevorzugt bei intensivstationär behandelten Personen mit **RASS + 4** bis einschließlich **-3** angewendet. Es erfolgt eine fremdanamnestische Beurteilung von acht verschiedenen Items. 0 Punkte bedeutet kein Delir, 1–3 Punkte steht für ein sybsyndromales Delir und > 4 Punkte bestätigt das Vorhandensein eines Delirs.

12.13.4 Confusion Assessment Method Intensive Care Unit (CAM-ICU)

Eine weitere gebräuchliche Delirskala für das **Delir-Screening** auf der Intensivstation ist der CAM-ICU (➤ Abb. 12.2), der mittels vier verschiedener Bereiche das mögliche Auftreten eines Delirs überprüft. Nacheinander werden folgende Qualitäten überprüft:

- Akute psychische Veränderung
- Aufmerksamkeitsstörung
- Bewusstseinsveränderung
- Unorganisiertes Denken/Desorientierung

Anhand eines Flowcharts kann eine valide Delir-Beurteilung vorgenommen werden.

Der CAM-ICU kann auch bei beatmeten Personen angewendet werden. **Vorteile** des CAM-ICU sind die einfache und schnelle Durchführbarkeit sowie die hohe Sensitivität und Spezifität. Mögliche Alternativen sind z. B. die Intensive Care Delirium Screening Checklist (ICDSD) oder die Nursing Delirium Screening Scale (Nu-DESC).

12.13.5 Numeric Rating Scale (NRS)

Die NRS ist eine der gebräuchlichsten **Schmerzskalen** für **mitteilungsfähige Patienten.** Die Werte 0 bis 3 beschreiben keine bzw. leichte Schmerzen, die Werte 7-10 bedürfen einer direkten zeitnahen Reaktion im Sinne analgetischer Maßnahmen (nichtpharmakologisch oder pharmakologisch).

12.13.6 Behavoiral Pain Scale (BPS & BPS-NI)

Die BPS (➤ Tab. 12.5) für intubierte und nicht intubierte Patienten wird für die **Schmerzbeurteilung** bei **nichtmitteilungsfähigen Menschen** verwendet. Neben dem schmerzassoziierten Gesichtsausdruck

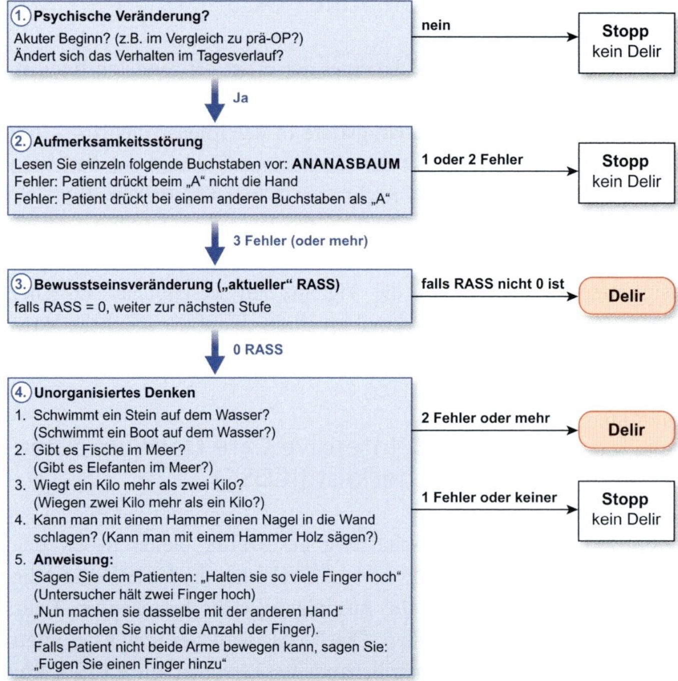

Abb. 12.2 Ablaufschema Confusion Assessment Method for the ICU (CAM-ICU) CAM-ICU. [L231, T733]

12

Tab. 12.5 Behavioral Pain Scale (BPS).

Item	Beschreibung	Punkte
Mimik	Ruhig, entspannt	1
	Teilweise angespannt	2 3
	Sehr angespannt	4
	Schmerzverzerrte Grimasse	
Obere Extremität	Keine Bewegung	1
	Teilweise Bewegung	2
	Flexion bzw. Bewegung der Finger	3
	Geballte Fäuste	4
Adaptation an Beatmungsgerät	Toleranz	1
	Gelegentliches Husten	2
	Gegenatmen/ Pressen	3
	Maschinelle Beatmung unmöglich	4

und schmerzassoziierter Bewegungen findet auch die Schmerzlokalisation sowie die Beatmungstoleranz ihren Platz. Die Werteskala beginnt bei 3 und endet bei 12 Punkten, wobei eine Intervention ab einem Wert von 7 notwendig ist.

12.13.7 Beurteilung der Belastungsfähigkeit

Die momentane Belastungsfähigkeit ist für die physiotherapeutische Betreuung von Intensivpatienten immens wichtig. Es macht einen wesentlichen Unterschied für den möglichen Therapieverlauf, ob die Patienten eine sehr gute kardiopulmonale Kompensation haben oder ob sie knapp vor einer Dekompensation stehen. In diesem Zusammenhang eignen sich einige Assessments und Messwerte aus der Atemphysiotherapie sowie aus der Beatmungsmedizin.

- **Visuelle und palpatorische Beurteilung:** In Bezug auf die Atemanstrengung kann anhand der Atembewegungen die Einatembemühung und die dafür aufgewendete Kraft sehr gut beurteilt werden. Ein starkes inspiratorisches Ziehen in Verbindung mit flachen Atemzügen und einer hohen Atemfrequenz zeigen eine mögliche respiratorische Überforderung an.
- **Inspiratorische Einatembemühung:** Der Atemwegsokklusionsdruck (P0.1-Occlusionsdruck, kurz P 0,1), ist der negative Druck, der durch die Atemmuskulatur in einem vollständig verschlossenen Atemsystem 100 Millisekunden nach Beginn der Inspiration erzeugt wird. Er ist ein Maß für den zentralen Atemantrieb und dient der Voraussage für eine erfolgreiche Extubation bzw. ein erfolgreiches Weaning (Entwöhnungsindex). Der P0.1-Okklusionsdruck ist eine Messung, die mittels der Beatmungsmaschine (z. T. automatisiert) durchgeführt wird und die eine valide Einschätzung der Einatembemühungen zulässt.
  - Werte zwischen 1-4 mbar zeigen eine ruhige Inspirationsbemühung an,
  - wohingegen ein Wert von < 1 eine zu geringe inspiratorische Einatembemühung (Erschöpfung) und
  - Werte deutlich über 4 eine zu hohe inspiratorische Einatembemühung (Überanstrengung) bestätigen. Daraus lassen sich auch therapierelevante Rückschlüsse auf die momentane respiratorische Belastungssituation ziehen.
- **Rapid Shallow Breathing Index (RSBI):** Dies ist ein Messwert, der das Verhältnis der Atemfrequenz zum Tidalvolumen beschreibt. Er dient als Indikator der respiratorischen Funktion und zur Vorhersage des Weaningerfolgs (Entwöhnungsindex). Der RSB errechnet sich aus dem Atemzugvolumen dividiert durch die Atemfrequenz und wird bei den meisten Respiratoren automatisch angezeigt. Er dient wiederum der Einschätzung der respiratorischen Reserve, indem Werte > 60 Zeichen für eine Überanstrengung sein kann. Ein Wert < 10 zeigt eine reduzierte Atemfunktion an.
- **ROX**-Index: Der ROX-Index (Respiratory rate-OXygenation, Atemfrequenz-Oxygenierung) errechnet sich aus den Atemvariablen, mit denen das Atemversagen beurteilt wird, und kann daher verwendet werden, um die Notwendigkeit einer invasiven Beatmung zu prognostizieren. Der bereits in ➤ Kap. 12.13. erwähnte ROX-Index dient ursprünglich zur Beurteilung einer

möglichen Intubationsindikation für nicht invasiv respiratorisch unterstützte Patienten (z. B. Nasale Highflow O_2-Therapie). Für die Einschätzung der Belastung in der Physiotherapie kann der Cut-off-Wert von < 4,88 verwendet werden. Das bedeutet, Intensivpatienten, die während der Therapie eine Reduktion des ROX-Index unter 4,88 aufweisen, sollten nicht weiter belastet werden.

- **Medical Research Council Sum Score (MRCSS):** Die Kraftfähigkeit (momentan verfügbare Kraft der Muskulatur) von Intensivpatienten ist bedingt durch lange Liegezeiten und Immobilisation, lange Beatmungszeiten sowie durch bestimmte Medikamente massiv reduziert oder komplett erloschen. Ein praktikables valides Assessment ist der MRC-Sum-Score bei dem 12 Bewegungen an allen Extremitäten mittels der MRC-Skala beurteilt und addiert werden. Der Summenkraftscore bewegt sich zwischen 0 (keine Kraft) bis max. 60 Punkte (maximale Kraftfähigkeit an allen Extremitäten). Ein Wert von weniger als 48 Punkte diagnostiziert eine ICUAW.
- **Chelsea Physical Assessment Tool (CPAx-GE):** Zur Dokumentation des Verlaufs und als Überblick der gesamten Funktionalität der IntensivPatienten eignet sich der CPAx-GE. Das leistungsbasierte, mehrdimensionale Messinstrument bewertet die Atemfunktion, die funktionelle Mobilität und Handkraft bei schwer erkrankten Erwachsenen in über 10 Items von 0 (abhängig) bis 5 (selbständig). 0 Punkte entspricht dem funktionellen Status eines tief sedierten voll kontrolliert beatmeten Patienten ohne jegliche Eigenaktivität, wohingegen 50 Punkte eine funktionelle Unabhängigkeit bezüglich Atmung, Bewegung und Muskelfunktion beschreiben.

12.14 Wieso müssen COVID-Intensivpatienten gelagert werden?

Intensivpatienten verbringen bis zu 23 Stunden pro Tag unbewegt im Bett. Gesunde Menschen hingegen bewegen sich ständig, sei es im Alltag und selbst in der Nacht wird die Körperposition im Schnitt alle 11 Minuten verändert. Deshalb ist es einerseits wichtig, dass Intensivpatienten bewegt bzw. zur Eigenaktivität animiert werden (abhängig von den momentanen körperlichen Ressourcen). Zusätzlich muss die Köperposition mehrmals am Tag verändert werden. Dies können kleine Veränderungen im Sinne der Mikrolagerung oder auch große Veränderungen wie z. B. die Mobilisation in den Querbettsitz sein.

Da bei COVID-19-Intensivpatienten häufig die respiratorische hypoxämische Insuffizienz mit einer nachfolgenden ARDS im Vordergrund steht, wird die **Lagerung** und **Positionierung** zur Beeinflussung der Atmung eingesetzt. Insbesondere die Bauchlagerung von Nichtintubierten (Awake Proning) und die Bauchlagerung von Intubierten hat durch COVID-19 einen regelrechten Aufschwung erlebt. Der erwünschte Effekt der Bauchlagerung ist eine Optimierung der Ventilation sowie eine Verbesserung des Gasaustauschs durch eine Veränderung des Ventilations-Perfusionsverhältnis. In der Praxis funktioniert dieser Ansatz bei einigen Patienten sehr gut und kann durchaus empfohlen werden.

GUT ZU WISSEN

Evidenz der Bauchlagerung bei COVID-19 Intensiv-Patienten

In einer großen Metaanalyse haben sich Schmid et al. (2022) die wache Bauchlagerung (Awake Proning) in Verbindung mit der High-Flow-Sauerstofftherapie, kurz HFNOT (Highflow nasale oxygen therapy) und nichtinvasiver Beatmung (NIV) genauer angesehen. Es ergaben sich bei einer sehr heterogenen Studienlage interessante Zusammenhänge dieser nichtinvasiven respiratorischen Strategien:

- Es ist unklar, ob die HFNOT vs. NIV die Mortalität erhöht (RR: 0.92, 95 % CI 0.65–1.33).
- Die HFNOT könnte die Intubationsrate oder die Mortalitätsrate sogar steigern (composite endpoint; RR 1.22, 1.03–1.45).
- Awake proning vs. Standardversorgung könnte die Intubationsraten senken (RR 0.83, 0.71–0.96), hat aber kaum einen Effekt auf die Mortalität (RR: 1.08, 0.51–2.31).

Es ist also aus wissenschaftlicher Sicht unklar, ob nichtinvasiv unterstützte COVID-19-Patienten von der wachen Bauchlagerung profitieren. Allerdings decken sich diese Ergebnisse nicht unbedingt mit den täglichen praktischen Erfahrungen:

- Bei allen erwähnten Maßnahmen muss der Komfort für die Patienten sehr gut und dass ICU-Team sehr einfühl-

sam und flexibel sein. Ansonsten fehlt das Verständnis und damit auch die Akzeptanz, das in einem Therapieversagen und nachfolgender Intubation mündet.
- Alle erwähnten Maßnahmen verleiten gerade bei COVID-19 u. U. zu einer zu späten Intubation. Das hat zur Folge, dass diese Patienten vermehrt Lungenschäden aufweisen (PSILI – *patient-self-inflicted-lung-injury*) und deshalb auch häufig längere Beatmungszeiten und damit längere Aufenthaltszeiten auf der Intensivstation benötigen.
- Der Patienten-Komfort ist sehr individuell und hängt immer mit früheren biografischen Erfahrungen zusammen, d. h. es braucht immer eine individuelle Auseinandersetzung mit den Patienten.

12.15 Sollen sich Physiotherapeuten in das Weaning mit einbringen?

Insbesondere bei Intensivpatienten ist die atemphysiotherapeutische Expertise eine wertvolle Ergänzung für das interprofessionelle Behandlungsteam, um die Patienten einerseits in ihrer Bewegung sowie ihrer Mobilisation zu unterstützen und andererseits von der Beatmung zu entwöhnen. Im Optimalfall wird das Weaning durch den **Einsatz** eines **Weaningprotokolls** unterstützt. Dabei dienen bestimmte ärztlicherseits definierte Eckpunkte, wie z. B. Zielwerte der Blutgasanalyse, die Fähigkeit zur Spontanatmung oder die Vigilanz dem Intensivteam als Grundlage zur weiteren Reduktion der Beatmungsinvasivität. Die letztendliche Entscheidung obliegt immer dem leitenden Intensivmediziner.

GUT ZU WISSEN

Das Weaning von der Beatmung ist immer auch von der Vigilanz und der Aktivität des Atemzentrums abhängig.

Durch die technischen Weiterentwicklungen in der Beatmungsmedizin bieten einige Respiratoren bereits die Möglichkeit eines automatisierten Weanings. Dabei reduziert die Beatmungsmaschine selbstständig die Beatmungsinvasivität nach vordefinierten Algorithmen.

12.16 Wie kann die Atemphysiotherapie bei COVID-Intensivpatienten gestaltet werden?

Die Atemphysiotherapie bei COVID-Intensivpatienten richtet sich – wie auch bei allen anderen ICU-Patienten – nach der jeweiligen Aktivität des Atemzentrums. In ➤ Tab. 12.1 sind die einzelnen Beatmungsformen beispielhaft aufgezählt, wobei in der ersten Spalte das Vorhandensein der Spontanatmung als Indikator herangezogen wird. Aus dieser Tabelle lassen sich nun auch drei verschiedene therapeutische Settings ableiten, die eine wesentliche Entscheidungsgrundlage im Hinblick auf die Atemphysiotherapie bilden:

1. Passive vollkontrollierte Beatmung
2. Unterstützte Spontanatmung (mit 1 oder 2 Druckniveaus)
3. Selbstständige Atmung ohne Druckunterstützung

Diese drei Phasen der Atemphysiotherapie (APT) können nach Nessizius (2014) auch als APT 1, APT 2 und APT 3 bezeichnet werden. In ➤ Abb. 12.3 sind die einzelnen Stufen und deren jeweilige Therapieziele dargestellt.

Insbesondere in Bezug auf COVID-19 muss festgehalten werden, dass sich aufgrund des schweren Erkrankungsverlaufs die beiden ersten Phasen häufig über mehrere Wochen ziehen können. Viele COVID-19-Patienten weisen eine hyperreagible Lunge und eine schlechte Tubustoleranz auf und benötigen deshalb für ein erfolgreiches Weaning ein

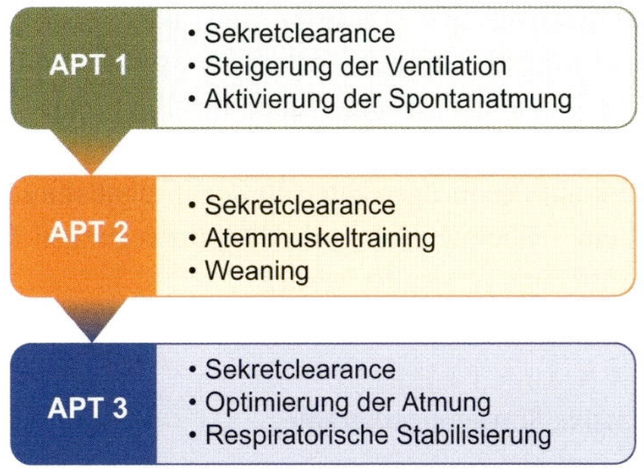

Abb. 12.3 Atemphysiotherapie (APT 1 – APT 3). [F740-009]

Tracheostoma. Auch der Umstand der massiv reduzierten kardiopulmonalen Kompensation mit der lauernden Gefahr einer plötzlichen respiratorischen Dekompensation muss dahingehend beachtet werden.

PRAXISTIPP

Atemphysiotherapie im Weaning

In allen drei APT-Stufen werden sowohl manuelle als auch gerätegestützte Maßnahmen und verschiedene Positionierungen (Lagerung) aus dem großen Repertoire der Atemphysiotherapie verwendet. Weitere Erläuterungen dazu finden sich in Kap. 11. Das beschriebene System ermöglicht eine zielgerichtete patientenadaptierte atemphysiotherapeutische Unterstützung im Weaning und hat sich in der täglichen Praxis bestens bewährt.

12.17 Bewegungstherapie bei COVID-Intensivpatienten – wie soll das gehen?

Damit Folgeschäden aus der Immobilität (PICS ➤ 12.9) möglichst wenig oder gar nicht auftreten, müssen Intensivpatienten täglich mehrmals bewegt werden. Dies trifft v. a. bei COVID-Intensivpatienten zu, da sie bedingt durch die schwere initiale Erkrankungsphase u. U. eine sehr lange tiefe Sedierung benötigen und somit lange immobilisiert sind.

GUT ZU WISSEN

Gehen beginnt bereits im Bett!

Die **passive,** später **assistiv** und aktiv gestaltete **Bewegungstherapie** ist – neben der Atemphysiotherapie – eine der Hauptaufgaben der Physiotherapie im Intensivsetting. Dabei liegt das besondere Augenmerk auf der hirngerechten Bewegungsanbahnung, indem Teilbewegungen aus Alltagsbewegungen für die Therapie verwendet werden.

PRAXISTIPP

Passive Bewegungstherapie

Die passive Bewegungstherapie bei bewegungsunfähigen Patienten dient als Vorbereitung und Grundlage für sämtliche weitere frührehabilitative Ziele. Die praktische Umsetzung wird so gestaltet, dass alle Extremitäten innerhalb gewisser Bewegungsmuster passiv von den Therapeuten bewegt werden. Es erfolgt eine Bewegungsanbahnung durch Bewegungsmuster, die den Patienten bereits bekannt und damit abgespeichert sind. Außerdem werden durch die passive Bewegungstherapie folgende positiven Effekte ausgelöst:

- Förderung der Beweglichkeit (Muskulatur, Sehnen, Faszien, Nerven)
- Aktivierung bewegungsaffiner Rezeptoren (z. B. Dehnungsrezeptoren in der Muskelspindel)
- Förderung der Neuroplastizität
- Einfluss auf pro-inflammatorische Zytokine (z. B. Interleukin-6)
- Kardiopulmonale Aktivierung

Untersuchungen haben gezeigt, dass der frühzeitige Beginn innerhalb von 72 Stunden nach Intensivaufnahme eine deutliche Verbesserung des funktionellen Outcomes nach der Entlassung mit sich bringt. Deshalb ist es auch im Rahmen der Intensivpflege sinnvoll, Teilaspekte der passiven Bewegungstherapie miteinzubauen.

COVID-Intensivpatienten, die bereits dazu in der Lage sind, erste Bewegungen selbst auszuführen, benötigen zusätzlich zur assistiv/aktiven Bewegungsanbahnung eine **zielgerichtete Trainingstherapie,** damit einer Verbesserung der intra- und intermuskulären Koordination und damit der Funktionalität erreicht wird. Nur so kann gewährleistet werden, dass eine rasche Verbesserung der neuromuskulären Aktivierung stattfindet.

PRAXISTIPP

Training der intra- und intermuskulären Koordination

Ein Hypertrophie-Training ist in der Zeit auf der Intensivstation noch nicht möglich. Vielmehr ist das Hauptziel des muskulären Trainings im Intensivsetting die Verbesserung der neuromuskulären Ansteuerung der Muskelfibrillen innerhalb eines Muskels (intramuskuläre Koordination) und dem zielgerichteten Zusammenspiel verschiedener Muskelgruppen (intermuskuläre Koordination). Aus der Trainingslehre kommen damit zwei Trainingsformen zur Anwendung:

- Explosiv konzentrisches Krafttraining
- Exzentrisches Krafttraining mit Overload

Bei der ersten Trainingsmethode wird gegen maximalen Widerstand (explosiv) mit Bewegungen gearbeitet, bei denen sich die trainierte Muskulatur in der Belastungs-

phase verkürzt (konzentrisch). Als Beispiel dient hier eine Patientin, die ihr Bein nur sehr schwer gegen die Schwerkraft beugen und strecken kann. Der Therapeut nimmt das Bein an Fuß und Unterschenkel und bittet die Patientin, aus der Position der 90°-Knie- und Hüftflexion das Bein zu strecken. Dabei gibt der Therapeut so viel Widerstand, dass die Patientin es gerade noch schafft, 3–5 Wiederholungen durchzuführen (sehr hohe muskuläre Beanspruchung).
Die zweite Variante wird mittels Bewegungen, die eine Verlängerung der Muskulatur unter übermaximaler Anspannung ermöglicht, umgesetzt. Beispielsweise wird ein Patient gebeteten, der die Arme nur wenig gegen die Schwerkraft bewegen kann, einen Arm oben zu halten und dann langsam abzusenken (über mehrere Sekunden), wobei die Therapeutin von oben Druck auf diesen Arm ausübt. Damit entsteht der notwendige muskuläre Overload (Trainingslast von mehr als 100 % der Maximalkraft). Beide Trainingsvarianten werden zusätzlich am Ende einer Bewegungseinheit mit 3–5 Wiederholungen umgesetzt. Dabei kommt es einerseits zur erwünschten Aktivierung der intra- und intermuskulären Koordination mit folgender Verbesserung der Funktionalität und andererseits zu keiner Strukturüberlastung.

12.18 Kann Frühmobilisation und Bewegungstherapie zur Delirprävention eingesetzt werden?

Das ICU-Delir ist eine multifaktorielle **hirnorganische Störung,** die besonders durch das Setting einer Intensivstation getriggert wird (➤ 12.11). Die Frühmobilisation im Rahmen der nichtpharmakologischen Delirinterventionen und als Delirprophylaxe bringt mitunter den größten Benefit für die Intensivpatienten.

Dabei muss darauf geachtet werden, dass die geplanten Maßnahmen an die momentane Situation der Patienten angepasst sind. Insbesondere beim gemischten Delir und beim hyperaktiven Delir kann das eine große Herausforderung sein. Besonderes Augenmerk sollte auf folgende Faktoren gelegt werden (vgl. Delirassessments ➤ 12.13):

- Momentane Vigilanz
- Momentane plötzliche Bewusstseinsveränderungen
- Biografische Besonderheiten
- Momentane Kraftfähigkeit

GUT ZU WISSEN

Physiotherapie und ICU-Delir

Es gibt einen klaren Zusammenhang zwischen einer kontinuierlichen tiefen Sedierung und einem reduzierten Einsatz der Physiotherapie, da zu tief sedierte Patienten zu Unrecht weniger im physiotherapeutischen Fokus stehen. Die tiefe Sedierung ist allerdings eine veränderbare Barriere im Rahmen der Frührehabilitation. In den gängigen Leitlinien gibt es daher die Empfehlungen zur Minimierung der Sedierung und einer Fokussierung auf die Analgesie (kooperative Sedierung).
Schweickert et al. haben bereits 2009 nachgewiesen, dass mit einem strukturierten, ressourcenorientierten Protokoll zur Frühmobilisation die ICU-Delirtage halbiert werden können. Es gibt keine pharmakologische Delirtherapie, die das Auftreten eines Delirs reduziert oder vermeidet. Es können lediglich Agitationsspitzen gekappt werden. Deshalb sind folgende pflegetherapeutischen Interventionen das Mittel der Wahl:

- Schlafprotokoll
- Zeitgerechtes Entfernen von intensivmedizinischen Katheter und Fixierungen
- Optional Sehhilfen, Hörgeräte und Oropax verwenden
- Adäquates Flüssigkeitsmanagement
- Lärmreduktion
- Schmerzmanagement
- Möglichkeiten zur Reorientierung
- Mehrmals täglich kognitive Stimulation
- Frühmobilisation und Bewegungstherapie

Insbesondere im Zusammenhang mit den letzten vier Punkten spielt die „intensive" Physiotherapie eine wesentliche Rolle. Durch gezielte Bewegungstherapie sowie Elemente aus der Frühmobilisation kann das ICU-Delir physiotherapeutisch behandelt werden.

12.19 Wie kann ein interprofessionelles Mobilisationskonzept aussehen

Damit alle Berufsgruppen im Intensivteam wissen, welche Maßnahmen zu welchem Zeitpunkt mit den Patienten umgesetzt werden sollen, ist es wichtig, ein interprofessionelles Mobilisationskonzept zu entwickeln und zu verwenden. Dieses Konzept muss an die jeweiligen Ressourcen (Patienten, Personal,

Equipment) angepasst sein. Als Beispiel wird hier das „Innsbrucker Mobilisationskonzept für internistische Intensivpatienten" vorgestellt (➤ Abb. 12.4). Anhand der Kraftfähigkeit (MRC-SS ➤ 12.13, ➤ Abb. 12.4) wird eine **3-stufige Einteilung** der **Mobilisierbarkeit** vorgenommen.

- In der Stufe MOB 1 werden Patienten eingeteilt, die kaum Eigenaktivität vorweisen (MRC 0–2).
- In der Stufe MOB 2 befinden sich die Patienten, die bereits erste Bewegungen gegen die Schwerkraft durchführen können (MRC 3).
- In der Stufe MOB 3 sind die Patienten eingeordnet, die bereits eine hohe Kraftfähigkeit aufweisen und damit bereits einen Großteil ihrer Mobilität eigenständig durchführen können.

Die Zielpositionen „im Bett", „Querbett" und „Stehen/Gehen" (➤ Abb. 12.4) dienen zur Orientierung in den einzelnen Stufen und können auch als Behandlungspositionen eingesetzt werden. Um die geplanten Maßnahmen sicher durchführen zu können, kommt das Ampelsystem (➤ 12.8) zum Einsatz.

Für alle drei Mobilisationsphasen gilt, dass anhand von **alltagsorientierten Bewegungen** alle Gelenks- bzw. Muskelgruppen (v. a. der Extremitäten) bewegt werden. Dies kann passiv (in Phase MOB 1), in weitere Folge assistiv (MOB 2) oder aktiv (MOB 3) geschehen. Es erfolgt eine wahrnehmungsorientierte Bewegungsanbahnung zur Vorbereitung folgender Bewegungsübergänge,

- aus der Rückenlage zum Querbettsitz (Sitzen an der Bettkante),
- vom Querbettsitz zum Aufstehen,
- vom Stehen zum Gehen.

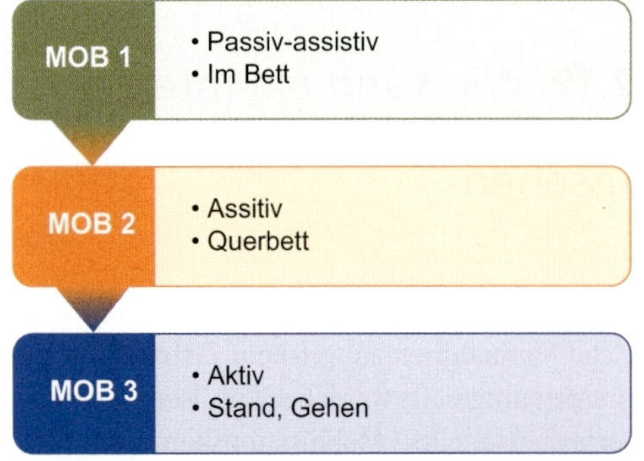

Abb. 12.4 Mobilisationskonzept (MOB 1–MOB 3). [F740-009]

Dabei wird bereits in der Frühphase bewusst die Körperwahrnehmung über die Aktivierung der Afferenzen und anderer bewegungsaffiner Rezeptoren forciert. Gerade in der ersten Phase (MOB 1) liegt der Fokus auf einem Erleben und Wahrnehmen der eigenen Körpergrenzen und Bewegungsmöglichkeiten mit allen zur Verfügung stehenden Sinnen; abhängig von der Sedierungstiefe. Es werden alle anatomischen Strukturen, d. h. die Muskulatur, die Gelenke, Nerven und Faszien sowie Knochen und alle Organe durch die Physiotherapie positiv beeinflusst.

12.20 Was haben wir aus COVID-19 gelernt?

COVID-19 hat die gesamte Medizin und im Besonderen die internistische Intensivmedizin in vollem Umfang gefordert. Auch aus Sicht der „intensiven" Physiotherapie war zu Beginn der ersten Welle 2020 völlig unklar, ob die bisherigen physiotherapeutischen Maßnahmen auch für COVID-19-Intensivpatienten geeignet sind oder ob sie Schäden angerichtet hätten.

Nach nunmehr über zwei Jahren Praxis und Erfahrung aus vier Wellen hat sich gezeigt, dass mit dem bereits zuvor vorhandenen Wissen aus dem Gebiet der Physiotherapie im Intensivsetting auch COVID-19-Patienten erfolgreich behandelt werden können. Es gibt allerdings einige Besonderheiten, die einerseits bei nichtintubierten und andererseits bei intubierten COVID-19-Patienten zum Tragen kommen.

Alle COVID-Intensivpatienten haben gemeinsam, dass sie in der Regel dann eine Intensivstation benötigen, wenn eine ausgeprägte Lungenbeteiligung besteht. Ebenso hat sich gezeigt, dass folglich die pulmonale Belastbarkeit bedingt durch die stark reduzierte Oxygenierung bei diesen Menschen massiv eingeschränkt ist. Neben negativen Auswirkungen auf die Blutgase zeigt sich in erster Linie symptomatisch eine drastisch **verschlechterte kardiopulmonale Kompensationsfähigkeit.** Das bedeutet, dass diese Patienten bereits mit leichten Belastungen (z. B. Transfer von der Rückenlage in den Sitz an der Bettkante) oder einer Hustenattacke plötzlich überfordert sind und massiv entgleisen können. Dies muss im Rahmen der Risikostratifizierung unbedingt berücksichtigt werden (➤ 12.8.).

GUT ZU WISSEN

Die kardiopulmonale Kompensation bei COVID-19 ist häufig stark reduziert und somit ist die Belastbarkeit bezüglich gewohnter ADLs nicht gegeben.

PRAXISTIPP

Pacing und Energiesparen

Ein interessanter Aspekt ist, dass COVID-19-Patienten mitunter eine stark eingeschränkte Wahrnehmung ihrer Belastungsgrenzen haben. Dies betrifft sowohl Menschen am Beginn ihrer Erkrankung als auch im weiteren Intensivverlauf und in gleicher Weise Post-COVID-Patienten nach mehrmonatigem Intensivaufenthalt.

In diesem Zusammenhang hat sich das aus der Rehabilitation bekannte Pacing (➤ 13.1.2) bewährt. Durch eine Aufteilung der erforderlichen Belastung wird dabei versucht, mittels häufiger Pausen und einer genau angepassten milden Belastung eine Überbeanspruchung (Post-Exertional-Malaise ➤ 13.1.2) zu vermeiden. Im therapeutischen Alltag auf der Intensivstation spielen hier insbesondere das Erarbeiten von belastungsarmen Bewegungsübergängen (z.B. aus dem Bett auf einen Sessel setzen) eine wichtige Rolle. Ebenso kann – nach ärztlicher Rücksprache – eine Adaptierung der Atemunterstützung mittels kurzfristiger Steigerung des FiO_2, des Flows bzw. der Beatmungsdrücke eine spürbare Unterstützung für die Patienten bringen.

Atemunterstützende Lagerung und damit auch das Awake Proning sind ebenfalls probate Mittel zur unmittelbaren Reduktion von Atemanstrengung.

PRAXISTIPP

Atmung und Hustenreiz

Eine nicht zu unterschätzende Besonderheit bei nicht-intubierten Patienten ist ein trockener, kaum zu kontrollierender unproduktiver Reizhusten, der besonders durch tiefes Atmen getriggert wird.

Ein bewährter Ansatz ist hier die kontrollierte, manuell geführte Inspiration bis kurz vor dem Hustenreiz. Durch eine bewusste Wahrnehmung dieser „Grenze" lernen die Patienten den Hustenreiz zu kontrollieren und ihn nur zur tatsächlichen Sekretclearance zuzulassen.

Bei **intubierten COVID-19-Patienten** zeigen sich zum Teil initial schwerste langzeitige Verläufe über mehrere Wochen oder Monate mit vielen **instabilen Phasen.** Dabei kommt es v.a. zu kardiopulmonalen Entgleisungen in Form von Herzrhythmusstörungen, starken Blutdruckschwankungen sowie häufigem Pressen gegen die Beatmung, niedrige Atemzugvolumina, plötzlichen Sättigungseinbrüchen (Desaturationen) oder inadäquaten Blutgasen.

Für die Physiotherapie bedeutet diese erste schwierige Phase eine engmaschige Risikostratifizierung mittels Ampelsystem und viel Geduld, da manche Patienten über Wochen in dieser instabilen Phase bleiben. Damit kann allerdings im Rahmen eines Mobilisationskonzepts der frühzeitige Start der Physiotherapie, also innerhalb von 72h nach ICU-Aufnahme erreicht werden. Mit Techniken aus der Bewegungstherapie zur Bewegungsanbahnung und mithilfe der Unterstützung im Weaning durch Atemphysiotherapie werden die Patienten täglich mindestens einmal behandelt. Zu diesem Zeitpunkt werden aufgrund der stark reduzierten oder erloschenen Eigenaktivität meist passive Techniken eingesetzt, die dann im weiteren Genesungsprozess mittels assistiver und aktiver Maßnahmen erweitert werden.

GUT ZU WISSEN

Es besteht in allen Phasen des Intensivaufenthalts (von COVID-Akut bis Post-COVID) die ständige Gefahr der plötzlichen kardiopulmonalen Dekompensation. Die Risikostratifizierung mittels Ampelsystem und weiterer geeigneter Assessments ist in diesem Zusammenhang unbedingt notwendig! (➤ 12.8)

PRAXISTIPP

Informationen auf Social Media

Weiterführende Informationen zum Thema Physiotherapie und Frühmobilisation auf der Intensivstation finden sich auf gängigen Social Media Plattformen unter:#physiointensiv #icurehab #earlymobility #covidphysio #fruemobilisierung.

LITERATUR

Eggmann S, Verra ML, Stefanicki V et al. Predictive validity of the Chelsea Critical Care Physical Assessment tool (CPAx) in critically ill, mechanically ventilated adults: a prospective clinimetric study, Disability and Rehabilitation. Disabil Rehabil. 2022; Jan 7;1–6.

Hermes C. et al. Assessment of mobilization capacity in 10 different ICU scenarios by different professions. PLoS ONE 15(10): e0239853.

Hogdson C. et al. Early Mobilization of Patients in Intensive Care: Organization, Communication and Safety Factors that Influence Translation into Clinical Practice. Critical Care 2018; 22: 77.

Increased Early Systemic Inflammation in ICU-Acquired Weakness; A Prospective Observational Cohort Study. Witteveen E. Crit Care Med 2017; 45: 972–979.

Kamdar BB, Coms MB, Colantouoni E. et al. The association of sleep quality, delirium, and sedation status with daily participation in physical therapy in the ICU. Critical Care (2016) 20: 261.

Khan BA, Perkins AJ, Prasad NK et al. Biomarkers of Delirium Duration and Delirium Severity in the ICU. Khan et al Crit Care Med. 2020;48 (3): 353–361.

Klem et al. Early activity in mechanically ventilated patients - a meta-analysis. Tidsskr Nor Laegeforen. 2021 May 12; 141: 8.

Kluge et al. S3-Leitlinie - Empfehlungen zur stationären Therapie von Patienten mit COVID-19. AWMF-Register-Nr. 113/001. www.awmf.org (Zugriff am 16.3.2022).

Kluge S. et al. Empfehlungen zur intensiv-medizinischen Therapie von Patienten mit COVID-19 – 3. Version. S1-Leitlinie. Anaesthesist 2020 · 69:653–664.

Kotfis K, Williams Roberson S, Wilson JE et al. COVID-19: ICU delirium management during SARS-CoV-2 pandemic. Crit Care. 2020; 24 (1):176.

Lai et al. Early Mobilization Reduces Duration of Mechanical Ventilation and Intensive Care Unit Stay in Patients With Acute Respiratory Failure. Archives of Physical Medicine and Rehabilitation 2016; 98 (5): 931–939.

Medrinal et al. Respiratory weakness after mechanical ventilation is associated with one-year mortality - a prospective study. Critical Care (2016) 20: 231.

Nessizius S., Rottensteiner C., Nydahl P. Frührehabilitation in der Intensivmedizin – Interprofessionelles Management. Elsevier Urban & Fischer 2017.

Pisani MA, Kong SY, Kasl SV, Murphy TE, Araujo KL, Van Ness PH. Days of delirium are associated with 1-year mortality in an older intensive care unit population. Am J Respir Crit Care Med. 2009 Dec 1;180 (11): 1092–1097.

S2e-Leitlinie. Lagerungstherapie und Frühmobilisation zur Prophylaxe oder Therapie von pulmonalen Funktionsstörungen. AWMF-Registernummer 001-015 (Stand: 04/2015).

S3-Leitlinie. Analgesie, Sedierung und Delirmanagement in der Intensivmedizin 2020. AWMF-Registernummer (Stand: 31.03.2021).

Schmid B, Griesel M, Fischer AL et al. Awake prone positioning, high-flow nasal oxygen and non-invasive ventilation as non-invasive respiratory strategies in covid-19 acute respiratory failure: A systematic review and meta-analysis. J. Clin. Med. 2022, 11, 391.

Schönhofer B. et al Prolongiertes Weaning – S2k-Leitlinie herausgegeben von der Deutschen Gesellschaft für Pneumologie und Beatmungsmedizin e.V. Pneumologie 2014; 68 (01): 19–75.

Schweickert et al. Early physical and occupational therapy in mechanically ventilated, critically ill patients, a randomised controlled trial. Lancet 2009; 373: 1874–82.

Shehabi Y, Bellomo R, Kadiman S et al. Sedation Intensity in the First 48 Hours of Mechanical Ventilation and 180-Day Mortality: a multinational prospective longitudinal cohort study; Crit Care Med 2018; 46 (6): 850–859.

Shehabi Y, Riker RR, Bokesch PM et al. Delirium duration and mortality in lightly sedated, mechanically ventilated intensive care patients. Crit Care Med 2010; 38 (12): 2311–2318.

Shigeaki I et al. Post-intensive care syndrome: its pathophysiology, prevention, and future directions. Acute Medicine & Surgery 2019; 6: 233–246.

Wilson JE, Mart MF, Cunningham C et al. Delirium. Nature reviews 2020; 6: (90): 1–26.

KAPITEL

13

Andreas Mühlbacher

Rehabilitation von Post-COVID-19-Patienten

13.1 Pathologie 228
13.1.1 Definition und Prävalenz 228
13.1.2 Klinik und Symptome 229
13.1.3 Screening im multiprofessionellen Setting 231

13.2 Physiotherapeutische Therapieziele und Maßnahmen 233
13.2.1 Belastungsintoleranz 234
13.2.2 Atemnot/Breathing Pattern Disorders 238
13.2.3 Autonome Dysregulation 238

13.1 Pathologie

Patienten mit anhaltenden Symptomen nach einer COVID-19-Infektion fordern das Gesundheitssystem. Symptome, wie Belastungsintoleranz, körperliche Erschöpfung, Belastungsdyspnoe, autonome Dysregulation oder kognitive Einschränkungen haben unter anderem hohe physiotherapeutische Relevanz. Dennoch reicht ein alleiniger Einsatz der Physiotherapie bei schwer betroffenen Post-COVID-19-Patienten meist nicht aus. Es braucht einen multiprofessionellen und individuellen Behandlungsansatz, in dem der Physiotherapie mit ihren Stärken ein großer Stellenwert eingeräumt wird. Auch der Einsatz der Ergotherapie, Logopädie, Psychologie und der Sozialarbeit ist in der Behandlung schwer betroffener Post-COVID-19-Patienten in vielen Fällen notwendig, um die Betroffenen teilhabeorientiert bestmöglich begleiten zu können.

Dieses Kapitel gibt einen Überblick über den aktuellen Wissensstand zu Post-COVID-19-Patienten im physiotherapeutischen Fokus. Es soll zudem Klarheit über die Definition, die Prävalenz, die Klinik sowie über die häufigsten Symptome und wesentliche physiotherapeutische Ziele sowie Maßnahmen bringen.

13.1.1 Definition und Prävalenz

Post-COVID-19-Erkrankung: Eine präzise Definition gab es zu diesem Begriff bis Ende 2021 nicht. Die Weltgesundheitsorganisation (WHO) konnte in einem Delphi-Consenus eine klinische Definition zur Post-COVID-19-Erkrankung publizieren (Soriano et al. 2021; WHO 2021). ➤ Abb. 13.1 zeigt diese standardisierte und international anerkannte Definition nach WHO.

Für anhaltende Symptome nach einer COVID-19-Infektion wurden im Zuge der Pandemie verschiedene Bezeichnungen verwendet. Der Begriff Long-COVID, der von Betroffenen zur Beschreibung ihres Zustandes gewählt wurde und nicht medizinischer Herkunft ist, war in diesem Rahmen am meisten präsent.

Seit 2021 geht man davon aus, dass ca. 5–10 % der nichthospitalisierten COVID-19-genesenen Personen Long-COVID- bzw. eine Post-COVID-19-Erkrankung entwickeln. Dabei ist die Unterscheidung zwischen den beiden Begrifflichkeiten wichtig.

- Bei **Long-COVID** bestehen Symptome 28 Tage nach der Infektion weiter.
- Treten 12 Wochen nach der SARS-CoV-2-**Infektion** noch Symptome auf, nennt man dies eine Post-COVID-19-Erkrankung.

Eine Post-COVID-19-Erkrankung kann bei Personen mit einer wahrscheinlichen oder bestätigten SARS-CoV-2-Infektion auftreten, in der Regel drei Monate nach Auftreten von COVID-19 mit Symptomen, die mindestens zwei Monate andauern und nicht durch eine andere Diagnose zu erklären sind. Zu den allgemeinen Symptomen zählen Erschöpfung, Kurzatmigkeit, kognitive Fehlleistungen sowie weitere*, die sich im Allgemeinen auf den Tagesablauf auswirken.
Die Symptome können neu auftreten nach einer anfänglichen Genesung von einer akuten COVID-19-Erkrankung oder die anfängliche Erkrankung überdauern. Die Symptome können fluktuieren oder mit der Zeit wiederkehren.

Eine gesonderte Definition kann für Kinder erforderlich sein.

Anmerkungen:
- Die Diagnose erfordert keine Mindestzahl an Symptomen, auch wenn Symptome beschrieben worden sind, die unterschiedliche Organsysteme und Gruppen betreffen.
- * Eine vollständige Liste der in der Befragung beschriebenen Symptome findet sich in Anhang 2.

Abb. 13.1 WHO-Definition der Post-COVID-19-Erkrankung. [W789-006/L15]

Komaroff und Bateman (2021), eine US-amerikanische Autorengruppe, stellen im Rahmen ihrer Publikation eine Verbindung zwischen Long-COVID-/Post-COVID-19 und einer neurologischen Erkrankung, der myalgischen Enzephalomyelitis bzw. dem Chronic Fatigue Syndrom (ME/CFS), her. Die Gruppe schätzt, dass ca. 10 % der Long-COVID-/Post-COVID-19-Betroffenen eine ME/CFS entwickeln. Das hat eine sehr hohe Relevanz, da eine ME/CFS mit starker Belastungsintoleranz und tage- bzw. wochenlanger Erschöpfung einhergeht. Die Betroffenen haben mit massiven Einschränkungen in ihren Teilhabebereichen, z. B. lange anhaltende Erwerbsunfähigkeit, zu kämpfen. Von diesen Bildern zu differenzieren sind die auch hochsymptomatischen und in der Rehabilitation multimodal zu versorgenden Post-ICU-Patienten (Puchner et al. 2021).

13.1.2 Klinik und Symptome

Allgemein

Post-COVID-19-Patienten haben sehr unterschiedliche Symptome. Lopez-Leon et al. (2021) fanden in ihrer Metaanalyse eine Prävalenz von 55 Langzeitsymptomen als Folge einer COVID-19-Infektion. In der Rehabilitation stellt diese Heterogenität der Population eine der größten Herausforderungen dar. Aus der praktischen Erfahrung zeigt sich bei einem großen Teil der Post-COVID19-Betroffenen bei richtiger Dosierung ein gutes Ansprechen auf die Maßnahmen einer stationären oder ambulanten pulmonalen Rehabilitation. Ein kleinerer Teil der Post-COVID-19-Population benötigt hingegen eine stark individualisierte und äußerst vorsichtige Planung und Durchführung der Reha-Interventionen. Dieser Anteil der Betroffenen spiegelt die von Komaroff und Batemann (2021) beschriebene Gruppe wider, für die ein Verdacht auf eine ME/CFS besteht. In diesem Fall erscheint bei der Verordnung einer Rehabilitationsmaßnahme aus klinischer Erfahrung die neurologische Rehabilitation sinnvoller.

Die größte Herausforderung für stationäre bzw. ambulante Einrichtungen ist hier die Belastungsintoleranz mit darauffolgender, schwerer Erschöpfungssymptomatik (Fatigue), welche sich über mehrere Tage oder Wochen ausdehnen kann, die sog. Post-Exertional-Malaise (PEM). Es ist daher die oberste Prämisse, zu Beginn rehabilitativer Maßnahmen, nach diesem wichtigen Symptom zu screenen und Patienten darüber aufzuklären (World Physiotherapy 2021). Im Vergleich mit weiteren Symptomen der Post-COVID-19-Erkrankung ist die Belastungsintoleranz die größte Herausforderung im Reha-Setting.

Belastungsintoleranz

Post-Exertional-Malaise (PEM): Post-Exertional-Malaise bedeutet die Verschlechterung der Symptomatik nach geringfügiger körperlicher und/oder geistiger Anstrengung (Unter: www.mecfs.de/was-ist-me-cfs/pem/ [letzter Zugriff: 28.04.2022]).
Pacing: Ansatz zum dosierten Wiederaufbau der körperlichen, mentalen oder emotionalen Aktivität bei Vorliegen einer PEM. Die Aktivitätsintensität soll stets unter der Schwelle zur Symptomverschlechterung liegen.

Der Begriff der PEM war bis Anfang 2021 in der Physiotherapie wenig präsent. Erste Publikationen aus Großbritannien berichteten Anfang 2021 von einem vermehrten Auftreten der PEM bei Post-COVID-19-Patienten. Die PEM beschreibt eine paradoxe Reaktion des menschlichen Körpers auf emotionale, kognitive oder körperliche Überanstrengung im Sinne einer innerhalb von meist 12–48 Stunden eintretenden, massiven Erschöpfung mit langen Erholungszeiten. Ein entsprechendes Ereignis nennt man **Crash**. Die Schwelle, die zur Überanstrengung führt, ist der Literatur zufolge (Workwell Foundation 2021) im Vergleich zu Gesunden deutlich niedriger. Man sieht beispielsweise eine Belastung über der anaeroben Schwelle über eine Dauer von mehr als zwei Minuten als Risiko für einen Crash an. Die PEM ist das wichtigste Symptom der ME/CFS und daher basieren Behandlungsansätze bei Post-COVID-19-Patienten auf der fachspezifischen Literatur zu diesem Krankheitsbild.

Eine wichtige Hypothese zur PEM ist eine zugrunde liegende Mitochondriopathie, welche sich in einer stark **erniedrigten oxidativen Kapazität** der **Skelettmuskulatur** zeigt. Untersuchungen zeigen eine anaerobe Schwelle, die ca. 15 Schläge/Minute oberhalb der Ruhe-Herzfrequenz liegt. Das bedeutet, dass minimale Belastungen bereits zum Überschreiten der anaeroben Schwelle führen. Für Betroffene bedeutet dies enorme Einschränkungen für die Teilhabe im Alltag, weil es einen großen Widerspruch zwischen persönlichen Anforderungen an den eigenen Körper und dessen dafür nicht ausreichenden Ressourcen gibt. Es ist typisch, dass Patienten sehr darunter leiden, nicht mehr so zu funktionieren, wie vor dem Auftreten der Post-COVID-19-Erkrankung. Ein wesentlicher Bestandteil der Behandlung liegt hier im **Pacing.**

Der Fokus beim Pacing liegt auf dem behutsamen Belastungsaufbau mit einer Intensität, die strikt unterhalb der anaeroben Schwelle und damit unter dem Bereich zur Symptomverschlechterung bzw. zur Auslösung neuer Symptome liegt. Das bedeutet, dass z. B. nicht nur die Durchführung eines Trainings, sondern die konsequente Beobachtung der körperlichen Reaktionen auf diese Belastung über einen Zeitraum von ca. 24–48h erforderlich ist.

Fatigue

Die Fatigue kann im Rahmen einer PEM sehr massiv sein und eine tage- bzw. wochenlange Erholung erfordern. Es ist essenziell zu wissen, dass sich die Fatigue im Rahmen der Post-COVID-19-Erkrankung von einer Fatigue z. B. bei Patienten mit Multipler Sklerose (MS) unterscheidet und eine andere therapeutische Strategie notwendig macht Bei MS-Patienten ist es gesichert, dass selbst intensivste körperliche Aktivität die Fatigue reduzieren kann. Bei Post-COVID-19-Betroffenen bzw. bei Patienten mit ME/CFS ist es genau umgekehrt: Überforderung in emotionaler, kognitiver oder körperlicher Hinsicht kann hier kontraproduktiv sein. Deshalb kommt dem **Erholungsmanagement** (➤ 13.2.1) ein hoher Stellenwert zu.

Studien, die sich mit den kognitiven Einschränkungen von Post-COVID-19-Patienten beschäftigen, legen eine kausale Verbindung mit der Fatigue nahe. Es besteht die Vermutung, dass Patienten aufgrund der starken Fatigue eine reduzierte kognitive Leistungsfähigkeit zeigen können. Das bedeutet im Umkehrschluss, dass ein gezieltes kognitives Training nur dann Sinn macht, wenn die Fatigue unter Kontrolle ist.

Atemnot und Breathing Pattern Disorders

Ein Großteil der Post-COVID-19-Patienten berichtet von seit langem bestehender **Belastungsdyspnoe** und thorakalen Schmerzen, die insbesondere im sternochondralen Übergangsbereich lokalisiert sind. Wiederum ein Teil zeigt bei der klinischen Untersuchung Veränderungen des Atemmuster und/oder einen O_2-Sättigungsabfall während körperlicher Belastung. Der Weltphysiotherapie-Verband (2021) empfiehlt eine ärztliche Abklärung, sobald bei Patienten ein Abfall der Sauerstoffsättigung von > 3 % im Vergleich zum Belastungsbeginn auftritt. Die Verwendung eines Fingerpulsoxymeters ist unerlässlich, weil Betroffene einen Abfall der Sauerstoffsättigung zum Teil gar nicht spüren bzw. dieser nicht zwangsläufig mit Atemnot einhergeht.

Diesem respiratorischen Symptompaket liegt zum Teil eine **pulmonale Entzündungsreaktion** während der SARS-COV2-Infektion zu Grunde. Die Einwanderung von Entzündungszellen in den Alveolarbereich (Infiltrate) führt zu einer Endotheldysfunktion, zu undichten Kapillaren, zur Verdickung der alveolokapillären Membran und sorgt in der Akut-Phase der Infektion für eine eingeschränkte Diffusionskapazität (DLCO). Der Übertritt von Sauerstoff von der Alveole in das Kapillarnetz funktioniert im betroffenen Lungenareal eingeschränkt. Im Lungen-Röntgen zeigt sich das als Verdichtung des Lungengewebes, in der die weißen Bereiche Entzündungsflüssigkeit z. B. **Mikroatelektasen, Atelektasen** darstellen können. Es konnte nachgewiesen werden, dass während einer COVID-19-Infektion zentral Entzündungen der Gefäßwände auftreten können. Das zeigt sich im Lungengefäßbett zum Teil auch in der Präsenz von Mikrothromben, die ebenso den Gasaustausch einschränken.

Wichtig für die Physiotherapie ist der Kompensationsmechanismus unseres Körpers. Funktioniert in Teilbereichen der Lunge der Gasaustausch nicht ausreichend, so atmen wir schneller und damit auch oberflächlicher. Wir sprechen von einer **kompensatorischen Hyperventilation** und einer damit einhergehenden **Veränderung** des **Atemmusters.** Wir atmen deutlich weniger abdominal/kostal und umso mehr sternal und damit in die oberen Lungenbereiche. Durch unsere permanente Atemtätigkeit (bei 12

Atemzügen/Minute ca. 17.000 Atemzüge/Tag) wird dieses Atemmuster schnell automatisiert. Dies kann auch durch postinfektiöse autonome Dysfunktion auftreten sowie durch hypothetisierte Hyperventilation infolge einer reduzierten aeroben Kapazität der peripheren Muskulatur selbst (Wirth und Scheibenbogen 2022). Durch das veränderte Atemmuster ändern sich die muskulären Spannungsverhältnisse der primären und sekundären Atemmuskulatur. Dies kann sich zum Teil als inspiratorische Atemmuskelschwäche (MIP < 60 mbar, Spruit et al. 2013) darstellen. Schmerzen im Thoraxbereich, häufig belastungsabhängig in den sternochondralen Übergängen, werden ebenso als Folge beobachtet. Man spricht vom sog. **„Dysfunctional Breathing"**. Je früher eine atemphysiotherapeutische Intervention erfolgt, umso schneller kann wieder eine physiologische Vollatmung entstehen.

Autonome Dysregulation

Die autonome Dysregulation zeigt sich bei Post-COVID-19-Betroffenen primär im Rahmen der beiden im Folgenden beschriebenen Syndrome:

- **Orthostatische Dysregulation/Posturales Tachykardiesyndrom (POTS):** Patienten berichten über starken Schwindel und Herzrasen bei Lageveränderungen. Beim Bewegungsübergang von der Rückenlage in den Stand kann dieses Syndrom objektiviert werden. Zu beobachten ist ein Abfall des Blutdrucks (RR) mit gleichzeitig gesteigerter Herzfrequenz (HF). Unser Körper versucht das Herzzeitvolumen, das durch den abfallenden RR sinkt, über den Anstieg der HF auszugleichen. Der praktikable und gut strukturierte **Schellong-Test** kann als einfaches Assessment eingesetzt werden.
  - In Rückenlage werden im Abstand von zwei Minuten fünfmal RR und HF gemessen. Die Messergebnisse werden mit etwaig auftretenden Symptomen dokumentiert.
  - Nach zehn Minuten wird der Proband aufgefordert, aufzustehen und frei stehen zu bleiben. Es werden unmittelbar nach dem Aufstehen, nach zwei, vier, sechs und zehn Minuten, die eben genannten Parameter erhoben.
  - Nach der letzten Messung begibt sich der Proband wieder in die Rückenlage. In dieser Position folgen innerhalb von sechs Minuten vier weitere Messungen im Abstand von zwei Minuten. Es sind auch verkürzte Protokolle in Verwendung.
  - Der stärkste Abfall des systolischen und diastolischen RR bzw. Anstieg der HF wird dokumentiert und für die Auswertung herangezogen.
  - Wenn der systolische RR innerhalb von fünf Minuten um mehr als 20 mmHg oder der diastolische RR um mehr als 10 mmHg fällt, spricht man von einer **orthostatischen Dysregulation.**
  - Steigt die HF um mehr als 30 Schläge/Minute an bzw. liegt nach zehn Minuten langem Stehen die HF über 120 Schläge/Minute, spricht das für ein **POTS.**
- **Sympathikus-/Parasympathikus-Imbalance:** Post-COVID-19-Patienten können auch unabhängig von Lagewechseln unter Herzrasen bzw. einer unregelmäßigen HF leiden. ➤ Abb. 13.2 zeigt ein Belastungs-EKG einer 28-jährigen Frau mit einer Post-COVID-19-Erkrankung. Zu sehen ist der unregelmäßige Verlauf der Herzfrequenz während der Belastung – das EKG (nicht abgebildet) zeigt allerdings einen Sinusrhythmus. Wie auch der Herzfrequenzverlauf zeigt sich der Blutdruckverlauf nicht entsprechend der physiologischen Norm. In der Wertetabelle rechts ist die stark reduzierte Leistungsfähigkeit (62 Watt – entspricht 35 % vom errechneten Sollwert) der Patientin zu erkennen.

Abgesehen von den gut objektivierbaren Parametern sind in der Anamnese häufig Angaben zu finden wie z. B. eine starke innere Unruhe, eine reduzierte Schlafqualität und damit eine suboptimale Regenerationsfähigkeit. Dies spricht für eine Imbalance zwischen Sympathikus und Parasympathikus zugunsten des Sympathikus. Starkes Schwitzen, Übelkeit und Durchfälle können hierbei auch assoziiert sein.

13.1.3 Screening im multiprofessionellen Setting

Post-COVID-19 Functional Status Scale

Klok et al. (2020) publizierten bereits im Juli 2020 die Post-COVID-19 Functional Status Scale (PCFS), die seit der Veröffentlichung der S1-Leitlinie-Post-COVID/Long-COVID durch die Gruppe Koczulla et al. (2021) auch in deutscher Sprache vorliegt.

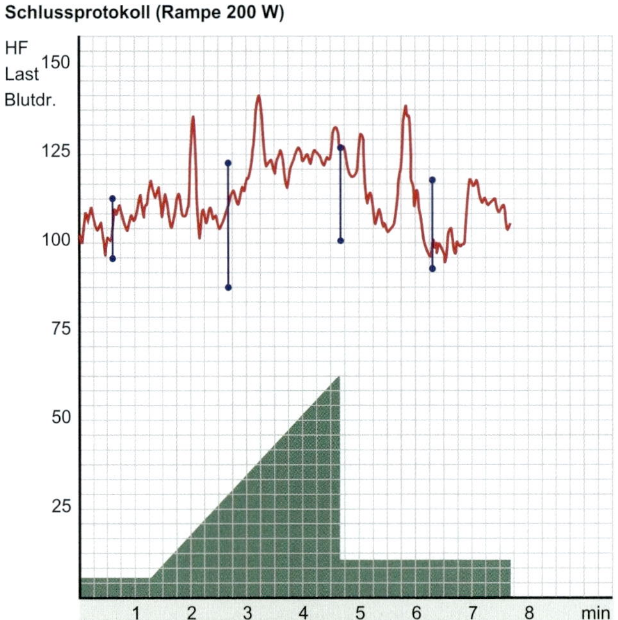

Zusammenfassung

Gesamtdauer	7:42 min
Dauer Belastung	3:42 min
Dauer Erholung	3:00 min
Belastung max.	62 W
% von Soll 175 W	35 %
Herzfrequenz max.	141 /min
% von Soll 172 W	81 %
Blutdruck, Ruhe	112/95 mmHg
Blutdruck, max.	126/100 mmHg
HF x BD, max.	16380
MET, max.	4,0

Auswertungsdaten

PWC	W	W/kg	Sollwert
170			
150			
130	62	0,9	1,3 (70 %)
max. 130	62	0,9	

Abb. 13.2 Belastungs-EKG einer 28-jährigen Post-COVID-19-Patientin. [T1247]

Das Abfragen der Skala benötigt wenig Zeit und führt zu einer Einstufung der Post-COVID-19-induzierten funktionellen Einschränkung in fünf Schweregrade. Grad „0“ bedeutet „keine funktionelle Einschränkung“ und Grad „4“ eine „schwere funktionelle Einschränkung“. Zur klaren Abgrenzung der Symptomatik wird empfohlen, den funktionellen Status vor der COVID-19-Infektion zu erheben.

➤ Abb. 13.3 zeigt die PCFS mit den Leitfragen und den fünf Graden der funktionellen Einschränkung.

DePaul Symptom Questionnaire (DSQ)

Der DSQ ist ein standardisierter Fragebogen, der neben der ME/CFS auch die PEM quantifizieren und v. a. am Beginn einer rehabilitativen Intervention eine bessere Einschätzung der Patienten erlaubt. Die ursprüngliche Version (Jason et al. 2018) benötigt mit 99 Fragen sehr viel Zeit für die Umsetzung. Es wurden daher mehrere Versionen bis hin zu einer Kurzversion entwickelt. Es gibt aktuell zwei Versionen in deutscher Sprache, wobei die nicht validierte Übersetzung des DSQ-PEM des Berliner Charité Fatigue Centrum aus der klinischen Erfahrung die höchste Praktikabilität zeigt. (https://cfc.charite.de/fileadmin/user_upload/microsites/kompetenzzentren/cfc/Landing_Page/PEM_DSQ.pdf).

Zu beantworten sind jeweils fünf Fragen zur Belastungsintoleranz auf einer Skala von „0“ (nie) bis „5“ (immer bzw. sehr schwer) im Hinblick auf deren Häufigkeit und Schwere. Eine PEM liegt vor, wenn bei derselben Frage sowohl Schwere als auch Häufigkeit mindestens mit „2“ beantwortet werden. Abschließend wird abgefragt, wie lange die Erschöpfung dauert, wenn sich Betroffene nach Aktivitäten schlechter fühlen. Die Diagnose der ME/CFS wird dann vom DSQ-PEM gestützt, wenn eine Dauer von mindestens 14 Stunden angegeben wird.

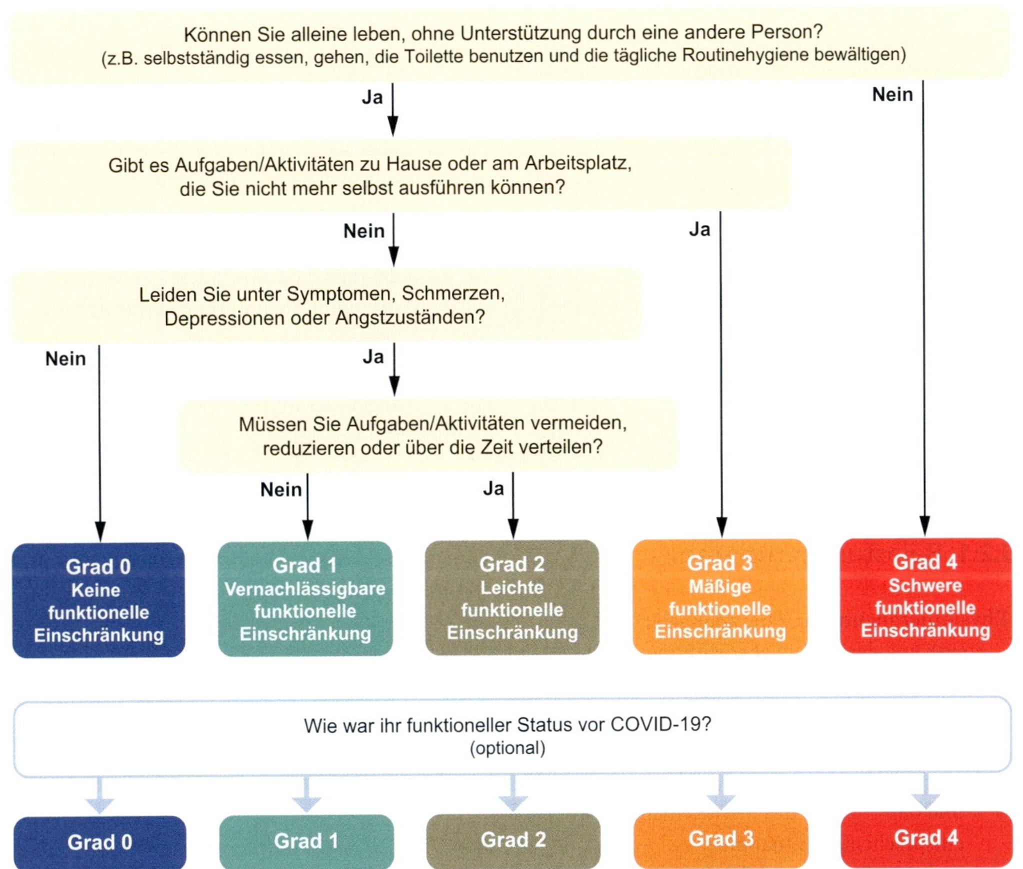

Abb. 13.3 Post-COVID-Functional-Status-Scale nach Klok et al. (2020) – deutsche Version aus Koczulla et al. (2021). [F545-006]

13.2 Physiotherapeutische Therapieziele und Maßnahmen

Die Patientengruppe Post-COVID-19-Betroffener zeigt sich als sehr inhomogen, was ein gezieltes Screening sowie eine individuelle Planung des physiotherapeutischen Zugangs notwendig macht. Wie bereits erwähnt, tritt bei ca. 10 % der Post-COVID-19-Patienten eine massive PEM auf. Hier sind zum Teil große Einschränkungen der Teilhabe in basalen Lebensbereichen wie der Selbstversorgung, dem sozialen Leben, im beruflichen Kontext und auch der Mobilität präsent. Patienten berichten von tagelanger Erschöpfung nach geringen Belastungen, im Vergleich mit der Zeit vor der COVID-19-Infektion. Da nicht alle Post-COVID-19-Patienten diese PEM entwickeln, muss nach dem Symptom der Belastungsintoleranz gesucht werden. Empfehlungen gibt es hier vom Weltphysiotherapie-Verband (2021) für Screening-Gespräche über bisherige Erfahrungen nach Belastung und für Assessments wie bspw. dem DSQ. Unabhängig davon, ob eine PEM vorliegt, hat die Reflexion über die Reizverarbeitung von anstrengenden körperlichen, kognitiven und/oder emotionalen Aktivitäten und die dafür notwendige Erholungszeit eine große Bedeutung. So können symptomverschlechternde Aktivitäten identifiziert werden. Die gesammelten Informationen dienen als Basis für das Pacing (➤ 13.2.1).

GUT ZU WISSEN

- Anlässlich des Weltphysiotherapie-Tages 2021 wurden vom Weltphysiotherapieverband (World Physiotherapy 2021) unter dem folgenden Link sehr anschauliche Post-COVID-19 bezogene Informationsblätter für Patienten veröffentlicht.
- Link zur Website: https://world.physio/toolkit/world-pt-day-2021-information-sheets-german [01.05.2022]

Die Intensität aller physiotherapeutischen Interventionen sollte zu Beginn daher sehr bedacht und im Idealfall auch niederschwellig gewählt werden. Dies reduziert das Physiotherapie-induzierte Crashrisiko deutlich und macht einen Bottom-up-Ansatz, welcher im Sinn des Pacings ist, erst möglich.

13.2.1 Belastungsintoleranz

- **Physiotherapeutische Therapieziele:**
  - Steigerung der Selbstwahrnehmung:
    - Erkennen von Aktivitäten, die einen Crash triggern können
    - Erkennen von Symptomen, die eine beginnende Überanstrengung anzeigen können und das Erlernen des Managements einer entsprechenden Situation
    - Richtiges Setzen von effektiven Pausen
    - Erholungsmonitoring
  - Optimierung der körperlichen Regeneration
  - Optimierung des Energiemanagements
- **Physiotherapeutische Maßnahmen:** Es ist von großer Bedeutung, Post-COVID-19-Patienten bewusst in ihrer Eigenverantwortung in das Behandlungsteam zu integrieren. Alle folgenden Maßnahmen setzen voraus, dass Patienten ihr Aktivitätsprofil reflektieren und uns an den Reaktionen auf verschiedene Therapie-Interventionen teilhaben lassen.

Pacing

Zur Abgrenzung vom externen Pacing, das z. B. bei Parkinson-Patienten angewendet wird, kommt bei Post-COVID-19 Patienten ein symptomorientiertes Pacing zur Anwendung. Diese Form des Pacings meint einen dosierten Wiederaufbau der körperlichen, kognitiven oder emotionalen Aktivität nach einem Crash. Alle Aktivitäten sollen hier mit einer Intensität unterhalb der Schwelle zur Symptomverschlechterung durchgeführt werden. Die Patienten müssen daher nach möglichen Symptomen, die sich bei Belastungen zeigen bzw. verstärken, gefragt werden. Es ist wichtig, dass Betroffene den Moment spüren lernen, in dem sie in die Überanstrengung gehen, um dann die Intensität zumindest zu reduzieren bzw. sogar die Aktivität abzubrechen. Tritt während der Aktivität keine Symptomverstärkung auf, so ist dies ein erstes Zeichen für eine gute Dosierung bzw. ein gutes Vertragen des Reizes. Dies darf allerdings nicht überbewertet werden.

GUT ZU WISSEN

Post-COVID-19-Patienten müssen nach der Aktivität die eigene Reizverarbeitung gut beobachten. Als Anhaltspunkte gelten der Zeitpunkt von einer Stunde nach der Aktivität bzw. der nächste Morgen. Ist zu diesen Zeitpunkten eine Erholung eingetreten, war die Dosierung korrekt. Treten eine Erschöpfung oder Post-COVID-19-assoziierte Symptome auf, so war die Intensität zu hoch und ist bei einem weiteren Trainingsversuch zu reduzieren.

Es kann auch notwendig sein, dass im Rahmen der Rehabilitation auf triggernde Aktivitäten verzichtet wird.

Heart Rate Monitoring

Das **Heart Rate Monitoring (HRM)** ist ein einfaches Tool zum Management von Symptomverschlechterungen nach Belastung (PEM). Es wird eingesetzt, um das Crash-Risiko über die Beobachtung der Herzfrequenz in verschiedenen Situationen zu reduzieren. HRM kann ebenso ein Feedback zur Verarbeitungsqualität von körperlichen, kognitiven oder emotionalen Reizen geben. Dem Ansatz liegt die Theorie einer gestörten Energieproduktion in den Mitochondrien – eine sog. **Mitochondriopathie** – zugrunde. Diese muskuläre Stoffwechselstörung hat eine deutlich niedrigere oxidative Kapazität der Muskulatur zur Folge. Sie ist im Rahmen der PEM ein häufiges Problem bei ME/CFS- und damit auch bei einem Teil der

Post-COVID-19-Erkrankten. Die Mitochondriopathie lässt sich im Rahmen einer Two-Day-CPET (2-Tages-Spiroergometrie) objektivieren, die ein hohes Crash-Risiko birgt. Die Workwell-Foundation (https://workwellfoundation.org/wp-content/uploads/2021/03/HRM-Factsheet.pdf) beschreibt eine stark erniedrigte anaerobe Schwelle (ANS), welche mitunter 15 Schläge/Minute oberhalb der Ruhe-Herzfrequenz liegt. Man geht davon aus, dass Belastungen oberhalb der anaeroben Schwelle über mehr als zwei Minuten zu einem starken Laktatanstieg führen. Der Körper wird dadurch hinsichtlich der Erholung von diesem Reiz massiv überfordert. Die Folge kann ein Crash mit tagelanger körperlicher oder geistiger Erschöpfung sein.

Das HRM kann wie folgt **umgesetzt** werden:

- Die **maximale Herzfrequenz** soll im Rahmen des Pacings maximal 15 Schläge/Minute oberhalb der Ruhe-HF liegen. Die ANS soll sich durch einen adäquaten und verarbeitbaren Reiz langfristig langsam erhöhen.
- Patienten beschreiben gehäuft **Symptome,** die während körperlicher, kognitiver oder emotionaler Anstrengung auftreten, z. B. Schwindel, Schmerzen im Bereich der sternochondralen Übergänge oder Atemnot sein. Im HRM werden diese Symptome mit dem Überschreiten der ANS in Verbindung gebracht. Somit kann das Messen der HF beim ersten Eintreten von Symptomen auch Orientierung für die weitere Trainingsplanung geben. Die Durchführung eines Trainings bzw. einer Aktivität ohne Symptomverschlechterung ist das Ziel.
- Das HRM kann als **Erholungsmonitoring** eingesetzt werden. Dazu wird täglich vor dem Aufstehen am Morgen über sieben Tage die Ruhe-HF gemessen und der Durchschnitt berechnet.
  - Ist die Ruhe-HF mehr als zehn Schläge oberhalb oder unterhalb der durchschnittlichen Ruhe-HF, zeigt das eine Überanstrengung am Vortag bzw. eine zu geringe Erholung von der Aktivität des Vortags an.
  - Eine Abweichung von mehr als zehn Schlägen/Minute zeigt die Notwendigkeit der körperlichen Schonung und einer Intensitätsreduktion an. Die Methode bewährt sich v. a. bei Patienten, die die Qualität der eigenen Erholung schwer wahrnehmen können.
- Die Anwendung der **BORG-RPE-Skala** (6–20) ist im Rahmen eines Trainings eine sehr gute Ergänzung. Die Lage der anaeroben Schwelle liegt im Bereich von „13" oder „14". Ab einer Angabe von „15 – anstrengend" sind Aktivitäten hinsichtlich ihrer Intensität definitiv oberhalb der anaeroben Schwelle. Aktivitäten unter der anaeroben Schwelle sind maximal „12 - etwas anstrengend".

Aktivitäten- und Pausenmanagement

Das Aktivitäten- und Pausenmanagement ist in der Rehabilitation eine große Stärke der Ergotherapie. Das Pacing lässt sich hier sehr gut einsetzen. Wichtige Ansätze sind:

- **Tagesplanung in Abhängigkeit vom aktuellen Energielevel:** Das Ziel besteht darin, den persönlichen Energie-Akku bis zum Ende des Tages nicht komplett zu leeren. Energy Conservation Techniques oder Konzepte, wie z. B. die Spoon Theory (https://me-pedia.org/images/9/99/Spoon-theory.jpg [01.05.2022] eignen sich sehr gut für die Tagesplanung. ➤ Abb. 13.4 zeigt die Spoon Theory.
- Führen eines **Aktivitätsprotokolls:** Täglich soll der aktuelle Zustand und alle Aktivitäten eingetragen werden. Ebenso folgt eine Bewertung hinsichtlich der subjektiv empfundenen Intensitäten der Aktivitäten, sowie deren Auswirkungen im Hinblick auf mögliche Erschöpfung oder Erholung. Eine farblich codierte Hinterlegung (z. B. Rot bedeutet starke Erschöpfung – Grün bedeutet ein gutes Befinden) der Aktivitäten bietet sich an und macht ein Aktivitätsprotokoll übersichtlicher.
- **Bewusster Umgang mit Pausen, Erholung und Schlaf:** Patienten sollen zum richtigen Zeitpunkt erkennen können, wann eine Pause notwendig ist. Die Pausenqualität spielt dabei eine sehr große Rolle. Das Lesen von Nachrichten oder Beantworten von Nachrichten am Smartphone, Fernsehen, etc. können eine kognitive Anstrengung darstellen – diese Aktivitäten kosten Energie und sind daher für eine erholsame Pause kontraproduktiv. Ratsam sind aktive Entspannungsübungen (Körperreisen, bewusstes Atmen an der frischen Luft, etc.).

16 alltägliche Aufgaben, die insgesamt 40 Energieeinheiten (Löffel) verbrauchen würden.
Chronisch Kranken stehen jedoch nur 12 Löffel für 24 Stunden zur Verfügung, deshalb müssen sie entscheiden, welche der Aufgaben sie an dem Tag verrichten.
4 x 1 = 4 Löffel
4 x 2 = 8 Löffel
4 x 3 = 12 Löffel
4 x 4 = 16 Löffel
Aufstehen
Sich anziehen
Medikamente nehmen
Fernsehen
Duschen/Waschen
Haare richten
Im Internet surfen
Lesen/Lernen
Kochen/Essen
Hausarbeit
Soziale Kontakte
Auto fahren
Schule/Arbeit
Einkaufen
Sport treiben
Arztbesuch

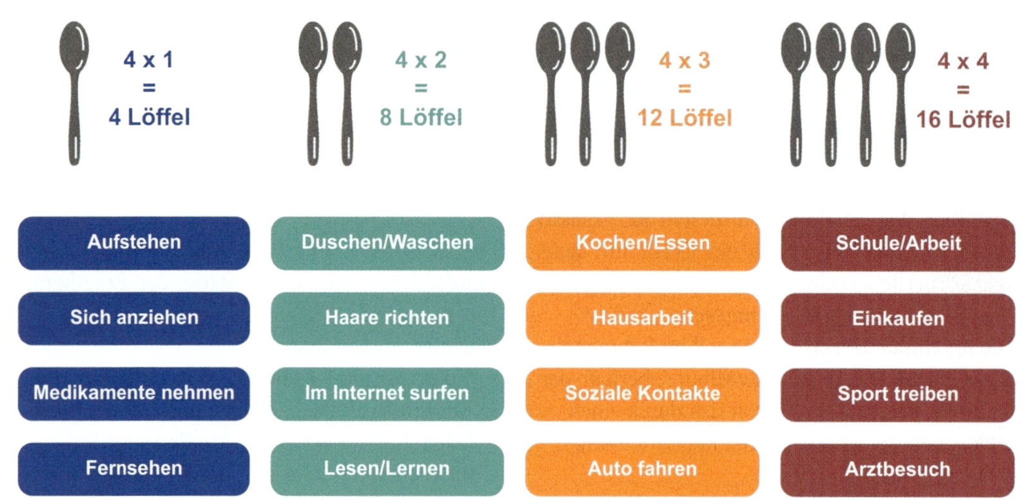

Abb. 13.4 Spoon-Theory von Christine Miserando. [L157]

PRAXISTIPP

World Physiotherapy (2021) stellt unter dem Link https://world.physio/sites/default/files/2021-06/WPTD2021-ActivityTracker-Final-v1.pdf ein Aktivitätstagebuch in englischer Sprache zur Verfügung.

Altea-5-Phasen-Plan

Das Schweizer Altea-Netzwerk (www.altea-network.com) stellt eine gut recherchierte Informationsplattform für betroffene Personen zur Verfügung. Basierend auf der Publikation von Salman et al. (2021) wurde der Weg „Zurück zum Sport" für an Post-COVID-19 erkrankte Menschen in gut strukturierter Form und in Anlehnung an ein Spielfeld aufbereitet. Sie stellen damit einen Leitfaden für die Wiederaufnahme der körperlichen Aktivität nach einer aktuellen COVID-19-Infektion bereit. Dieser umfasst eine Empfehlung zur Vorab-Risikostratifizierung und eine progressiv steigende Intensivierung der körperlichen Aktivität in Sieben-Tages-Schritten.

GUT ZU WISSEN

Die Intensität darf nur gesteigert werden, wenn der Patient sieben Tage ohne Symptomverschlechterung oder neue Symptome in der Intensitätsstufe verbracht hat.

Das Altea-Netzwerk platziert, wie in ➤ Abb. 13.5 zu sehen, zu Beginn eine Patientin mit einem PEM assoziierten Crash – eine Post-COVID19-Patientin. Nach spürbarer Erholung startet die Patientin z. B. nach vier Tagen in die Phase 1 – das Pacing. Das Ziel ist die Bewältigung des Alltags, ohne dabei den eigenen „Akku" völlig zu entladen. Die Patientin soll sich ihre Energien über den Tag einteilen und Reserve-Energie für z. B. unerwartete Situationen einplanen. Atemübungen, Meditation oder kurze Spaziergänge können Teil dieser Phase sein. Das Limit ist die Intensität, welche auf der BORG-CR10-Skala mit 1/10 begrenzt ist. Schafft es die Patientin, sieben Tage in diesem Rahmen aktiv zu sein, ohne eine Symptomverschlechterung (z. B. ein erneuter Crash oder mehr Schmerzen, etc.) oder neue Symptome zu erleiden, ist

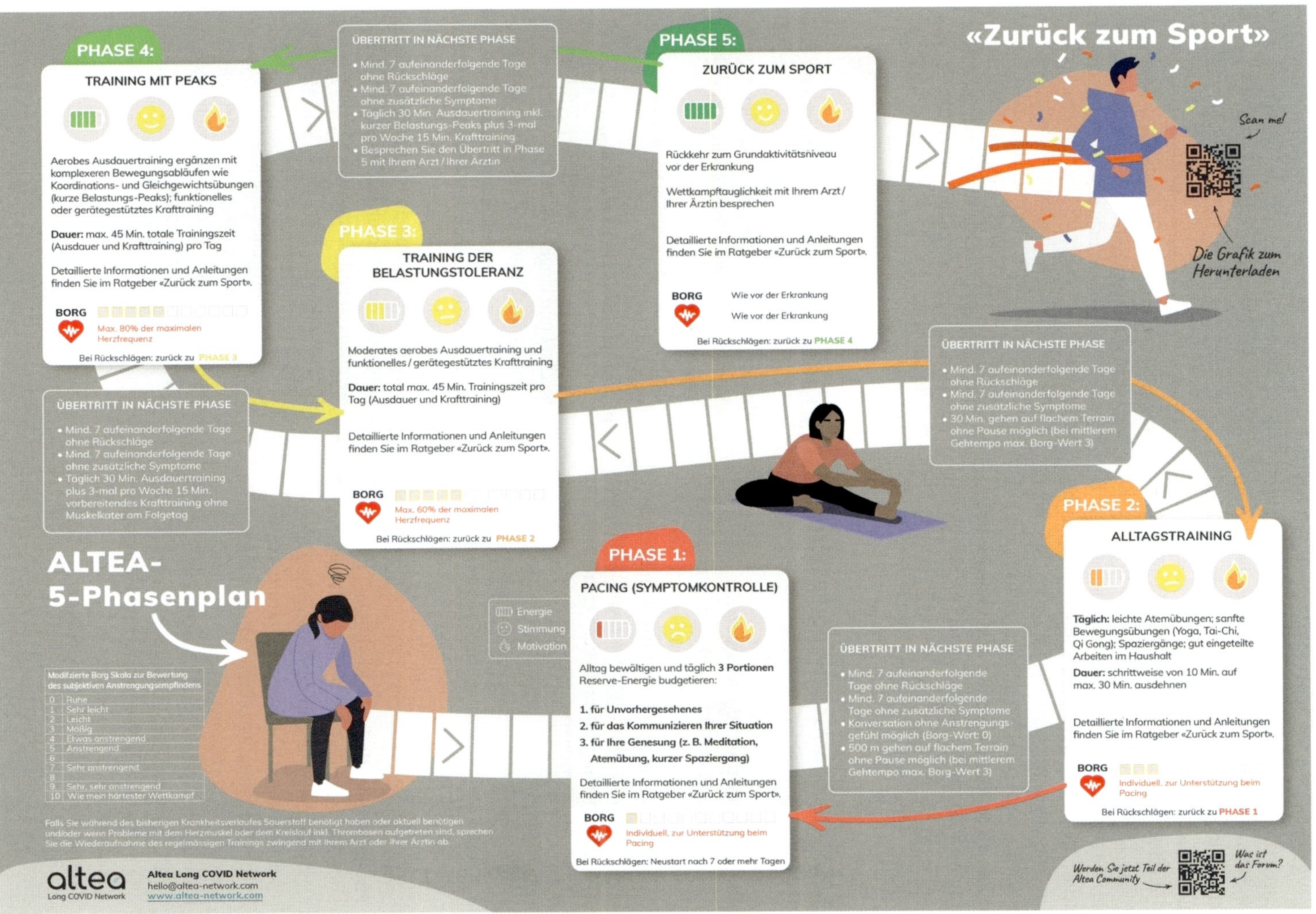

Abb. 13.5 ALTEA-5-Phasenplan. [W1195]

ein Wechsel in Phase 2 möglich. Weitere Voraussetzungen können eine mögliche Gehstrecke im Flachen von 500m mit maximalem Intensitätsempfinden auf BORG-CR10 bei 3/10 oder das Führen einer Konversation ohne Anstrengungsgefühl sein.

In Phase 2 wird die Intensität leicht progredient erhöht. Das Limit liegt auf BORG-CR10 bei 3/10. Die vorgeschlagenen Aktivitäten beinhalten z.B. leichte Atem- und Bewegungsübungen bzw. leichte Haushaltstätigkeiten. Sind wieder sieben Tage ohne Rückschläge und neue Symptome geschafft, kann in die Phase 3 gewechselt werden. Tritt bspw. am dritten Tag ein Rückschlag ein, so bleibt man für sieben weitere Tage in Phase 2. Mit progredienter Intensitätsentwicklung sieht dieser Plan einen Weg bis Phase 5 vor.

PRAXISTIPP

Es ist damit zu rechnen, dass der Trainingsumfang im Rahmen des AMT stark individuell angepasst werden muss. Diese Anpassung erfolgt über eine Reduktion der Wiederholungsanzahl (beim inspiratorischen Atemmuskelkraft-Training) und der Trainingszeit (beim inspiratorischen Atemmuskelausdauer-Training). Es empfiehlt sich, zum Trainingsbeginn das Training niederschwellig anzusetzen. Sobald sich Lufthunger oder Symptome einer Überanstrengung andeuten, wird die jeweilige Serie beendet und damit die Trainingsvorgabe angepasst. Ein Krafttraining mit 3x3 Wiederholungen oder ein Ausdauertraining mit z.B. 10x15 Sekunden sind durchaus möglich. Diese Trainingsparameter können bei guter Trainingstoleranz in kleinen Schritten gesteigert werden. Der Bottom-Up-Ansatz reduziert auch hier das Crash-Risiko bei Patienten, die unter einer PEM leiden.

13.2.2 Atemnot/Breathing Pattern Disorders

- **Physiotherapeutische Therapieziele:**
  - Verbesserung der muskuloskelettalen und viszeralen Thoraxmobilität und -elastizität zur Homogenisierung von Ventilation und Perfusion sowie zum Abbau ggf. bestehender Infiltrate und Vermeidung interstitieller Vernarbungen
  - Adäquate Sauerstoffversorgung (in Ruhe und Belastung)
  - Wiederherstellung eines homogenen Atemmusters und Steigerung der Atemmuskelkraft und -ausdauer
  - Transfer einer homogenen Ventilation in die ADLs
- **Physiotherapeutische Maßnahmen:**
  - Sämtliche Inspirationsvertiefende/Ventilationsverbessernde Maßnahmen (Manuelle Thoraxkompression, Dehnungen, Reizgriffe, aktive Thoraxmobilisation, körperliches Training, etc.) je nach Anamnese
  - Atemnot- und Sauerstoffmanagement
  - ADL-Training unter Einsatz von Energy Conservations Techniques (atemerleichternde Positionen, Pausenplanung, etc.)
  - Inspiratorisches Atemmuskeltraining (AMT)

13.2.3 Autonome Dysregulation

- **Physiotherapeutische Therapieziele:**
  - Verbesserung der orthostatischen Reaktion auf Lagewechsel
  - Optimierung der Sympathikus-/Parasympathikus-Balance
- **Physiotherapeutische Maßnahmen:**
  - Kreislaufanregende Maßnahmen vor Lagewechsel und längere Warm-Up- sowie Cool-Down-Phasen vor und nach Bewegungsübungen/Trainingsmaßnahmen, um dem Herzkreislaufsystem adäquate Anpassungszeiten zu ermöglichen
  - Einsatz von Hilfsmitteln wie Kompressionshosen, die den venösen Rückfluss zum Herzen stabilisieren und überschießende Herzfrequenzanstiege (POTS) nach Lagewechsel reduzieren können
  - Sympathikus-regulierende Maßnahmen (BWS-Mobilisation, angepasste thermotherapeutische Reize, Entspannungsübungen, Atemübungen, Meditation)

LITERATUR

Charité Fatigue Centrum. Belastungsintoleranz (PEM). Kriterien für die Diagnose CFS/ME 2022. Unter: https://cfc.charite.de/fileadmin/user_upload/microsites/kompetenzzentren/cfc/Landing_Page/PEM_DSQ.pdf (letzter Zugriff: 01.05.2022)

Deutsche Gesellschaft für ME/CFS E.V. Post-Exertional Malaise. Unter: www.mecfs.de/was-ist-me-cfs/pem/ (letzter Zugriff: 28.04.2022)

Jason LA, Sunnquist M. The Development of the DePaul Symptom Questionnaire: Original, Expanded, Brief, and Pediatric Versions. Front Pediatr. 2018; 6: 330. doi: https://doi.org/10.3389/fped.2018.00330. PMID: 30460215; PMCID: PMC6232226.

Klok FA, Boon GJAM, Barco S, et al. The Post-COVID-19 Functional Status scale: a tool to measure functional status over time after COVID-19. Eur Respir J 2020; 56 (1): 2001494. doi: https://doi.org/10.1183/13993003.01494-2020. PMID: 32398306; PMCID: PMC7236834.

Koczulla AR, Ankermann T, Behrends U et al. S1-Leitlinie Post-COVID/Long-COVID [S1 Guideline Post-COVID/Long-COVID]. Pneumologie. 2021;75 (11):869-900. German. doi: https://doi.org/10.1055/a-1551-9734. Epub 2021 Sep 2. PMID: 34474488.

Komaroff AL, Bateman L. Will COVID-19 Lead to Myalgic Encephalomyelitis/Chronic Fatigue Syndrome? Front. Med. 2021; 7: 606824. doi: https://doi.org/10.3389/fmed.2020.606824

MEpedia: Spoon theory by Christine Miserandino. Unter: https://me-pedia.org/images/9/99/Spoon-theory.jpg (letzter Zugriff: 01.05.2022)

Salman D, Vishnubala D, Le Feuvre P et al. Returning to physical activity after covid-19. BMJ. 2021; 8; 372

Spruit MA, Singh SJ, Garvey C, ZuWallack R et al. An Official American Thoracic Society/European Respiratory Society Statement: Key Concepts and Advances in Pulmonary Rehabilitation. Am J Respir Crit Care Med 2013; 188 (8): e13–e64.

Verein Altea Long COVID Network. ALTEA-5-Phasen-Plan. Unter: www.altea-network.com/media/kwjaq4la/altea_rg_zurückzumsport_5_phasen_de.pdf (letzter Zugriff: 01.05.2022)

Weltgesundheitsorganisation. Klinische Falldefinition einer Post-COVID-19-Erkrankung gemäß Delphi-Konsens, 6.Oktober 2021. Weltgesundheitsorganisation. Regionalbüro für Europa. https://apps.who.int/iris/handle/10665/350195. Lizenz: CC BY-NC-SA 3.0 IGO

Workwell Foundation ME/CFS Activity Management with a Heart Rate Monitor. Unter: https://workwellfoundation.org/wp-content/uploads/2021/03/HRM-Factsheet.pdf (letzter Zugriff: 20.04.2022)

World Physiotherapy Activity diary. Unter: https://world.physio/sites/default/files/2021-06/WPTD2021-ActivityTracker-Final-v1.pdf (letzter Zugriff: 30.04.2022)

World Physiotherapy. World Physiotherapy Response to COVID-19 Briefing Paper 9. Safe rehabilitation approaches for people living with LONG COVID: physical activity and exercise. London, UK: World Physiotherapy; 2021.

World Physiotherapy. World PT Day 2021: information sheets (German). Unter: https://world.physio/toolkit/world-pt-day-2021-information-sheets-german (letzter Zugriff: 01.05.2022)

Register

A
Absaugmanöver
- geschlossenes Absaugsystem 109, 189
- offenes Absaugsystem 110, 189
- subglottische 186
Absaugtubus, subglottischer 201
Acapella® 156
Acinus 136
Active Cycle of Breathing Technique (ACBT)
- beatmeter Patient 194
- Phasen 111
- Säuglinge 152
- spontan atmender Patient 194
Adipositas permagna
- Diagnostik 29
- Klinik/Symptome 29
- Physiotherapie 30
ADL-Tests 65
Aerosolgröße, KInder 145
Airtrapping 186
Akutes Atemnotsyndrom (ARDS) 199
- intensivmedizinische Therapie 202
- Klassifikation 201
- Physiotherapie 202
Altea-5-Phasen-Plan 236
Alveolargänge 3, 5
Alveolarmakrophagen 137
Alveolen
- Interdependez 5
- Lokalisation 5
Alveolenbildung 136
Ampelsystem, Risikostratifizierung 213
Antibiotika 100
Aspirationspneumonie, 27
Assistierte Autogene Drainage (AAD) 152
Asthma bronchiale 35
- Diagnostik 36, 162
- Kinder 162
- Klinik/Symptome 36, 162
- Physiotherapie 37, 162
Asthmakontrolle 163
Atelektasen
- COVID-19-Infektion 230
- Diagnostik 21
- großflächige 141
- kleinflächige 141
- Klinik/Symptome 21
- Physiotherapie 22
- Ultraschall 172
- Ursachen 141
Atelektasenprophylaxe 76
Atemarbeit (Work of breathing [WOB]) 9
Atemfazilitation 13
Atemformen 9
Atemfrequenz-Oxygenierung 219
Atemgase
- Kohlendioxid 5
- Sauerstoff 5
- Transport 5
Atemgeräusche
- fehlende 60
- Lokalisation 60
- pathologische 59
- physiologische 59
Atemmechanik 8
- Kinder 138
Atemmuskelermüdung 84
Atemmuskelkraftmesswerte 175
Atemmuskelschwäche 84
Atemmuskeltraining 123–125
- Respirator 195
- Treshold 195
Atemnot
- Immobilität 84
- New York Heart Association (NYHA) 58
- Post-COVID-19-Erkrankung 238
- Post-COVID-19-Patienten 230
Atemnotmanagement 26
Atemphysiotherapie
- Anamnese 48
- Befunderhebung 53
- COVID-Intensivpatienten 221
- Definition 48
- Dokumentation 50
- Einziehungen 54
- Inspektion 54
- Intensivstation 169
- Kinder 149
- Palpation 55
- Perkussion 56
- Planung 49
- Spontanatmender 198
- Umsetzung 49
- Weichteiltechniken 150
Atempumpe 6
Atemregulation 15
Atemruhelage 13
Atemtechnik 110, 122
Atemtherapie
- aktive 152
- Auskultation 59
- Planung 2
- spielerische 157
- Zwerchfell, Tonus 79
Atemweg, künstlicher 182, 187
Atemwege
- Erwachsene, 135, 137
- extrathorakale 134
- Funktion 3
- intrathorakale 136
- Kinder 135, 137
- Kollaps 169
- obere 2–3, 134
- periphere 104
- Säugling 134
- untere 3, 136
- zentrale, 104–105, 107
Atemwegswiderstand 138
Atemzug- oder Tidalvolumen (AZV, Vt) 69
Atmung periodische, 140
Ausatemkraft, maximale (MEP) 174, 198
Autogene Drainage (AD)
- Atemtechnik 110
- Phasen 111
Awake Proning 209, 220, 225

B
Baby-PEP-Therapie 153
Bagging 196
Bauchatmung 10
Bauchlage, 176
Bauchlagerung
- COVID-Patienten 220
Beatmung
- assistierte 192, 200
- augmentierte 192
- COVID-19-Infektion 210
- Formen 211
- Grundbegriffe 169
- inverse 171
- Lagerung 77
- nichtinvasive 90, 178
Beatmungsbeutel 188
Beatmungsmaschine 196
Becherzellen 16
Beckenbodenfunktion 108
Behavoiral Pain Scale (BPS & BPS-NI) 218

Belastungsdyspnoe, Post-COVID-19 230
Bewegungstherapie, passive 222
Blue Bloater 37
Blutgasanalyse 71, 175
- Werte, Interpretation, 72
Blutuntersuchung 73
Borg-Skala 57
Bottle-PEP 155
Breathing Control (BC) 111, 152
Breathing Pattern Disorders 230
Breathing Re-education 91
Bronchialbaum 136
Bronchialkollaps, Säugling 136, 140
Bronchien 3
Bronchiolen 3, 136
Bronchioli respiratorii 3
Bronchiolitis, akute 158
- Diagnostik 159
- Physiotherapie 159
- Symptome 159
Bronchitis, chronische 37
- Klinik/Symptome 38
- Physiotherapie 38
Bronchitis, obstruktive 159
- Diagnostik 160
- Physiotherapie 160
- Symptome 160
Bronchodilatatoren 100
Bronchospasmolysetest 71
Brustatmung 10

C
Chelsea Physical Assessment Tool (CPAx-GE) 220
Chronic Fatigue Syndrom (ME/CFS) 229
Chronisch obstruktive Lungenerkrankung (COPD)
- Diagnostik 40, 42
- Eckdaten 39
- Folgeerscheinungen 42
- Klinik/Symptome 40, 42
- Physiotherapie 41–42
- Stadieneinteilung 40
Coanda-Effekt 199
Cobb-Winkel 31
Compliance (Lungenelastizität)
- Belüftung 12
- Kinder 138
Confusion Assessment Method Intensive Care Unit (CAM-ICU) 218
Continuous Positive Airway Pressure (CPAP) 193
Cor pulmonale
- Diagnostik 44
- Klinik/Symptome 44
- Physiotherapie 44
Coremuscle 7, 79, 127
Coronavirus-SARS-CoV-2-Infektion
- Definition 164, 201
- Kinder 162
- Physiotherapie 164
- Symptome 164
Cough Assist 199
COVID-19-Infektion
- Beatmung 210
- Definition 209
- Intensivstation 209
COVID-Intensivstation
- Assessements, physiotherapeutische 216
- Folgeerkrankungen 214
- Physiotherapie 216
Crash 229
Cuff (Ballon)
- Füllung 182
- Kanüle 185
- Pneumothorax 201
- Tracheostoma 177
Cuffdruckmessung 185
Cut-off-Wert 173
Cystic Fibrosis Transmembrane Conductance Regulator-Gen (CFTR) 163

D
DePaul Symptom Questionnaire (DSQ) 232
Deposition, Medikament 95
Desagglomeration 96
Diagnostik
- ADL-Test 65
- Anamnese 53
- atemtherapeutische Befunde 56
- Auskultation 59
- Blutgasanalyse 71
- Blutuntersuchung 73
- Bronchospasmolyse 71
- Gehtests 63
- Kinder 141
- Labortests 63
- MIP/MEP 60
- PCF/PEF 61
- Pulsoxymetrie 58
- Red Flags 73
- Spirometrie 69
- Thoraxröntgen 67
Diaphragma 6
Difficult Weaning 197, 212
Diffusion 5, 11, 14, 94
- Neugeborener 139
Diffusionsstörungen 21
Dosieraerosol 187
Dosieraerosole 95
- fehlerhafte Anwendung, 96
- Kinder 146
- korrekte Inhalation 96
- Säugling 146
Drainagelagerungen 149
Ducti alveolares 5
Dysfunctional Breathing 231
Dysfunktion, ventilatorassoziierte 200
Dyspnoe 84
- Atemnotmanagement 26
- Kinder 161
- Lungenembolie 22
- Messung 56
Dyspnoeskalen 56
Dysregulation
- autonome 231, 238
- orthostatische 231
Dystelektasen 21

E
Easy positive airway pressure system (EzPAP) 199
Einatemkraft, maximale (MIP) 174, 198
Einziehungen
- interkostal/supraklavikulär 54
- Säugling 139
Endinspiration 170
Endotrachealtubus 182
Entspannungstherapie 127
- Grundsätze 128
- Ziele 128
Entwöhnungsprotokoll 174
Entzündungsreaktion, Post-COVID-19 230
Exazerbation
- chronisch obstruktive Lungenerkrankung 42
- infektbedingte 40
Exspiration 8
- Verhältnis Inspiration 171
Exspiratorisches Residualvolumen (ERV) 69
Extubation erfolgreiche, 197
Extubationsversagen 198

F
Fast-Twitch-Fasern 7
Fatigue
- Long-COVID 203
- Post-COVID-Infektion 230
Feuchtinhalation 147
- Maske 148
- Mundstück 148

Flankenatmung 10
Flimmerepithel 16
Flüssigsauerstoffsysteme, 87–88
Fluss-Volumen-Kurven 70
Forced Expiration Technique (FET) 152
Forced Exspiration Technique (FET) 110, 112
Forciertes Exspiratorisches Volumen (FEV1) 69
Frailty-Index 217
Frequenz-Volumen-Index 197
Frühmobilisation
- Delir-Prävention 223
- Intensivpatienten 212
- Intensivstation 212
- Lagerung 176
Frührehabilitation 212
Fullfacemasken 180
Funktionelle Residualkapazität (FRC) 13, 69

G
Gasaustausch 4
Gasleitendes System 2
Gehtests
- Abbruchkriterien 64
- Auswertung 64
- Kontraindikationen 64
- Normwerte 64
- Voraussetzungen 63
Gesichtsmasken
- Kinder 145
Glittre-ADL-Test 66
Grocery-Shelving-Task (GST) 67
Grunting 140

H
Hämoptysen 73
Heart Rate Monitoring (HRM) 234
Hemiplegie 30
Hochdruck-PEP-Therapie 155
Hover-Zeichen 54
Huffing 108, 155
Husten 107, 157
- Beckenboden 108
- produktiver 108
- unproduktiver 108
Hustenspitzenfluss, Messung 61, 174
Hyperinflation 43
- Airstacking 196
- manuelle 196
Hyperkapnie 43
- Diagnostik 44
- Klinik/Symptome 44
- Physiotherapie 44
Hypertrophie-Training 222
Hyperventilation
- Alkalose 72
- anstrengungsinduzierte 42
- Hypokapnie 72
- isokapnische 126
- kompensatorische 230
Hypoxämie
- Neugeborene 140

I
ICF-Modell 49
ICU-Delir
- COVID 19 216
- Physiotherapie 223
- Risikofaktoren 215
- Symptome 216
Impaktion 94, 145
In- und Exsufflator, mechanischer 199
Incentive-Spirometer 79
Infant-PEP-Therapie 154
Inhalation 84
- Durchführung 97
- künstlicher Atemweg 187
- physikalische Grundlagen 94
Inhalationsgeräte
- Auswahl 98
- elektrische 97
- Feedbackmechanismus 99
- Medikamente 99–100
- Schulung 98
Inhalationsschulung 145
Inhalationstechnik
- Dosierallee 146
- Kinder 146
Inhalationstherapie
- Feuchtinhalation 147
- Geräte 95
- Grundsatzüberlegungen 94
- Kinder 144
- Trockenpulver 148
Innsbrucker Mobilisationskonzept für internistische Intensivpatienten 224
Inspiration 8
- Verhältnis Exspiration 171
Inspiratorische Anstiegszeit 170
Inspiratorische Sauerstofffraktion (FiO_2) 170, 177
Inspiratorisches Atemmuskeltraining (AMT) 238
Intensive Care Delirium Screening Checklist (ICDSC) 217
Intensive care unit acquired weakness (ICUAW) 214
- Pathophysiologie 215
- Prävention, 215
Intensive Care Unit Acquired Weakness (ICUAW) 214
Intensivstation
- Atemphysiotherapie 171
- COVID-19-Infektion 209
- Delir 215
- Monitoring 171
Interdependenz, Alveolen 5
Interfaces 179
Interstitielle Lungenerkrankungen, 27
Intubation
- nasatracheale 182
- orotracheale 182

J
Jet-Vernebler 147

K
Kanülen
- Auswahl 187
- Cuff 185
Kochsalzlösung 100
Kohlendioxid 5
Kompressionsatelektase 21, 27
Kontaktatmung 77, 149
Kontinuierlicher positiver Atemwegsdruck 193
Körperpositionen, atemerleichternde 85
Kortikosteroide 100

L
Lagerung
- Bauchlage 176
- Bauchlagerung 176
- Beatmeter 77
- COPD, Grad IV 77
- COVID-Intensivpatienten 220
- Drainagelagerung 149
- Frühmobilisation 176
- Kinder 149
- lungengesunder adipöser Erwachsener 76
- lungengesunder Erwachsener 76
- Modified Postural Drainage (MPD) 150
- neurologische Erkrankung 77
- Oberkörperhochlagerung 175
- Oberkörperlagerung 175
- physiotherapeutische Intervention 175
- Prophylaxe 76
- Säugling 77, 150
- Seitenlagerung 175
- Skoliose, höhergradige 77
- Zwerchfellmechanik 12

Langzeitsauerstofftherapie 87
Larynx 3
Lippenbremse 85
Luftströme
- laminare 138
- turbulente 138
Lunge
- dorsal 3
- postnatale Entwicklung 134
- pränatale Entwicklung 133
- Säugling 133, 139
- ventral 2
Lungenelastizität (Compliance) 12
Lungenembolie
- Diagnostik 22
- Klinik/Symptome 22
- Physiotherapie 23
Lungenemphysem 38
- Diagnostik 39
- Klinik/Symptome 39
- Physiotherapie 39
Lungenentwicklung, pränatale
- embryonale Phase 133
- fetale Phase 133
- kanalikuläre Phase 133
- sakkuläre Phase 133
Lungenerkrankungen
- Gasaustausch, Störungen 20
- interstitielle 27
- restriktive 23
Lungengrenzen 2
Lungenschäden, beatmungsassoziierte 211
Lungenüberblähung, dynamische 42
- Diagnostik 43
- Klinik/Symptome 43
- Physiotherapie 43
Lungenultraschall 172
Lungenvolumina 69

M

Mass Medium Aerodynamic Diameter (MMAD) 95
Maximale Exspiratorischer Druck (MEP) 174
Maximaler Exspiratorischer Druck (MEP) 60, 198
Maximaler Inspiratorischer Druck (MIP) 60, 174, 198
Medical Research Council Sum Score (MRCSS), 220
Mitochondriopathie 229, 234
mMRC-Dyspnoeskala 57
Mobilisationskonzept, interprofessionelles 223
Modified Postural Drainage (MPD) 150
Modifizierte Borgskala 57
MRC-Dyspnoeskala 57
Mukolytika 100
Mukoviszidose 41
Mukoziliäre Clearance 16
Muskelschwäche, intensivstationassoziierte 214
Muskelschwund, beatmungsassoziierter 210

N

Nasal-High-Flow-Sauerstofftherapie (NHFOT) 176
Nasenatmung, Säuglinge 138
Nasenmasken 180
Neurologische Erkrankungen, respiratorische Funktionsstörungen 30
Nichtinvasive Beatmung (NIV)
- Abbruchkriterien 179
- Beatmungseinstellungen 181
- Erfolgskriterien 179
- Indikationen 178
- Kontraindikationen 178
- Physiotherapie 181
- Vor- und Nachteile 178
- Voraussetzungen 178
No Weaning 212
Notintubation 182
Numeric Rating Scale (NRS) 218

O

Oberkörperhochlagerung 175
Obstruktionsatelektase 21
Obstruktive Lungenerkrankungen
- Definition 35
- Kinder 140
- Physiotherapie 35
Okklusionsdruck (P0.1) 197
Oronasalmasken 179
Oxynasor 89

P

Pacing
- COVID-19-Patienten 225
- Post-COVID 229
- Post-COVID-19-Erkrankung 234
Pädiatrie
- Anamnese 141
- Auskultation 143
- Befunderhebung, atemphysiotherapeutische 141
- Diagnostik 141
- Erkrankungen 158
- Haltungsstatus 143
- Inhalationstherapie 144
- Medikamenteninhalation 144
- Nebendiagnosen 144
- Sichtbefund, 141–142
Parasympathikus-Imbalance 231
Patient-Self-Inflicted-Lung-Injury (PSILI) 221
Peak-Flow (PF) 62
Peak-Cough-Flow (PCF) 61, 174
Peakflowmetrie 62
Pediatric Inflammatory Multisystem Syndrom (PIMS) 164
PEP-Therapie
- Acapella® 156
- Aerobika 157
- Baby-PEP 153
- Bottle-PEP 155
- Hochdruck-PEP 155
- Infant-PEP 154
- klassische 154
- oszillierende Geräte 155
- RC-Cornet 156
Perfusion 11, 14
Perfusionsstörungen 21
Perkussion
- Pädiatrie 150
Perkutane Dilatationstracheotomie (PDT) 183
Physiotherapeutische Assessments 216
- Belastbarkeit 217
- Belastungsfähigkeit 219
- Delir, 217–218
- Funktion 217
- Gebrechlichkeit 217
- Kraft 217
- Schmerz 217–218
- Vigilanz, 217
Physiotherapeutischer Prozess 48
Physiotherapie
- Intensivstation 211
- physiotherapeutische 201
Pink Puffer 37
Pneumonie 23
- ambulant erworbene 160
- Aspirationspneumonie 27
- Diagnostik 25–26, 161
- Einteilung 24
- Kinder 160
- Klinik/Symptome 24, 160
- Komplikationen 25
- nosokomiale 160
- Physiotherapie 26, 161
- Prädispositionsfaktoren 161
- ventilatorassoziierte 200
- Verlauf 24
Pneumonieprophylaxe 26, 81, 149
Pneumothorax
- Diagnostik 34
- Formen 34
- Intensivmedizin 203

– Klinik/Symptome 34
– Physiotherapie 34
– traumatischer 34
Positive Exspiratory Pressure (PEP) 112
– Geräte 115
– kontinuierlicher 113
– oszillierender 115
Positiver endexspiratorischer Druck (PEEP) 169
Post-COVID-19 Functional Status Scale (PCFS) 231
Post-COVID-19-Erkrankung
– Aktivitäten- und Pausenmanagement 235
– autonome Dysregulation 238
– Breathing Pattern Disorders 238
– Definition 228
– Klinik/Symptome 229
– Pacing 234
– Pathologie 228
– Physiotherapie 233
– WHO-Definition 228
Post-Exertional-Malaise (PEM), 229
Post-Intensive-Care-Syndrom (PICS) 214
Postnatale Lungenentwicklung
– alveoläre Phase 134
– mikrovaskuläre Reifung 134
– späte Wachstumsphase 134
Postural Drainage 149
Posturales Tachykardiesyndrom (POTS) 231
Pressure Support Ventilation (PSV) 192
Produktiver Hustenstoß 108
Prolonged Weaning 197, 212
Provokationstests 71
Pulmologie
– Entspannung 127
– Krafttraining, 122–123
– Training 120
Pulmonalembolie, 21–22
Pulsoxymetrie 58, 172
Pulverinhalatoren 96
– fehlerhafte Inhalation 97
– korrekte Inhalation 97

R
Rapid Shallow Breathing Index (RSBI) 197, 219
RC-Cornet 156
Rechts-Links-Shunt 21
Recoil 78, 194
Reizgriffe 79
Residualvolumen (RV) 69
Resorptionsatelektase 21
Respirator 195
Respiratorische Funktionsstörungen
– Kyphose 31
– neurologische Erkrankungen 30
– Skoliose 31
Respiratory rate-OXygenation (ROX-Index) 219
Restriktive Lungenerkrankungen
– Definition 23
– Kinder 140
– Physiotherapie 23
Retraktionsdruck, elastischer 13
Richmont Agitation and Sedation Scale (RASS) 217
Rotations-Tracheotomie 184
ROX-Index 219
Rückenlage 175

S
Sarkomeradaption 7
Sauerstoff 5
Sauerstoffapplikationen 89
Sauerstoffflaschen 88
Sauerstoffgabe 86
Sauerstoffgeräte, Übersicht 88
Sauerstoffkonzentratoren 87, 89
Sauerstoffmasken
– Anlegen 181
– Auswahl 179
Sauerstoffsubstitution, akute 87
Sauerstofftherapie
– COVID-Intensivpatienten 210
– Flüssigsauerstoffsysteme 88
– Geräteauswahl 87
– High-Flow 177
– Langzeitsauerstoff 87
– Nasal-High-Flow (NHFOT) 176
– Sauerstoffflaschen 88
– Sauerstoffkonzentratoren 89
– Verordnung 87
Säuglingsthorax 139
Säure-Basen-Haushalt 11
Sedimentation 94
Seitenlagerung 175
Sekretförderung
– EzPAP 199
– Intensivstation 198
– Vorgehen 104
Sekretlösung 107
Sekretobturation 104
Sekrettransport 107
Sepsismarker 215
Short Physical Performance Battery 65
Short Weaning 212
Shuttle-Walking-Test (SWT) 65
Silent lung 73
Simple Weaning 197
Skoliose
– Diagnostik 32
– Klinik/Symptome 32
– Physiotherapie 33
Slow-Twitch-Fasern 7
Soft Mist Inhaler (SMI) 95, 97
Spannungspneumothorax 34
Spiroergometrie 63
Spirometrie 69
Spontanpneumothorax 34
Stepptests 66
Strömungswiderstand 12
Surfactant 137, 139
Sympathikus-Imbalance 231

T
Thickening Fraction 173
Thoracic Expansion Exercises (TEE) 111, 152
Thorax 2
– Erwachsene 137
– Kinder 137
– Säugling 139
Thoraxkompression 78, 86, 194
– verlängerte Ausatmung 110
Thorax-Lunge 14
Thoraxmobilisation 77
Thoraxmobilität 158
Thoraxröntgen 67
– Herz 68
– knöcherne Strukturen 68
– Lunge 68
– Zwerchfell 68
Thoraxschnellen 78
Thoraxtrauma 33
Totale Lungenkapazität (TLC) 69
Totraum, physiologischer 139
Trachea 3
– Säugling 136
Trachealkanülen 184
Tracheotomie 183
– chirurgische 184
Treshold 195
Trigger
– Drucktrigger 171
– Flowtrigger 170
Trockenpulverinhalatoren 148
Tussive Clearance 107
Typ-1-/Typ-2-Pneumozyt 136

V
VAS-Skala 56
Ventilation 5, 11, 14
Ventilationsstörungen 21
– obstruktive 140
– restriktive 140
Ventilator induzierte diaphragmale Dysfunktion (VIDD) 200

Ventilatorassoziierte Pneumonie (VAP) 210
Ventilatorassoziierte Pneumonie (VVAP) 200
Ventilatorinduzierte diaphragmale Dysfunktion (VIDD) 211
Venturi-Prinzip 147
Vitalkapazität (VC) 69
Volumen Support Ventilation (VSV) 193
Vorschaltkammer (Spacer) 95

W

Weaning
- Atemphysiotherapie 222
- Definition 211
- erfolgreiches 197
- Kategorien 212
- Klassifikation 197
- prolongiertes 211
- Protokoll 221
- Strategie 174

Widerstandsatmung
- Flowinkonstante 126
- Flowkonstante 126

Z

Zwerchfell *s. Diaphragma*
- Herz, Symbiose 10
- Säugling 139
- Struktur 172
- Ultraschall 172

Zwerchfellbewegung 173
Zwerchfelldicke 172
Zwerchfellexkursion 173
Zwerchfellmanipulation 78
Zyanose 54
Zystische Fibrose
- Diagnostik 41, 163
- Kinder 163
- Klink/Symptome 41
- PEP-Therapie 155
- Physiotherapie 42, 163